化学免疫学与变态反应学杂志

主编：

J.Ring，K.Blaser，M.Capron，
J.A.Denburg，S.T.Holgate，
G.Marone，H.Saito

第100卷

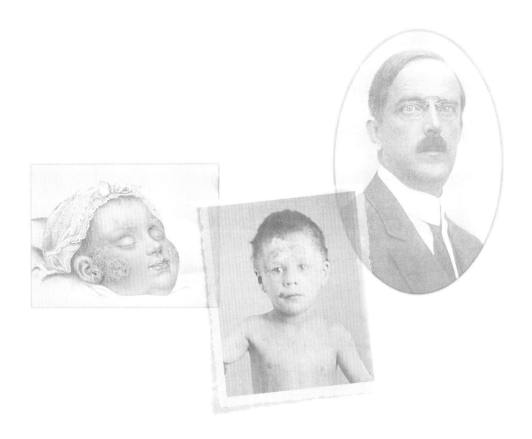

过敏科学史

编

Karl-Christian Bergmann

Johannes Ring

主译

刘光辉

武汉大学中南医院过敏反应科
华中科技大学同济医学院附属同济医院过敏反应科

译者 （以姓氏笔画为序）

王　玲	甘　辉	付　维	刘　迁
孙嫒丽	李　巍	张聿聿	徐姗姗
梁慧玲	彭　超	董　翔	谢　青
漆昱明	颜希希	潘　敏	

武汉大学中南医院过敏反应科

华中科技大学出版社
http://www.hustp.com
中国·武汉

内 容 简 介

　　本书提供了详细的从不同的变态反应学(过敏反应学)领域出发的历史概述。从古代到 20 世纪,人们对过敏的认识以及相关术语的发展,包含了人们对常见的过敏性疾病的历史反思与理解。同时,本书详述了过敏学科发展的重要里程碑、人们对过敏机制的探索过程,以及过敏原的历史发现,如花粉、尘螨、乳胶、环境影响等。本书还阐述了过敏性疾病治疗方法到目前为止所取得的进展。本书最后以变态反应学的一些社会组织和收藏品合集为结尾,辅以两部电影介绍为参考资料,内容精彩且丰富。

　　本书可供变态(过敏)反应科医生以及变态反应研究者阅读和参考。

History of Allergy. Chemical Immunology and Allergy，Vol. 100，2014，© by S. Karger AG，Allschwilerstrasse 10，CH-4055 Basel，Switzerland
This book has been translated from the original by
Huazhong University of Science and Technology Press Co.，Ltd.
S. Karger AG，Basel cannot be held responsible for any errors or inaccuracies that may have occurred during translation.

湖北省版权局著作权合同登记　图字:17-2018-210 号

图书在版编目(CIP)数据

过敏科学史/(德) 卡尔-克里斯蒂安·伯格曼,(德) 约翰内斯·林编;刘光辉主译. —武汉:华中科技大学出版社,2019.1
ISBN 978-7-5680-4747-0

Ⅰ. ①过…　Ⅱ. ①卡…　②约…　③刘…　Ⅲ. ①变态反应病-医学史　Ⅳ. ①R593.1

中国版本图书馆 CIP 数据核字(2018)第 290284 号

过敏科学史	Karl-Christian Bergmann,Johannes Ring　编
Guomin Kexue Shi	刘光辉　主译

策划编辑:周　琳
责任编辑:毛晶晶　罗　伟
封面设计:刘　婷
责任校对:张会军
责任监印:周治超
出版发行:华中科技大学出版社(中国·武汉)　　电话:(027)81321913
　　　　　武汉市东湖新技术开发区华工科技园　　邮编:430223
录　　排:华中科技大学惠友文印中心
印　　刷:湖北新华印务有限公司
开　　本:889mm×1194mm　1/16
印　　张:23.75
字　　数:778 千字
版　　次:2019 年 1 月第 1 版第 1 次印刷
定　　价:188.00 元

原版序言

过敏性疾病并不是新型疾病，它已经出现了上千年，甚至更久。然而，最近几十年里，过敏性疾病呈显著增加的流行趋势，这使得人们将它称为"21世纪的流行病"。我们在回溯过敏反应的历史时，回到的年代越久远，就越难以理解当时过敏性疾病的临床表现、专业名称、治疗方式等问题。这是研究医学史时经常会碰到的难题；直到20世纪初，我们才理解该疾病的病理原因，我们因此在研究过敏性疾病时拥有了一个特别的视角。也因此，给过敏性疾病起专业名称，可能比医学领域的其他专业更难。

在全世界范围内，过敏性疾病的病例病人数量都在不断增加。同外科学或内科学相比，变态反应学（过敏反应学）虽然仍是一个较为年轻的医学领域，但近年来的发展十分迅猛。世界过敏大会集聚了成千上万致力于认识和治疗过敏性疾病的医生。

出版业有一项优良传统：当一套书出到第100卷时，会选择一个特殊的话题来进行讨论。那么，为具有光荣历史的《化学免疫学与变态反应学杂志》的第100卷选个题材，还有什么能比这本书——《过敏科学史》更合适呢？

我们可以从多种不同的角度去了解某一医学分支学科的历史。我们可以从纯粹的历史角度去阐明科学事实、历史上的人物、"英雄"们的事迹、巨大的发现、有名的病人。我们也可以从哲学的角度，深刻挖掘过往不同时期的人们对于疾病和症状的理解，这种理解常常与当时主流的哲学思想相关，或者涉及宗教信仰。在这本书中，专业名词十分重要，因为专业名词阐述了伟大的思想家们在特定时期对于过敏性疾病的哲学认知。用自然科学的方式分析过敏性疾病，其核心在于对病理和生理的理解。病理生理学分析的本质是试图发现疾病的起源及致病原理。而变态反应学直到20世纪才取得这一进步（19世纪也有几处罕见的亮点）。最后，临床医学分析包括如下事项：描述症状、给疾病分类的繁复工作、诊断和治疗的技艺。

这本书综合了所有上述角度。编者们并不想把本书的内容局限于本领域中伟大的学者和医生们的重大发现、著名故事。我们对过去回溯得越远，从历史的角度进行分析就变得越发重要。我们将完全依赖于历史文献的记载。哲学的角度有利于我们理解先祖的思想。当我们回顾的时代越接近现代，本书呈现的自然科学和临床医学的内容就越多。本书也会对近几十年做一次历史性反思，例如重点回顾某一领域的前沿技术。

本书编者众多，因此，当谈及很久以前的人和事的时候，不同的人对同一特定事件的理解会出现差异，这是很正常的现象——人们自身的回忆和真实的历史可能不尽相同，即便是诺贝尔奖获得者也是如此。不同的研究者对重大发现的记忆也各不相同，因为这些研究发现出现在世界不同地方，研究所使用的角度和方法也不相同。

在解释事件方面，编者给予作者完全的自由。和编辑一本医学教材不同，当编者发现不同章节之间存在区别时，不会去干涉作者所写的内容。如何看待历史事件，将由读者自行决定。

业界已经出版过一些与变态反应学历史相关的论文和文章，为什么我们还要再写一本呢？原因在于，编辑和出版者们受到了Benjamin Franklin的启发，他说，"不仅要保护煤渣，还要为星星之火鼓风"，这非常符合现在的情况；我们也遵循St. Thomas More（1477/1478—1535年）的信念，他说，"传统不是一堆煤渣，而会将火种世代相传"。通过这本书，我们不仅希望将"热爱变态反应学"的火种传下去，而且希望能为其鼓风添柴。我们对变态反应学饱含激情，我们在治疗自己的病人时也饱含热情，我们怀着崇敬和自豪的心情，去看待早期研究变态反应学的先驱者们的伟大成就。在古代，他们基于感官和感觉诊断、治疗疾病，有时仅仅依赖于病人的要求。即使到了中世纪，我们也只是在几个孤立案例中看到医生分析致病的因果关系。随后，新的诊疗技术发展起来，并且发展速度越来越快，一直持续到现在。在本书中，我们希望能够尽量展示变态反应学的发展进程，并铭记这一时期的所有成功和失败。

本书不是变态反应学领域的名人堂，不会给所有重要的变态反应学的医生和科学家记录自传，但我们仍请求目前在世的该领域的先驱们回顾这一学科的发展。我们要尤为感谢他们。编者们明白，还有很多令人尊敬的人理应被编入"来自过敏界先锋的个人反思"一章中！我们进行筛选的标准之一，是这些专家应该已从日常的专业工作中退休，以便他们能够以局外人的视角，更好地就此前的历史事件发表观点。不幸的是，这些先驱者中的一位——Alain de Weck 在本书出版之前离开了我们。他留给我们的回忆如同他的一贯文风，描述清晰，幽默中显露睿智。他也曾出版伟大著作《变态反应学科的前辈们》（*Ancestors of Allergy*）（主编 E. Smith），并制作了一部展示变态反应学历史的多角度电影，该片在 1994 年世界变态反应学和临床免疫学大会（时称国际变态反应学大会）上放映过，他对本领域的历史贡献良多。

在德国，没有人比 Hans Schadewaldt 对变态反应学历史的宣传贡献更大。我们主编们也要深深感谢他。他的四册丛书《过敏学科史》（*Geschichte der Allergie*）是一座无穷的宝库。

本书献给全世界的变态反应学家和病人。他们共同创造了本书的基础。如果没有研究者们和他们开拓性的创造发明，没有那些与医生一起理解疾病、参与病例报告和药物临床试验的病人们，就不会有变态反应学。我们对所有这些医生和病人为这本书做出的贡献表示感谢。

编者们想要特别向几个人表示感谢，如果没有他们，本书将难以完成。首先要感谢的是出版商 Tomas Karger，他从一开始就慷慨地支持我们的工作。如果没有 Tomas Nold、Miriam Schulz、Ruedi Jappert 在出版社的热情帮助，我们将很难处理风格迥异、数量庞大的文献。我们也要感谢 Antonia Todorova 博士和 Tanja Muler 博士在文字编排、引用以及再版许可上的帮助。

在过去几十年里，有两位著名学者尤为影响、激励、帮助我们回溯历史，帮助我们更好地了解当前现状，思考未来可能的发展方向。他们是 Hans Schadewalt 教授和 Alain De Weck 教授。Alain De Weck 教授是为变态反应学历史研究贡献巨大的史学家，Alain De Weck 教授几十年来一直都是最好的变态反应学家，他使这一学科得以成型。

最后，如果本书中有任何错误，我们希望读者们能够提出建设性的批评意见。所有作者以及出版社都尽力遵循国际版权规则，如果我们有任何错误，我们愿意诚挚致歉。

我们希望通过这本书，不仅仅是鼓励变态反应学家和患有过敏性疾病的病人了解这些疾病，我们还希望能够吸引年轻的科学家和医生们去热爱这个激动人心的领域，这一领域处在多学科交叉之中，结合了遗传学与环境学。我们希望这本书能够加深大家对这些复杂疾病的理解，并帮助世界上数百万深受过敏性疾病之苦的病人们。

Karl-Christian Bergmann　柏林

Johannes Ring　慕尼黑

译 者 前 言

　　近年来，我国国内变态反应性疾病（过敏性疾病）发病率逐年增高。随着近现代科学的发展，变态反应学科作为 21 世纪很具潜力与前景的发展学科之一，得到了越来越多的重视，成为近现代临床医学中的重要组成部分。

　　人类有记载的过敏性疾病的历史超过两千年。但是，变态反应学科正式确立的历史仅有百余年。相对于其他医学学科而言，变态反应学还很年轻，其发展道路充满挑战但又激动人心。

　　《过敏科学史》这本书展示了变态反应学领域详细的历史概况。从古代到 20 世纪，人们对过敏的认识不断提高，相关术语不断发展，本书汇集了对最常见的过敏性疾病的理解与历史反思。本书对大量历史文献进行了系统的梳理，从变态反应学的历史发展的角度全面概括了该学科在全世界范围内的演变历程。原书是多位行业翘楚、学科先锋经多年构思而成，是一本蕴含科普性和创新性的学术著作。全书对于变态反应学的重要概念、理论、机制、事件及人物等做了非常详尽的历史学回顾，相信定会对于变态反应学科及从事变态反应研究的其他各个学科的研究者们起到启发作用。

　　中国古人云：以人为鉴，可以明得失；以史为鉴，可以知兴替。因此，研究一门学科，应从其历史入手，方能知晓其过去，并指导其将来的研究方向。循着变态反应学发展的历史轨迹，必将带动中国现代变态反应学科的大力发展。

　　最后，感谢参与翻译的同事们的辛苦付出，另外还要感谢华中科技大学出版社为我们提供了这样一个宝贵的机会，能够将本书翻译出版以飨读者。由于译者们相对缺乏经验且水平有限，如有错误之处望读者们不吝指出，以便改正。

武汉大学中南医院过敏反应科
华中科技大学同济医学院附属同济医院过敏反应科

　　译者注：本书中译者使用了"过敏""过敏反应""变态反应""过敏症"多种表述词语，其含义相近。

目 录

Contents

第一章　变态反应学走过的 20 个世纪

变态反应学的古代史

Johannes Ring

德国慕尼黑工业大学皮肤病学和过敏性疾病专科研究所，

Christine Kuehne 过敏研究与教育中心（CK-CARE）

摘要

变态反应性疾病（又称过敏性疾病）（allergic diseases）并不是一种新的疾病。早在很多个世纪之前，埃及、中国、美洲土著人以及希腊罗马时代的医学文献中就已提及它们。当时使用的专业术语如"特异质（idiosyncrasy）""哮喘（asthma）""湿疹（eczema）"也沿用至今。古代最有名的过敏性疾病病人当属罗马皇帝屋大维·奥古斯都（Octavianus August），他的所有症状都符合遗传性过敏性疾病的特征，同时他还有家族阳性史。

现在，过敏性疾病已经成为大部分国家的主要疾病之一。这种疾病普遍被视为城市文明病。人们常常以为，过敏性疾病在此前不存在，是最近才出现的一种新疾病。在这篇文章里，我们希望展示如下观点：过敏性疾病的实际症状和临床表现早在 2000 多年前就已出现。

这并不是严格意义上的科学的历史研究——因为不存在符合学术传统的"论文"，这使得分析变得很困难。历史作品中的描述往往不精确，而且我们也没有照片或图画可以参考。但是，我们可以通过症状描述及治疗策略信息，对可能是什么疾病做出结论。

本文基于杜塞尔多夫大学医学史系主席 Hans Schadewaldt 的杰出工作而编写，他为编著过敏反应史和其他医学史教科书奉献了终生。

本文将从不同文化地区开始介绍。我们希望告诉大家那些早在古代就被记录下来被认为是过敏性疾病的症状和疾病，它们所采用的治疗方式，以及是否存在已确认身份的过敏性疾病病人。

美索不达米亚

众多学者的资料显示，美索不达米亚地区是西方文明的摇篮。就在幼发拉底河和底格里斯河直接孕育的这块土地上，苏美尔人首先建造了城市。古代的健康与疾病往往与宗教相关——医生往往就是牧师，而疾病被视为病人所犯罪恶的结果。

在美索不达米亚，我们目前知道有三种致病学说：上帝的影响；失去神圣守护；黑魔法的作用。

呼吸在他们的医学中占有十分重要的地位。在古老的楔形文字石板上，我们可以找到治疗咳嗽和呼吸困难的记录。这里有一个例子：

当病人咳嗽时，他应该服用一种在油和蜂蜜中溶解的玫瑰花粉和萝卜的混合物。然后他应该喝一碗猪肉汤。当他想要排便的时候，应该在排便时正对肛门处放上一团火焰。然后，他将会痊愈。

埃及

与美索不达米亚地区一样，埃及的医生和牧师往往由一人承担。医学知识被认为来源于托斯神的知识，并由英霍蒂普(Imhotep)在公元前 2700 年的第三王朝收集整理完毕(图 1)。William Osler 先生称 Imhotep 为"古代有清晰记载的第一位医生"。希腊人认为托斯神就是他们的赫尔墨斯神。《赫尔墨斯集》被认为记录着他的智慧。

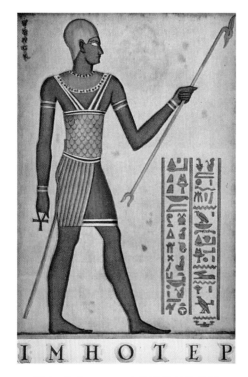

图 1   Imhotep——古埃及的神化牧师

我们虽然对 Imhotep 的学习生活不太了解，但我们仍然可以认为他是最早有历史记载的医生。两到三个世纪之后，我们有了第一个变态反应学专科医生的文献证据，病人是个埃及人，名叫 Sekhetnankh，在第五王朝时担任 Sahura 法老的私人医生，为法老治疗鼻部疾病。我们发现了 Sekhetnankh 和他妻子的石棺，就在法老的坟墓里，他的石棺上还有题词"他治好了法老的鼻子"。Sahura 法老的金字塔就在阿布西尔，距开罗约 17 km。

埃及人极为重视传统，比较接受已有文献的崇高权威。因此，虽然有些文献编写于较晚的时期(公元前 1650 年之后的新王朝时期)，作者可能还会假装他的内容来源于更早时期的文献。

古埃及很重要的医学文献之一是埃伯斯纸草文(第 17 王朝，公元前 1650—公元前 1652 年，图 2)，由德国埃及学家 Georg Ebers 购买并存放于莱比锡大学博物馆。埃伯斯纸草文长 20 多米，全文包含 108 列。里面包含的很多治疗和养生法也可以用于哮喘治疗。因此，很多研究者相信在古埃及，哮喘早已广为人知。埃伯斯纸草文于 1862 年在卢克索附近的一具保存完好的木乃伊的两腿之间被发现。埃伯斯纸草文在古代就已为人所知，亚历山大的 St. Clemens 在公元 2 世纪的时候就曾引用过该纸草文，并认为它是托斯神无边智慧的合集。

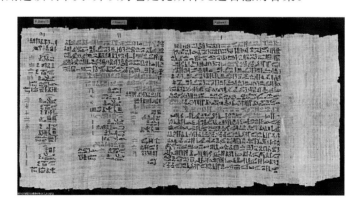

图 2   埃伯斯纸草文纪事上的僧侣体文字，描述了哮喘的治疗方法

该纸草文中共可找到 21 处关于对抗咳嗽和呼吸困难的描述。其中 12 处提到使用蜂蜜和海枣，再吸入没药和香料，还有洋葱、杜松和麦酒。为了对抗"不断流涕的鼻子"，文中提到了用棕榈油灌洗，以及局部应用捣碎的海枣。Ebbell，一位开明的翻译者，用"哮喘"这个词来表示之前不能很好描述的疾病，此前曾被 Joachim 译成"主要虚弱"。这里有一个原始的摘要：

你应该拿七块石头，并用火烧热它们。取出其中一块石头，然后使用我们的治疗方法，把它放到一个新容器里，这个容器的底部应该穿孔并且插上芦苇秆，然后把你的嘴对准芦苇秆，吸入它的烟，其他几块石头也如法炮制。

在 Nefer-Abu 的一篇赞美诗中，我们找到了另一个哮喘病人呼吸困难的记录来源：

日日夜夜我被她所牢牢掌控，我正像一名生产的妇女坐在产床上，我想要抓住仅有的空气，但空气都离我而去。

美洲土著人

虽然没有直接的资料来源，但我们通过西班牙征服者和僧人的报告，了解到美洲土著人所使用的一些治疗方法，并由此推断出我们认为当时已有的几种疾病。当时有一种广为使用的乳胶疗法，医生用乳胶石膏来消除病人皮肤和内脏器官的炎症。西班牙人和葡萄牙人在南美洲发现了一种具有治疗效果的根茎，就是巴西吐根的干燥根茎，它直到现在仍然被用来治疗咳嗽，具有很好的促进痰液排出的效果。在墨西哥，还有很多别的东西用于吸入以治疗疾病。他的鼻子不断流涕，或者感冒了，闻这些植物碱能够帮助他治疗鼻炎。

另一种用于对抗呼吸道传染病的植物是 tepopote，是麻黄的近亲（图 3）。印第安人也会使用古柯叶，因为里面有可卡因。可卡因在 19 世纪末的时候作为一种对鼻窦炎具有显著疗效的药物使用。

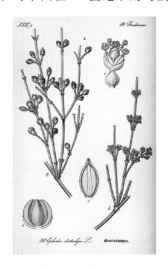 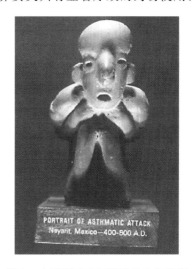

图 3　*E. distachya*　　　　　图 4　古墨西哥表现哮喘发作的雕塑

在墨西哥西部的纳亚里特州中发现了一尊雕像，这个公元 400 年左右的小雕像展现的也许正是一位病人突发哮喘的情景，雕像所刻画的人物正睁大双眼，弯曲手臂以支持呼吸。然而，杜塞尔多夫大学美洲民族学中心的 H. Krumbach 对此雕塑的看法是，由于这个雕塑是在一座坟墓中发现的，而且也不属于医生教学的一部分，因此这可能不是在表现哮喘发作（图 4）。

中国

三皇（伏羲、神农和黄帝），被视为中医之父。

在《素问》（意为开放性对话）中记录的黄帝与岐伯的对话中，一个有趣的部分暗示着呼吸道传染病的出现，有可能是哮喘，甚至还指出了其季节性发作特征。

如果病变部位在肺部，那么疾病就会在冬季发展加重。如果它不是在冬季发展加重，那么它就会在夏天变得更加严重。如果病人没有在夏天死亡，那么他也不会在长夏的晚上去世，但是疾病会在秋季再次发作。这种病人应该避免进食生冷的东西并且要注意保暖。

中国的中药非常有意思。早在三四千年前的神农时期，麻黄作为一种可食用的麻黄属植物用于治疗主要在秋天发病的、有明显鼻腔分泌物增多表现的"植物引起的发热"。这种药物的有效成分麻黄碱在1878年被 Nagal Nagayas 分离纯化出来。

其他用于治疗呼吸道传染病的还有用于治疗咳嗽的曼陀罗花，以及用于治疗伤风、寄生虫以及腹泻的混合物。大麻被作为镇静剂使用。在中国，医疗中神经系统的紊乱可以通过脸上的红斑、红眼睛以及不断流涕的鼻子表现出来。

通过感受脉搏的强弱，我们可以判断出身体的能量是否太浮于表面，当出现太浮于表面的情况时，将会发生肌肉抽筋、皮肤发疹以及皮肤刺痛。

古印度

古印度的医学特意提到了几种不同的呼吸方式。《吠陀》中提到了五种：呼、吸、介风、消化风、死风。

所有这些词都是从"呼吸"这个词派生出来的，Miller 发现公元350年的鲍尔手稿中就已经有了用力呼吸的记载，在一位名为 Vagbhata 的医生的作品集中，他提到了呼吸困难的病人应该保持站立姿势，以减轻呼吸困难的症状。

《圣经》中的变态反应学

除了提醒饮食和卫生外，我们在《摩西五经》中没有找到关于变态反应学的资料。然而，在第二卷《出埃及记》中写道：摩西把这些告诉以色列的儿童，但他们因为呼吸困难和繁重的工作都没有听到他说的话。"呼吸困难"在希伯来文中写作"Kozer Ruach"（这个译法来源于 Bergson 和 Schadewaldt）；但马丁路德将这个词译为"手势和恐惧"。因此，《圣经》中是否有呼吸道相关疾病的记载还有待探究。

古希腊罗马传统

古希腊罗马将医学的起源归于医学之神 Aesculapius（图5），他被认为是一位有神授能力的医生，他将智慧通过五个子女——Telesphorus、Machaon、Podalirius、Panacea 和 Hygieia 传播给人类。在苏格拉底时代之前的哲学家们不仅关心哲学和自然科学，他们还关心医学。有一些至今仍然令人感兴趣的医学原则，就是发源于当时的思考。

万物生命论，说明一些生物和非生物所共同遵循的规律，今天我们称之为物理学。

四元素的概念即组成世界的火、水、气、土（发源于 Empedocles 的思想），对于希波克拉底的"人具有四种体质"的理论有直接影响。

事物之间通过"行为"和"反应"相互影响。

所有事物都从同一源头不断衍化而来；这一思想对疾病的预诊断颇为重要。

希波克拉底出生于科斯岛，被普遍认为是"医学之父"（图6）。他首次在医学领域提出应观察病情和记录症状。他建立了几所医学学校，其中最重要的是尼多斯和科斯的医学学校。他的主要工作概述都收录在60多本文集中，这套书由 Littre 翻译并命名为《希波克拉底文集》。

文集开始部分可能是他自己说过的话，被称为"格言警句"，其中最出名的一句如下：

时光短暂，艺术长远，时机易逝，决策艰难。

希波克拉底最出名的作品是"希波克拉底誓言"，经国际医生组织略有修改的版本至今仍在使用。很多医学生，比如慕尼黑技术大学的医学系学生，在他们拿到从医资格证书时仍需重复这句话。

希波克拉底的书通过亚历山大城传到了罗马，很快希腊医生就开始掌控罗马的医疗行业。在罗马，我们必须提到 Cornelius Celsus（事实上是位百科全书家），还应该提到卡帕多西亚的 Aretaeus（图7）、Claudius Galenus（公元122至199年，图8）。Claudius Galenus 来自帕加蒙，途经科林斯来到罗马，并成为当时皇帝的御医。但我们能从当时这些人的书中找到哪些涉及过敏反应或过敏性疾病的内容呢？

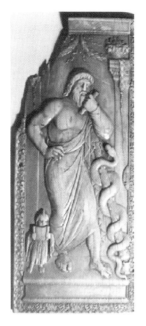

图 5 Aesculapius(公元 400 年左右
的一幅双连画)

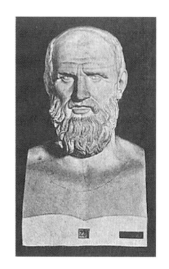

图 6 希波克拉底的雕塑

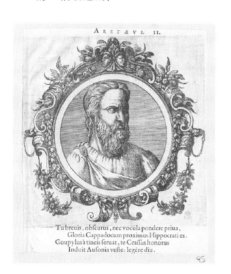

图 7 卡帕多西亚的 Aretaeus

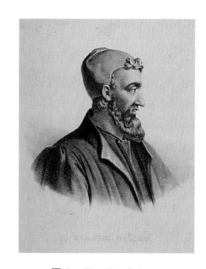

图 8 Claudius Galenus

花粉症与鼻炎

当时的书籍里并没有关于花粉症(枯草热)或者季节性鼻炎的特征描述。但是,希波克拉底相信,疾病产生是因为脑中产生的痰通过鼻子进入肺中。肺将会被一种强力的"卡他性"形式所堵塞,这里的"卡他性"可以被译为"不断向下流动"(与"稀黏液"一词类似,也代表着液体向下流动的状态)。

在 Claudius Galenus 的一本书中,有人从他关于鼻子的论述中看到了暗指花粉症的描述。但事实上,那很可能是病人发热时,秉着"以毒攻毒"的原则以玫瑰花香来降低头部温度。事实上,在整本《希波克拉底文集》中,并没有典型的关于花粉症的描述。可能是因为当时花粉症并不存在,或者是因为,当时四处旅行行医的医生很少固定在一个地方治疗病人,对于他们来说这种病实在太短暂了,所以并不值得一提。

Herodotos

在历史之父 Herodotos 的著作中,我们看到了一小段关于希腊叛徒 Hippias 出现急性鼻部症状的描述。Hippias 引导着波斯的军队登陆时,突然出现鼻部症状:

当他被任命带领波斯的军队以编队形式入侵时,他突然一连串地打喷嚏和咳嗽,比平时更加严重。他已经很老了,大部分牙齿都已经掉光了,当他剧烈咳嗽时,他的一颗牙齿掉进了沙里,很难再找回了。

这段故事是 Saza 博士及 Cueva 博士发现的,同时他们也推测是油葵的花粉导致了公元前 490 年 Hippias 的过敏性鼻炎。

Plinius 在他的《自然史》中对希腊医生的医学实践进行了报道,并写到,他认为植物繁殖所必需的花粉,可能是引起呼吸道不适的重要因素。但是这个引证的可靠性值得怀疑。

Marcus Terentius Varro

恺撒时代的罗马学者 Marcus Terentius Varro 提出了一个有趣的理论,他写道:

在潮湿的地方生长着一些非常细小的动物,如此微小以至于无法被肉眼识别。它们飘浮在空气之中,通过鼻子和嘴进入人们的身体,并引起严重的疾病。

哮喘

"哮喘"这个术语在荷马史诗《伊利亚特》中可以找到,他描述了在战斗练习过程中发出的响亮的呼吸声。还有一个关于发生在较大儿童身上的哮喘的例子。

在 Littre 所翻译的《希波克拉底文集》中,有 10 处地方提到了哮喘,有些是与秋天发生的疾病有关,还有一些涉及呼吸困难、喘气的感觉。在一个案例中,呼吸的声音被形容成"像一个人在用管子吹哨子"。病人"像一匹飞驰的马一样张大鼻孔,像一条被炎热空气炙烤的狗一样伸出舌头"。

Aulus Cornelius Celsus(图 9)给了哮喘一个明确的定义:哮喘就是呼吸时一定伴有巨大的噪声。

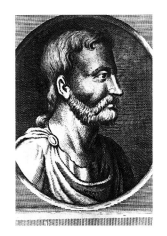

图 9　Aulus Cornelius Celsus

卡帕多西亚的 Aretaeus

最早的关于传统意义上的哮喘的描述来源于卡帕多西亚的 Aretaeus,他在亚历山大城和罗马行医。他非常详细地描述了他称之为"哮喘"或者"呼吸困难"的一种疾病。从《古希腊罗马变态反应学文献研究节选》中找到了一部分他的原始描述。

如果跑步、体操或其他任何工作导致了呼吸困难,那么这就被称作哮喘。呼吸困难症也被称为哮喘,因为它发作时病人需要喘气去呼吸。这个病之所以被称为呼吸困难,是因为他们只有在直立的时候才会觉得呼吸顺畅一些,当病人平躺时会有窒息感。"呼吸困难"这个词就是由发病时呼吸受限的感觉衍生而来。对病人而言,需要直坐才能呼吸,一旦躺下就有窒息的危险。

当肺部受累时,辅助呼吸的部位即膈肌和胸腔将会辅助肺呼吸。但如果心脏受累,病人就不会活太久,因为心脏是呼吸和生命的起源地。

这种病的患病原因是身体寒冷受潮,但病人的体质还是厚实黏稠的。女性更容易患这种疾病,因为她们的体质更为湿冷。孩子比成人要更容易康复,因为他们的自然成长有强大的热量。男性虽然不容易患上此病,但一旦不幸患上就会很快死亡。有些病人从事的行业是将肺包裹在羊毛里,使其变得温暖或炎热,他们将慢慢死亡,如石膏工人、黄铜匠人、铁匠或者是浴室的烧水工等。

哮喘发作的前兆是胸部突然变得沉重,做日常工作及任何需要体力的事情都会变得迟钝,在奔跑或上坡时会感到呼吸困难。病人不断咳嗽,声音嘶哑,出现季肋区胃肠胀气;他们焦躁不安,晚上开始逐渐发热。他们鼻子疼痛,想要吸气。

如果疾病变得严重,那么脸颊将会发红;眼睛突起,清醒时肺部因受到压制似乎要窒息,在睡眠中则更严重;声音清亮而无回音;需要大量的冷空气;他们特别想要去户外呼吸空气,因为任何室内空气都不能满足他们的呼吸需要;他们站着呼吸,就像要吸入所有能吸进的空气;他们迫切地想呼吸,张开大口想要吸进更多;面部除脸颊之外苍白无血色;前额和锁骨出汗,不停地用力咳嗽,吐出小口冰冷的稀痰,就像泛起的泡沫;呼吸时脖子变大;心前区缩进,脉搏轻微、密集、压迫,双腿无力;如果这些症状变得严重,可能会出现痉挛甚至窒息。

Galen 关于哮喘的看法完全继承了希波克拉底的概念,即哮喘是由脑中产生的黏液进入鼻子和肺部引起的呼吸道不适。罗马医生 Caclius Aurelianus(大概生活在公元 400 年)明确建议使用环境疗法——建议病人待在海边。他还补充了一些哮喘的新症状表现:呼吸时有杂音、胸痛、焦虑感。

描述哮喘的还有 Dioskurides 和 Oreibasios。下列物质都曾被提出用来治疗呼吸道疾病:泻剂、酒、香、硫黄、神香草、薄荷、青蒿、芥末、洋葱、蜂蜜、催吐剂、无花果、淀粉、蜡和蜂蜜。

荨麻疹

很容易通过皮肤表面形成的特征性斑疹来识别荨麻疹。早在希波克拉底的著作中就可以看到对这种疾病的描述:

Euphranor 的儿子患了一种皮疹,看上去像被蚊子咬了,但痕迹持续的时间更短。

锻炼之后,胸部或背部的某一块地方有疼痛感,身体上长满了风团,就好像刚跟荨麻接触过一样。

基于这一描述,这种疾病的名字来源于一种植物的希腊文"he knide",几个世纪以来,这种病一直被称为"knidoss"。根据 Amida 和 Aetius 的描述,这种皮肤病变就像床虱的咬痕,但是由荨麻汁液导致的。

这里应提及著名的神话故事 Heracles(图 10)之死,以及故事与半人马 Nessus 的关联。Nessus 本应载着 Heracles 的妻子 Deianeira 通过 Euenos 河,但是他在载她过河的过程中调戏她。Heracles 听到了妻子求助的尖叫,并用自己的弓箭射死了 Nessus。濒死的 Nessus 叮嘱 Deianeira 收集自己的鲜血,并让 Deianeira 将她丈夫的一件衬衣浸泡其中,称这将带来魔术般的作用,她丈夫穿上之后将永远爱她。也许当时 Deianeira 认为这个礼物只是个骗局。无论如何,多年之后,当 Heracles 与美丽的 Iole 之间发生风流韵事之后,Deianeira 将衬衣送给了她丈夫,希望挽回他的爱。Heracles 在一次祭餐中穿上了这件衣服,他立即感受到了剧烈疼痛,不管用什么方法也治不好。在胡言乱语很多天之后,他最终命令他的儿子 Hyllos 把他带回家放在火堆上烧死。需要说明的是这个神话还有很多别的解释,Heracles 也可能患有别的疾病,如硬皮病。

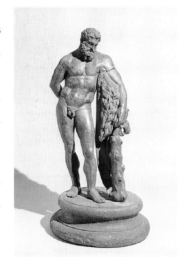

图 10 Heracles

食物/药物过敏

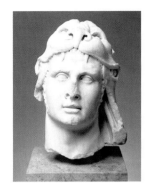

图 11　Mithridates Ⅵ Eupator

希波克拉底的医书将对某一种特定食物或药物有不良反应归类于"特质"这一术语。有极少的人有能力抵御毒药的毒性，而其他人只要服用极少的毒药，就会产生剧烈的反应。这里需要提到国王 Mithridates Ⅵ Eupator（公元前 132 年—公元前 63 年，图11），他担心自己会被人下毒，所以一直通过服用少量的毒药以使自己的身体适应毒药。也有人认为他发明了一种著名的解毒剂"万应解毒剂"，这种解毒剂由 54 种不同的草药组成，并沿用了数个世纪之久。

当 Mithridates Ⅵ Eupator 在幼发拉底河与庞培交战战败后，他想要自杀，但毒药对他都无效，他不得不要求奴隶用剑杀死了他。因此，有些作者认为 Mithridates Ⅵ Eupator 是早期实践脱敏疗法的前辈。

人们也普遍了解，有些人食用一些普通的食物后可能会生病。我们可以从 Titus Lucretius Carus 的诗篇《物性论》中了解到这一点：

对有的人来说是普通的食物，对有的人来说却是致命毒药。

湿疹

发痒的皮肤，一旦擦破就血迹斑斑，这在希波克拉底的医学书中也有提及，最先使用"湿疹"这个专业名词的是来自 Amida 的 Aetius（公元 600 年左右），这个词的意思是指汤壶中溢出的汤。

只有现在的病理生理学和免疫组织化学，才能阐述这个从 1500 年前沿用至今的词多么精确地描述了症状：湿疹的主要症状是发生在真皮层的炎症，由此导致体液在表皮层积累，而海绵层水肿是其最典型的症状。

古代著名的过敏性疾病病人

除了那些医学文献中的记载外，尤为有趣的是去了解那些可能患有过敏性疾病的古人，尤其是当这些人还是历史上的著名人物的时候。在这里，我们仅举 5 例：

①古埃及法老 Menes；

②罗马皇帝 Octavianus August；

③罗马皇帝 Claudius；

④Britannicus（尼禄皇帝同父异母的弟弟）；

⑤哲学家 Seneca。

当然，我们没有相关的病历；在古希腊、古罗马，希波克拉底学派就奉行医生对病人的病情保密的做法。我们大部分的信息来源于这些名人的坟墓、传记以及一些旅行记录，我们根据这些信息得出结论，认为他们可能是过敏性疾病病人。

古埃及美尼斯法老（*Pharaoh Menes*）

数本过敏学教科书认为，古埃及美尼斯法老是有记载的第一个死于致死性严重过敏反应的案例。通过其坟墓上的象形文字，我们推测出他是于公元前 2641 年被大黄蜂或蜜蜂蜇刺后死亡（图 12）。

这个故事经受了很多作者的多次争论。争论首先在于墓中的法老到底是谁。通过其他途径，我们认为墓主人是统一了上埃及和下埃及的第一王朝的建立者，也被称作"Narner"和"Aha"。第一王

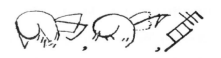

图 12　埃及法老的坟墓里的象形
文字（来自瓦德尔 36）

朝的统治时间是公元前 3100 年至公元前 2890 年。然而，这与坟墓上的日期不符，可能是因为坟墓后来被修整过。

根据 Wadell 的解释，法老在 63 岁时突然死亡，当时他在伯基特埃尔卡伦咸水湖边，该湖位于早期城镇鳄城和阿尔西诺伊附近。他的坟墓矗立在塞加拉的小镇中，距离逝世地点稍远。根据 Wadell 的记录和相应的变态反应学文献，其病症表明法老确实死于黄蜂的蜇刺。但这并不意味着他一定是过敏性疾病病人——蜂刺刺到喉咙也会致命。不过，当人因为昆虫的蜇刺而死亡，他最有可能的死因就是严重过敏反应。

另一个争论的焦点在于坟墓上象形文字的意义。象形文字中，某个符号不仅象征着"黄蜂"，还象征着"河马"。有意思的是，埃及城镇"河马镇"的象征就是大黄蜂。所以，把象形文字的内容解释为早期的过敏反应的暗示，可能还需要批判性地进行讨论。

罗马皇帝 Octavianus August、罗马皇帝 Claudius 和 Britannicus：Julio-Claudian 皇室家庭是第一个有特应性家族史的家庭

Octavianus August

罗马皇帝 Octavianus August 对世界史的影响远超常人。在 Julius Caesar 被刺杀后，他历经混乱与斗争，最终掌控权力，创建了持续了 500 年的罗马帝国。

Suetonius 在他的传记《罗马十二帝王传》中提到了这位罗马的第一位皇帝，他还对这位皇帝的外貌特征进行了非常详细的描写。除了皇帝 Octavianus August 美丽且吸引人的外貌之外（图 13），Suetonius 提到了一些迹象，可能暗示皇帝患有疾病。皇帝 Octavianus August 身上长有大量的痣，患有肝病，对光极度敏感，常常发生膀胱炎症，左腿肌肉无力（髋关节脱位后造成的？），以及经常容易感冒。他写道：

他每年都患有某种疾病，在他生日的时候，他感到虚弱，在春天开始时，他感到胸闷，南风起时他又备受不断流涕的折磨。

另外，Suetonius 还描述了他的皮肤：

他有好几种苔藓样皮肤病变，非常痒，使得他只能不停地用挠痒工具去挠痒。

瘙痒是特应性湿疹的主要症状。季节性的鼻子流涕是花粉症的首要表现。"胸闷"可以解释为"哮喘"。我们推测皇帝 Octavianus August 有这三种过敏性疾病。他还有阳性家族史。Julio-Claudian 皇室家庭很复杂，很难理清家谱，但也不是不可能寻到蛛丝马迹的。我们也确实发现另外两位此家族成员也有过敏性疾病的症状，分别是皇帝 Claudius 和 Britannicus。

皇帝 Claudius

皇帝 Claudius 是皇帝 Octavianus August 的侄孙。据记载，他的鼻子不停地流涕，而且他的眼睛间歇性的严重发红，这可以解释为常年性的变应性鼻炎。一些史学家认为他可能不那么聪明，但鉴于他在如此危险的环境下作为皇帝活了那么久，这个想法可能值得怀疑。事实上，他可能非常聪明。

Britannicus

Britannicus 是皇帝 Claudius 和 Messalina 的儿子，也就是皇帝 Octavianus August 的曾侄孙。他可能对马过敏，因而无法成为一个强壮的战士。然而，这个信息来源于 Mika Waltari 的历史小说，他并没有说明这一信息来源于哪一本古代文献。

家族过敏史阳性是诊断过敏性疾病的基本标准，即使应用我们现在的家谱标准来看，我们还是能得出 August 家庭史为阳性的结论。

Senaca

在很多介绍哮喘的历史书里，Senaca（图 14）都被视作第一个有历史记载的哮喘病人。这可以追溯到 Quecke 的记录，这份记录中提到，Senaca 在《给 Lucilius 的道德信》中说到了自身的一种疾病状态。

然而，这种状态可能并不是狭义上的哮喘，Senaca 自己试图找一个词来形容那种状态，他没有使用已经广为流传的希腊名词"哮喘"，而是使用拉丁文名词"叹息"。

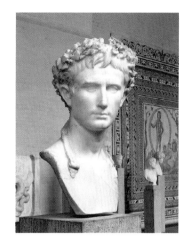

图 13　Octavianus August 皇帝

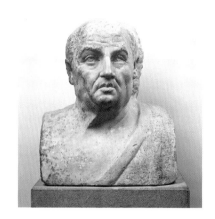

图 14　Senaca

结论

　　以上资料可以表明,典型的过敏性疾病及其症状,如呼吸道、皮肤、肠道的过敏反应,或多或少都在古代医学文献中已有记载。

致谢

　　我们感谢来自慕尼黑的 Markus 博士关于法老 Menes 死于严重过敏反应的批判性评论。

参 考 文 献[*]

[1] Ring J:Allergy in Practice. Berlin,Springer,2005.

[2] Toellner R(ed):Illustrierte Geschichte der Medizin. Salzburg,Andreas & Andreas,1986,vol 1-6.

[3] Neuburger M:Geschichte der Medizin. Stuttgart,Enke,1911,vol 1,2.

[4] Diepgen P:Geschichte der Medizin. Berlin,Bergmann,1949-1955,vol 1-4.

[5] Simons E(ed):Ancestors of Allergy. New York,Global Medical Communications,1994.

[6] Stevenson RS,Guthrie Dl:A History of Otolaryngology. Edinburgh,Livingstone,1949.

[7] Bergmann K-C:Bebilderte Geschichte der Allergologie. Munich,Dustri,2004.

[8] Ebbell B:Papyrus Ebers. Copenhagen,1937.

[9] Joachim H:Papyros Ebers:Das älteste Buch über Heilkunde. Berlin,1840.

[10] Federn W:The oldest description of orthopnea. J Hist Med 1959;14:88.

[11] Riedlin V:Observationum medicarum centuriae. Obs. 46. Augsburg,1682.

[12] Müller RFG:Kannten die altindischen Ärzte die Lunge? Dudhoffs Arch Gesch Med Naturw 1955;39:134.

[13] Müller RFG:Über das indische 'Asthma'. Wiss Z Karl-Marx-Univ Leipzig MathNaturw Reihe 1955/1956;5:105.

[14] Bergson J:Das krankhafte Asthma der Erwachsenen. Nordhausen,1850.

[15] Schadewaldt H:Geschichte der Allergologie. Munich,Dustri,1983,vol 1-4.

---

　　[*]　出于尊重原著的考虑,全书参考文献内容与原著保持一致。

[16] Buck AH: The Growth of Medicine from the Earliest Times to about 1800. New Haven, Yale University Press,1917.

[17] Hippocrates:Oeuvres complètes d'Hippocrate(Littré E ed,Paris,1839-1861;German transl,Kapferer R:Die Werke Hippokrates. Stuttgart,1934-1938).

[18] Celsus AC:De re medicina;in Marx F(ed):Corpus Medicorum Latinorum,Leipzig,1915,vol 1.

[19] Galenos C:Opera(von Kühn CG ed). Leipzig,1821-1833.

[20] Salazar Mallén M,Cueva J:Allergy in the most ancient documents(in Spanish). Alergia 1965;13:1-5.

[21] Avenberg KM,Harper DS,Larsson BL:Footnotes on Allergy. Uppsala,Pharmacia,1986.

[22] Homer:Ilias(Bolling GM ed,Lancaster and Oxford,1950;German transl,Voss JH,ed von der Mühl P). Basel,Birkhäuser,1953.

[23] Fuchs L:Institutionum medicinae, sive methodi ad Hippocratis, Galeni, aliorumque veterum scripta libri quinque. Lyon,1555.

[24] Samter M(ed):Excerpts from Classics in Allergy. Columbus,Ross Laboratories,1969.

[25] Aretaeus:On the causes and symptoms of chronic diseases;in Adams F(ed):The Extant Works of Aretaeus the Capadocian. London,Sydenham Society,1856.

[26] Caelius Aurelianus:De morbis acutis et chronicis. Libri octo(Ammann JC ed). Amsterdam,1722,vol 3,chapt 1,p 429.

[27] Richter P: Geschichte der Dermatologie; in Jadassohn J (ed): Handbuch der Haut-und Geschlechtskrankheiten. Berlin,Springer,1928,vol 14.

[28] Letterer E:Allgemeine morphologische Immunologie. Stuttgart,Thieme,1969.

[29] Ring J,Gutermuth J:100 years of hyposensitization:history of allergen-specific immunotherapy (ASIT). Allergy 2011;66:713-724.

[30] Lucretius TC:De natura rerum(Martin J ed). Leipzig,1934.

[31] Aetius of Amida:Libri medicinales;in Olivieri A(ed):Corpus Medicorum Graeco-rum. Leipzig,1935, vol 8. 1.

[32] Vetter RS:Wasp or hippopotamus? J Allergy Clin Immunol 2000;106:196.

[33] Chaffee FH. Insect sting allergy. J Allergy 1969;43:309-310.

[34] Cohen SG:The pharaoh and the wasp. Allergy Proc 1989;10:149-151.

[35] Whiteley SM:The history of immediate hypersensitivity reactions. Anesthesiology 1995;82:316.

[36] Wadell LA:Egyptian Civilization,Its Sumerian Origin and Real Chronology. London,Luzac,1930,pp 60-63.

[37] Krombach JW:Pharaoh Menes' death after an anaphylactic reaction-the end of a myth. Allergy Net 2004;59:1234-1240.

[38] Kruszweski J:Up to allergy specialists' consideration:did Pharaoh Menes die of a wasp sting? (In Polish). Pol Merkur Lekarski 2003;14:708-710.

[39] Suetonius:GT:De vita caesarum(Ihm Med,editio minor). Stuttgart,Teubner,1958,chapt 79-81.

[40] Esser A:Caesar und die julisch-claudischen Kaiser im biologisch-ärztlichen Blickfeld. Leiden,1958.

[41] Ring J:Erstbeschreibung einer 'atopischen Familien-Anamnese' im Julisch-Claudischen Kaiserhaus: Augustus,Claudius,Britannicus. Hautarzt 1985;36:470-474.

[42] Quecke K:An welcher Krankheit hat Seneca gelitten? Ärztl Praxis 1951;3:12.

[43] Seneca MA:Epistulae Morales ad Lucilium. Ep 54(Hänse O ed). Leipzig,1898,vol 3,p 15.

中世纪及文艺复兴时代的变态反应学

Johannes Ring

德国慕尼黑工业大学皮肤病学和过敏性疾病专科研究所，
Christine Kuehne 过敏研究与教育中心(CK-CARE)

摘要

在中世纪时期，来自西欧的具有创新性的医学史料记载很少。古希腊和古罗马的医学文献，如希波克拉底和 Galenos 的经典著作，先在拜占庭保存，后来又被阿拉伯医学家带到了中东。之后，这些经典又在意大利和西班牙被译回拉丁文，返回西欧。阿拉伯医学对过敏史的发展有所贡献，特别是首次描述了"玫瑰热"，其症状与现代的花粉症很相近。在阿拉伯医学的影响下，萨勒诺建立了第一所医科大学，在著名教材《Tacuinum sanitatis》中可以找到有关哮喘的描述。随着文艺复兴运动的兴起，欧洲医学也开始革新，出现了新的观察和思考问题的方法。

中东中世纪医学史

随着东罗马帝国影响力的下降，罗马帝国的医术也不断下降。同时，哈里发王国(Abbasid Caliphate)作为一股新兴力量出现，迅速扩张到整个北非，直至西班牙。它的发展壮大开创了一个科学活跃、艺术发展的新时代。医学史通常把这一时代称为"阿拉伯医学"。不过，需要指出的是，正是多个民族的融合才使得这个时代如此丰富多彩，尤其值得关注的是波斯、以色列(犹太)、埃及的影响。这一时代著名的人物有哈里发 Al-Mansur(公元 750—775 年)、Harun-Al-Rsshid(公元 786—809 年)，尤其是哈里发 Al-Mamum(公元 813—833 年)。中世纪阿拉伯医学最著名的人物是 Al Rhazes、Ibn Sina 和 Maimonides。

Al Rhazes

Al Rhazes(图 1)出生于呼罗珊的 Raj，后来在巴格达一家医院工作，并成为一名优秀教师。他写了第一篇详细描述"玫瑰热"的论文《论述春天玫瑰芬芳时发生的鼻炎》，Al Rhazes 也提到了哮喘，并提出实用的治疗建议，例如：

两德拉马克的狐狸肺，干燥磨粉后加上无花果汁，混合成药水。

Ibn Sina

阿拉伯医学第二个伟大的人物就是 Ibn Sina(图 2)，他也是波斯人，因为治好了 Al-Mansur 王子的病而名声大噪。除此之外，Ibn Sina 还描述了一种特别像荨麻疹的疾病，即皮肤上突起的瘙痒性皮损，阿拉伯文称为"essera"，该词的词根起源于"As-Sarah"(山峰)。他将哮喘发作与癫痫做比较，所用的词在拉丁文里译为"短暂肺炎"，这个词很好地形容了发病时的紧急状态。

Maimonides

Almohade 王朝时期，犹太医生 Moses Maimon(又名 Maimonides)(图 3)在科尔多瓦长大。他后来经摩洛哥前往开罗，成为萨拉丁苏丹(1135—1204 年)的私人医生。他写了一篇关于哮喘的论文，并提出了自己的治疗概念，包括放松、注意个人卫生、避免有害环境影响、避免服用鸦片和成瘾药物，以及保持健全轻松的心态等。他建议哮喘病人避免食用家禽、牛奶、坚果，但他允许病人吃沙拉、花椰菜、茄子。

下文是关于治疗哮喘的重要一段表述：

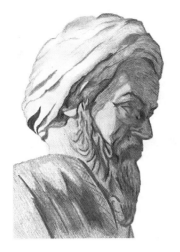

图 1 Al Rhazes

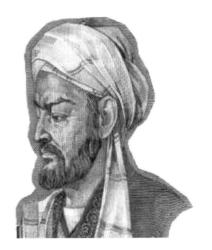

图 2 Ibn Sina

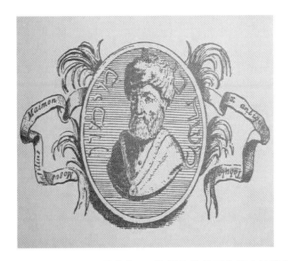

图 3 传说中 Moses Maimon 的肖像(现代所有他的画像都由这张衍生而来)

根据我从别人那里听到的,以及殿下所知道的,我的结论是,这种紊乱始于常见的感冒,尤其是在雨季发生的感冒。病人被迫日夜喘气,发病期间一直如此,直到痰液被排出,痰液流尽,肺重新变得干净。有关这种病的早期症状,我就知道这么多。你曾告诉我,你习惯每年服药一两次以疏通鼻子和肺,然而,当再次发病被迫服药时,这些会让你病得更重。我也知道你大约四十岁,你的身体形体适中(不胖也不瘦),你的身体活力也是中等。但是你容易热血激动,所以你的头部容易发炎。你也强调说,强风会伤害你,浓烈的气味会让你觉得大为不适。头发对你有负重压迫感,多次剃头会让你觉得舒适。你不戴头饰也不戴头巾,所有这些都表明你的头部过度发热。殿下已经告诉我,亚历山大城的空气对你有害,每当你担心发病的时候,你就会搬去开罗,那里的空气更干燥,风也更小,使你更能承受疾病的打击。你还告诉我很多医生为你开了各种偏方,他们每个人都宣称自己的治疗是最好的,但他们没有治愈你的问题……

在所有出现痉挛症状的重症中,如腰痛、关节发炎、结石(肾脏)、哮喘(亦称呼吸急促)、偏头痛等,如果采用适当的治疗方案,并按规定坚持下去,两次发病的间隔时间可能会延长,每次发病的持续时间会更短,而且其强度会减轻。

然而,如果治疗方案被置之不理,不去指导病人控制欲望和养成良好习惯,那么,两次发病间的时间间隔会越来越短,疾病的持续时间和强度会逐渐增加,直到达到高峰,可能会造成死亡……

六项强制性规定如下:①保持我们呼吸的空气的清洁;②节制饮食、限量饮酒;③调节精神情绪;④按规定锻炼身体及休息;⑤按规定睡觉和起床;⑥控制排泄,减少体液过量外排。第七项规定根据身体情况而采用,如洗澡和按摩。

公元 1300—1700 年

在学院派阶段后期,意大利和西班牙地区开始将阿拉伯医学的典籍译为拉丁文,此时出现了一位最鲜活、最著名的人物 Arnaldus(大约生活在公元 1235—1311 年)。他活跃在巴黎、蒙彼利埃、那不勒斯,是好几位教皇和国王的私人医生。他写了大量的书,其中一篇论文题为《皇后橡胶过敏的治疗》。

这一时期,那不勒斯、巴黎、剑桥、牛津、科英布拉等大学都修改了校章,在神学、哲学、法学之后,将医学作为第四门学科列入。

在萨勒诺,解剖学主要在猪身上进行练习,后来各地越来越多地在人的尸体上进行解剖。只是复述古代典籍的时代已然过去,现在更崇尚亲身观察后的独立崭新思考。

在英国,我们发现曾担任过药剂师和外科医生的 John Arderne 留下了一些非常详细的治疗处方,其中一份用于治疗哮喘的药方包括:

牛膝草的根,三把铁线蕨,四个或大或小的白屈菜的种子、香菜子、锦葵种子,白色罂粟种子,棉花,葫芦巴、苦豌豆、甘草酱、葡萄干、松子和杏仁酱,脱壳大麦酱,将这些一起放入甜井水中用文火煮。John 声称它有清洁、净化、舒缓、滋养、愈合、强体之功效,并能促进不洁之物排泄。

14 世纪的德国出现了几本关于治疗方案的书,其中包括雷根斯堡主教 Konrad von Megenberg 的《自然事物之书》。该书就像一本百科全书,直到中世纪结束都称得上是一本畅销书。他描述了一种可称为"哮喘"的疾病,可以用水芹治愈。

15 世纪至 16 世纪

另一个可能患有过敏性疾病的著名历史人物是英王理查三世。根据英国王室法律专家托马斯·摩尔爵士的有关记录,理查三世知道自己对草莓过敏,会出现皮肤发疹。因此,他在召集廷臣集会时利用了这一情况:他要了一碗草莓,很快前臂就生了疹子,他毫不迟疑地宣称这是邪恶力量所致,控诉 William 勋爵应对此负责,并判处了该勋爵死刑。

在这一时期,Theophrastus Bombastus von Hohenheim 是一位早年著名人物(也称 Paracelsus,1493—1541 年)(图 4),他来自瑞士的艾因西伦德。他认识到,疾病的起源不仅可能是体液失调或是在器官里混合错误,疾病也可能由外因造成。但他表达观点的姿态实在不雅:他烧了 Galen 和 Avicenna 的书。他曾经提到玫瑰的气味有害,他认为这种气味算不上真的毒药,只是"引起器官变化的刺激物"。

玫瑰会散发出它们的气味,从而导致人丧失意识,但玫瑰本身并没有什么改变。虽然这种毒素看不到,但其中的有害因素依然可以使人体羸弱,导致严重疾病。

导致风团的皮肤病之前一直被称作"essera",而这位医生提出了一个新名词"leusschiepen"。德国医生 Georg Bauer(又被称为"Agricola",1494—1550 年,图 5)曾写过有关矿业、矿物学、采矿技巧的文章,他曾提到过职业性气道病。

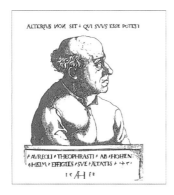

图 4　Paracelsus

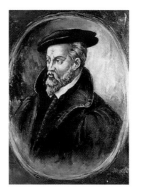

图 5　Agricola

玫瑰热

Rhazes 第一次描述了玫瑰热。此后,从中世纪直到现在一直认为玫瑰热是确实存在的疾病,它的症状很像我们现在所说的过敏性结膜炎。其他多位作者也提到了这种"症状"。历史上有些著名人物与此病有关,比如 Cardinal Carafi(逝于 1511 年),他封锁了他的豪宅,禁止带入玫瑰。波兰史学家 Martin Cromer 曾提到,在 1230 年左右,弗罗茨瓦夫大主教 Laurentius 在闻到致命玫瑰香气后死亡。Botallo(图 6)也有过类似的描述:

我知道,对有些人来说玫瑰香味是致命的敌人。玫瑰香味使他们不得不面对痛苦,打喷嚏或是有随着船晃动的麻烦感觉。

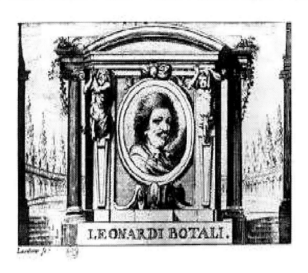

图 6　Botallo

在 Veit Riedlin(1656—1724 年)的经文里有一段有趣的插曲。此人在乌尔姆城当医生。一个商人向他描述了自己的病情,称每年他刚能闻到玫瑰的香味时,他的鼻子就开始有刺痛感,然后他会连续几天打喷嚏,唯有避免与玫瑰接触才能防止这种情况出现。Veit Reedlin 可能是史上第一个做激发试验的人,他在病人不知情的情况下,在病人的外套里藏了一束玫瑰。

我们通过阅读职业医学创始人 Veit Ramazini 的文字了解到,当药剂师调配含玫瑰的药水时,有些也会患上玫瑰热。Amatus Lusitanus 提到了一位女士,她对药房里的菩提树花、玫瑰花水、肉桂都有很强的过敏反应。

另一位著名的过敏性疾病病人是爱丁堡圣安德鲁斯教区的大主教 John Hamilton 爵士,他的哥哥 James Hamilton 是苏格兰玛丽女王未成年时的摄政王。爵士被气管疾病所折磨,这一疾病当时称之为"脑咳嗽",症状为痰液和肺中的黏液增多,医生普遍采用传统方式治疗。当意大利医生 Gerolamo Cardano 从米兰来到当地为他诊治之后,他的不适得到了改善。医生记录了他的建议,长达 20 页。医生把羽毛床从爵士的卧室中撤出,可能是为了避免爵士背部受热过多。医生还建议爵士要节制饮食,保持充足睡眠,多饮用冷水。

1698 年,英国医生 John Floyer 爵士(1649—1734 年)出版了一本名为《哮喘论》的专著,他在书中区分了持续性的和间断性的哮喘。

我确信不存在适合哮喘的热疗养法,但冷疗养法却十分有效,亦即早上喝水,每天早上刮胡子和洗头,每14 天或一个月洗一次冷水澡。

他的同胞 Thomas Willis 写了《药理学》,他在书中大篇幅描述了哮喘,同时他观察到急性哮喘也涉及神经系统。

在那些呼吸道感染的疾病中,当你考虑到它们的严酷程度时,就不应轻视哮喘(有些时候由于其症状特别,也被称为"端坐呼吸症")。因为哮喘导致的痉挛激烈可怕,几乎无法比拟。呼吸器官和心前区最为重要,它们是人体的基础、生命的支柱。哮喘就像地震般动摇这些支柱,以致威胁甚至摧毁机体结构。呼吸是我们赖以生存的关键,而哮喘发作时,呼吸会暂停,这使人的生命受到威胁,甚至很快丧命。

Amatus Lusitanus 报告了一个病例,病人有严重的流水样清涕症状。Wiel 报告了一个案例,病人每次与妻子性交后就会不可控制地打喷嚏。Morgagni 告诉了我们一个案例:病人几个月一直有流水样清涕。

意大利医生 Matteoli 在 1570 年描述了一名病人,他因为一只藏在房间里的雄猫而感到严重的呼吸困难。病人精神紧张、出汗、面色苍白,还有呼吸道症状,他认为猫的出现对他有害。

无论他怎样反抗,一只猫污染了空气,他呼吸困难、渗出汗珠、脸色苍白,有着跌落般的恐惧紧张,他对猫出现后自己的反应惊讶不已。

这些都是对疑似过敏的准确描述,过敏原来自室内,如床上的羽毛或动物等。

比利时医生 Jan Baptista van Helmont 报告称,一位病人深受"夏季哮喘"的折磨,同时还会长出很痒的白水疱(也可能是风团)。有趣的是,Jan Baptista van Helmont 意识到,除病人之外,病人的母亲和姐姐也有相同的症状。他认为哮喘急性发作时的抽搐症状和羊癫疯相似。他还区分了湿性哮喘和干性哮喘。

由此,哮喘分两种,湿性和干性。

此后,又出现了许多对气道和皮肤过敏反应更加细致的描述,这直接影响到了 19 世纪对过敏性鼻炎的第一次经典描述。

结论

阿拉伯医学家 Al Rhazes 明确描述与花粉症十分相似的"玫瑰热"的症状后,从中世纪直到现在,全世界关于类似症状的描述越来越准确。包括描述如下疾病:疑似由室内过敏原引起的急性季节性鼻炎和持续性鼻炎,以及某些哮喘和湿疹。

参 考 文 献

[1] Neuburger M:Geschichte der Medizin. Stuttgart,Enke,1911,vol 1,2.

[2] Avicenna(Ibn Sina):Canon Medicinae(Plempius VF ed). Leuven,1658.

[3] Maimonides M:Treatise on asthma(Magali-vi-l-ra-bu). Historical document. Allergy 1956;14:382.

[4] Simons E(ed):Ancestors of Allergy. New York,Global Medical Communications,1994.

[5] Schadewaldt H:Geschichte der Allergologie. Munich,Dustri,1983,vol 1-4.

[6] Elgood C:Persian science;in Arberry AJ(ed):The Legacy of Persica. Oxford,1953,p 315.

[7] Sarton G:Pollen allergy. Isis 1947;38:101.

[8] Kamal H:Encyclopaedia of Islamic Medicine,with a Greco-Roman Background. Cairo,1975.

[9] Steinschneider M:Die Hebräischen Übersetzungen des Mittelalters und die Juden als Dolmetscher. Graz,1956,p 767.

[10] Muntner S:The Book on Asthma(Hebrew transl,Benveniste S). Jerusalem,1940.

[11] Avenberg KM,Harper DS,Larsson BL:Footnotes on Allergy. Uppsala,Pharmacia AB,1980.

[12] Bergmann KC,Bergman I,Schadewaldt H(eds):Bebilderte Geschichte der Allergologie. München,Dustri,1980.

[13] More T:The history of King Richard Ⅲ;in Campbell WE(ed):The English Works of Sir Thomas More. London,Eyre and Spottiswoode,1931,p 426.

[14] Paracelsus von Hohenheim TB:De morbis metallicis;in Opera Omnia. Geneva,1658,vol 1,chapt 2,p

711.

[15] Paracelsus von Hohenheim TB:Von Apostemen,Geschwüren,offenen Schäden,Sironen und anderen Gewächsen,1527;in von Sudhoff K(ed):Sämtliche Werke. Munich,vol 4,1931,p 317.

[16] Valerianus Jp:Hieroglyphica,sive de sacris Aegyptiorum libris commentarii. Basel,1556,vol 8,chapt 25,p 61.

[17] Cromer M:De origine et rebus gestis Polonorum libri triginta. Basel,1558,vol 8,p 207.

[18] Sachs PJ:Gammarologia Curiosa. Frankfurt,1665,vol 2,chapt 4,p 577.

[19] Botallo L:Commentarioli due,alter de medici,alter de aegroti munere. Lyon,1565,p 25.

[20] Major RH:A History of Medicine,ed 1. Oxford,1954,p 380.

[21] Riedlin V Jr:Iter medicum sanitatis recuperandae causa non solum institutum,sed et feliciter finitum. Augsburg,1702,p 25.

[22] Riedlin V Sr:Observatorium medicarum centuriae tres(Riedlin V Jr ed). Augsburg,1691.

[23] Ramazzini B:De morbis artificum diatriba. Padua 1713(Facsimile,Rome,1953),Modena 1700.

[24] Amatus Lusitanus(Rodriguez de Castello Branco J):Curationum medicinalium centuriae. Lyon,1567 (first ed Venice,1557).

[25] Cardano G:De vita propria liber. Padua,1575.

[26] Cardano G:Consilia. No 52;in Opera Omnia. Leiden,1663.

[27] Floyer J:Treatise of the Asthma. London,1698.

[28] Floyer J:Essay to prove cold bathing safe and useful. 1706.

[29] Stalpaart van der Weil O:Hondert seltsame aanmerkingen,so in de genees-als heelensuij-konst. Cent Post Obs 6. Amsterdam,1682,p 45.

[30] Morgagni GB:De sedibus et causis morborum per anatomen indagatis. Venice,1761.

[31] Mattioli PA:Commentarii in libris Dioscuridis;in Opera Quae Exstant Omnia. Frankfurt,1598,vol 6, chapt 25,p 996.

[32] Van Helmont JB:Asthma et tussis;in Ortus Medicinae. Amsterdam,1648,p 366.

19 世纪变态反应学的里程碑

A. Barry Kay

英国伦敦帝国理工学院国家心肺研究所白细胞生物学科

摘要

19 世纪,变态反应学取得了很多卓越成果,如细胞对过敏的反应,对花粉症和哮喘的清晰描述,并发现了花粉对季节性鼻炎的影响。尽管"过敏"这一概念直到 20 世纪中后期才建立,但当代对过敏性疾病的认识建立在 19 世纪的工作基础之上。这一时期的杰出医生和科学家包括 Paul Ehrlich(描述肥大细胞、嗜酸性粒细胞、嗜碱性粒细胞)、John Bostock(首次提供详细的花粉症病例)、Charles Blackley(证明花粉症的致病因素是花粉)、Wyman(证实豚草花粉能导致秋季结膜炎和咳嗽)、Henry HideSalter(首次提供了哮喘的经典描述)、Henry HideSalter(听诊器的发明者)。

19 世纪时,过敏反应还不是免疫学的概念。直到 1920 年左右才有人提出"抗体既能保护机体,也可能造成损害"的观点,而且在提出时受到了广泛的质疑。虽然当时细胞机制学说并不被广泛认同,但对于花粉症、哮喘、严重过敏反应的理解仍取得了巨大的进步。Paul Ehrlich 于 19 世纪 70 年代发现了肥大细胞、嗜酸性粒细胞、嗜碱性粒细胞,这是里程碑式的发现。因此,19 世纪的成就主要是描述疾病、探索病因,尤其是认识到花粉是花粉症的致病因素,以及认识到过敏反应主要涉及哪些主要细胞。

从 1800 年开始,医学实践使人们对疾病的观念发生了根本的改变。老观念认为,每种疾病可能表现出各种症状,而每种疾病的状态都与众不同。这种老观念受到了多方挑战。19 世纪,法国外科医生 Xavier Bichat 认为,疾病是特定组织的某种功能障碍。随着系统病理学的提出,医学伟人 Rudolf Virchow 支持这一学说,医学界逐渐认识到,疾病可由解剖学上发生的改变来描述,并与相应的临床症状相关。

19 世纪,医学发展增加了我们对花粉症、哮喘、严重过敏反应的了解,为 20 世纪和 21 世纪更进一步理解过敏性疾病打下了基础。那么,19 世纪的重要里程碑有哪些? 这一时期基础医学的进步又有哪些?

花粉症和豚草花粉

花粉症和豚草花粉的关系,很好地阐述了如何用临床观察和试验来认识疾病。虽然早在 1802 年,William Heberden 就描述过夏日结膜炎和哮喘,并且将两者与普通的感冒区分开。但是,直到 1819 年,John Bostock(图 1)才首先在伦敦医学会详细描述了这一疾病。他描述了这一疾病病人在夏天的典型眼部症状,不断打喷嚏,出现瘙痒、胸部憋闷。他倾向于用"夏天结膜炎"这个词,但"花粉症"一词接受范围更广,因此最终保留了下来。

明确证明花粉能引起花粉症的证据,来源于 19 世纪 70 年代 Charles Blackley(图 2)做的一系列严谨试验。这位研究者自身也是一名花粉症病人。他毫无保护地接触花粉,以触发相应的症状。他注意到,一辆驶过的马车扬起尘土引起了他的症状,而尘土样本中含有草花粉。Charles Blackley 把花粉放入他的鼻、嘴、舌、唇、喉,详细记录花粉引起的症状。事情渐渐清楚,是草花粉而不是别的花粉导致了花粉症特有的症状。他还用花粉在自己擦伤的皮肤上做测试,并观察到了病变,也就是我们现在说的速发型超敏反应和迟发型超敏反应。这些皮肤试验为当今所有过敏反应专科医师所做的皮肤试验奠定了基础。

Charles Blackley 还发明了测量空气中花粉的仪器,他因而能够研究阳光、雨水、风、湿度对于空气中花粉量的影响。应用这些工具,他建立了每日空气中花粉含量与症状的联系。更为巧妙的是,Charles

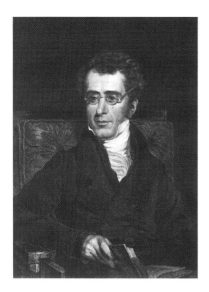

图 1　John Bostock(1773—1846 年)。他被描述为患有"catarrh saestivus",后来人们认识到他患的是夏季枯草热

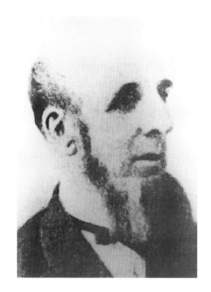

图 2　Charles Blackley(1820—1900 年)。他确定了花粉是枯草热的原因,并设计了花粉计数和临床激发试验的方法

Blackley 使用带盒子的风筝制造了一套装置,用于检测和测量高空花粉的含量,以解释为什么花粉症病人们在海上或者一些不长草的地方也会发病。

德国的 Philip Phoebus 博士首次对花粉症进行流行病学调查。他的调查问卷主要涉及地理位置、性别、社会地位的影响、遗传、发病频率,原因是这些因素与过敏症的症状相关。不幸的是,他的结论失之千里(花粉症是因为"夏季的第一波热浪"),但是他的方法为后来这一领域的调查工作制订了标准。

Charles Blackley 在英格兰进行研究时,哈佛大学的医学教授 Morrill Wyman 博士几乎同时出版了关于秋季结膜炎的书。在 1850 年左右,美国已广泛认为存在两种不同的花粉症,一种由初夏的草导致,另一种由豚草导致。然而,当时并没有严格的证据,证明豚草花粉可以引起相应的症状。因此,Morrill Wyman 博士拿了一些正在传粉的豚草,将其安全地包裹好,把这些花粉带到白山去,而他之前在白山从来都没有出现过过敏症状。几天之后,他和他的儿子(也是过敏症病人)对着豚草闻了闻,就染上了花粉症。其他病人的试验结果也证实了这一结论。遗憾的是,他携带的传粉豚草标本中,有一部分失去了活性,因而有些病人没有染上花粉症,这导致他得出结论:就我们当前的认识,豚草只能被视作一种非常活跃、普遍性的引起突发疾病的因素,但不是这一疾病的全部原因。他的工作因此没有得到全面的认同。无论如何,19 世纪末,"花粉导致季节性结膜炎"这一学说得以建立。但是,直到 20 世纪我们才知道花粉致病的免疫学机制,这一机制并不是因为所谓的"毒性"。

严重过敏反应(anaphylaxis)

虽然直到 20 世纪初,才由 Charles Richet 和 Paul Portier 用狗做实验并发现了由实验引起的严重过敏反应,但在那之前,已经有了一些重要的观察报告。例如,Magendie 在 1839 年描述,狗在接受多次蛋白注射时突然死亡;还有 Von Behring 在 1893 年记录到,在第一次对几内亚猪注射毒素之后,这些几内亚猪往往对第二次毒素注射更为敏感,他称之为"反常毒素反应"。1894 年,Samuel Flexner 用兔子做实验;Richet 和 Hericault 用狗做实验。两组实验都发现第二次注射外源血清将导致或强或弱的剧烈反应,与第一次注射不同。不过,这些研究者主要关注的仍是毒性和毒性反应这些概念。在当时,这些观察案例所体现的独特的免疫学反应,还没有得到认真思考。

哮喘

　　虽然人们自古以来就认识到哮喘的存在,而且早在 13 世纪 Maimonides 就已经对这一疾病写了很有见地的论文,但直到 19 世纪才第一次出现对该病症状的经典描述。我们把这一成就归功于生于多赛特的杰出医生——Henry Hyde Salter(图 3)。他的杰作《哮喘的病理及其治疗》于 1860 年出版,全书基于他诊治的数百位病例以及他自身患哮喘的痛苦经验而编写。他对于哮喘的定义如下:特别的突发呼吸困难,周期性复发,在两次突发之间往往间隔着正常呼吸。他相信哮喘本质上是一种神经紊乱("不正常的神经反应"),但同时也承认了它有遗传性,而且有多种触发因素,如接触马、猫及其他动物等。他建议病人多睡觉、饮用热咖啡,但是反对使用阿片类药物。

　　1816 年 René Laënnec(图 4)发明了听诊器,这是医学领域不朽的里程碑,对于胸部疾病的治疗来说更是如此。现在可以通过听诊识别支气管痉挛,其可作为诊断哮喘的重要依据。直到 20 世纪早期,哮喘的病理生理学机制才被阐明,不过,重要的观察研究已在 19 世纪由 Jean Martin Charcot 和 ErnstV. von Leyden (图 5)各自独立完成。他们发现了哮喘病人痰液中的特质小结晶。我们现在知道这些结晶来源于嗜酸性粒细胞,嗜酸性粒细胞在哮喘中的作用至今仍然使研究者非常感兴趣。

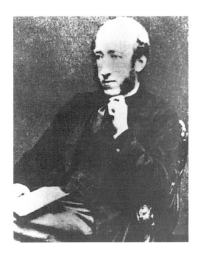

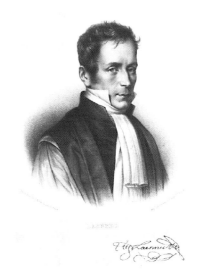

图 3　Henry Hyde Salter(1823—1871 年)。他描述了造成哮喘的不同原因以及病人痰液中的细胞(现在称为嗜酸性粒细胞)

图 4　René Laënnec(1781—1826 年)。1816 年,这名法国医生发明了听诊器

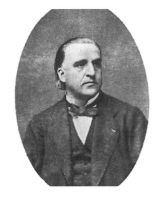

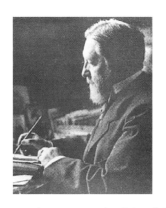

图 5　Jean Martin Charcot(1825—1893 年,左)和 Ernst V. von Leyden(1832—1910 年,右)。哮喘病人痰液中的针状(嗜酸性)晶体的特征是以 Charcot 和 Leyden 的名字命名的

嗜酸性粒细胞和肥大细胞

嗜酸性粒细胞这个术语,来源于 Paul Ehrlich(图 6)的发现:带颗粒的血细胞对酸性苯胺染料有亲和性。1879 年,他在柏林医生学会的演讲中宣布了他的发现。然而,比他早 30 多年,一位在伦敦圣托马斯医院工作的技术人员 Thomas Wharton Jones(图 7)就已经描述过有些细胞中含有能伸缩的颗粒,可能这些细胞就是嗜酸性粒细胞,但是他的描述没有提供鉴别和定量的方法。Paul Ehrlich 早期用显微研究染色样本,源自德国染色工业的发展。他发现,最为关键的方式是使用未固定的、薄的、空气干燥的、加热过的标本,这样才能达到最优染色效果。使用原始的光学显微镜,Paul Ehrlich 能够观察到嗜酸性粒细胞的 α 颗粒,因为它们对酸性煤焦油染料有亲和性。Paul Ehrlich 还观察到,骨髓中含有大量的嗜酸性粒细胞,并且推测这些细胞就在骨髓里形成。他还十分准确地提出,这些白细胞颗粒是一种"特殊的细胞分泌活动产物",而且中性粒细胞和嗜酸性粒细胞的趋化反应也不同。

Paul Erhlich 于 1878 年提交博士论文,论文里还提到了肥大细胞(德文"maesten",塞入或强迫进食之意)。他发现肥大细胞颗粒能被碱性苯胺染料染色,推测这种细胞与血流量、营养的增加有关,如在慢性炎症发作时出现。事实上,当时他还根据形态学和染色技术,描述了嗜碱性粒细胞、中性粒细胞、淋巴细胞。甚至时至今日,我们使用的方法也与他当时使用的变化甚少。

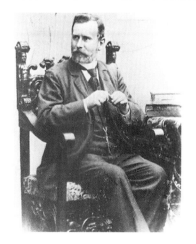

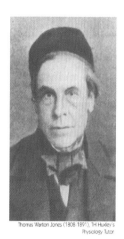

图 6　**Paul Ehrlich**(**1854—1915 年**)。他是一位极具创造力的生物科学家,他的成就包括描述抗体形成的侧链理论,并发现了肥大细胞和嗜酸性粒细胞

图 7　**Thomas Wharton Jones**(**1808—1891 年**)。他描述了颗粒状的血细胞,30 多年后的 **1879 年**,**Paul Ehrlich** 明确鉴别这些细胞并将其命名为"嗜酸性粒细胞"

参 考 文 献

[1] Heberden W:Commentaries on the History and Cure of Diseases. Boston,Wells & Lilly,1818,pp 108-111.

[2] Bostock J:Case of a periodical affection of the eyes and chest. Med Chir Trans 1819;10:161.

[3] Blackley CH:Experimental Researches on the Causes and Nature of Catarrhus Aestivus(Hayfever or Hay-Asthma). London,Dawson,1959.

[4] Waite KJ:Blackley and the development of hay fever as a disease of civilisation in the nineteenth century. Med Hist 1995;39:186-196.

[5] Wyman M:Autumnal Catarrh. New York,Hurd & Houghton,1872.

[6] Magendie F:Lectures on the Blood. Philadelphia,Harrington,Barington & Hasswell,1839.

[7] Bulloch W:The History of Bacteriology. London,Oxford University Press,1937.

［8］Salter HH：On Asthma，Its Pathology and Treatment. London，Churchill，1860.

［9］Laennec RTH：De l'auscultation médiate ou Traité du diagnostic des maladies des poumons et du coeur. Paris，Brosson & Chaudé，1819.

［10］Charcot JM，Robin C：Observation de leucocythémie. CR Mem Soc Biol 1853；5：44.

［11］Leyden E：Zur Kenntnis des Asthma bronchiale. Virchow Arch Pathol Anat 1872；54；324.

［12］Hirsch JG，Hirsch BI：Paul Ehrlich and the discovery of the eosinophil；in Mahmoud AAF，Austen KF （eds）：The Eosinophil in Health and Disease. New York，Grune & Stratton，1980，pp 3-23.

［13］Wharton Jones T：The blood corpuscle considered in its different phases of development in the animal series. Philos Trans R Soc Lond 1846；1：82.

20 世纪变态反应学的里程碑

Karl-Christian Bergmann

德国柏林大学附属 Charité 医院过敏症中心

摘要

从一开始,20 世纪就一直是变态反应学取得重大突破的时代,在临床和科研两方面皆如此。这个世纪的头几年尤为令人兴奋,因为 1902 年发现了过敏反应,随后临床诊断出"局部严重过敏反应(local anaphylaxis)""血清病(serum sickness)"(1903 年),甚至"过敏性休克(anaphylactic shock)"(1907 年)。1906 年创造了专业术语"过敏(allergy)",使人们认识到过敏性疾病是一种致病实体。1900 年,德国成立了第一个花粉症病人组织,同年,第一份关于免疫治疗的报告在纽约发表。1911 年,真正的免疫治疗时代始于伦敦,在 1956 年第一次双盲试验之后,免疫治疗成为科学的治疗方法,直到今天仍被视为变态反应学的支柱。1919 年,研究发现"过敏"可以通过血液转移,1921 年发现可以通过血清转移(Prausnitz-Kustner 测试),1966 年发现这一神秘的"反应素"是免疫球蛋白(IgE)。发展出放射性变应性吸附法以量化特定的 IgE 抗体,这对于全世界的过敏反应临床医师来说,都是重要的里程碑。过敏诊断的历史始于 1894 年的"功能性皮肤试验",也叫作"斑贴试验(patch test)"。1912 年报告了划痕试验,1931 年报告了斑贴试验。从 1908 年开始,皮肤试验使用皮下注射,从 1930 年开始通过穿孔试验进行测试(后来的点刺试验的前身),它的各种改良版自 1959 年在世界范围内被广泛使用。摩擦试验在 1961 年被加入其中。系统地使用激发试验始于结膜激发试验(1907 年),其次是鼻和支气管的过敏原激发试验。

20 世纪,在医学方面,很多疾病的诊断和治疗取得了巨大进步,而其推动因素主要是自然科学的迅猛发展。这种发展在 19 世纪就已开始。

然而,直到 20 世纪,药物和治疗方案才长足发展,才能够有效地对抗疾病并产生持久的疗效。医学批评家,还有一些医学史学家认为,从 1900 年之后,医生才真正能给予病人帮助。

医疗发展的结果是全世界工业化国家的人口寿命开始增加。例如,在德国,人均寿命预期提高了近 30 年。20 世纪医疗的进步巨大。

变态反应学从 20 世纪初起,就取得了一些里程碑式的成就,后来又陆续在诊断和治疗上有所突破,且进步越来越快。作者深知自己难以完全囊括在这一进步中做出贡献的所有事件和个人。而且,本文从欧洲的视角出发,同时受到了作者自身从 1968 年以来从事过敏学科工作经验的影响。因此,作者可能没有足够详细地论述一些重要进步,作者对此先行致歉。

"病人优先",第一个过敏反应病人组织

20 世纪的第一年,首个花粉症病人组织(图 1)在德国成立。我们在阿尔托纳的皇家地区法院登记中,看到首个花粉症病人组织于 1900 年 9 月 10 日注册。自 1897 年起,病人们就在黑尔戈兰岛上会面,当他们在岛上时,花粉症的症状出现的频率较在欧洲大陆上低。

花粉症病人联盟的成员人数增长很快,1902 年为 157 人,六年后增长到 1387 人。最开始加入的成员包括科学家、艺术家或者上等贵族,如西班牙女王 Victoria Eugenia(时任西班牙国王卡洛斯的奶奶)。

该组织有三大目标:

(1)为花粉症病人及其家属提供建议和信息。

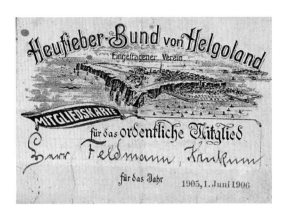

图 1　1905/1906 年的会员卡

（2）筹款使那些较贫穷的病人能在花粉季节在岛上居住。

（3）提供社交联系。

1929 年，这个组织开设了第一家"过敏性疾病建议中心"。100 多年后的今天，这个组织仍然活跃，并且相当成功地实践了它的三大目标。世界上的很多国家都认为过敏反应病人组织很有价值，这些组织非常有助于理解过敏反应病人的需要，并与病人协作，让他们互相帮助。

现在（2013 年夏），全球过敏和哮喘欧洲联盟由欧洲 23 个国家的 41 个组织联合组成。联盟的任务是将欧洲的病人组织联合起来，共同减少过敏反应、哮喘、慢性阻塞性肺疾病的发生，以减轻其严重程度，减少疾病的社会危害，提高健康方面的生命质量，确保这些疾病病人的公民权利，为欧洲过敏及呼吸道疾病病人争取平等的医疗权利。

对花粉及其他抗原的免疫治疗——变态反应学的支柱

1990 年，纽约的《医学新闻》（图 2）报道了第一次使用水花粉提取物治疗"八到十个鼻炎病人"。耳鼻喉科医师 Henry Holbrook Curtis（图 3）是大都会剧场的声乐治疗师，也是音调描记器的发明者。他报告说，给病人皮下注射并口服"花粉之王、病人死敌的豚草花粉"提取物后，病人身上产生了"卓著的结果"。他好像没有再做别的试验，但他的思想成功地被伦敦的 Leonard Noon 接受。

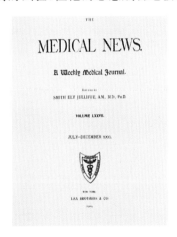
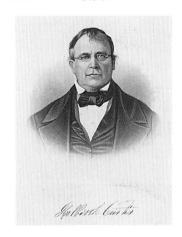
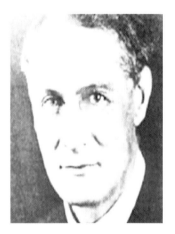

图 2　从 1900 年开始在纽约发行的《医学新闻》，刊登　　图 3　Henry Holbrook Curtis　　图 4　John Freeman
**　　　了第一例以免疫疗法治疗豚草过敏的报告**

Leonard Noon 在《柳叶刀》上发表了第一篇文章《皮下免疫疗法治疗花粉症病人的疗效》，运用了结膜激发试验。他开始进行皮下注射试验时正在伦敦圣玛丽医院工作。

Leonard Noon 英年早逝后，他的朋友 John Freeman（图 4）接手了他的工作，并在 3 个月之后发表了一篇更为详细的论文，内容是给 20 例病人"皮下注射接种花粉疫苗"。他认为，其中 3 例病人的结果"令人失

望""不确定"或"失败",有 16 例是"一般""比较好"或"非常好"。他得出结论:

花粉疫苗使人免疫力增强,是证明这种治疗方法有效的最好方式,从预防或防御角度皆是如此。我们确实不知道,这种免疫力的增强能否足以应对所有情况,但是这是一个正确的方向,而且只有好处。

John Freeman 和 Leonard Noon 对病人逐渐增加注射经简单处理过的过敏原提取物的剂量,直到病人的症状开始缓解。他们的试验代表着"免疫治疗"刚开始发展。Leonard Noon 还第一次试图给过敏原的使用剂量制订标准,设立了基于重量的"Noon 单位"。

在 Leonard Noon 的论文发表之后近 50 年,皮下注射免疫疗法的疗效只有一些传闻记载。直到 1950 年,才出现了第一次皮下注射免疫疗法的"控制试验",但是它也不符合控制试验的科学标准。

1954 年,Frankland 和 Augustin 发表了第一篇皮下注射免疫疗法的双盲安慰剂对照试验。之后,1965 年,美国哈佛大学医学院做了另一次双盲安慰剂对照试验。在这个研究中,12 名由于接触豚草花粉而患上过敏性鼻炎的病人接受了茴香或安慰剂的注射。两组病人的医疗和症状评分有显著的差异,接受茴香注射的病人疗效更优。从那之后,很多临床控制试验都证实了皮下注射免疫疗法的效果。虽然有人担心这种疗法的安全性,但皮下注射免疫疗法仍然是治疗过敏性疾病的有效可选手段。

2011 年,在皮下免疫疗法出现百年之际,通过运用结膜激发试验和特异性免疫球蛋白 IgG 重现了这组观察试验,并得出了新的数据。另外,对草和螨虫双重过敏的病人使用花粉或者螨虫进行双盲临床试验,证实了皮下注射免疫疗法产生的抗体的特异性。一系列概述免疫治疗的发展与成功的文章在 2011 年得以发表。

点刺试验(prick test)和新的抗原提取技术的运用加速了皮下注射免疫疗法的发展,并让该方法广泛地在全世界得到运用。最近的发展包括使用舌下免疫、临床试验重组疫苗和肽疫苗。

严重过敏反应——1902 年发现的新领域

1902 年,Paul Portier(1866—1962 年,图 5)和 Charles Richet(1850—1935 年)在巴黎生物学会进行演讲后,发表了一篇只有两页多的简短综合性文章。他们在文中创造了"严重过敏反应"这个词:"所谓的过敏性(相对于防御性而言),是予以注射非致死的剂量后,产生一定毒性,这种毒性降低而非加强免疫。"(图 6)

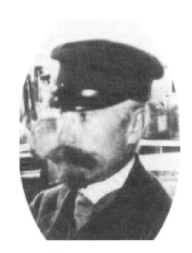

图 5　Paul Portier

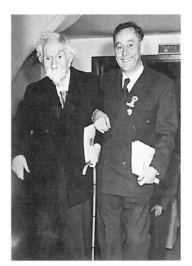

图 6　1958 年 10 月 19 日,Paul Portier 与 Bernard Halpern 一起进入巴黎国会大厅,并报告了实验引起的严重过敏反应

两位作者原本都只想推动血清学和免疫学这一领域的发展,最终却开创了一个新的工作方向。1913 年,Charles Richet 因为这项研究得到了诺贝尔奖。19、20 世纪之交,Robert Kohn 发明了以结核菌素治疗结核病的新治疗方法(1897 年),使得他的思想占据了统治地位。1897 年,Paul Ehrlich 也创造了侧链理论这一术语,1892 年 Behring 在莱比锡发表了他的"血清疗法"的结果。细菌学的快速崛起以及通过免疫对抗感染的可能性推动了当时的医学主流思想的发展。

1901 年,Charles Richet 和 Paul Portier 使用了摩洛哥王子 Albert 一世的游艇"爱丽丝二世公主号"上的实验室,研究特定种类的水母的毒性,以及人与这些水母接触时产生的荨麻疹反应。有没有可能通过反复注射毒素,使得动物对于毒素不那么敏感,甚至完全免疫呢?

答案是否定的。事实上恰恰相反。在潜伏期之后进行反复注射,即使注射最微量的毒素,都会导致出现典型的临床症状,如心动过速、血压降低、腹泻、呼吸功能不全甚至过敏性休克致死。

这一现象大大偏离了原本关于毒素的构想,而从中得以发现了超敏反应的新形式。严重过敏反应描述的是对于毒素毫无防御力的一种状态。这个词的构词遭到语言学家的批评,但它还是迅速进入了医学语言,并迅速取代了史上最长的过敏反应名称"特质"。

发现过敏反应现象,从广义上讲,促进了关于人与动物的严重过敏反应的研究发展,导致了多种过敏反应形式被发现。在"严重过敏反应"这个名词出现四年之后,"过敏"的概念出现了。

"过敏"这一关键词于 1906 年诞生

1906 年 7 月 24 日,Clemens von Pirquet(图 7)发表于《慕尼黑医学周刊》的一篇文章中首次出现"过敏"一词:

我们需要一个新的词汇,以描述器官遇到任何有机、有生命或无生命毒素时所产生的改变。为普遍描述这一应对变化的反应,我建议使用"过敏"(allergy)这个词。

该词来源于希腊文"allos"(其他)和"ergos"(活动)。短短数年之间,这个新词就为世界所公认,并代替了那些古老的名词,如"特异质(idiosyncrasy)""超敏性(hypersensitivity)""严重过敏反应(anaphylaxis)""特异性(atopy)"等。"过敏(allergy)"这个词是一种临床概念,使人可以"明白"这是怎样的一种临床状态,尽管相应的机制还没有弄明白。

这个新名词的产生背景又是怎么样的呢?Clemens von Pirquet 是一名充满热情的医生和研究者,他的主要兴趣在于研究儿童疾病,而且他总是通过观察病床上病人的实际情况而得出结论。1902 年,他第一次意识到过敏:他发现,一些使用马的血清抗毒素治疗白喉的儿童,产生了一些与疾病无关的严重反应。

这些观察和结论产生了新的病理学观点:并非只有细菌对机体的渗透性增加才会导致疾病,机体与细菌的相互反应也会致病。重复接触某些物质(他称这些物质为"抗原"),将会导致抗原与对抗物质的反应,这种对抗物质即"抗体"。

Clemens von Pirquet 是一名技能多样的医生,他改革了护士的教育并非常重视团队协作。另外,护士可以在病人的护理和治疗上有所创新。1924 年之后,他坚持让实习医生必须完成一段时间的护理培训,以便让他们更好地理解护理过程中可能出现的问题,提高护士和医生的协作能力。这在当时,甚至是现在,都是病人护理系统的重大变革(图 8)。

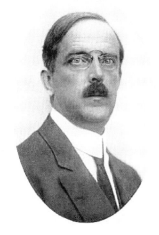

图 7　Clemens von Pirquet(1906 年)

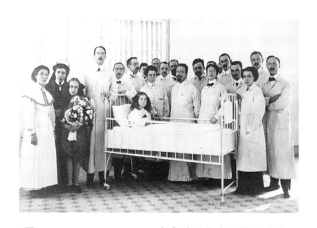

图 8　Clemens von Pirquet 在奥地利维也纳的儿科诊所

他在其他领域也是卓越的组织者：第一次世界大战之后，他通过与美国儿科医生建立的良好关系，在美国组织了一系列大规模救援行动，给奥地利 40 万营养不良的儿童送去了食物。

血清病与朗格汉斯病例

在预防和治疗传染病（如白喉和破伤风）方面，疫苗的研发和使用逐渐增加，导致了一种新的临床疾病——血清病的出现。最开始，只有一些无害的接种副反应被报道出来，如荨麻疹和局部疹，然而，悲剧最终还是发生了。

1896 年 4 月 6 日，著名的病理学家 Langhans 给他两岁的孩子皮下注射了 1.2 mL 的白喉抗毒素（Behring's antiserum）以预防白喉。7 min 之后，他的孩子在他面前死去。Langhans 发表了一篇详细的报告。到 1910 年，有 4 起注射白喉抗毒素致死的案例被报道出来。

1903 年，Pirquet 和 Béla Schick（1877—1967 年）首次提出"血清病"这一概念，认为这是机体对外界蛋白质的一种过敏反应。为了避免出现过敏反应，Béla Schick 发明了一项针对白喉的过敏性测试（Schick 测试），使得他享誉世界（图 9）。测试的参与者首先要在皮下注射少量的毒素，如果受试者体内没有必要的抗体，注射部位就会出现疹子，显示阳性反应，就可以使用疫苗。这一测试和疫苗最终消灭了儿科疾病白喉（在 1927 年，有 10 万美国人染上白喉，并最终导致近 1 万人死亡）。

发现"血清病"，认定注射抗毒素血清有时会致死，并采用"Schick 测试"来避免这一情况出现，这一过程显示出变态反应学和临床免疫学的紧密联系。20 世纪初的发展清晰地展现了这两个学科富有成效的联系。

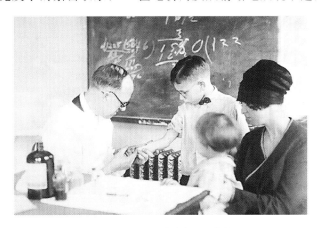

图 9　Schick 测试（1915 年）

严重过敏反应引起了越来越多人的兴趣

在 1902 年严重过敏反应现象被报道之后，全世界多位变态反应学者揭示了这一现象的更多细节，如局部严重过敏反应（local anaphylaxis）等。

局部严重过敏反应

Nicolas Maurice Arthus（1862—1945 年，图 10）于 1903 年首先提出了"局部严重过敏反应"这个词（又称"Arthus 反应"）。他观察到，对兔子皮肤重复注射无毒物质（牛奶、马血清）将导致注射部位产生越来越强的防御反应。在注射 6～8 h 之后，随着注射次数的增加，注射部位的皮肤表现出越来越强的炎症反应和局部坏死。后来，Arthus 反应被视作局部Ⅲ型超敏反应（由免疫复合物介导）的一类，是主要由 IgG 免疫复合物在皮肤血管中沉积导致的局部血管炎。

过敏性休克与局部免疫

1907 年，Besredka（图 11）首次提出了"过敏性休克"。在巴黎的巴斯德研究所，Besredka 尝试通过"抗过敏疫苗"来抑制疫苗（异体血清）的毒性（过敏）作用。虽然他最终失败了，但是术语"过敏性休克"流传至今。

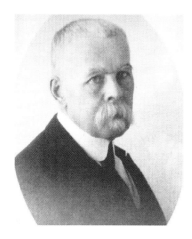

图 10　Nicolas Maurice Arthus

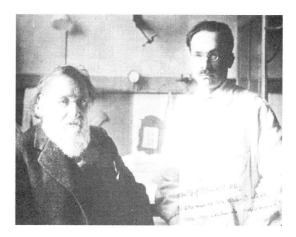

图 11　Besredka(右)和 Elias Metchnikoff(左)(巴黎巴斯德研究所,1914 年)

1919 年,Besredka 对于局部过敏反应也提出了自己的想法。"局部过敏反应"主要由独立的、分泌型 IgA(与血清中的 IgA 无关)导致。因此,他被称作"黏膜免疫之父"。

消化道严重过敏反应

1908 年,法国儿科医生 Victor Henri Hutinel(1849—1933 年,图 12)报告了一例由食物引起的过敏反应——消化道过敏反应的案例。

严重过敏反应的临床常规

Richet 和 Portier 建立的变态反应学说,起初只是建立在动物实验的发现之上,但对临床变态反应学产生了重要影响。Karl Hansen(图 13)随后(1941 年)创造了"过敏性休克片段"的概念来描述哮喘。他写道:

然而,在人类的临床状况中,一般意义上的休克往往不会发生,只有休克的一两个症状会明显发生,我们称之为"休克片段"。

Richard Otto(1872—1952 年,图 14)在柏林的帝国健康中心工作,他发表了关于过敏反应的更多重要细节:潜伏期为 8～10 天,严重过敏反应有特异性,会在 2～3 个月后消失,但是这种敏感性会从母体传递给刚出生的幼体,并且很多抗原(动物、植物、细菌)都可以使人体产生过敏反应,包括无毒的物质也可以。

德国弗莱堡的卫生学者和血清学家 Paul Uhlenhuth(1870—1957 年,图 15)发现过敏反应可以被用来给蛋白质分类。

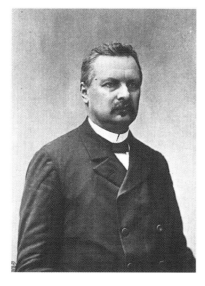

图 12　Victor Henri Hutinel

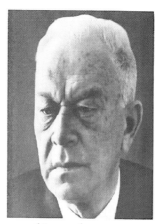

图 13　Karl Hansen

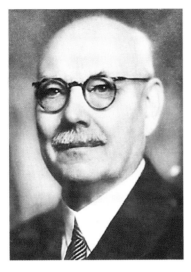

图 14 Richard Otto

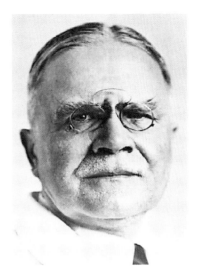

图 15 Paul Uhlenhuth

"特应性"这个词直到今天仍在使用

Arthur Fernandez Coca(1857—1959 年,图 16)和 Robert Anderson Cooke(1880—1960 年,图 17)在 1921 年华盛顿医学会议上第一次使用"特应性"这个词,并在 1923 年发表的文章中使用了这个词。他们用这个词解释了花粉症和哮喘表现出来的自发性过敏(没有事先注射疫苗)以及它们的家庭遗传性。"特应性"这个词最开始只在美国使用,后来扩展到全世界。一些医生和科学家用"特应性"描述所有由 IgE 介导的反应(以至于包括了那些由抗原导致的合理恰当的反应),但是儿科医师们倾向于仅用"特应性"描述由遗传介导的对 IgE 产生的强烈反应,还没有出现大家普遍认同的精确定义。

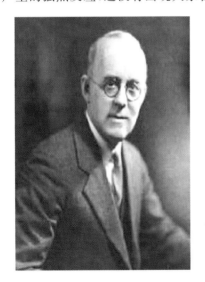

图 16 Arthur Fernandez Coca

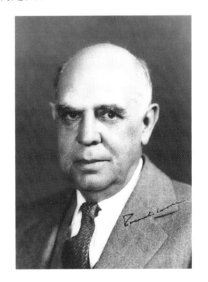

图 17 Robert Anderson Cooke

1915 年 Arthur Fernandert Coca 创建了一份科学期刊《免疫学杂志》。Robert Anderson Cooke 是一名深受哮喘困扰的年轻人,当他担任实习医生、乘坐马拉着的救护车时,症状尤为严重。在担任实习医生期间,他感染了白喉,在接受白喉抗毒素血清治疗时出现了几乎致命的反应。这些经历无疑增加了他对变态反应学的兴趣。

1919 年 2 月 19 日,他在纽约医院开设了第一家过敏反应诊所。这个诊所不仅为过敏反应病人提供门诊治疗,还是变态反应学的研究和培训中心。1932 年,整个诊所转移到了罗斯福医院,Robert Anderson Cooke 被任命为医院的过敏反应科主任。

他还帮助建立了凯氏定氮法以测定抗原中的氮含量,并将这作为抗原的分类标准。他还描述了"抗体抑制"的概念,这是较早改善临床抗原免疫治疗的逻辑概念之一。

过敏症通过血液传播,或寻找过敏的"罪魁祸首"

1903 年 Pirquet 观察到并提出血清病是使用外源性蛋白质治疗的结果,之后对这些反应的触发因素的研究开始增多。研究者的问题在于,到底是细胞引起了反应,还是血清中的蛋白质才是触发因素。

若要提及早期为回答这个问题而做的工作(最终结果是发现了 IgE),就不得不提纽约中央公园发生的一件事。一名没有家族哮喘史,平时也很健康的侍者,由于贫血而接受了输血治疗(600 mL)。两天之后,他坐上公园里的一驾马车,5 min 后就突然发生了哮喘,原因不明。他接受了肾上腺素注射,而当他第二天再次来到公园时,哮喘再次发生。

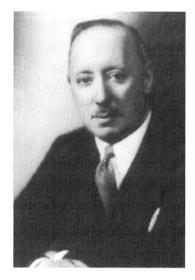

他被 Maximilian H. Ramirez 医生(图 18)带到了日间急症病房,Maximilian H. Ramirez 医生在他身上测试了大量的食物、细菌蛋白、花粉等,但过敏反应都是阴性。最后,他被测出对马的皮屑有阳性过敏反应,对 1∶20000 马的皮屑的稀释液测试产生了直径为 1.5 cm 的皮疹。他的输血来源是一名持续性哮喘病人,该病人对马的皮屑过敏。

Maximilian H. Ramirez 正确地得出结论:过敏症能通过血液转移。他要求,未来的供血者需要表明自己是否为过敏性疾病病人。他推断,如果没有抗原,在输血时或输血后,这些"过敏反应性抗体"并不会对接受输血者造成损害。

这个不寻常的案例于 1919 年发表。这份短小的医学报告揭示了当时历史前进的方向,也展示出,通过观察一个案例就可以得出重要的结论。

几年后的 1922 年,Frugoni 报告了一个相似的却是由实验引出的案例,在这个案例中,对兔子的过敏症被转移到一个健康的 12 岁女孩身上。女孩和兔子玩耍之后,出现了变应性鼻炎、荨麻疹、咳嗽,这些症状都发生

图 18 Maximilian H. Ramirez

在她接受了一名对兔子过敏的供血者的血液之后。

过敏症通过血清转移得到证实

Maximilian H. Ramirez 的观察案例发表三年之后,在离他甚远的弗罗茨瓦夫(现为波兰城市)的 Karl Prausnitz(图 19)和他的助手 Heinz Küstner(图 20)发表了他们的研究:过敏症通过血清转移,细胞不起作用。Heinz Küstner 在弗罗茨瓦夫的卫生学院当一名初级研究员,在 Karl Prausnitz 的院系中工作。Heinz Küstner 对鱼过敏,这让 Karl Prausnitz 有机会论证对鱼过敏的抗体如何被动转移到不过敏者,即转移到 Karl Prausnitz 自己身上。Karl Prausnitz 自己对花粉过敏,但他吃鱼一点问题都没有。Heinz Küstner 的血清以不同的比例稀释之后,被注射到 Karl Prausnitz 皮下。第二天,他在之前注射血清的地方和其他地方注射鱼提取物。只有之前注射过 Heinz Küstner 血清的地方立刻出现了风团和红斑。

随着这个实验以德文(1921 年)和英文(1962 年)发表,之前的结论,即过敏性疾病是毒素与抗毒素之间的对抗,已经被完全抛弃。Sheldon Cohen(2004 年)总结道:

虽然那时还没有抗体被识别出来,但是自那以后对过敏现象进行研究的免疫学基础得以确立。

在几十年里,Prausnitz-Küstner 实验一直是确认和量化特异性抗体的经典实验。

2005 年,S. G. O Johansson(图 21)将一定数量针对某种抗原的 IgE 转移给受者,并通过点刺实验和嗜碱性粒细胞抗原激活域来测量受者的 IgE 反应的程度和持续时间。最终结论如下:当转移的血清中含有超过 10 kU/L 的 IgE 时,受者就会持续 7 周产生对抗原有反应的嗜碱性粒细胞。

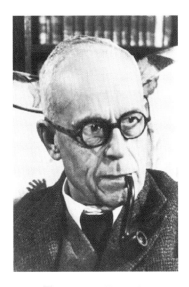

图 19　Karl Prausnitz

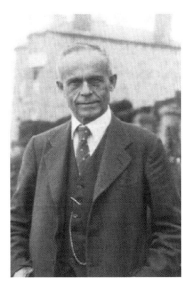

图 20　Heinz Küstner

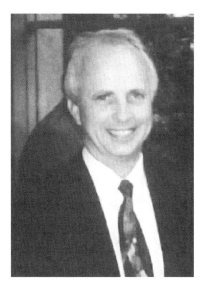

图 21　S. G. O. Johansson(1992 年 6 月)

被动皮肤严重过敏反应试验

1958 年,Zoltan Ovary(1907—2005 年,图 22)描述了被动皮肤严重过敏反应试验(Passive Cutaneous Anaphylaxis Test)(图 23)。在这个试验中,一只动物(常常是豚鼠)被皮下注射了抗体(常常是 IgE),24～48 h 之后再从静脉注入抗原和伊万斯蓝色染料。产生抗原-抗体反应的部位就会出现由于染料渗漏形成的蓝斑。Zoltan Ovary 一直工作到 98 岁,并在他的自传《纪念品》中概括了他贡献给变态反应学工作的精彩人生。这一试验是对 Prausnitz-Küstner 实验的改进,而且对微量抗体的搜寻具有重要意义。

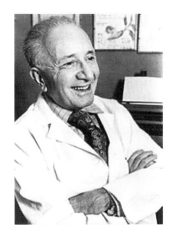

图 22　Zoltan Ovary

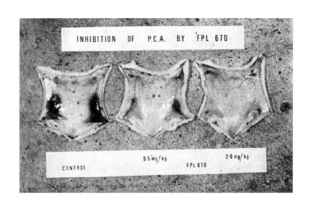

图 23　被动皮肤严重过敏反应的病例(Cox JSG,1969 年 3 月 5 日)

科学的过敏症诊断

早期,在病人不慎接触了过敏原之后,医生主要通过观察病人的鼻腔、结膜、皮肤的反应来诊断,这种判断是否为过敏症的过程往往不甚严谨。Charles Harrison Blackley 建立了科学的诊断试验。在他之前,医生对过敏症状的归纳过程往往只是推测,而几乎没有试验。他在 1873 年写道:

然而,尝试建立理论比进行试验要容易得多,尤其是当这些试验要在理论建立者自己身上进行的时候。

划痕试验

皮肤划痕试验(skin scratch test)由 Charles Harrison Blackley 在 1873 年提出。该试验要划破皮肤使花粉提取物进入皮肤,是过敏症诊断发展的里程碑。1912 年,Oscar Menderson Schloss 更细致地描述了"划痕试验"。1917 年,Issac Walker 将这一试验用于"哮喘试验",之后这一试验便流行开来。

Hans Schadewaldt 认为:自德国皮肤病专家 Josef Jadassohn(图 24)在 1894 年推出了斑贴试验(patch test)之后,现代过敏反应诊断的历史便开始了。1896 年,他把这种简单易行、无损伤的试验称作皮肤功能试验。

1928 年左右,Bruno Bloch(1878—1933 年,图 25)推广并改进了斑贴试验,使得这一试验被命名为"Jadassohn-Bloch 斑贴试验"(图 26)。Marion Baldur Sulzberger 在 1931 年创造了被广泛接受的术语"斑贴试验";他和 Fred Wise 一同在美国推广了这个试验。

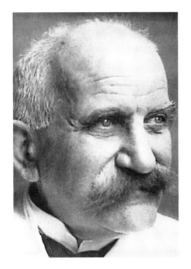

图 24 Josef Jadassohn

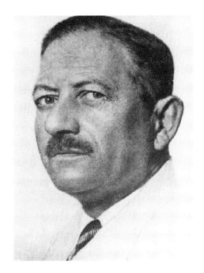

图 25 Bruno Bloch

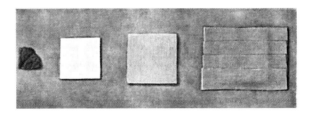

图 26 用纺织品做的斑贴试验

点刺试验的前身

1890 年,Kohn 在柏林第 10 届国际医学大会上展示了结核菌素,同时展示了一种皮下结核菌素试验。Pirquet 改进了结核菌素试验:他把一滴结核菌素滴在前臂皮肤上,然后用皮钻(图 27)划破滴有结核菌素的皮肤。这就是点刺试验的前身。1907 年 6 月 6 日,Pirquet 在维也纳首次展示了这个试验。

1930 年,Freeman 又将这种"穿刺方式"推广到了皮肤试验和预防接种中。今天仍在使用的"改良点刺试验",是由 Helmstraut Ebruster 女士在 1959 年首次发表提出的。她在维也纳的大学皮肤病科诊所工作过一段时间。这个试验很快成为世界上使用范围最广的过敏反应试验,但是,现在已经找不到 Helmstraut Ebruster 女士的照片了,人们对于她的生平也知之甚少。

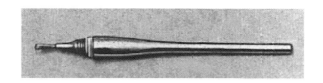

图 27 Pirquet 用皮钻进行点刺试验

皮下试验

1908 年 3 月 22 日,在德国埃森工作的 Felix Mendel(1862—1925 年)建议不要将皮下注射结核菌素作为诊断手段,而是应作为疫苗使用。他的名字如今几乎被遗忘了。几个月之后,1908 年的 8 月 10 日,Charles Mantoux(1877—1947 年)也发表了类似关于结核菌素测试的论文,也就是今天的 Mendel-Mantoux 结核菌素皮下试验。Schick 用皮下试验(图 28)来验证对白喉的免疫力,而 Robert A. Cooke 于 1915 年在纽约发表了试验方法。

早期,关于皮下试验与划痕试验两者的相对优势有许多不同意见,因为划痕试验更简单也更安全。皮下试验确实更精确,但是更危险,如果使用不当,可能会导致病人死亡。所以,Vaughan 建议:

安全的方式是在皮下注射之前,先用相同的抗原做划痕试验。

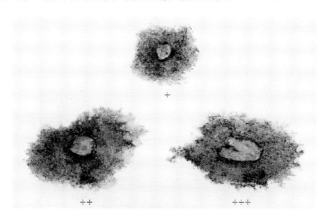

图 28 阳性皮下试验(等级从"+"到"+++")

摩擦试验

最简易的证明致敏状态的皮肤试验,是 1961 年由 Albert Oehling 首次提出的摩擦试验。他用原生木材在一位对白木过敏的木匠身上进行试验来演示过程。摩擦试验最终被证实为一种非常可靠、容易证明、非常简单的方法,能发现 IgE 介导的过敏症,能够立刻对各类吸入性和消化性过敏原产生反应。

结膜激发试验

1873 年时,Blackley 就用"眼部反应"来诊断花粉症,但是这种方法很快就遗失了。1907 年,Albert Calmette(图 29)和 Alfred Wolff-Eisner 发表了关于结膜激发试验诊断结核病的实用性的文章。因此这一试验在一段时间内被叫作 Calmette 和 Wolff-Eisner 眼部反应试验。Noon 和 Freeman 在 1911 年成功地用这个试验测试了免疫治疗的效果(图 30,来自 Urbach)。

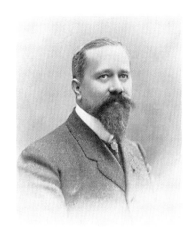

图 29　Albert Calmette

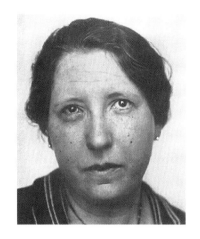

图 30　阳性结膜激发试验

鼻激发试验

鼻激发试验的发展始于 1852 年英国医生 William P. Kirkman(1827—1852 年)在当地医学杂志上发表的一份案例报告。他是一名花粉症病人。1851 年圣诞节期间,他的温室里的草开花了,"满是花粉"。他取了一些花粉放在手上,然后用鼻子吸入花粉。他立即就开始打喷嚏,随后一个小时内产生了花粉症的所有症状。在这个试验中,他通过故意用鼻部吸入花粉的方式,成功地在非花粉季节引发了花粉症的症状。

波士顿喉科医师 Joseph Lincoln Goodale(1868—1957 年)系统研究了用鼻过敏原激发试验诊断变应性鼻炎,并在 1914 年公布了用试验诊断"与马相关的哮喘"的细节。1914—1916 年,他在 400 余名对动物皮屑、花粉、食物过敏的病人的鼻黏膜上进行了试验。

1925 年,William W. Duke(1883—1946 年,图 31)建议将这一试验作为诊断的例行程序。他还做出了改进,将 1∶1000 的花粉提取物喷射到鼻子中,以尽量避免过敏反应过于激烈。

1930 年,在非花粉季节,Efron 和 Fenfound 将一些干花粉吹到病人一侧的鼻孔中。如果病人本身对花粉过敏,就会出现严重程度各异的症状。报告称,有些病人出现了严重的鼻部和结膜症状。

1933 年,Erich Urbach(1893—1946 年)提出并发展了"棉签法"(棉花施药器法)(图 32),来进行过敏原提取物的鼻激发试验。从 1935 年起,过敏原被制成粉末放入鼻子,称为粉扑试验。

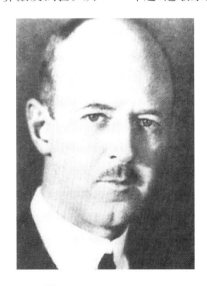

图 31　William W. Duke

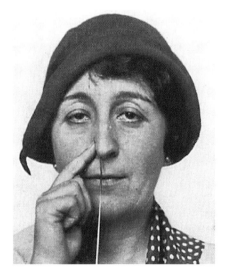

图 32　Erich Urbach 提出的棉花法

吸入试验

1925，Simon S.（1892—1957 年）和 Charles S. Leopold（1896—1960 年）两兄弟发明并发表了过敏原吸入技术，当时这个技术只用于试验测试而不用于常规诊断。一开始，该测试的应用并不广泛。

后来，1952 年 Schiller 和 Lowell 使用雾化吸入抗原的方法。他们主要测试了室尘，还包括花粉和链格孢菌的提取物。在吸入抗原后，他们每隔 1 min 测量一次肺活量和呼气速率。如果肺活量减少 10%，就认为有证据表明是肺敏感反应。皮肤过敏反应的发生率远高于肺过敏反应，但只要对过敏原有肺部反应，就必然会有皮肤反应。

1956 年，Wilhelm Gronemeyer（1912—1990 年）和 Erich Fuchs（1921—2008 年）发表了"吸入肺功能测定试验"，这在德国成为一种常规诊断方法，专门用于诊断职业性哮喘。吸入试验结果为阳性被视为临床致敏性的最终证明。

IgE 和迟发型超敏反应物质的发现

石坂公成（生于 1925 年）和石坂照子（生于 1926 年，图 33）从对豚草过敏从而导致花粉症的病人血清中分离出了 IgE，并用它免疫家兔，之后再在抗血清中吸收 IgG、IgA、IgM、IgD。吸收完毕之后，再用反应余下的上清液与免疫了的兔子反应，结果出现了 Prausnitz-Küstner 反应（PK 反应），并发现了新的免疫球蛋白类，他们将其命名为伽马 E（红斑）。

发现 IgE 的时刻来临了。与此同时，S. G. O. Johansson 和 H. Bennich 也从一名骨髓瘤病人身上发现了一种未知的免疫球蛋白，并以病人的首字母命名为 IgND。最后，大家发现 IgND 和 IgE 是相同的，对于"反应素"的长期探索终于宣告结束。

IgE 的发现促进了过敏性疾病的研究进程。对血清中的 IgE 进行定量测定并用于诊断是开创性的发现。在健康人的血液中只能发现少量 IgE，而 I 型超敏反应病人血液中的 IgE 量明显升高——就好像是 IgE 介导了过敏反应。对全世界的过敏反应专科医师来说，放射过敏原吸附实验（radioallergosorbent test，RAST）的快速发展并大范围应用，是诊断工作的又一个里程碑。

发现白三烯

1982 年，Bengt Ingemar Samuelsson（出生于 1934 年，图 34）因确认了白三烯的存在而获得诺贝尔生理学或医学奖。此前，这一物质被认为是某种"严重过敏反应的慢反应物质"，早在多年前就在过敏炎症反应中发现。Bengt Ingemar Samuelsson 的工作大大提高了人们理解哮喘、过敏反应、炎症反应中白三烯的生物中介作用。

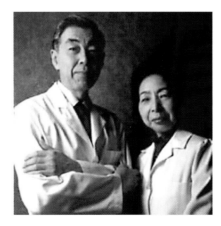

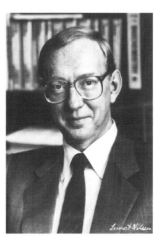

图 33　石坂公成和石坂照子　　　　图 34　Bengt Ingemar Samuelsson

参 考 文 献

[1] Halter H:Traum vom ewigen Leben. Spiegel 1999;14:131-138.

[2] Curtis HH:The immunizing cure of hayfever. Med News 1900;77:16-18.

[3] Noon L:Prophylactic inoculation against hay fever. Lancet 1911;i:1572-1573.

[4] Freeman J:Further observations on the treatment of hay-fever by hypodermic inoculations of pollen vaccine. Lancet 1911;ii:814-817.

[5] Bruun E:Le traitement des états allergiques par désensibilisation spécifique. Acta Allerg 1950;3(suppl 1):239.

[6] Frankland AW,Augustin R:Prophylaxis of summer hay-fever and asthma:a controlled trial comparing crude grass-pollen extracts with the isolated main protein component. Lancet 1954;1055-1057.

[7] Dreborg S,Lee TH,Kay AB,Durham SR:Immunotherapy is allergen-specific:a double-blind trial of mite or timothy extract in mite and grass dualallergic patients. Int Arch Allergy Immunol 2012;158:63-70.

[8] Ring J,Gutermuth J:100 years of hyposensitization:history of allergen-specific immunotherapy (ASIT). Allergy 2011;66:713-724.

[9] Portier P,Richet C:De l'action anaphylactique de certain nénins. CR Soc Biol 1902;54:170.

[10] Pirquet C:Allergie. Münch Med Wochenschr 1906;53:1457.

[11] Langerhans R:Tod durch Heilserum! Berl Klin Wochenschr 1896;33:602.

[12] Lamson RW:Sudden death associated with the injection of foreign substances. J Am Med Assoc 1924;82:109.

[13] Pirquet C,Schick B:Zur Theorie der Inkubationszeit. Wien Klin Wochenschr 1903;16:758.

[14] Arthus M:Injections répétées de sérum de cheval chez le lapin. CR Soc Biol 1903;55:817-820.

[15] Besredka A,Steinhardt E:De l'anaphylaxie et de l'antianaphylaxie vis-a-vis du serum de cheval. Ann Inst Pasteur 1907;21:117.

[16] Hutinel VH:Intolérance pour le lait et anaphylaxie chez les nourrissons. Clin Paris 1908;3:227.

[17] Hansen K:Asthma als Schockfragment. Wien Klin Wochenschr 1941;54:175.

[18] Otto R:Zur Frage der Serumüberempfindlichkeit. Münch Med Wochenschr 1907;54:1665.

[19] Uhlenhuth P,Haendel L:Untersuchungen über die praktische Verwertbarkeit der Anaphylaxie zur Erkennung und Unterscheidung verschiedener Eiweissarten. Z Immun Forsch 1909/1910;4:761.

[20] Coca AF,Cooke RA:On the classification of the phenomenon of hypersensitiveness. J Immunol 1923;8:163.

[21] Ramirez MH:Horse asthma following blood transfusion:report of case. J Am Med Assoc 1919;73:984-985.

[22] Frugoni C:Studi sull'astma bronchiale cum particolare riguardo all'asma anafilattico. Polliclinico Med 1922;29:179.

[23] Prausnitz K,Küstner H:Studien über die Überempfindlichkeit. Zbl Bakt 1921;86:160-169.

[24] Frankland AW:Carl Prausnitz:a personal memoir. J Allergy Clin Immunol 2004;114:700-705.

[25] Johansson SG,Nopp A,van Hage M,Olofsson N,Lundahl J,Wehlin L,Söderström L,Stiller V,Oman H:Passive IgE-sensitization by blood transfusion. Allergy 2005;60:1192-1199.

[26] Ovary Z:Souveniers:Around the World in Ninety Years. New York,India Ink Press,1999.

[27] Blackley CH:Experimental Researches on the Causes and Nature of Catarrhus Aestivus(Hay-Fever

or Hay-Asthma). London, Bailliere, Tindeall & Cox, 1873, p 73.

[28] Schloss OM: A case of allergy to common food. Am J Dis Child 1912;3:341.

[29] Walker I: Studies in the sensitisation of patients with bronchial asthma to bacterial proteins. J Med Res 1917;37:487.

[30] Jadassohn J: Zur Kenntnis der medikamentösen Dermatosen. Verh Dtsch Derm Ges 1986;5:103.

[31] Berger W, Hansen K: Allergie. Leipzig, Thieme, 1940.

[32] Sulzberger MB, Wise F: The contact or patch-test in dermatology. Arch Dermatol Syph 1931;23:519.

[33] Von Pirquet C: Tuberkulindiagnose durch cutane Impfung. Berlin Klin Wochenschr 1907;1907:644.

[34] Freeman J: Rush inoculation. Lancet 1930;i:744.

[35] Ebruster H: Der Pricktest, eine neuere Cutanprobe zur Diagnose allergischer Erkrankungen. Wien Klin Wochenschr 1959;71:551-554.

[36] Mendel F: Die von Pirquetsche Hautreaktion und die intrakutane Tuberkulinbehandlung. Med Klin 1908;4:402.

[37] Cooke RA: The treatment of hay fever by active immunization. Laryngoscope 1915;25:108.

[38] Harris LH, Shure N: Sudden death due to allergy tests. J Allergy 1950;21:208.

[39] Vaughan WT, Black JH: Practice of Allergy, ed 3. St Louis, Mosby, 1984, p 168.

[40] Oehling A, Gronemeyer W: The use of rub test in wood allergy. Abstract 143 of the 4th International Congress. International Congress Series No 42. New York, Allergology, 1961.

[41] Calmette LCA: Sur un nouveau procédé de diagnostic de la tuberculose chez l'homme par l'ophthalmo-réaction à la tuberculine. CR Acad Sci 1907;144:1324-1326.

[42] Wolff-Eisner A: Die kutane und konjunktivale Tuberkulinreaktion, ihre Bedeutung für Diagnostik und Prognose der Tuberkulose. Z Tuberk 1907;12:21-25.

[43] Urbach E: Klinik und Therapie der allergischen Krankheiten. Vienna, Maudrich, 1935.

[44] Kirkman W: Case of hay fever. Prov Med Surg J 1852;12:360.

[45] Goodale JL: Studies regarding anaphylactic reactions occurring in horse asthma and allied conditions. Ann Ot 1914;23:273.

[46] Duke WW: Allergy, Asthma, Hay Fever, Urticaria and Other Manifestation of Reaction. St Louis, Mosby, 1925.

[47] Efron BG, Penfound WT: A nasal test with dry pollens in the diagnosis of seasonal hay fever. J Allergy 1930;2:43.

[48] Urbach E: Methodik des Allergennachweises. Münch Med Wochenschr 1933;80:134.

[49] Urbach E: Fortschritte in der Testung und Behandlung allergischer Kranker. Wien Klin Wochenschr 1935;48:251.

[50] Leopold SS, Leopold CS: Bronchial asthma and allied allergic disorders. J Am Med Assoc 1925;84:731.

[51] Schiller IW, Lowell FC: The inhalation test as a diagnostic procedure with special emphasis on the house dust allergen. J Allergy 1952;23:234.

[52] Fuchs E, Gronemeyer W, Iwanoff I: Der inhalative Antigen-Pneumometrie-Test zur Ermittlung des aktuellen Allergens bei berufsbedingtem Asthma bronchiale. Dtsch Med Wochenschr 1956;81:339.

[53] Ishizaka K, Ishizaka T, Hornbrook MM: Physicochemical properties of reaginic antibody. 5. Correlation of reaginic activity with γE-globulin antibody. J Immunol 1966;97:840-853.

[54] Johansson SG: Raised levels of a new immunoglobulin class (IgND) in asthma. Lancet 1967;ii:951-953.

过敏现象中的专业术语

Johannes Ring

德国慕尼黑工业大学皮肤病学和过敏症专科研究所，
Christine Kuehne 过敏研究与教育中心（CK-CARE）

摘要

在过去的 2000 多年里，人们曾用过很多不同的术语来描述可能与过敏反应相关的现象。在这些术语中，有很多已经被遗忘了，但还是有一些保留了下来。在古希腊古罗马记载中，"特质"（idiosyncrasy）一词用于描述一个人的健康状况，与"体质"（constitution）类似。"特质"也被用来描述个体的特殊反应模式，而"抵触"（antipathy）也同样有这个含义。"超敏性"（hypersensitivity）源于德语单词"Überempfindlichkeit"，Emil von Behring 首次在医学中使用该词描述使用抗毒素血清治疗时产生的副反应。严重过敏反应（anaphylaxis）一词最初由 Richet 和 Portier 创造，用于描述重复注射抗原经常出现的威胁生命的反应这一新现象。

1906 年，医学界关于保护性和危害性的免疫反应争论不休，令人困惑，而 Clemens von Pirquet 引入了"allergy"这个词描述过敏，试图澄清这场争议。为了描述哮喘、花粉症等过敏性疾病在家族里聚集出现，美国变态反应学家 Coca 和 Cooke 创造了"特应性"（atopy）这个词。不同于那些由试验引发的过敏反应，"特异性"代表的超敏状态是自然存在的。病理反应的主要因素被称为"特应性反应素（atopic reagin）"，后来 Prausnitz 和 Küstner 发现这种物质可以通过血清转移。在 IgE 被发现是超敏状态的载体之后，"特应性"又有了一层新的含义，因为 IgE 是过敏性疾病的特征性参数（虽然不是独有的）。临床上也可以看到哮喘、变应性鼻炎、湿疹发生，但是没有 IgE 参与的情况，这些被称之为同一疾病的"内源性"变体。

如果要撰写一部过敏科学史，那就不可能抛开对专业术语的讨论。原因在于，人们常常用很多差异很大的术语来描述不同的临床状态。成百上千年来，过敏史中主要的新发展，并不是新疾病的产生（正如本书前所述），也不是因为出现了新的诱因（花粉或室内过敏原），而是我们对于疾病的机制的新理解，即致病的根源是免疫应答发生了新的变化。Clemens von Pirquet 在 1906 年 7 月 24 日发表在《慕尼黑医学周刊》的简短论文中，创造了"过敏"（allergy）这个词，其意图正在于此。创造这个词，既不是过敏学术语的开始，也不是它的结束。"过敏"这个词的含义在几十年间不断改变，即使在 20 世纪也是如此。

接下来，我们想要简单讨论一些最重要的、曾用来描述过敏反应现象的术语。一直以来，各类地区和国际性机构、组织都希望能将术语规范化，并给出术语的清晰解释。但不是所有这样的努力都获得了成功。随着知识的发展，新的概念产生了，新的名词和解释也发展了。

特质（Idiosyncrasy）

在医学史上，最早被用来描述可能的过敏反应现象的专业术语是"特质（Idiosyncrasy）"，这个词最早为希波克拉底学派的医生使用，而最早准确描述该词的大概是 Ptolemaios。这个术语的意思是，基于希波克拉底的体液学说，每个人都与众不同，其体液都必须按照正确的比例混合。"特质"一词在更早时可能写作"symmixis"，由哲学家 Anaxagoras 首次使用。现在，"特质"一词最好的翻译可能是"体格"（constitution）。这个词来源于两个希腊词：synkerannimi，意思是"组合"；idios，意思是"自身"或"他自己"。这个词偶尔也会用于描述个人的特殊反应方式。

在某些文献中,"特质"一词除了写作"idiosyncrasy"之外,有时也写作"idiosystasy""idiaesthesy"或"idiosynkrisy":

易感人群常常由于身体的特应性(idiosynkrasy)而备受痛苦,例如,在喝了大量的酒类之后又摄入特定的食物或饮料。

Galen 使用这一术语时具有药理学的含义,常用于描述意料之外的药物作用;这些不能通过药物本身的效应解释,而应通过病人本身的特性解释:

有一位医生不太理解这种药物,他把药物的形式改为了药效更弱、磨得更细的粉末,因此,药物对于排便没有任何效果,反而对于利尿产生了更强的效果。他对此感到惊讶,报告了这个案例,想要弄清楚产生这一结果的真正原因。他认为这种现象是由该病人的"特质"所引起的,并使用了"特质"(idiosyncrasy)一词。

在很多古代文献里,"特质"常常被用来描述不同种族、不同肤色的人之间的不同表型,以及对于食物和美食的耐受性。同一个作者,可能会用这个词描述对致命毒药完全耐受、没有丝毫不良反应的案例,也可能用来描述不同个体或人群对疼痛感受程度的不同。

后来,这个词被用于描述心理现象或哲学思想。例如,Immanuel Kant 提到这个现象时,视其为"怪癖"和"奇谈"。

"特质"本要成为流行词汇,但是智者没有接受它……它就像是在脑袋里唧唧叫的蟋蟀,任何其他人都听不到。

1812 年 11 月 24 日,Johann Wolfgang von Goethe 在一封写给为奥地利女皇服务的女士的信中,用"特质"这个词来描述他对写信的厌恶。当他描述一场怪病时,他也把这个词作为医学名词使用:他的喉咙和食管不舒服,但是医生无法解释病因。他猜测这些病症是由他蚀刻和刮除铜板的行为导致。

今天工作之后我感觉不错,不过这几天我都感觉自己被以前未知的病魔所侵袭。我的喉咙很痛,悬雍垂发炎。每当我吞咽时都伴随着剧痛,医生却毫无办法。他们以漱口、刷牙折磨我,却无法缓解我的痛苦。我认识到,当我不细致地蚀刻铜板时,或者我工作更频繁、更饱含热情时,我就会染上这种病,并且这种病不断复发。医生也同意了我的话并认识到其中的合理性。当我最终停止蚀刻和刮除铜板的时候,尤其是当我的实验不太顺利时,我觉得我的不适更容易缓解,很快就能逃脱这一令人不快的病魔。

其他作者用"特质"描述强迫神经症状,如听到鲁特琴音乐时尿急,或者性交后呃逆。因为有了这么多大相径庭的含义,这个词的特定含义越来越少,导致 Wolf Eissner 认为这词应该只用于描述过敏反应:

很多"特质"现在可以被理解为对外源性蛋白的超敏性,尤其是之前已经注射过这种蛋白的情况,因为此时体内已经发展出了对抗这种蛋白的物质。

在现代变态反应学中,"特质"被用于区分一些可以用基因解释的非过敏性超敏反应疾病,例如,由于酶缺陷导致的蚕豆病或山黧豆病,这使得病人食用鹰嘴豆后产生中毒症状。现在,"特质"这个词在英语文献中被用于描述非免疫性过敏反应,其症状与药效无关,如阿司匹林特质等。

抵触

几百年来,另一个常用术语是"抵触"(antipathy)。这个词常常用于描述对特定物质或特定颜色的不相容状态,而现在该术语主要用于心理学领域。经典的过敏状态偶尔也会被描述为抵触的结果,例如,1730年,来自哈雷(Halle)的 Johann Samuel Eggers 就将玫瑰热归于"抵触"一类。

"特质"在表示"体格"的含义时,有时会被下面这些词汇替代:"原发性"(idopathy,源自 Galenos),"素质"(diathesis,拉丁文为 dispositio),"习惯"(schisis,身体姿势和外表,拉丁文为 habitus)和"自然"(physis,拉丁文为 natura)。"素质"将在下文中与"特应性"(atopy)一起讨论。

超敏反应

令人惊讶的是,虽然我们今天用"超敏反应(hypersensitivity)"描述各种免疫介导或非免疫介导对抗环境物质的反应,但这个词直到十九世纪才被用在医学中。1893 年 Emil von Behring(1854—1917 年)使用该术语来描述他在血清治疗过程中出现的不良反应:

让我们来了解一下牛奶和血清试验的结果。第一眼看去感觉结果似乎是矛盾的。动物第二次注射破伤风毒素时,由于血液和分泌物里都有大量的破伤风抗毒素,相比第一次注射还没有产生抗毒素时,所起的抵御反应本应轻一些。

Emil von Behring 和他的同事 Wladimiroff 用"矛盾反应"一词,描述某一机体本应被免疫反应所保护,最终却出现病理性反应的现象。这并不是新出现的现象。Robert Koch 早就提到过这个现象,Emil von Behring 也同样提到过:在反复注射结核菌素后,观察到了更加强烈的皮肤反应。

Clemens von Pirquet 和 Béla Schick 也使用这个词,其意思等同于之后出现的"过敏"(allergy)一词。在他们写的《超敏状态和加速反应》(德语"Überempfindlichkeit und beschleunigte Reaktionen")中,他们描述了二次反应:第二次注射抗原时,机体产生了强度更高的二次反应,表现形式为超敏状态。

Coca 和 Cooke 将"超敏状态"这一德国术语翻译成英语 hypersensitiveness,后又使用 hypersensitivity,并将一种特别的"超敏状态"描述为"特应性"(atopy)。今天,"超敏性"被用来描述一种"与通常情况不同的反应",并不需要带有免疫学的含义。这个词还可以描述心理学现象和增强的疼痛感。

严重过敏反应

"严重过敏反应"(anaphylaxis)这个词的诞生是过敏史上经常提及和谈论的话题,这么做是完全正确的。这体现了给新发现的现象命名的重要性。其中的细节将在 Ring 所写的那一章展开。在这里,我们只想回顾 Richet 和 Portier 的发现,以及这个词在 20 世纪及之后的使用方式。

Richet 用这个词描述机体在反复接受外源性蛋白注射之后,普遍出现的可能威胁生命的反应。其形容词"严重过敏的"(anaphylactic)被广泛接受。Emil von Behring 此前就发现了这种现象并称之为"矛盾反应"(paradoxical)或者"超敏性",而现在,他将没有事先注射抗原,却表现出相同临床症状的反应称为"过敏反应":

这些过程的本质也是严重过敏的(anaphylatic 或 anatoxic)毒性症状,但它却有明显的不同,它并不出现在已被超敏或致敏的机体中,因此我想称其为"严重过敏样"(anapyhlactoid)。

此后,有些作者想要将非免疫反应和严重过敏反应症状区分开来,称前者为"过敏样";其他一些称呼包括"类过敏""近似过敏"或者"伪过敏"。世界过敏组织对过敏反应的新定义基于临床症状而提出,将严重过敏反应(anaphylaxis)定义为可能产生多种不同症状、急性、广义、可能危及生命的反应。

这个定义与病理机制无关,因为既存在免疫相关的严重过敏反应,也存在非免疫相关的严重过敏反应。从那之后,其他"类过敏"之类的表述方式就显得多余。

有的作者想改正"anaphylaxis"一词在词源学上的错误,改用"paraphylaxis"或者"aristophylaxy"来描述天然致敏的情况,但这些修改没有得到大众的普遍认可。

机体在接触大量抗原之后,有时会观测到一段耐受期,称为"sceptophylaxis"(sceptos 即猛烈的雷雨),Alexandre Besredka 用"抗敏"(antianaphylaxis)这个词来描述机体脱敏之后的耐受状态。

现代药理学中,"快速耐药性"(tachyphylaxis)一词仍然被用于描述多次使用同一药物之后药效减弱的现象。这种反应的激发物被称为"过敏原"(anaphylactogen)或"过敏素"(anaphylactin)。

在"严重过敏反应"这个词产生之后的几十年间,全世界都开始使用这个词,很多作者把这个词与"过敏"(allergy)同等使用,或者用它来描述一切超敏状态。这个词变得如此流行,以至于一些作者认为他们应该对"过敏的神话"或者"过敏狂热"的危险提出警告。现在,"严重过敏反应"成为了一个具有明确定义的专业术语,它描述的是一类超敏反应,可能是过敏,也可能与免疫无关。

过敏(allergy)

当 Clemens von Pirquet 于 1906 年写下那篇著名的一页半的论文时,他使用了自己创造的新术语,并解释了自己的理由：

我们需要一个新的、广义的、不带有偏见的词来描述如下情况：机体接触过一些有生命或无生命的毒素之后，其本身健康状态发生的变化……为了描述这种改变反应后的普遍状态，我提议使用"过敏"（allergy）这个词。"其他"（allos）指偏离原有的状态，与常态表现不同。同源的词还有脉搏不调（allorhythmy）、同素异形体（allotropy）等。这个新名称不会改变原有的专业术语。已经定义明确的术语，如抗毒素、溶细胞素、溶血素、抗体、凝集素、凝血蛋白不受影响。超敏性是一个新领域，此前对旧名词的改造让人劳心费力，直到最近才开始造新名词。由于我对这一过程深有体会，也为了使新的术语构成变得更加清晰，我建议使用这些新术语，并且希望通过使术语的外在形式变得更加简单，来促使同事们研究这个有趣的领域。

这个建议基于他和 Béla Schick 在研究血清病时观察到的临床状态。这个词不包括细菌学或者免疫学机制。从语言学的角度来说，这个词并不完全正确。因为希腊字母"o"和"ε"结合起来应该是"ου"。

按照 Clemens von Pirquet 原本的意思，他的"改变反应"应该也包括由正常反应转为较弱的反应，即减弱反应。但是随着时间的推移，这一层意思逐渐没有了。经过国际命名委员会的多次讨论，最终，以下内容在 1958 年第三届国际过敏反应大会上最终确定：

过敏是由特殊抗原所诱导的、后天形成的、改变活体组织性质的能力。

与其同时，也发展出了一些其他专业术语，比如"副过敏"（parallergy）和"异性过敏"（metallergy），用于描述这种观察到的现象：当机体发展出对一种抗原的超敏状态时，对另一种不相干的抗原的反应也会增强。同时，为各类临床表现和基础病理机制设定一个广泛定义仍然是根本性难题。事实上，有很多类别不同且之间未必有联系的过敏存在，而起名者通常未考虑到这一点。

直到现在，过敏这一定义仍包括四个主要方面：①改变反应（主要是反应加强）；②特异性；③免疫系统的参与；④致病性。

因此，为了和大多数作者意见统一，过敏可以有如下定义：

过敏是免疫应对的特殊改变导致的致病性超敏状态。

世界过敏组织的专业术语工作组给出了如下定义：

过敏是一种免疫介导的特异性超敏状态。

其他术语，如"神经过敏反应性""精神反应过敏"或"panallergy"也值得一提，不过这些并没有成为约定俗成的术语。其他作者试图将过敏现象称为"致病生命现象"（pathobiosis）和"异生性"（allobiosis）；外科医生 August Bier 把这种现象称为"metakinesis"。

在对过敏反应相关性疾病的描述中，各种术语被创造出来。例如"过敏反应性疾病"，后来进一步分化为："变应性鼻炎""变应性眼炎""变应性支气管炎""变应性肠炎""变应性皮肤病"等。Erich Hoffmann 将职业性过敏反应性疾病归入"职业性皮肤病"一类。个体可能发生过敏反应的趋势被 Kammerer 称为"过敏素质"，直接导致了后来"特应性"一词的出现。

特应性

早期变态反应学的巨大进步主要是通过对主动或被动免疫（如严重过敏反应）进行实验调查和免疫研究，而普通的临床观察并不重要。人们知道，花粉症、哮喘，以及被 Brocq 和 Jacquet 称为"神经性皮疹"的皮肤病等疾病经常发生在同一个病人身上，而更常见的是发生在同一家庭的不同成员身上。家庭成员的患病倾向，与人工诱导的严重过敏反应形成了鲜明对比，最终为美国的变态反应学家 Arthur Fernandez Coca 和 Robert Anderson Cooke 所认定，并且被重新定义。他们谦虚地意识到自己对语源学理解的不足，于是专门请教了纽约哥伦比亚大学的古希腊罗马语言学家 Edward Perry（1856—1938 年），Edward Perry 建议使用"特应性"（atopy）这个词，他从希腊词语"atopos"（意即"不同寻常的、奇怪的"）创造了该词。

1923 年，Arthur Fernandez Coca 和 Robert Anderson Cooke 在关于"超敏现象"系列文章中，在其中一篇里建议使用这个词来描述病人患上季节性变应性鼻炎、支气管哮喘或其他过敏现象。

这些人作为一个群体，由于环境和生活习惯而使他们经常接触到某些蛋白质，从而具备了特殊的对此敏感的能力。

由于花粉症病人没有沉淀抗体,而人们熟知血清病病人体内有这些沉淀抗体,人们把相关的可能动因统称为"特应性反应素类"。Prausnitz 和 Küstner 在 1921 年证实,这些特应性反应素可通过血清发生转移。

在某些特定形式的食物超敏现象中,Arthur Fernandz Coca 并没有观察到阳性的皮肤试验结果,某些药物的超敏状态也一样。他提出了专业名词"自发性食物过敏"(idioblapsis),同样也是听从了纽约哥伦比亚大学的古希腊罗马语言学家 Kurt von Fritz 的意见,但是这个术语并没有成功普及,而"特应性"获得了人们的广泛认可并变得越来越重要,尤其是在发现了反应素抗体的本质是 IgE 等之后(参见本书相关内容)。然而,关于这个术语的使用,和"过敏"一样,免疫试验研究者和临床医生之间的讨论仍在继续,这意味着"过敏性"至少有两种相似但又不完全相同的定义,一种来源于形成 IgE 的趋势,一种来源于临床状态(世界过敏组织的定义)。

特应性是指产生 IgE 抗体对抗环境中的物质,从而导致临床症状的趋势。

另一个定义来源于《特应性湿疹手册》:

特应性是指在家族里出现某些疾病(如哮喘、鼻炎、湿疹),主要是由于皮肤或黏膜产生了对抗环境中物质的超敏性,伴随着 IgE 的增加或其他非免疫相关性改变。

后一个定义来源于医生的临床观察,而此时医生还没有对病人进行 IgE 血清检测。现在我们可能会将这种反应与上皮屏障功能障碍联系起来。

这两个定义从本质上来说不同,按照第一个(世界过敏组织)定义,任何一种"特应性疾病"都必须出现 IgE 水平的升高。然而,临床经验表明,同样是变应性鼻炎、支气管哮喘和湿疹,发病时 IgE 既可以增加也可以维持不变。

这可能是因为缺少测量方法,无法测量某些对抗未知特定抗原的 IgE 抗体。不过,更有可能的是,出现皮肤和黏膜超敏反应的疾病本身并不需要 IgE 的参与。因此,哮喘定义中的"内源性"和"外源性"之分也适用于特应性鼻炎,它的非 IgE 相关形式被称作"血管舒缩(vasomotor)"。Wüthrich 将这一概念转移到特应性湿疹的概念中,并猜想特应性湿疹有外源性和内源性的变体。

"内源性"这个词的问题在于,它只能通过阴性结果定义,即只能通过没有观察到免疫反应来排除诊断。这削弱了这个定义的效力。只要内源性变异有一项阳性标记,这种两难局面就能得到解决。

对于临床过敏实践来说,测量 IgE 抗体是非常重要的。只有当能检测到它时,才能采用特殊的治疗方案,如避免与过敏原接触和采用免疫疗法等。

结论

关于专业术语的知识和讨论并不是小孩子的游戏,也不是医生们为了出名而搞出的复杂花样。每一个专业术语都包含了创造者对于疾病或病理机制或多或少的理解,以及术语对诊断和治疗的临床实践意义。因此,明确定义的话语内容很重要。

参 考 文 献

[1] von Pirquet C:Allergic. Münch Med Wochenschr 1906;53:1457.

[2] International Association of Allergology and Clinical Immunology(IAACI):Definitions of "allergy" and "allergen". Ann Allergy 1958;16:680.

[3] Johansson SG,Hourihane JO,Bousquet J,Bruijnzeel-Koomen C,Dreborg S,Haahtela T,Kowalski ML, Mygind N,Ring J,van Cauwenberge P,van Hage-Hamsten M,Wuthrich B;EAACI(the European Academy of Allergology and Clinical Immunology)Nomenclature Task Force:A revised nomenclature for allergy. An EAACI position statement from the EAACI nomenclature task force. Allergy 2001:56: 813-824.

[4] Johansson SG，Bieber T，Dahl R，Friedmann PS，Lanier BQ，Lockey RF，Motala C，Ortega Martell JA，Platts-Mills TA，Rng J，Thien F，Van Cauwenberge P，Williams HC：Revised nomenclauture for allergy for global use：report of the Nomenclauture Review Committee of the World Allergy Organization，October 2003. J Allergy Clin Immunol 2004；113；832-836.

[5] Schadewaldt H：Geschichte der Allergie. Munich，Dustri，1979/1980，vol 1.

[6] Nielsen CB：History and present status of tissue anaphylaxis. Stanf Med Bull 1961；19；120.

[7] Ptolemaios：Tetrabiblos；in Doll F，Boer AE(eds)：Opera quae exstant omnia. Leipzig，1957，vol 3. 1.

[8] Sextus Empiricus：Pyrrhoniarum hypotyposeon；in Bury RG(ed)：Opera Graece et Latine(first ed Leipzig 1718；Opera). London，Loeb Classical Library 1，1933，vol 1.

[9] Dioskorides：Pedanii Dioscorides Anazerbei libri；in Kühn CG(ed)：Medicorum Graecorum Opera. Leipzig，1829，vol 25-1，p 184/Leipzig，1830，vol 26-2，p 4.

[10] Galenos：Opera(Kühn CG ed). Leipzig，1821-1833. Corpus Medicorum Graecorum. (Mewaldt J et al/Koch UK et al eds). Leipzig，1914/1923，vol 5. 4. 2/5. 9. 1. Oeuvres anatomiques，physiologiques et médicales(von Daremberg C ed). Paris，1854，vol 1，p 549.

[11] Kant I：Anthropologie in pragmatischer Hinsicht；in Schbert F(ed)：Sämtliche Werke. Leipzig，vol 7. 2.

[12] von Goethe JW：Gesammelte Werke Artemis Ausgabe. Zürich，1949，vol 9，p 677/vol 10，p 382.

[13] Baumgarten-Crusius M：Periodologie oder die Lehre von den periodischen Veränderungen im Leben des gesunden und kranken Menschen(Gruber JGG ed). Halle，1831，vol 344，p 296 ff.

[14] Woff-Eisner A：Das Heufieber，sein Wesen und seine Behandlung. Munich，1906.

[15] Middleton H，Ellis F，Reed C(eds)：Allergy：Principles and Practice. St Louis，Mosby，2008.

[16] Ring J：Allergy in Practice. Berlin，Springer，2005.

[17] Eggers HS(Präses：M. Alberti)：De sensibilitate personali. Med Inaug Diss，HalleMagdeburg，1730，p 23.

[18] von Behring E：Über Idiosynkrasie，Anaphylaxie，Toxin-Überempfindlichkeit，Disposition und Diathese. Schmidts Jb Ges Med 1914；319；113.

[19] von Behring E：Experimentelle Analyse und Theorie der anaphylaktischen und apotoxischen Vergiftung. Dtsch Med Wochenschr 1914；40；1749.

[20] Wladimiroff A：Über die antitoxinerzeugende und immunisierende Wirkung des Tetanusgiftes bei Thieren. Hyg Infekt Kr 1893；15；405.

[21] von Behring E：Über Idiosynkrasie，Anaphylaxie，Toxin-Überempfindlichkeit，Disposition and Diathese. Schmidts Jb Ges Med 1914；319；113/Gesammelte Abhandlungen，NF No 23. Bonn，1915，p 175 ff.

[22] von Pirquet C，Schick B：Überempfindlichkeit und beschleunigte Reaktion. Münch Med Wochenschr 1906；53；66.

[23] Coca AF，Cooke RA：On the classification of the phenomena of hypersensitiveness. J Immunol 1923；8；163.

[24] Richet C：De l'anaphylaxie ou sensibilité croissante des organismes à des doses successives de poison. Arch Fisiol 1903/1904；1；129.

[25] Portier P，Richet C：De l'action anaphylactique de certains vénins. CR Soc Biol 1902；54；170-172/Trav Labor Physiol 1902；5；506.

[26] Hanzlik PJ，Karsner HT：Anaphylactoid phenomena from the intravenous administration of various colloids，arsenicals and other agents. J Pharmacol Exp Ther 1920；14；379.

[27] Kallos P，Schlumberger HD：Allergie und allergische Krankheiten. Cologne，1978，p 28 ff.

［28］Ring J：Anaphylaktoische Reaktionen nach Infusion kolloidaler Volumenersatzmittel. Berlin，Springer，1978.

［29］Danielopolu D：Paraphylaxie et choc paraphylactique. Paris，1943.

［30］Danielopolu D：Rôle réspectif de l'acétylcholine et de l'histamine dans le choc paraphylactique（anaphylactique）. Schweiz Med Wochenschr 1948；78：567.

［31］Danielopolu D：Nouvelles preuves de la nature acétylcholinique du choc paraphylactique（anaphylactique）. Recherches sur l'organe isolé. Acta Med Scand 1947；126：589.

［32］Momsen K：Allgemeine Bemerkungen zum Thema Allergie，speziell der pathologischen Physiologie；in Holler G，et al（eds）：Das akute allergische Phänomen. Wien，1958，p 7.

［33］Besredka A，Steinhardt E：Du mécanisme de l'antianaphylaxie. Ann Inst Pasteur 1907；21：384.

［34］Champy C，Gley E：Sur la toxicité des extraits de corps jaune. Immunisation rapide consécutive à l'injection de petites doses de ces extraits（tachyphylaxie）. CR Soc Biol 1911；63：159.

［35］Jousset A：The myth of anaphylaxis. Med Press 1919；108：250.

［36］Schadewaldt H：Premières mentions historiques des affections allergiques. Acta Allerg 1959；13：223.

［37］Moro E，Keller W：Über die Parallergie. Klin Wochenschr 1935；14.

［38］Heubner W：Über Pathobiose. Nachr Ges Wiss Göttingen（Math Phys Klasse）1929；96.

［39］Abderhalden R：Grundriss der Allergie. Basel，Schwabe，1950.

［40］Rössle R：Geschichte der Allergieforschung；in Hansen K（ed）：Allergie，ed 3. Stuttgart，Thieme，1957.

［41］Kämmerer H：Allergische Diathese und allergische Erkrankungen. Munich，Bergmann，1926.

［42］Brocq L：L'eczéma considéré comme une réaction cutaneé. Ann Dermatol Syph 1903；4：172.

［43］Simons E（ed）：Ancestors of Allergy. New York，Global Medical Communications，1994.

［44］Prausitz K，Küstner H：Studien über die Überempfindlichkeit. Zbl Bakt（Orig）1921；86：160.

［45］Ring J，Ruzicka T，Przybilla B（eds）：Handbook of Atopic Eczema，ed 2. Berlin，Springer，2006.

［46］Wüthrich B：Neurodermitis atopica sive constitutionalis. Ein pathogenetisches Modell aus der Sicht des Allergologen. Aktuel Dermatol 1983；9：1-7.

［47］Otto R：Zur Frage der Serumüberempfindlichkeit. Münch Med Wochenschr 1907；54：1665.

［48］Rackemann FM：Professor Willem Storm van Leeuwen and the asthma problem. Acta Allerg 1958；12：407.

第二章　最常见的过敏性疾病：回顾和理解疾病的历史

严重过敏反应

Johannes Ring[a] • Martine Grosber[a] • Knut Brockow[a] • Karl-Christian Bergmann[b]

[a.] 德国慕尼黑工业大学皮肤病学和过敏症专科研究所，Christine Kuehne 过敏研究与教育中心（CK-CARE）；
[b.] 德国柏林大学附属 Charité 医院过敏症中心

摘要

　　严重过敏反应（anaphylaxis）这个术语由 Charles Richet 和 Paul Portier 首先提出，用于命名这一现象：他们试图用海葵提取物使狗获得免疫效应，但是，在重复注射小剂量毒素 25 min 后，狗却死亡了。自此，这个新的术语迅速传遍世界。发现严重过敏反应现象，标志着免疫作用不只会起到保护作用，还有可能诱导对机体产生伤害。Charles Richet 因这一发现而获得 1913 年的诺贝尔奖，但是他当时仍然认为严重过敏反应的条件是对致敏物质的毒性缺乏保护。在此之前已经观察到类似的临床现象，但没有被完整地记录下来。其病理生理学理解上的重大突破得益于 Dale 和 Laidlaw 的实验：实验新发现了组胺，它能诱导非常相似的严重过敏反应症状。几十年来，与严重过敏反应类似，但不涉及免疫系统的反应被称为"类过敏反应（anaphylactoid）""类似过敏（allergy-like）"或"假性过敏（pseudo-allergic）"。自从世界过敏组织（WAO）给出新的定义后，严重过敏反应的定义便基于临床特征，而与病理机制无关：病理机制将过敏性及非免疫性严重过敏反应区分开来。不久后，人们确认可以使用肾上腺素治疗这类病情。

　　尽管"过敏"这个术语在 1906 年由 Clemens von Pirquet 首次提出，但直到 1902 年 2 月 15 日 Paul Portier 和 Charles Richet 在巴黎生物学会会议上做出的简短演讲时，大多数学者才视这一演讲为严重过敏反应现象的发现，以及现代变态反应学的诞生。这种现象本身并非完全是新生现象。在古代，我们就发现过一些相似的、激烈的不良反应的描述，尤其是著名的 Menes 法老病例。据说，这位法老于公元前 2641 年死于大黄蜂或蜜蜂的蜇伤。

　　Ulrich Müller 发现了第一次详细描述蜜蜂蜇伤导致的不同寻常反应的案例，该案例由 Udalricus Staudigelius（德文名 Ulrich Staudigl）用拉丁文记载在一篇文章中（文章名 De curiosis post apium ictus symptomatibus），他是慕尼黑西南部巴伐利亚安德希斯修道院的一名修道士。1765 年，法国医生 Desbrest 记载，一名 30 岁男性在花园工作时，被蜜蜂蜇伤了眼皮，很快他就倒地死亡。19 世纪，欧洲和美国还记载了一些类似的由昆虫蜇伤导致死亡的案例。首次实验性描述这一现象是由 Francois Magendie 完成的。他将卵清蛋白注射到兔子体内，并记载道，一些兔子在第二次或第三次注射后死亡。当时，这些反应通常被认为是动物被注入了一些有毒物质或毒素。

爱丽丝公主二世游艇的航行

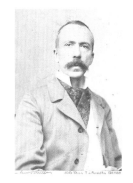

图 1　Charles Richet

法国生理学家 Charles Richet(图 1)是巴黎临床外科手术专家 Alfred Richet 的儿子,他当时对僧帽水母的毒性反应产生了兴趣。他在巴黎学习药学并且在 1869 年获得博士学位,1878 年获得医学科学博士学位。从 1887 年开始,他在巴黎医学院任生理学教授,发表了多篇论文,主要研究生理学、温度调节、肺结核的血清疗法,以及蛋白注射反应对体液化学成分和电解质的影响。

他与 Héricourt 一起描述了动物感染葡萄球菌时,血液中可能产生的保护效应。这比 Emil von Behring 和 Shibasaburo Kitasato 的观察早了两年。这两名学者观察到动物对白喉毒素有此类免疫并产生了中和毒素的"抗毒素"。

1898 年,Héricourt 和 Charles Richet 在狗身上研究鳗鱼血清的效应,并观察到在第 2 次或第 3 次注射血清时,狗的病情会加重,有时会严重致病。不过,Charles Richet 后来说,其实他当时并未真正意识到这种现象值得进一步研究。

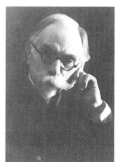

图 2　Paul Portier

Paul Portier(图 2)出生在巴黎的塞纳河畔巴尔,他最初是乡村登记处的一名职员。由于他对昆虫学和自然科学感兴趣,他在 1889 年进入巴黎科学与医学学院学习。1920 年,他被任命为巴黎大学比较生理学教授。Paul Portier 是摩纳哥王子 Albert 一世的朋友,而这位 Albert 一世对海洋学研究很感兴趣。因此,Paul Portier 经常受王子邀请,参加爱丽丝公主二世邮轮的巡航(图 3)。Charles Richet 也受邀请参加了一次航行,在这次航行中,学者们穿越地中海到加那利群岛、马德拉群岛、佛得角群岛(图 4)。因为对海洋学研究感兴趣,Albert 一世成立了摩纳哥海洋研究所,该研究所的几件藏品至今还吸引着大量游客。

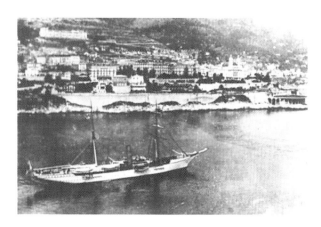

图 3　爱丽丝公主二世邮轮在摩纳哥航行

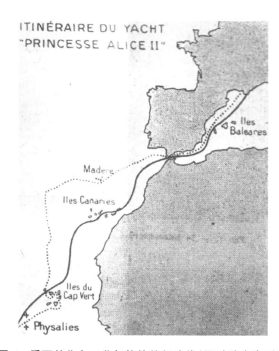

图 4　爱丽丝公主二世邮轮的航行路线(通过地中海到加纳利群岛、马德拉群岛、佛得角群岛)

在这次航行中,王子和 G. Richard 建议 Charles Richet 和 Paul Portier 使用船上的一间特殊实验室来研究在南太平洋发现的僧帽水母的毒性(图 5、图 6)。之后他们决定在巴黎继续此项研究,但他们没能获得僧帽水母。因此,他们使用了另一种海葵物种的提取物:

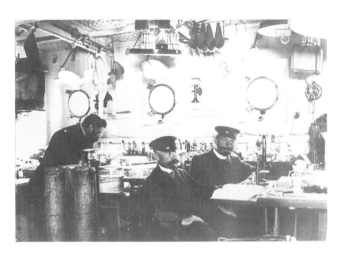

图 5 摩纳哥王子 Albert 一世的爱丽丝公主二世实验室 (1848—1922 年)。桌子左边的是 Paul Portier,他的右边是 G. Richard

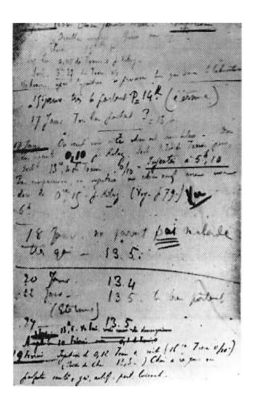

图 6 Charles Richet 和 Paul Portier 实验本中的手写笔记(记录了 1902 年 1 月 15 日至 19 日的第一项实验)

乘坐王子游艇时进行的实验,证明了僧帽水母丝的水甘油提取物对鸭子和兔子有剧毒。回到法国后,我无法获得僧帽水母,于是决定比较研究海葵目触须,它在一些方面与僧帽水母相似,并且容易获得。由于 Y. Delage Ⅰ的慷慨捐赠,我能够获得大量从靠近海葵目身体部位切下的触须,这些触须被置于甘油中。因此我们在巴黎拥有几升溶于甘油的活性剧毒液体提取物。

这些僧帽水母提取物的一部分包含一种叫"催眠毒素"的物质,皮肤接触到这种物质会被诱导产生非常痛苦的荨麻疹反应,同时伴有体温的下降和困倦。他们使用的海葵是美国粉红海葵。Charles Richet 描述他的提取物的毒性如下:

1902 年 3 月 8 日,一条 31 kg 的狗被注射了 1.6 mL 的这种液体(相当于 0.8 g 的触须),狗在 3 天后死亡。如果承认固体触须只能提取 10% 的提取物,0.08 g 足以使 31 kg 的狗中毒;因此对狗而言,每千克体重对应的触须提取物的最小致命量是 0.0025 g。

Charles Richet 在几次狗的实验中,非常精确地描述了这些提取物的毒性。他的结论如下:存在两种不同的毒素,一种称为"海葵素",它会诱导产生严重的瘙痒和荨麻疹,但不致命;另一种称为"海葵毒(阻塞毒)",它会导致肠和心血管的阻塞,最后导致狗的死亡。

这些研究的目的是让狗对抗毒素发生反应。然而,实验结果恰恰相反。他们注意到,之前注射了小剂量提取物的狗,在第 2 次或第 3 次注射时,会出现更严重的反应症状。最重要的、具有演示性的一次实验是在一条名为 Neptune 的狗身上进行的。Charles Richet 在 1904 年的一篇文章中描述了这次实验:

我将举出一个例子。今天上午,狗 Neptune 在注射了提取物之后反应非常强烈,而在 22 天以前,0.10 mL 的剂量几乎没有使它生病。当我注射了几秒之后,它变得呼吸极其困难,产生了腹泻和呕吐,并在 25 min 内死亡。或者这样说,对狗而言,每千克对应的最小致命量是 1 mL。

关于狗 Neptune 的实验记载,是首次观察到这种之后命名为"严重过敏反应"的现象。这条健康强壮的狗在 1902 年 1 月 14 日和 17 日被注射了小剂量的铜毒素,而毒素被耐受了,狗几乎没有反应。22 天后,2 月

10 日,它在极好的状态下接受了同样的剂量。然而,在注射几秒钟后狗开始喘息,感受到了极度的痛苦,无法站立,躺在一边,继而吐血并在 25 min 内死亡。

Charles Richet 在被 Paul Portier 告知后,立即意识到这是一个全新的令人惊讶的现象("这是全新的现象,你需要给它起名!")。他试图找到一个名字来表达"缺乏保护"这一概念,本应使用"防御力缺失"(aphylaxis,首字母 a 是古希腊语的前缀,表示"否定、抵消")。然而,出于声韵的考虑,他选择了"严重过敏反应"(anaphylaxis),于是这个术语很快传遍了世界各地。

他们俩在回忆录中,对于狗 Neptune 实际接受注射的次数和频率有些许出入。根据 Charles Richet 的记载,注射了 2 次,间隔 22 天。但 Paul Portier 的描述是,狗在 1 月 14 日接受第 1 次注射,3 天后又接受了小剂量的注射,这次注射被耐受了。直到 22 天后的 2 月 10 日(两人对这一日期的记忆相同),才发生剧烈反应。

两位研究者在狗 Galathee 身上做了同样的实验,结果相似,狗 Galathee 在 1 月 14 日被注射 0.05 mL 海葵毒素;1 月 22 日注射 0.1 mL 海葵毒素,耐受几乎没有反应。2 月 10 日,Galathee 在健康状态极好的情况下接受了 0.12 mL 海葵毒素的注射后,"立即开始呕吐黏液,吐血,便血,明显昏迷"。狗 Galathee 的这些症状在随后的几小时内越发严重,并在晚上死去。

第一次实验细节上的细微差异,对于发现此种新现象显然无关紧要。"严重过敏反应"这个术语遭受到一些批判,也不过是医学上司空见惯的套路。尤其是 1914 年(即第一次世界大战开始时),Emil von Behring 评论称 Charles Richet 报告的现象只不过是其先前已描述过的"超敏反应"而已。

之前,已经观察到了外部异源血清注射会带来不良反应。有记载的、最为悲剧的事件,当为柏林病理学家 Robert Langerhans(1859—1904 年)在 1896 年 4 月 7 日,以皮下注射的方式将 1.2 mL 的 Berhing 式"治疗血清"注射到他 2 岁左右的孩子体内。孩子在 7 min 内死亡,而作为父亲的他却无能为力。截至 1910 年,有 41 人在注射白喉血清后死亡。

在这种现象的病理生理学解释方面,Charles Richet 仍然认为第 2 次或第 3 次注射带来的这种剧烈反应,是由于毒性的增加。有趣的是,他显然没有注意到大剂量毒素注射和小剂量重复注射后出现的"严重过敏反应"的不同——两者表现出不同的症状。1937 年,Paul Kallos 和 Kallos Defner 正确评价了这一现象。

1913 年,Charles Richet 获得诺贝尔生理学或医学奖。在他的获奖致辞中,他谦虚地阐明:

严重过敏反应的发现并不是思考的结果,而是偶然的、简单的现象观察。我没有什么其他特别的功劳,唯一做到的是没有拒绝在我面前发生的事实。

有一段影片剪辑记录下了 1958 年 10 月 19 日巴黎世界大会上,年迈的 Paul Portier 的真情流露。

发现严重过敏反应的故事也说明了术语的重要性。大家仍在猜测,如果他们俩的发现没有被冠上新的术语名称,那么这一研究结果是否还能在科学界引起大家的迅速关注。

接下来的几十年里,严重过敏反应被认为是注射"人造"蛋白后的实验性现象。意识到这一现象与人类疾病相似是一段漫长的过程。当 Coca 和 Cooke 提出"特应性"这个术语时,他们清楚地区分了"自然"发生的超敏现象和动物实验中的"人工"严重过敏反应症状。

Charles Richet 在诺贝尔奖的致辞中明确表示:

两个因素构成了严重过敏反应两个基本并充分的条件:①增强对先前注射相同毒素的敏感性;②产生更强的敏感性所必需的潜伏期。

早先,Louis Pasteur、Robert Koch、Emil von Behring 和其他一些科学家的研究认为,免疫只是与抗致病微生物相关的一种正面保护效应。严重过敏反应现象的发现,证明免疫也可以引发严重的疾病。Clemens von Pirquet 在血清病的例子中观察到了相似的情况,遂提出了"过敏"这个术语,对这些看似矛盾的现象给出了更清晰的界定。

病理生理学

在搜寻能诱导严重过敏反应症状的某种活性物质时,我们很快知道,诱导过敏的不是毒性物质,而是生物体自身。这一发现应归功于 Henry Hallett Dale 爵士(1875—1968 年,图 7)。他生于伦敦,在剑桥大学学习,并与 J. N. Langley 一起研究神经解剖学。1903 年开始他在伦敦大学 E. H. Starling 实验室工作,他在此期间访问德国,到访了 Paul Ehrlich 的实验室。1904 年,他成为 Wellcome 生理研究实验室的主任。他的研究涵盖药理学、生理学、生物化学等领域。1910 年,他与同事 P. P. Laidlaw 一起研究了组胺的生理反应,并且创造了"基于组胺休克的严重过敏反应"这一概念。他们清楚地描述了不同器官平滑肌和心肌(轻微刺激)的反应,而骨骼肌不产生反应。他们注意到经过几次注射后的反应类似于对 Witte 蛋白胨的反应:

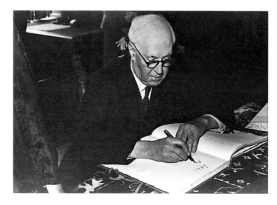

图 7　Henry Hallett Dale 爵士于 1954 年在奥地利获得格拉茨医生名誉奖

　　这个症状的复杂性最近在另一方面引起了我们的注意。Biedl 和 Kraus 将注意力集中到静脉注射"蛋白胨"产生的过敏性休克症状,而我们发现,这一症状在很大程度上与 β-咪唑乙胺引起的症状一致。这种联系还不能被认为是可靠的理论推测,我们目前仅能记录下这一点,以备未来不时之需:动物在被注射正常惰性、致敏的蛋白后,产生的速发型症状在很大程度上与 β-咪唑乙胺的中毒类似。

Henry Hallett Dale 之后的研究也注意到,过敏抗体在与抗原发生反应之前必须附着于细胞。这一点在 1921 年被 Prausnitz 和 Küstner 更清晰地确定:他们能够通过转移过敏个体血清到其他非过敏个体上,如在鱼的个体间转移超敏现象。

法国生理学家 Nicolas-Maurice Arthus(1862—1945 年)报告,在将无菌马血清重复注射到皮肤后,可以观察到伴随着发红、水肿、出血、坏死等炎症反应的症状加重。他称之为"局部严重过敏反应",这一现象之后被称为"Arthus 现象"。

在美国,M. J. Rosenau(1869—1946 年)和 John F. Anderson(1873—1958 年)设立了动物实验,尤其是对豚鼠的实验。美国病理学家 Theobald Smith(1859—1934 年)在 Paul Ehrlich(1854—1915 年)访问美国期间,将自己的实验记录赠予 Paul Ehrlich。Paul Ehrlich 意识到这些实验的价值,他将这些笔记交给 Richard Ernst Wilhelm Otto(1872—1950 年)并且要求他继续实验工作。Richard Ernst Otto 最后出版了他和 Theobald Smith 的实验结果,创造了"Theobald Smith 现象"这一用于描述豚鼠过敏性休克的术语。

在严重过敏反应被发现后的几年中,一些研究者发现,此前没有接受免疫的动物,通过直接注射组胺也可以出现相似的症状。"类过敏反应"这个术语常被用于非免疫类型的症状诱导。Paul Kallós 提出,某些鼠菌株和明胶血液替代品中的一些物质(如可卡因、葡聚糖)可直接引起组胺释放,他将此命名为"假性过敏反应"概念。

21 世纪初,欧洲变应性反应与临床免疫学会(EAACI)和世界免疫组织(WAO)的命名小组才提出了新的术语,在临床症状的基础上定义"严重过敏反应",独立于病理机制演化之外。因此,人们现在可以区分过敏和非免疫性严重过敏反应,后者在之前被称为"假性过敏反应"。

今天,严重过敏反应现象似乎在全球都有增长的趋势,也许是由于特应性疾病的增多以及后续的花粉相关的食物过敏。由于严重过敏反应描述了强度不同、涉及多器官系统的临床综合征,有人试着用所谓的"过敏严重程度表"(由 Müeller 或 Ring 和 Messmer 分别提出)来对过敏反应的严重性进行分类。

虽然我们甚为了解 IgE 诱导的过敏化作用和 IgE 诱导的肥大细胞的激活和脱颗粒作用,但我们对平滑肌上和微循环中发生的、最终导致致命症状的病理生理活动仍知之甚少。

肾上腺素这种已知的治疗药物已存在一百余年。现在,如考虑到有利的治疗效果和药物的副作用之间的取舍,我们还没有另外一种新的更安全的或更精确治疗某类过敏反应的药物。

国际上一直在建立严重过敏反应的治疗指南。激活因子、病理生理学、药物疗法、综合防治措施之间的复杂关系必须向病人解释清楚,并为病人提供紧急药物,其中包括肾上腺素。有情况表明,教育项目(开设过敏相关学科的学校)有助于疾病的治疗。

参 考 文 献

[1] von Pirquet C:Allergie. Münch Med Wochenschr 1906;53:1457-1458.

[2] Portier P,Richet C:De l'action anaphylactique de certains vénins. CR Soc Biol 1902;54:170-172/Trav Labor Physiol 1902;5:506.

[3] Waddell L:Egyptian Civilization. London,Luzac,1930.

[4] Avenberg KM,Harper DS,Larsson BL:Footnotes on Allergy. Uppsala,Pharmacia,1980.

[5] Müller U:Geschichte der Insektenstichallergie. Allergo J 2009;18:342-352.

[6] Galli S(ed):Anaphylaxis. Novartis Foundation Symposium 157. Chichester,Wiley,2004.

[7] Magendie F:Lectures on the Blood and on the Changes It Undergoes during Disease. Philadelphia, Harrington Barungton & Haswell,1939.

[8] Héricourt J,Richet C:Sur un microbe pyrogène et septique(*Staphylococcus pyosepticus*)et sur le vaccination contre ses effets. CR Acad Sci 1888;107:690.

[9] von Behring E,Kitasato S:Über das Zustandekommen der Diphterie-Immunität und der Tetanus-Immunität bei Thieren. Dtsch Med Wochenschr 1890;16:1113/1145.

[10] Héricourt J,Richet C:Effets lointains des injections de serum d'anguille. CR Soc Biol 1989;50:137.

[11] Samter M:Excerpts from Classics in Allergy. Columbus,Ross Laboratories,1969.

[12] Schadewaldt H:Die Lehre von der Allergie und den allergischen Krankheiten in ihrer historischen Entwicklung; Habilitation Diss, Medizingeschichtliches Institut der Albert-Ludwigs-Universitäit Freiburg im Breisgau,1960.

[13] Richet C:Anaphylaxies. Liverpool,University Press,1913.

[14] Richet C:De l'anaphylaxie après injection de congestine chez le chien. CR Soc Biol 1905;57:112.

[15] Richet C:Des effets prophylactiques de la thalassine et anaphylactiques de la congestine dans le virus des actiniés. CR Soc Biol 1904;56:302.

[16] Richet C:Des poisons contenus dans les tentacules des actiniés(Congestine et Thalassine). CR Soc Biol 1903;55:246.

[17] Richet C:De l'anaphylaxie au sensibilité croissant des organismes à des doses successives de poison. Arch Fisiol 1903/1904;1:129.

[18] Richet C:De l'action de la congestine(virus des actinides)sur les lapins et de ses effets anaphylactiques. CR Soc Biol 1905;57:109.

[19] von Behring E: Über Idiosynkrasie, Anaphylaxie, Toxin-Überempfindlichkeit, Disposition and Diathese. Schmidts Jb Ges Med 1914;319:113/Gesammelte Abhandlungen,NF No 23. Bonn,1915,p 175 ff.

[20] Langerhans R:Tod durch Heilserum! Berl Wochenschr 1896;33:602.

[21] Lamson RW:Sudden death associated with the injection of foreign substances. JAMA 1924;82:1091-1098.

[22] Kallós P,Kallós-Defner L:Die experimentellen Grundlagen der Erkennung und Behandlung der allergischen Krankheiten. Ergebn Hyg 1937;19:178.

［23］ Richet C:De l'anaphylaxie ou sensibilité croissante des organsimes à des doses successives de poison. Arch Fisiol 1904;1:129.

［24］ Dale HH,Laidlaw PP:The physiological action of beta-imidazolethylamine. J Physiol 1910;41:318-344.

［25］ Prausnitz C,Küster H:Studien über die Überempfindlichkeit. Zbl Bakt Abt 1 Orig 1921;86:160.

［26］ Arthus N-M:La séro-anaphylaxie du lapin. Arch Int Physiol 1909;7:471.

［27］ Rosenau MJ,Anderson JF:Hypersusceptibility. JAMA 1906;47:1007.

［28］ Simons FER(ed):Ancestors of Allergy. New York,Global Medical Communications,1994.

［29］ von Behring E: Experimentelle Analyse und Theorie der anaphylaktischen und apotorischen Vergiftung. Dtsch Med Wsch 1914;40:1857.

［30］ Hanzlik PJ,Karsner HT: Anaphylactoid phenomena from the intravenous administration of various colloids,arsenicals and other agents. J Pharmacol Exp Ther 1920;14:379.

［31］ Lorenz W,Doenicke A,Dittmann I,Hug P,Schwarz B:Anaphylaktoide Reaktionen nach Applikation von Blutersatzmitteln beim Menschen. Verhinderung dieser Nebenwirkung von Haemaccel durch Praemedikation mit H_1 und H_2-Antagonisten. Anaesthesist 1977;26:644.

［32］ Dukor P,Kallos P,Schlumberger HD,West GB(eds):Pseudo-Allergic Reactions. Basel,Karger,1980,vol 1-3.

［33］ West G:5-Hydroxytryptamine,tissue mast cells and skin oedema. Int Arch Allergy Appl Immunol 1957;10:257-275.

［34］ Johansson SGO,Bieber T,Dahl R,Friedmann PS,Lanier BQ,Lockey RF,Motala C,Martell JAO,Platts-Mills TAE,Ring J,Thien F,Cauwenberge PV,Williams HC:Revised nomenclature for allergy for global use:report of the nomenclature review committee of the World Allergy Organization. J Allergy Clin Immunol 2004;113:832-836.

［35］ Mueller HL:Diagnosis and treatment of insect sensitivity. J Asthma Res 1966;3:331-333.

［36］ Ring J,Messmer K:Incidence and severity of anaphylactoid reactions to colloid volume substitutes. Lancet 1977;i:466-469.

［37］ Ring J:Anaphylaktoide Reaktionen. Berlin,Springer,1978.

［38］ Ring J,et al:Leitlinie Akuttherapie der Anaphylaxie. Allergo J,in press.

［39］ Simons FE,Ardusso LR,Bilò MB,El-Gamal YM,Ledford DK,Ring J,Sanchez-Borges M,Senna GE,Sheikh A,Thong BY,et al:World Allergy Organization anaphylaxis guidelines:summary. J Allergy Clin Immunol 2011;127:587-593.

［40］ Ring J,Beyer K,Dorsch A,Biedermann T,Fischer J,Friedrichs F,Gebert N,Gieler U,Grosber M,Jakob T,Klimek L,Kugler C,Lange L,Pfaar O,Przybilla B,Reese I,Rietschel E,Schallmayer S,Schnadt S,Szczepanski R,Worm M,Brockow K(für AGATE):Anaphylaxieschulung-ein neues Behandlungsprogramm zur tertiären Krankheitsprävention nach Anaphylaxie. Allergo J 2012;21:96-102.

过敏性鼻炎

Niels Mygind

丹麦哥本哈根里格斯匹马雷特耳鼻喉科病理学实验室

摘要

过敏性鼻炎(allergic rhinitis)是一种非常常见的疾病,发病率为 $15\% \sim 20\%$。年轻人的症状最为明显,而老年人因某些未知原因在临床上是低敏感人群。花粉是导致季节性过敏性鼻炎的原因,室尘螨和动物是导致长期过敏性鼻炎的主要原因。组胺是造成打喷嚏和黏液分泌过多的主要原因,而其他介质也可能在鼻塞中发挥作用。在息肉病中,局部去神经支配是血管渗漏、水肿、息肉形成的重要原因。抗组胺药对打喷嚏和黏液分泌过多有效果,对鼻塞却无效。由于它们可以快速起效,因此它们对轻度和偶发的病人有帮助。有持续症状的病人应优先使用鼻用类固醇药物,因为它对所有鼻部症状更有效。短期使用全身性类固醇可以作为局部治疗中有价值的辅助药物,特别是在鼻息肉治疗中局部治疗对鼻塞暂时无效的时候。短期治疗中,可以加用鼻血管收缩剂,另外异丙托嗅铵喷雾剂有益于治疗长期非过敏性、主要症状为流清水样鼻涕的鼻炎。当药物治疗效果不足时,可以加入免疫治疗。本章基于作者的个人经验而编写。作者既是过敏性鼻炎病人,也是医生和研究者。因此本文的观点无法做到均衡,所引用的参考文献经过挑选,大多是作者自己发表的文章。由于本文内容主要基于个人研究,所以文中对类固醇进行了细致的讲述,而在免疫治疗方面读者应参阅另一章。除了过敏性鼻炎,文中还将描述鼻息肉病。以前人们认为鼻息肉病是一种过敏性疾病,但我们现在知道它不是。不过,在组织病理学和药物反应性方面,鼻息肉病与过敏性鼻炎非常相似。

1873 年,一位研究过敏的巨匠

1873 年,Charles Blackley 写了一本关于"夏季卡他(catarrhus æstivus)"(花粉病或花粉性哮喘)的书。尽管他怀疑这种疾病是由"新鲜干草的臭气"所引发的,但那个年代对该病的病因几乎一无所知。

Charles Blackley 自己就是病人。他取样一些花粉,用它们在手臂上擦出一条划痕,这造成了一条长2.5英寸(6.4 cm)的过敏反应带。他还因此患上了结膜炎、鼻炎、哮喘,甚至造成了单侧眼睛失明。他计量了空气中的花粉,发现了花粉数量与他的症状之间的相关性。最后,他将黏性玻璃片附到风筝线上对花粉进行取样,发现在距离地面100米的高度,花粉计数很高。这个发现解释了为什么即使他身处一座大城市,也会患花粉病。在那个季节,他每天都会沾染很多花粉,并且展现了花粉计数与他的症状的联系。

他还指出,当旁边有猫、兔、豚鼠时,会引起某种哮喘,几乎和花粉性哮喘没有区别。不过,他指出,动物的毛皮可能只是颗粒状物质和花粉的载体。"我从来没有遇到过一例病例完全是由动物发出的气味而致病。"他在这里没有说对。

总的来说,100 多年前 Charles Blackley 所做的研究,确实是一次令人印象深刻的试验。

术语及定义

术语"过敏"来自希腊语"allos"(意思是"不同"或"改变")以及"ergos"(意思是"工作"或"行动")。"鼻炎"(rhinitis)是指"鼻子里的炎症"。但是,这一疾病发病时不一定都有炎症反应,过敏原也可以在没有炎症的鼻子里引起症状。因此,"鼻病"(rhinopathy)是更为正确的术语,但没有人使用这个词。

公元前 4 世纪,希波克拉底描述鼻息肉并将它们命名为"polypous"("poly"意思是"多","pous"意思是"脚")。不过,息肉呈单茎状,因此更准确的词应该是"monop"。但现在才把希波克拉底对这种疾病的诊断改成"monoposis"为时已晚。

在临床实践中,诊断鼻炎的根据是打喷嚏、流鼻涕、鼻塞等症状。由于所有人都有可能偶尔出现这些症状,因此很难明确区分健康状态和疾病状态。

一份关于鼻炎的医学界共识报告将鼻炎定义为:在大多数日子里每天持续超过 1 h 有两种或以上症状发作。临床医生可以通过询问病人每天症状持续多长时间,每天打喷嚏、擤鼻涕的次数来了解情况。

流行病学与自然史

在 Charles Blackley 的职业生涯中,只能找到很少几个患上花粉症的病人。现在一系列研究已经显示,在一般人群中过敏性鼻炎的累积流行率为 15%~20%,是最常见的免疫疾病。

瑞士的全国人口调查显示,花粉症发病率从 1926 年的 0.3% 逐年上升,1958 年为 5%,1985 年为 10%,1995 年为 14%。因此,相比 Charles Blackley 的时代,过敏性鼻炎的流行率无疑已经大大增加,而原因尚不清楚。

Charles Blackley 写道:花粉症在受过教育的人中比在文盲中更为常见。此外,据说花粉症是贵族病。他从来没有在劳动人口中发现过一个案例,即使发生也非常少。

后来的研究发现,大学生的皮肤试验阳性和临床过敏性鼻炎患病率高于整个人群,这对 Charles Blackley 的观察结果也给予了一些支持。另外,也有研究描述了皮肤测试阳性与教育和收入水平之间的正相关性。

Charles Blackley 评论说:"存在一个有趣的现象,即比起城市,花粉症在农村地区更罕见。"人们本来会觉得,生活在农村的孩子比城市中的孩子会更频繁地染上花粉症,但真实情况似乎并非如此,而原因尚不清楚。

花粉症的症状在 15~20 岁的年龄段尤为严重,尽管老年人可能仍会致敏,但他们却很少出现严重的症状。我们不知道为何这种疾病会自发性治愈,却又仍然会致敏,因此,还需详细研究其潜在的免疫机制和发病机制。

过敏原

鼻子是吸入颗粒的过滤器。鼻子对于过滤大颗粒($>10\ \mu m$)非常有效,可将它们留在鼻子中,但对于可以到达下呼吸道的较小颗粒效果较差。这说明了鼻炎和哮喘的症状差异与过敏原的大小相关。

花粉颗粒是相对较大的颗粒($20\sim30\ \mu m$),它们撞击眼睛并被鼻子的过滤器捕获。尽管它们到达下呼吸道的数量极少,但是含过敏原的粉尘依然可以引起花粉性哮喘。

草在全世界都是引起过敏非常重要的原因。桦木是斯堪的纳维亚半岛发生过敏的重要原因,而在日本,日本雪松则是过敏的最重要原因。在北美地区,则是豚草名列前茅。

仅在 50 年前,房屋灰尘和鸟类羽毛的提取物还在用于做皮肤试验和治疗。然而,1964 年荷兰的 Voorhorst 等人有了重大突破,他们发现室尘螨是"室尘过敏"的主要原因。"羽毛过敏"也主要由这种螨虫的污染引起。室尘螨的希腊文名字意即"吃皮肤的羽毛螨"。室尘螨的粪便颗粒与花粉大小相同,是引起气道症状的主要原因。

猫通过舌头舔舐身体,将唾液中的过敏原附着在它们的皮肤上。在家中,这种过敏原是通过空气持续传播的小颗粒。众所周知,直径 $3\sim10\ \mu m$ 的孢子产生过敏是造成患哮喘的儿童发生鼻炎的原因,而在非哮喘病人中的作用可能微不足道。一般来说,食物过敏和不耐受很少会导致孤立性鼻炎。不过,食物特别是酒精饮料经常通过非过敏机制引起鼻塞症状。

组织病理学和发病机制

上皮层

对过敏性鼻炎上皮变性研究的发现和观点之间有些矛盾。在对发生过敏的动物的研究中,已经阐明了花粉颗粒可以破坏并穿透鼻子中的上皮层。然而,我们在研究花粉引起过敏性病人产生症状时,还未能证实这一点。

在过敏性鼻炎病人中,经验丰富的研究人员使用透射电子显微镜已经发现上皮连接的损坏,细胞间隙扩张,上皮细胞挤压入鼻腔。使用扫描电子显微镜,我们发现表面上皮只有微小的变化。然而,我们发现刮擦鼻黏膜会使长期患鼻炎的病人比正常人脱落更多的上皮细胞。因此,过敏性鼻炎病人可能有轻微的细胞间水肿,这减少了细胞之间的黏附力,但是在过敏性鼻炎中没有表现出明显的上皮层病理现象。

肥大细胞

Paul Ehrlich 在 1879 年首次描述了肥大细胞("饱食细胞")。该细胞在过敏性鼻炎的发病机制中具有独特作用,因为它表现为 IgE 的高亲和力受体,并且它和嗜碱性粒细胞是仅有的能合成和释放组胺的细胞。在对过敏原攻击的早期反应中,肥大细胞脱颗粒表现出生态迹象和生物化学迹象,而在过敏性鼻炎中,表面上皮肥大细胞的数量增加了。

组胺

与支气管过敏不同,组胺绝对是鼻部过敏最重要的介质。抗组胺药的良好效果清楚地表明,组胺是打喷嚏和相关黏液过度分泌的主要原因。感觉神经上的 H_1 受体受到影响而引起打喷嚏,黏膜下腺受到刺激则引发过度分泌现象。组胺也会诱发鼻塞,但是针对 H_1 受体的抗组胺药对这种症状的疗效不佳。部分原因可能是血管中有 H_2 组胺受体的分布。在鼻组胺激发的研究中,我们发现,用针对 H_1 和 H_2 受体的抗组胺药进行处理,二者产生的作用相同。针对 H_1 受体的抗组胺药对过敏性鼻炎鼻塞的影响不明显,这说明其他介质对这种症状的发生起到重要作用。

嗜酸性粒细胞

1879 年,Paul Ehrlich 描述了嗜酸性粒细胞,他以"Eos"命名,该词的意思是希腊的黎明女神。1922 年,他发明了鼻分泌物涂片中嗜酸性粒细胞的简单计数法,至今仍然是鼻过敏性炎症的最佳形态学标志。然而,嗜酸性粒细胞在过敏性鼻炎发生机制中的作用尚不清楚。嗜酸性粒细胞可能是鼻高反应性的原因,因为嗜酸性粒细胞释放的分子可以对气道上皮细胞产生影响。然而,如上所述,在发生过敏的鼻腔表层上皮中,似乎没有任何明显的形态学变化。此外,在花粉季节,鼻子对组胺和过敏原刺激的反应程度仅增加了三分之一。因此,虽然过敏性鼻炎中有高反应性,但远远不及哮喘。

鼻息肉

鼻息肉较早被认为是一种过敏性疾病,但现在人们很清楚地认识到,有这种疾病的病人皮肤试验为阳性的结果并不比正常人多。因此,鼻息肉的病因仍未知。

在鼻息肉中,肥大细胞脱颗粒的程度比过敏的鼻黏膜高得多,而且息肉中的水肿液中的组胺水平远高于过敏的鼻腔组织。另外还有明显的嗜酸性粒细胞增多。

息肉主要由水肿液组成,而水肿液的形成是由于息肉中完全缺乏神经而导致血管具有宽阔的开放细胞结构。这些结构仅在鼻子中的几平方厘米的范围内形成,即鼻孔的中间、鼻黏膜与鼻旁窦的黏膜结合处。这一边缘区域包含薄神经束,来自嗜酸性粒细胞衍生的蛋白质的损害可能会让薄神经束更为敏感。

症状

瘙痒的眼睛相当惹人不快,而鼻子里发痒也一样。暴露在过敏原中的病人会不断感觉到眼睛和鼻子的瘙痒。鼻痒也会导致连续打喷嚏(笔者的个人记录是 25 个喷嚏),并且会流鼻涕,这需要经常使用手帕。

在长期性鼻炎中，特别是鼻息肉，鼻子堵住会导致病人被迫用口呼吸，说话带有鼻音，这令人非常不舒服。在鼻息肉中，嗅觉会消失，而这种情况显然降低了生活质量。

治疗

抗组胺药

第一种抗组胺药安特甘（Antergan）于 1942 年被引入。在 20 世纪 80 年代初，引入了第二代非镇静抗组胺药，这标志着人们在过敏性鼻结膜炎的治疗中取得了重要进展。

抗组胺药在治疗花粉症方面的地位已经确立，价值重大，因为它们对眼睛瘙痒、打喷嚏、鼻液分泌过多有积极作用。此外，它们起效快，故可以根据需要使用。

当我们给长期性鼻炎病人使用非镇静抗组胺药阿司咪唑时，与安慰剂相比，它将打喷嚏减少到 41%，流鼻涕减至 55%，而对鼻塞没有明显作用。当加入类固醇喷雾时，相应的数字为 24%、37%、64%。抗组胺药的作用在过敏性和非过敏性长期性鼻炎中是相同的。

当抗组胺药治疗不足以应对花粉症时，应该使用鼻用类固醇喷雾替代，这对缓解鼻子症状尤其是鼻塞更有效。通常使用口服抗组胺药和局部类固醇喷雾联合治疗，尽管一系列研究表明，联合治疗对缓解鼻腔症状的效果并不比单独使用类固醇喷雾高。口服抗组胺药经常用于儿童，因为儿童喜欢口服多于鼻内治疗。

总而言之，在过敏性鼻炎的治疗中，口服抗组胺药主要用于偶尔出现症状的病人，以及除了鼻部症状之外还有严重眼睛症状的病人。抗组胺滴眼剂可以立即起效，故而非常有用。它们对鼻用类固醇喷雾是非常好的补充用药。

色甘酸盐

鼻内色甘酸盐疗法于 1967 年由 Jogler Altonyan 发明，对过敏性鼻炎具有预防作用，可能是通过稳定肥大细胞的作用来实现的。该疗法对打喷嚏和流鼻涕有轻度至中度的治疗效果，而对鼻塞的治疗作用较弱。每天使用四次色甘酸盐疗法的疗效，比每天使用一次鼻用类固醇喷雾效果要差很多。因此，一份治疗过敏性鼻炎的共识声明宣称，"不认为色甘酸盐是治疗过敏性鼻炎的主要治疗方法"。色甘酸盐疗法对缓解眼睛的症状可能比对鼻子更有用。

局部类固醇

药物公司 Allen 和 Hanburys（后来的 Glaxo）想用皮质类固醇倍氯米松二丙酸酯测试新开发的哮喘气雾剂。来自英国德比的 Harry Morrow Brown 博士迅速证明，吸入这种药物（以后称为必可酮）对治疗哮喘有显著疗效。

药物公司的一名代表向我展示了这种喷雾，并解释它对治疗哮喘的显著疗效。因此，笔者用自制鼻喷雾器对二丙酸倍氯米松哮喘气雾剂治疗花粉症的效果进行了试验。结果表明，它对缓解鼻部症状有显著的效果。使用喷雾后尿皮质醇浓度的测量结果，以及对缓解眼睛症状没有疗效，清楚地表明喷雾的效果是局部的。对儿童的疗效更加明显。

我们还发现该疗法对缓解长期性鼻炎的所有鼻部症状都有显著效果。然而，我们第一次注意到类固醇喷雾可能导致鼻出血，并且引出了一个问题：类似于使用类固醇软膏导致皮肤萎缩，使用类固醇喷雾是否存在发生萎缩性鼻炎的风险。幸运的是，后来的研究清楚地表明，我们所观察到的副作用并不会逐渐加重，长期治疗后的活检研究没有发现萎缩性鼻炎。

在花粉症中，症状可在 12 h 内达到缓解，2~4 天后达到最大缓解值。局部治疗鼻部症状需要抗组胺药处方滴眼剂。在鼻息肉研究中，这种喷雾显著减少了打喷嚏、黏液分泌过多、鼻塞的发生。

据一篇关于鼻炎诊断和治疗方面的共识报告报道，鼻用类固醇是中度和重度花粉症、长期性过敏性鼻炎、非过敏性鼻炎的一线用药。市售的各类类固醇分子在功效和副作用特征方面似乎没有显著的差异。

全身性类固醇

在 20 世纪 50 年代合成的全身性类固醇在鼻炎和鼻息肉的治疗中是有效的，但它们的局限性在于其众所周知的副作用。然而,当治疗仅限于几周时,风险非常小。医生们认为,全身性类固醇不应该用于儿童、怀孕期间的妇女和有禁忌证的病人。除此之外,他们的意见差异很大。与抗组胺药相反,全身性类固醇对治疗鼻塞有显著效果,但对打喷嚏和流鼻涕的效果很小。

过敏性鼻炎

当类固醇喷雾在花粉症的治疗中效果不足时,通常会加入短期的全身性类固醇。虽然看上去有可能增加功效,但在对照研究中其作用尚未得到证实。在因长期性鼻炎导致鼻塞的鼻子有突破性症状时,即便此前使用了鼻用类固醇治疗,短期使用全身类固醇也可能起作用。临床经验同意这一结论,但在对照试验中该结论尚未得到证实。总之,全身类固醇不用作鼻炎一线用药。虽然它可能作为慢性长期性鼻炎的额外治疗用药,但其在季节性过敏性鼻炎中的地位较不确定。

鼻息肉

在这种疾病中,在局部治疗之前以及当这种治疗暂时失败时(如在感冒之后),使用全身类固醇能疏通阻塞的鼻子,具有相当大的价值。术前用全身类固醇治疗也可使手术更容易。其对鼻黏膜的所有部位产生的效果很重要,包括形成息肉的口腔区域,以及鼻旁窦区域。特别重要的是,只有全身性类固醇可以改善嗅觉。总之,毫无疑问的是,全身类固醇在鼻息肉的治疗中占有一席之地。就个人而言,笔者发现频率低于每三个月一次的短期治疗,对这种疾病可能相当有价值。

口服治疗或贮库型注射剂

全身性类固醇可以作为泼尼松龙片剂或用贮库型注射剂(相当于 100 mg 泼尼松龙)给药。在对鼻炎的治疗中口服泼尼松龙的疗效没有做过安慰剂的对照研究,但在鼻息肉中有一些研究。由于没有剂量反应研究,剂量的选择不确定。每天 30 mg 泼尼松龙具有明确作用,而 7.5 mg 似乎只有微乎其微的效果。而注射则有一些安慰剂对照研究。其对下丘脑-垂体-肾上腺轴的作用持续 3 周,临床疗效为 4～5 周。一般来说,几乎所有研究报告的作者们都推荐口服治疗,因为担心药剂注射会引起副作用。然而,要求在十年期间向丹麦登记注册处报告这种治疗的所有副作用中,我们发现每 11785 次注射只有 1 次副作用报告。然而,毫无疑问的是,在注射后可能偶尔发生注射部位皮下萎缩和凹窝,特别是在采用皮下注射而不是肌内注射时。

血管收缩剂

麻黄碱是中药材麻黄的活性成分,已被使用 5000 多年。这种化合物在 1927 年被引入临床使用。

鼻内血管收缩剂对治疗鼻塞具有明显作用,在使用几分钟后开始起效,可持续 10 h。没有全身性副作用的风险,但如 1942 年 Hüberman 所示,长期使用这种药物可导致药物性鼻炎的加重。因此,鼻血管收缩剂仅推荐短期使用(10 天)。

使用抗组胺药时添加口服血管收缩剂似乎是合乎逻辑的,因为两者的作用互为补充。但是,如果为了对鼻塞稍微产生一些效果,而收缩身体中的每个血管,似乎不是太合适的药物治疗方法。另外,使用的剂量可能会造成全身副作用,并有许多禁忌证。

溴酸异丙托品

这种药物的鼻喷雾剂对清水样鼻涕具有中度作用,当清水样鼻涕是长期性非过敏性鼻炎病人的主要症状时,可以使用鼻腔喷雾剂。它也减少了由寒冷天气引起的流鼻涕和感冒。

免疫治疗

本书中 Raulf 的章节对 Noon 和 Freeman 于 1911 年提出的具体免疫疗法有所描述。当药物治疗效果不足时,特别是需要使用全身类固醇时,免疫治疗在治疗过敏性鼻炎中占有一席之地。

参 考 文 献

[1] Blackley CH:Experimental Research on the Causes and Nature of Catarrhus Æstivas(Hay-Fever or

Hay-Asthma). Oxford,Oxford Historical Books,1988.

[2] Lund VJ,Aaronson D,Bousquet T,et al: International consensus report on the diagnosis and management of rhinitis. Allergy 1994;49(suppl 19):1-34.

[3] Hagy GW,Settipane GA: Bronchial asthma, allergic rhinitis and allergy skin tests among college students. J Allergy 1969;45:323-332.

[4] Mygind N,Dahl R:Epidemiology of allergic rhinitis. Pediatr Allergy Immunol 1996;7(suppl 9):57-62.

[5] Wüthrich B,Schindler C,Leuenberger P:Prevalence of atopy and pollinosis in the adult population in Switzerland. Int Arch Allergy Appl Immunol 1995;106:149-156.

[6] Voorhorst V,Spieksema-Boezaman MIA,Spieksma FTM:Is a mite (*Dermatophagoides sp*) the producer of the house-dust allergen? Allerg Asthma 1964;10:329-336.

[7] Wihl J-Å,Mygind N:Studies of the allergenchallenged human nasal mucosa. Acta Otolaryngol 1977;84:281-286.

[8] Mygind N:Scanning electron microscopy of the human nasal mucosa. Rhinology 1975;13:57-75.

[9] Mygind N,Thomsen J:Cytology of the nasal mucosa:a comparative study between a replica-method and a smear-method. Arch Klin Exp Ohren Nasen Kehlkopfheilkd 1973;204:123-129.

[10] Secher C,Kirkegaard J,Borum P,Maansson A,Osterhammel P,Mygind N:Significance of H_1 and H_2 receptors in the human nose:rationale for topical use of combined antihistamine preparations. J Allergy Clin Immunol 1982;70:211-218.

[11] Ohashi Y,Motojima S,Fukuda T,Makino S:Airway hyperresponsiveness, increased intercellular spaces of bronchial epithelium,and increased infiltration of eosinophils and lymphocytes in bronchial mucosa in asthma. Am Rev Respir Dis 1992;145:1469-1476.

[12] Borum P,Grønborg H,Brofeldt S,Mygind N:Nasal reactivity in rhinitis. Eur J Respir Dis 1983;64 (suppl 128):65-71.

[13] Mygind N,Dahl R,Bachert C:Nasal polyposis, eosinophil dominated inflammation, and allergy. Thorax 2000;55(suppl 2):S79-S83.

[14] Wihl J-Å,Petersen BN,Gundersen G,Bresson K,Mygind N:Effect of the nonsedative H_1-receptor antagonist astemizole in perennial allergic and nonallergic rhinitis. J Allergy Clin Immunol 1985;75:720-727.

[15] Navarro A,Valero A,Rosales MJ,Mullol J:Clinical use of oral antihistamines and intranasal corticosteroids in patients with allergic rhinitis. J Investig Allergol Clin Immunol 2011;21:363-369.

[16] van Cauwenberge P,Bachert C,Passalacqua G,et ah:Consensus statement on the treatment of allergic rhinitis. Allergy 2000;55:116-134.

[17] Brown HM,Storey G,George WHS:Beclomethasone dipropionate:a new steroid aerosol for the treatment of allergic asthma. Br Med J 1972;1:585-590.

[18] Mygind N:Local effect of intranasal beclomethasone dipropionate in hay fever. Br Med J 1973;4:464-466.

[19] Prahl P,Wilken-Jensen K,Mygind N:Beclomethasone dipropionate aerosol in treatment of hay fever in children. Arch Dis Child 1975;50:875-878.

[20] Hansen I,Mygind N:Local effect of beclomethasone dipropionate aerosol in perennial rhinitis. Acta Allergol 1974;29:281-287.

[21] Mygind N,Sørensen H,Pedersen CB:The nasal mucosa during long-term treatment with beclomethasone dipropionate aerosol:a light and scanning electron microscopic study of nasal polyps. Acta Otolaryngol 1978;85:437-443.

[22] Mygind N,Pedersen CB,Prytz S,Sørensen H:Treatment of nasal polyps with beclomethasone

dipropionate aerosol. Clin Allergy 1975；5；159-164.

[23] Borum P，Grønborg H，Brofeldt S，Mygind N：Seasonal allergic rhinitis and depot injection of a corticosteroid. Allergy 1987；42；26-32.

[24] Mygind N，Lildholdt T：Nasal polyps treatment；medical management. Allergy Asthma Proc 1997；17；275-282.

[25] Martinez-Devesa P，Patiar S：Oral steroids for nasal polyps. Cochrane Database Syst Rev 2011；CD005232.

[26] Mygind N，Lund V：Intranasal corticosteroids for nasal polyposis；biological rationale，efficacy，and safety. Treat Respir Med 2006；5；93-102.

[27] Maim L，Änggård A：Vasoconstrictors；in Mygind N，Naclerio RM（eds）：Allergic Rhinitis；Clinical Aspects. Copenhagen，Munksgaard，1993，pp 95-100.

[28] Borum P，Mygind N，Larsen FS：Intranasal ipratropium；a new treatment for perennial rhinitis. Clin Otolaryngol 1979；4；407-411.

[29] Østberg B，Winther B，Borum P，Mygind N：Common cold and high-dose ipratropium bromide；use of anticholinergic medication as an indicator of reflex-mediated hypersecretion. Rhinology 1997；35；58-62.

哮喘

Karl-Christian Bergmann

德国柏林大学附属 Charité 医院过敏症中心

摘要

"哮喘(asthma)"源自希腊词根"$\alpha\sigma\theta\mu\alpha\iota\nu\omega$",意为"喘气呼吸"。原本该术语不是一种疾病的定义,而是用于描述各种肺部疾病的呼吸系统症状。几个世纪以来,人们提出了几种模型来理解哮喘的病理生理异常。到 20 世纪初,哮喘被认为是一种独特的疾病,其特征是"支气管的痉挛性发作"而导致痛苦。哮喘是一种复杂的疾病,与此相对应,用于描述哮喘发病机制的模型也越来越复杂。哮喘研究方法已经从古代思想发展为描述功能性方法,进一步发展为更先进的方法,并依赖于细胞和分子生物学、免疫学、微生物学、遗传学/基因组学、病理生理学的发展。随着更多、更先进的肺功能测量技术的发展,哮喘的特征逐渐被阐明,其病理生理学机制也逐渐被明确。研究显示,哮喘伴随着气道阻力短暂增加,被动呼气量和流量减少,肺部充气过度、呼吸动作增加,并与通气、灌流、动脉血气分布的异常有关。现在,哮喘被认为是慢性炎症性疾病,其病理生理学机制尚未被完全了解,因此,其治疗方式尚未尽善,仍需发展。

哮喘疾病在两个层面上多变:这一疾病普遍变化多端,而每一例病例本身也颇具变化。

Henry Hyde Salter

哮喘(asthma)是希腊语,意思是喘气或呼吸困难。这一词的首次使用出现在古希腊诗人荷马的《伊利亚德》中,这首史诗描述了希腊人和特洛伊市居民之间传奇战争的最后一年。这个词也为古希腊抒情诗人 Pindar(公元前 522—公元前 443 年)、希腊作家 Aeschylus(公元前 525—公元前 456 年)、希腊哲学家柏拉图(公元前 427—公元前 347 年)引用。

东方病史之开端

早在公元前 200 年,医学书《黄帝内经》中就描述了哮喘。这是一本古老的中国医书,两千多年来一直被视为中医的理论根源。它在中国医学中的地位,可媲美希波克拉底语录之于希腊医学,或 Galen 的著作之于伊斯兰医学和中世纪欧洲医学。

《黄帝内经》似乎是史上最古老的内科医书,书中黄帝(图 1)在公元前 3000 年曾行过医。本书通过对话的形式,讨论了呼吸困难、带有杂音这一病症的病因。

《神农百草经》提到一种名为"麻黄"的植物,属于麻黄属。麻黄是亚洲和美洲的土生植物,从 20 世纪初开始,人们从这种植物中提取出麻黄素,而医生将其作为药方,处理各种呼吸系统疾病,包括咳嗽。《神农本草经》书中大约命名了 350 种药用植物(图 2)。

西方病史之开端

古希腊伯里克利时代的希波克拉底(图 3),使用"哮喘"这一术语来表示"急促的呼吸",意即"我喘不过气来"。他被认为是医学史上杰出的人物之一。他被称为西医之父,以褒奖这名希波克拉底医学学派创始人对医学的贡献。这一学术流派发起了古希腊的医学革命,将医学设立为独立的学科,不再与在哲学传统上有

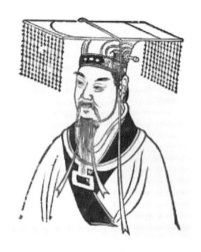
图 1 黄帝

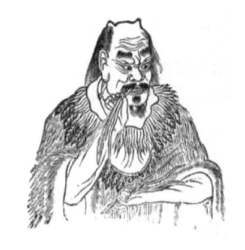
图 2 神农氏(尝百草发现其药效)

关联的其他学科混在一起,从而使从医成为一种职业。

希波克拉底将哮喘描述为阵发性发作,这比一般的呼吸困难更严重。他将哮喘的痉挛状态与癫痫性痉挛进行比较,而他认为后者是神的惩罚。

Aulus Cornelius Celsus(公元前 25 年至公元 25 年)是罗马的一名百科全书编纂者,以他涉猎广泛的医学全书《De Medicina》而闻名。他熟知哮喘发作期的呼吸困难,呼气有杂音,并认为其病因是呼吸道变窄。他将呼吸困难的严重程度分为三类:①呼吸困难:呼吸加快,特别是跑步或运动后。②哮喘:在没有运动时发生呼吸障碍。③端坐呼吸:呼吸困难病人必须坐直,才能获得足够的空气,这是三者中最严重的。

直到 18 世纪,人们一直认可他的分类。他的治疗方案之一如下:

使病人处于半直立状态,在病人胸部周围裹上温暖的外套,并让病人喝一点掺入了狐狸肝肺药粉的硫化酒。

在海德堡德国药剂博物馆的收藏中,展出了一具用来装狐狸肺药粉的医药箱(图 4)。

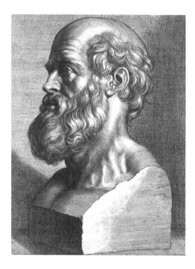
图 3 希波克拉底(1638 年 Peter Paul Rubens)

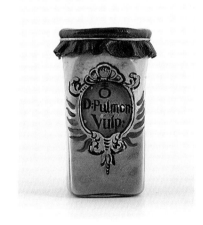
图 4 "Pulmon Vulpis",18 世纪 Unbeschuhten Karmeliten Schongau 修道院的医药箱

Aretaeus(公元 80 年左右至公元 130 年左右)是古希腊医生中较著名的人物之一。他首先描述了哮喘发作,指出这种疾病的特征。Hans Schadewaldt 认为,这是古代首次描述哮喘,也是最好的描述。

他对哮喘的定义仍然包括各类呼吸困难,他的临床描述微妙,其中提到了支气管高反应性。他描述了哮喘状态有危及生命的可能,并把这种疾病定位在肺部。

Aelius Galenus 或 Claudius Galenus（公元 129 年至公元 200 或 216 年），又被称为 Pergamon Galen。他的记录中没有包括这个概念。Galen 是他那个时期最著名的罗马医生，也是皇帝 Marcus Aurelius 的私人医生。他的徒子徒孙及其著作主导着欧洲医学直到中世纪。

在他的著作中，他将每种呼吸加快都定义为哮喘。相比前人阿德雷修斯（Aretaeus），他的确不够精确。Galen 试图通过实验产生呼吸障碍。他写道：

如果在第三或第四椎骨区域切割脊髓，动物会立即发生严重的呼吸障碍。

Galen 把已流传一千多年的四体液学说当作医学教条，因此认为哮喘来源于"体液不调（dyskrasia）"。他认为，来自大脑的黏液从气管流入肺部，在那里凝固，从而诱导哮喘。

中世纪

在 Galen 之后的 200 年，罗马医师和医学作家 Caelius Aurelianus，建议哮喘病人居住在靠近海边和靠近水域的地方。这种气候疗法在古代医学中并不罕见，而这些地方代表着保健场所的前身。其他推荐的治疗方案包括冷水浴、节食、饮用含动物肺药粉的葡萄酒等。

Caelius Aurelianus 还对 Aretaeus 的临床描述有所补充，他增加了一些发病的细微差别的描述。他描述了呼气时清晰的呼哧呼哧声，胸部疼痛，以及哮喘带来的焦虑感。

现代

16 世纪初，医生和数学家 Girolamo Cardano（1511—1571 年，图 5）再次证明了意大利医学的先进。他成功治愈了苏格兰圣安德鲁斯罗马天主教大主教 John Hamilton（1511—1571 年）。大主教患有哮喘，症状是咳嗽、咳痰、呼吸急促，而且日益严重。Girolamo Cardano 受 Hamilton 的医生 Cassanate 博士的邀请来进行治疗。他接受了邀请，并仔细观察大主教呼吸困难的症状 40 余日。之后，他决定，必须将大主教原本用羽毛填充的枕头和床上用品，替换成装有稻草的枕头和丝绸。此外，他建议大主教应该减少食物的摄入，睡更长时间，用冷水淋浴。

他的治疗非常成功。大主教可能对床上的羽毛过敏（或对床上羽毛中的螨虫过敏），从而引发哮喘，症状在接受治疗之后就消失了。他显然取得了巨大的成功，得到了丰富的报酬——1800枚金币和一条黄金项链。Girolamo Cardano 同时还是占星家、解梦师、数学家。

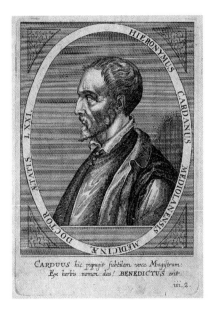

图 5　Girolamo Cardano（1652 年 C. Ammon 制作的其年轻时的线雕）

虽然 Girolamo Cardano 治疗这位著名病人的哮喘大获成功，但是在 16 至 17 世纪，人们对哮喘的主要认识还是遵循古代的见解：病因是湿冷体液的积累。Jackson 认为，Girolamo Cardano 撤除羽毛床垫一举，不能被视为哮喘过敏理论的前驱，尽管有一些对过敏感兴趣的历史学家确实这么认为。

随着医学复兴，佛兰芒的化学家、生理学家、医生 Jan Baptist van Helmont（1577—1644 年，图 6），第一次让大家关注到自由呼吸中的间歇痉挛（支气管阻塞）突发。他本人也是一名哮喘病人。他对于 Galenic 医学批评颇多，且不认同希波克拉底的"黏液从大脑下沉到肺部"这一观念。他坚持认为这种疾病起源于肺部，而不是头部。他行医时，正值 Paracelsus 过世之后的几年。有些人认为他是"气动化学的创始人"。

在他的主要医学文章中，有一章题为《哮喘或呼吸停止和咳嗽》。在该文章中描述了两种不同的临床疾病表现，一种是"潮湿"哮喘，伴有"咳嗽"或"吐痰"（他可能描述了支气管炎），另一种是"干性"哮喘。然而，他认识到，在一些病人中，两者都可能发生。因此，他为随后关于哮喘病因和表现的讨论提供了建设性的框架。

他以一名患哮喘的修士的母亲和妹妹为例，描述了哮喘的遗传性。在他的其他成就中，他发现了二氧化碳，还创造了"空气（gas）"这个词。

Thomas Willis（1621—1675年，图7）认识到，人在哮喘发作时有呼吸气短的独特现象，而在尸体解剖时没有发现支气管或肺部有疾病。他描述了两种类型的哮喘，即"肺炎"哮喘和"惊厥性"哮喘，两者皆有可能为慢性、持续或急性发作。在"肺炎"哮喘中，支气管被阻塞或打开得不够充分，原因是"浓厚的黏稠体液或脓性物质或血液外渗"进入支气管中。相比之下，"惊厥性"哮喘由"致病的原因或物质"造成，对肌肉纤维、神经或大脑有不利影响。他断言有些病人可能有多种临床症状，特别是那些已经患有惯性哮喘的病人。

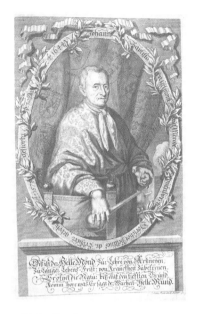

图 6　Jan Baptist van Helmont

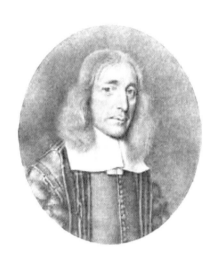

图 7　Thomas Willis

John Floyer（1349—1734年，图8）在他的著作《哮喘论》（*A Treatise of the Asthma*）（图9）中指出，他自己被这一疾病已折磨了至少三十年。他是一名优秀的观察员，并生动描述了哮喘的发作过程，以及导致本人和其他病人哮喘急性发作的多种原因。他将疾病归因于"支气管的平直或狭窄"，并认为哮喘的直接触发因素包括引发"让我们的血液缓慢泡腾或沸腾"的病原。这些病原可能包括过热或过冷，饮食过量，天气突变为雨雪，或从霜冻到解冻。

《哮喘论》被翻译成法语和德语，并发行了数个英文版本，大受欢迎，影响广泛。它被认为是研究哮喘病史的关键节点。书中全面概述了哮喘的原因、诊断、病理、治疗，经常被后来的作者引用，成为所有现代西方人讨论哮喘时的标准参考点，尽管有时也会受到一些非议。John Floyer 在书中关键处常常回顾自己的哮喘病史，用个人体验来解释疾病的症状、周期、预测。

Thomas Willis 和 John Floyer 划时代的工作在一段时间后为大家接受。在此之后，出现了一股还原旧时概念的趋势，即将各种呼吸困难都称作哮喘，通常加上描述性的形容词，如神经哮喘、关节炎哮喘、心脏哮喘、腹部哮喘、胸痛哮喘或干性哮喘等。

Bernardino Ramazzini（1633—1714年，图10）是第一个系统地描述职业病的人，其中包括面包师的哮喘。他关于职业病的著作名为《工人的疾病》（*De Morbis Artificum Diatriba*）。他认为面包师的哮喘原因是面粉在呼吸道形成糊状引起呼吸道堵塞。18世纪初，解剖学发展得以更精确地描述支气管和肺的结构，有助于理解哮喘的病理生理学机制。

在当时，最好的解剖学家是 Frederik Ruysch（1638—1731年），他由于改进了保存解剖样本的方法而青史留名。他拥有了当时欧洲最著名的解剖学样本收藏，在1717年以3万荷兰金币的价格卖给了俄国的彼得大帝。在他的作品集中，有一张他于1721年发表的一名死于急性哮喘发作病人的弥漫性大泡性肺气肿的图片（图11）。他成功地诊断出了肺气肿，而当时听诊方法还没有被发明出来（图12）。

苏格兰医生、化学家、农业学家 William Cullen（1710—1790年，图13）再次确认了哮喘（"哮喘惊厥"）的

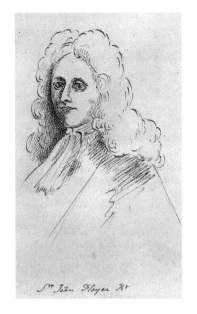

图 8　John Floyer

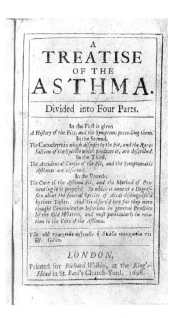

图 9　John Floyer《哮喘论》
　　　（1698 年）

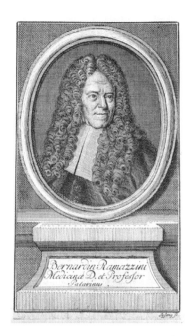

图 10　Bernardino Ramazzini（由
　　　 J. C. Sysang 雕刻）

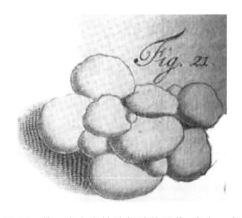

图 11　第一张大泡性肺气肿的图片,来自一名
　　　 哮喘病人

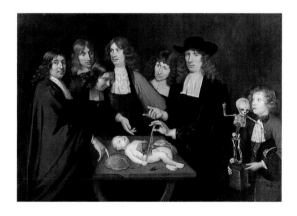

图 12　Frederik Ruysch 医生的解剖课（由 Jan van Neck
　　　（1683 年）所画）

痉挛特征。他描述了哮喘发作的遗传倾向、夜间症状,以及天气对疾病暴发的影响,他认为,这种疾病影响的男性多于女性,通常在青春期或之后首次出现。他认为,哮喘是呼吸困难的一种形式,主要是由"神经系统的影响"引起,而不是因为黏液的积累。他说哮喘一词应该局限于"痉挛性哮喘"或"哮喘痉挛"。为了治疗,他建议病人避免接触任何非常规的、令人兴奋的因素,包括茶和咖啡。

"痉挛性哮喘"这个词的好处在于,它不仅解释了哮喘的症状,还解释了为什么各种没有使用解痉药的新旧治疗法对哮喘无效。当时,对于使用黏液排泄治疗还是使用解痉药治疗存在争议。

René Théophile Hyacinthe Laënnec(1781—1826 年,图 14)在诊断研究和观察中,强调了"痉挛性哮喘"这一概念。他于 1816 年发明了听诊器(图 15),并开创性地将其应用到诊断各种胸部病症中。1819 年,他发表了关于胸部疾病病人听诊研究的结果。他表明,许多哮喘病例实际上是由心脏病变(笔者在后续研究中称为"心脏性哮喘")和肺部病变所导致,病人活着时可以发现,死后可以证实。他认为,呼吸短促这种症状可由许多原因引起。在种种致病原因中,他区分出一类病变,其特征为阵发性呼吸困难,无明显相关病变,并且在自由呼吸的间隔期间,无法通过听诊证实病人患有该疾病。他还认识到,干性哮喘和湿性哮喘病人在吸气和呼气期间的喘息表现相同。因此,哮喘时出现的呼吸窘迫并不是由黏液引起,而是由支气管的痉挛引起。他得出结论,导致出现哮喘的原因必须是支气管肌肉的痉挛,并认为哮喘主要是神经症。

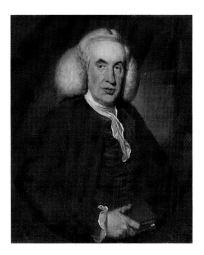

图 13　William Cullen

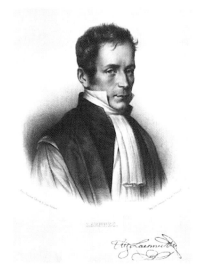

图 14　René Théophile Hyacinthe Laënnec

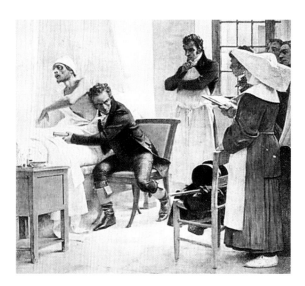

图 15　在巴黎 Necker 医院，René Théophile Hyacinthe Laënnec 在他的学生面前用听诊器
检查一位病人（由 Théobald Chartran 所绘）

　　19 世纪，他提出的哮喘痉挛理论得到了各类实验病理学的研究支持。神经症的概念影响了哮喘病史。
Longet(1842 年)也证实，刺激迷走神经末梢能促使支气管收缩。一些科学家对哮喘神经病因学的理论做出
了贡献。其中包括 Bergson、Ramagde、Andral、Salter 和伟大的法国医师 Armand Trousseau(1801—1867
年)。Armand Trousseau 认为哮喘是一种支气管痉挛性阻塞的饮食性神经症，与湿疹、风湿感染、定期头痛
相通。

　　19 世纪下半叶，三大原理理论占据了主导地位，并取代了哮喘的"神经症理论"。三大理论是支气管痉
挛、膈肌的痉挛收缩、支气管黏膜突发隆起。

　　英国医生 Henry Hyde Salter(1823—1871 年)是一位哮喘病人，他于 1860 年在伦敦出版了他的哮喘论
文。他认为，支气管阻塞是支气管中的"有害物质"引发的"兴奋性反应或反射作用"的结果。他认同哮喘可
能是由各种因素诱导的，这些诱因从希波克拉底那时起就已经被人们熟知了，包括疲劳和情绪。而且他认
为，现代文明中生活压力加大也是诱因之一：

　　富人可能比穷人更容易患上哮喘，原因是我们所处的超文明时代可能危害神经系统，使其变得更易过
敏。

　　Henry Hyde Salter 的观念与 William Osler 爵士(1849—1919 年，图 16)的观念相似。他教导说，对神
经系统的直接刺激和心理刺激都可能导致哮喘恶化。由于他在医学界中的声望，他的著作最终导致哮喘成

为精神错乱症的代名词。

除肺功能诊断技术有所发展外，人们还研发出了一些诊断哮喘的新工具。支气管中的机械刺激物，如Charcot-Leyden 晶体（图 17）、Curschmann 螺旋体、嗜酸性粒细胞等，被认为是哮喘的触发因素。Jean-Martin Charcot（1825—1893 年，图 18）描述了一名患支气管炎的女性痰液中的特殊晶体。在接下来的几年里，这些晶体引起了其他医学研究者的兴趣。Ernst Viktor von Leyden（1832—1910 年，图 19）进一步研究了这些无色晶体，并在哮喘病人的痰液中发现了这些晶体，他认为它们是导致哮喘的原因。几十年来，Charcot-Leyden 晶体为人熟知，一直是哮喘的重要诊断参数，特别是在哮喘发作后。

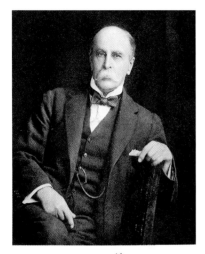

图 16　William Osler 爵士（摄于他 70 岁时）

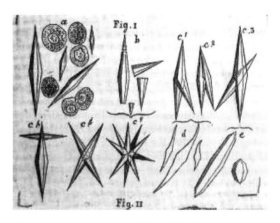

图 17　Charcot-Leyden 晶体（哮喘晶体）（1860 年）

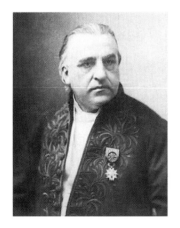

图 18　Jean-Martin Charcot

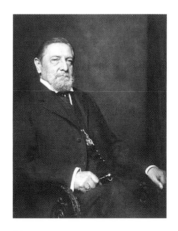

图 19　Ernst Viktor von Leyden

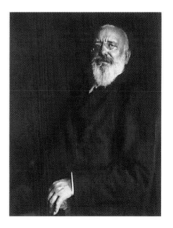

图 20　Heinrich Curschmann

德国内科医生 Heinrich Curschmann（1846—1910 年，图 20）在 1882 年完成了痰液诊断，他将螺旋体描述为有时在支气管哮喘病人痰液中发现的螺旋黏液纤维（"Curschmann 螺旋体"）。这些晶体被识别为结晶的嗜酸性粒细胞阳离子蛋白。

Heinrich Curschmann 在 1894 年出版了《临床照片》（*Klinische Abbildungen*）一书而为后人铭记。这是一组涉及内部疾病引发病人外观变化的照片。《临床照片》被认为是医学摄影的重要开创性工作。

20 世纪初，如 1907 年著名的《奥斯勒现代医学》（*Osler's Modern Medicine*）所记录，哮喘被普遍认为是神经症。即使当时强调了神经因素，但外源性刺激在哮喘发作中的重要性越来越受到人们重视。这种病原体在如下物质和情景中被观察到：花粉、新鲜处理的咖啡豆、橡木、床垫灰尘、猫的气味、房屋灰尘、摄取某些食物、气候变化等。不过，人们理解哮喘发病的机制将以新的形式出现。

1873 年，Charles Blackley 证明，花粉是花粉症和"枯草哮喘"的病因。1910 年，Meltzer 认为，人类的哮喘和豚鼠的严重过敏反应是同一种现象,因为两者都涉及气道。由此,一个新的思想学派建立起来。哮喘不再仅仅是一种"神经症"。由于哮喘和花粉症常常同时出现,并且由于花粉而产生花粉症,因此花粉和植物中的过敏化蛋白质一般也导致哮喘。人们对过敏原的作用理解更加深入,用皮肤试验诊断哮喘变得流行起来。然而,一些哮喘病人的皮肤试验结果为阴性。这些病人被归为"内源性"哮喘,与"外源性"或过敏性哮喘相对。有人提出理论,认为一些哮喘病人可能对鼻内、鼻窦、扁桃体等部位的细菌敏感。这种分组对治疗有影响:对过敏组的建议是避免接触过敏原和采用免疫治疗,而抗生素或特定疫苗则用于"内源性"哮喘病人。

1914 年前,就有对哮喘病人进行支气管镜检查的记录,但直到 1985 年才报道活组织检查的组织学特征。研究证实慢性炎症是哮喘所有阶段的特征。在此基础上,抗感染治疗被引入,用于限制炎症级联反应,防止炎症级联反应导致气道重塑与永久功能障碍。在这一领域,皮质类固醇首先给病人带来希望。1956 年,皮质类固醇被应用于治疗急性哮喘,然后又被用来治疗慢性哮喘。

1946 年,Curry 描述了哮喘的支气管高反应性特征。Curry 研究了在患有哮喘和无哮喘的个体中,不断增加组胺剂量有何影响。20 世纪 60 年代和 70 年代,引入了呼气峰流速量计法,以评估病人在家中和工作场所里发生的气道阻塞。

随着对肥大细胞、嗜碱性粒细胞、嗜酸性粒细胞的系统研究,关于哮喘的生物学知识呈指数级增长。免疫学、过敏原、遗传学、病毒学不断提供新的工具,使得我们能越来越好地了解肺部的炎症过程,包括致病过程中细胞间和细胞内途径的炎症过程。20 世纪 70 年代,使用遗传或疾病特异性问卷来测量哮喘病人的生活质量成为调查研究的新分支。在那之后,使用哮喘控制试验来测量疾病控制程度,以量化哮喘的稳定性,成为一个新的方向。1991 年,就哮喘的诊断和治疗达成了第一次国际共识,这是全球控制哮喘疾病的一大进步。

致谢

这篇文章借鉴了由 Mark Jackson 撰写的《哮喘:一本传记》(*Asthma:A Biography*)这本杰作才得以完成,还有 Mc-Fadden 关于哮喘病史的文章,以及 Hans Schadewaldt 的 *Geschichte der Allergie* 一书。

参 考 文 献

[1] Hippocrates:On the nature of bones,13. 19,cited in Marketos SG,Ballas CN:Bronchial asthma in the medical literature of antiquity. J Asthma 1982;19:263-269.

[2] Celsus AC:De re medicina;in Marx F(ed):Corpus Medicorum Graecorum. Leipzig,1915,vol 1.

[3] Aretaeus of Cappadocia;in Hude K(ed):Corpus medicorum Graecorum,ed 2. Berlin,Akademie,1958.

[4] Schadewaldt H:Geschichte der Allergologie. Munich,Dustri,1983,vol 1-4.

[5] Galen;in Kühn CG(ed):Opera. Leipzig,1821-1833.

[6] Galen;in Mewaldt J(ed):Corpus medicorum graecorum. Leipzig,1914,vol 17,p 633.

[7] Galen;in Mewaldt J(ed):Corpus medicorum graecorum. Leipzig,1914,vol 7,p 957.

[8] Aurelianus:De Morbus acutis et chronicis. Libri octo(ed JC Ammann). Amsterdam,1722,Lib 3,Cap 1.

[9] Dana CL:The story of a great consultation. Jerome Cardan goes to Edingburgh. Ann Med Hist 1921;3:122.

[10] Jackson M:Asthma:The Biography. Oxford,Oxford University Press,2009.

[11] van Helmont JB:Asthma et Tussis;in van Helmont(ed):Ortus medicinae. Amsterdam,1648.

[12] Willis T:Pharmaceutice rationalis:Or,the Operations of Medicines in Human Bodies,Part Ⅱ. London,Dring,Harper & Leigh,1679.

[13] Floyer J:A Treatise of the Asthma. London,1698.

［14］Ramazzini B:De morbis artificum diatriba. Modena,1700(Facsimile Rome,1953).

［15］Ruysch F:Opera Omnia. Anatomica-medico-chiurgia. Amsterdam,1721.

［16］Cullen W:Lectures of the Materia medica. London,1773.

［17］Laennec RHT:De l'auscultation médiate. Paris,1819.

［18］Laennec RHT:Traité de l'auscultation médiate et des maladies des poumons et du coeur. Paris,1826.

［19］Longet FA. Anatomie et physiologie du système nerveux de l'homme et des animaux vertèbres. Paris,1842,vol 2.

［20］Salter H:On Asthma:Its Pathology and Treatment. London,Churchill,1860.

［21］Salter H:Spasmodic asthma. Lancet 1869;75:152-153.

［22］Osler W:Diseases of the respiratory system:bronchial asthma;in Osler W(ed):The Principles and Practice of Medicine,ed 4. New York,Appleton,1901,pp 628-632.

［23］Charcot JM,Robin CP:Observation de leucodythemie. C R Soc Biol 1853;5:44.

［24］Leyden EV:Zur Kenntnis des Bronchialasthmas. Arch Pathol Anat 1872;54:324.

［25］Curschmann H:Über Bronchiolitis exsudativa und ihr Verhältnis zum Asthma nervosum. Dtsch Arch Klin Med 1882;32:1.

［26］Curschmann H:Klinische Abbildungen. Berlin,Julius Springer,1894.

［27］Osier W:Modern Medicine. Philadelphia,Lea Brothers,1907.

［28］Blackley CH:Experimental Researches on the Causes and Nature of Catarrhus Aestivus(Hay Fever or Hay-Asthma). London,Ballière,Tindall & Cox,1873.

［29］McFadden ER Jr,Steven JB:History of asthma;in Middleton E,Reed C,Ellis E(eds):Allergy:Principles and Practice,ed 2. St Louis,Mosby,1983,pp 805-809.

［30］Brown HM,Storey G,George WH:Beclomethasone dipropionate:a new steroid aerosol for the treatment of allergic asthma. Br Med J 1972;1:585-590.

［31］Curry JJ:The action of histamine on the respiratory tract in normal and asthmatic subjects. J Clin Invest 1946;25:785-791.

［32］McFadden ER Jr:A century of asthma. Am J Respir Crit Care Med 2004;170:215-221.

［33］National Heart,Lung and Blood Institute,National Asthma Education and Prevention Program:Expert panel report:guidelines for the diagnosis and management of asthma,executive summary. NHLBI NAEPP Publication No 92-3091. Washington,US Government Printing Office,1991.

特应性皮炎/特应性湿疹

[a]Daniel Wallach，[b]Alain Taïeb

[a]巴黎 Tarnier-Cochin 医院皮肤病学部门；

[b] 法国波尔多 St. André 医院"国家罕见皮肤疾病参考中心"皮肤病学部和儿科皮肤病学部

摘要

1933 年，出现了对特应性皮炎（atopic dermatitis）的描述，但这种疾病在古代时就存在了。笔者回顾古代医学，在 19 世纪皮肤病的文献中，就记载有一种儿童皮肤疾病，它与特应性皮炎的现代诊断结果相符合。笔者将 Hebra 痒疹和 Besnier 痒疹定义为特应性皮炎的前兆，后者是婴儿湿疹和痒疹的并发症。相关的致病理论，先后将特应性皮炎与体液学说、消化系统疾病、过敏症联系起来，这些致病理论可能影响了人们现在的看法，使人们不再倾向于认为特应性皮炎是一种依赖于局部治疗的皮肤疾病。

特应性皮炎是比较普遍的皮肤疾病之一。据估计，有 10% 的青少年被诊断患有特应性皮炎，并且有些个体患该病一直持续到成年。严重的特应性皮炎是一种令人烦恼的疾病，它会给病人及其家人的日常生活带来痛苦和严重的经济负担。

相对而言，诊断特应性皮炎比较容易，皮肤科医生、全科医生、儿科医生都熟知这种疾病。普通公众也了解特应性皮炎的重要临床特征，其中包括婴儿湿疹。

尽管其发病率高，易于诊断，有效的治疗方法容易获得，但特应性皮炎仍然是一种神秘的疾病，并且人们对特应性皮炎很多方面的认知存在着争议。大量文献的观点即便不算互相对立，至少也并不相同，这可能会让人感到困惑。最近，有两本综合类的教科书收集并试图综合近年来的研究，其中有一本教科书收录了笔者一篇关于过敏皮肤病历史的文章。这一章节的目的是回顾特应性皮炎的历史，一方面是了解古代关于这一疾病的描述和概念，另一方面是合理解释当前笔者了解和治疗特应性皮炎所遇到的难题。

笔者今天称这一类疾病为特应性皮炎或特异性湿疹（atopic eczema），而当笔者回顾其历史时，对语意的讨论不可避免。分析这个术语的含义时，笔者可以认为存在三级复杂性：①古代医学术语的重要性，这些术语相当模糊且不确定；②翻译问题，包括从希腊语和拉丁语翻译成现代语言，也包括现代语言之间的翻译；③目前有关医学术语含义的争议。

为了避免引用过多，笔者仅简略指明三个术语——"特应性""皮炎""湿疹"在哪些特定地方存在争议。

"特应性"（atopic）来源于希腊语"a-topos"，意即一种没有明确归属的奇怪疾病，一种在医学疾病分类学中无法分类的疾病。1923 年提出这个名词，以表述一种特定的免疫超敏状态，这个词本身就有神秘色彩。

皮炎（dermatitis）指的是皮肤炎症。这个总称可以涵盖很多种疾病，如荨麻疹、扁平苔藓、牛皮癣、类天疱疮、湿疹等。一些作者把"皮炎"当作"湿疹"的同义词，正如本章标题所示。在其他一些作者看来，"皮炎"指的是真皮的炎症，这与湿疹不同，湿疹主要是表皮炎症。

湿疹（eczema）在 1813 年由 Bateman 定义，对于大多数皮肤科医生而言，这个定义比较精确（临床囊泡、微观海绵状结构）。湿疹一词常被当作皮炎的同义词使用，并且由于一般人总觉得特应性皮炎就是湿疹，且等同于小儿湿疹，因此这个名称也为大众所普遍接受。然而，湿疹也是一个有争议的术语，笔者在一些文献中发现，关于湿疹一词存在互相矛盾的说法，一些作者甚至希望这个术语从皮肤病学命名中消失。

因此，笔者至今仍对这一"奇怪"炎症的命名存在争议。如果在简短的综述之后，又画蛇添足地讨论医学语意的不确定，将使得笔者大为怀疑是否能将特应性皮炎视为过敏性疾病（进而怀疑是否有理由写这一节）。按照严格的定义，特应性皮炎的确不是一种过敏性疾病，其临床表现并非是由直接接触过敏原所诱导而产生；特应性皮炎的过敏因素是我们将要论述的争议点之一。让这一讨论更为混乱的是，连特应性皮炎中的"特应性"，即相关的免疫球蛋白 E(IgE)敏化也值得怀疑。

由于这些原因及其他原因，特应性皮炎对医学研究者颇有吸引力，关于这一课题每年有上百篇文献发表。2004 年，笔者编辑了一本关于特应性皮炎发展史的书，以法语出版。这本书参考了上百篇文献，且该书的内容是本节的基础，笔者还加入了一些新的见解。

纪年发展史

从远古时候起就存在特应性皮炎，但是直到 1933 年才出现对这一疾病的描述。为了论述方便，笔者将特应性皮炎的历史分为四个阶段：

（1）古代医学阶段（远古时期到 1800 年）：可以在古代典籍中找到与特应性皮炎相符的描述。

（2）临床皮肤病阶段（1800 年到 1933 年）：皮肤科医生用不同的名称描述与特应性皮炎相似的疾病，这些名称包括湿疹和痒疹；婴儿湿疹和 Besnier 痒疹似乎是最像特应性皮炎的前兆。

（3）医学免疫学阶段（1933 年到 2006 年）：免疫学与变态反应学的研究发展，使得医学界将特应性皮炎定义为一种特殊形式的超敏反应。

（4）皮肤医学阶段（从 2006 年至今）：随着遗传学的发展，人们开始关注特应性皮炎的病理生理学机制中表皮的重要性。

虽然我们取得了这些成就，但在 2011 年，我们对于特应性皮炎的理解远不够完善。

1800 年之前的特应性皮炎

特应性皮炎在 1933 年为 Fred Wise 和 Marion Sulzberger 描述与命名。在 1933 年之前，在关于皮肤病学的文献中已有一些临床描述与现代对特应性皮炎的诊断相符。

特应性皮炎很可能在远古时期就存在。Mier 使得人们对 Suetonius 的记录产生了兴趣，记录中明确记载罗马皇帝屋大维有皮肤和呼吸道的过敏症状。

从远古时期到 1800 年，皮肤病没有得到特别的重视，原因在于皮肤被认为是人体的排泄器官之一。皮肤出疹，尤其是带有渗出物的疹子，被视作消除体内有害物质、排出被污染的体液的有益方式。这一观念认为，不同皮肤病的区别不重要，试图治愈皮肤病是危险的事情。

直到 19 世纪，普遍的观点还是以希波克拉底的体液学说来理解皮肤病，并且今天的大众文化和替代医学中仍然存在这种理念。不过，有几名学者特别关注了皮肤和皮肤病。第一本专门论述皮肤病的书籍于 1572 年在威尼斯出版。它是 Girolamo Mercuriali(1530—1606 年)的口述教学记录，最近有人将该书翻译成英语和法语。在本章节中，我们选用了此书，因为它很好地解释了古代人如何理解皮肤病。遵循 Galen 的理论，Girolamo Mercuriali 将皮肤病分为两类：一类与头相关（头发、头皮，以及相对不太重要的脸颊），另一类涉及身体的其他部分。书的第九章将头部皮肤病称为"头皮癣和毛囊癣"。"头皮癣"的意思与头皮溃疡相近，代表渗出性头部皮肤病，在儿童中频繁出现。在当时，发病原因被理解为需要排出胚胎期的体液积累。Mercuriali 描述了一种婴儿时期头皮发痒的皮肤病，我们现在可以将其识别为特应性皮炎。

其他一些作者也发现了类似的婴儿期皮肤瘙痒病，这类疾病始于头部或主要在头部发作。在这一"前 Girolamo Willanist"时代所有作者所著书籍中，都可以找到此类精确的描述，包括 Turner、Astruc、Alibert 的书。

1714 年出版的英文版《皮肤疾病的专著》(A Treatise of Diseases Incident to the Skin)中，Daniel Turner(1667—1741 年)提到了婴幼儿的乳痂和疥疮（瘙痒）。他指出，这是常见的婴幼儿疾病之一，这些病变是排出有害体液的方式，明智的做法是不要去治疗它们，以免发生更严重的疾病，甚至死亡。不过，解决的办法是改变乳母的饮食或者换一个乳母。

Jean Astruc(1684—1766 年)在他的《治疗肿瘤和溃疡》(Traité des tumeurs et des ulcères)(1759 年)一书中详细描述了婴儿的乳痂，认为乳痂形成的病因是母乳和母乳对皮脂腺产生的影响。他区分了瘙痒不严重的黏性痂(可能是婴儿的脂溢性皮炎)与严重瘙痒的湿性痂(可能是特应性皮炎)。

　　Jean-Louis Alibert(1768—1837 年)是法国皮肤病的奠基人,他将黏膜癣(teigna muqueuse)描述为一种严重的渗出性疾病,认为不应该和无关紧要的乳痂混淆。在他 1806 年出版的《在圣路易斯医院观察到的皮肤病的描述及接触治疗的最佳方法》里,他详细描述了 4 名患上黏膜癣的婴幼儿。其中一个患儿(Joseph Buisseret,20 个月大)在他乳母的丈夫入狱后得了病。尽管有这些精确并生动的临床记载,但在 Jean-Louis Alibert 对疾病的分类中还是很难找到特应性皮炎的原型。他在 1829 年的分类因为描述了"皮肤病分类树"而非常出名,黏液癣被命名为黏液头皮癣,属于癣的分支,而癣是第三类皮肤病。第四类皮肤病是"疱疹皮肤病",包括疱疹,而其中一种"湿性鳞状疱疹"被认为是湿疹。他指出,这种皮肤病伴随着呼吸困难和哮喘,这些是诊断特应性皮炎的一条线索。然而,相关的描述并不完全让人信服。痒疹被他归为另一类,而痒疹也可能包括了特应性皮炎。因此,笔者可以说他观察到了特应性皮炎中真实的病例,描述了这些病例并注意到其与哮喘的联系,但是他在疾病分类学理念和个人词汇创新上均有不足,使他没能做出符合逻辑的分类。

　　综上所述,在前科学时代皮肤科医生已经精确地描述了一些病例,它们很符合特应性皮炎的现代标准,可以这么描述:经常发生,头部有渗出(带有溃疡)的婴儿皮肤病,伴随严重瘙痒。

Willan 皮肤病学时期的特应性皮炎

　　Robert Willan(1757—1812 年)和他才华横溢的学生 Thomas Bateman(1778—1821 年)通过对基本病变的精确描述创建了临床皮肤病学。基本病变这一概念由 Jacob Plenck(1735—1807 年)于 1776 年发明。他们根据这些基本病变对皮肤病进行分类。在这一革命性的方法中,皮肤病由其基本病变所定义。如牛皮癣是癣状的,天疱疮是大疱性的。但是什么是特应性皮炎呢?

　　在上述分类中,湿疹被列入小囊泡分类,并得到了精确的描述。Thomas Bateman 首次定义了湿疹:

　　湿疹的特征是各处皮肤上有出疹的小囊泡,这些小囊泡通常紧密相连,四周有少许炎症或无炎症发生,也无发热症状。它不会传染。它的出疹基本上是由于刺激造成的,包括内部刺激和外部刺激。湿疹可能因为各种各样的刺激源而间或产生,主要发作于那些天生皮肤敏感的人身上。

　　200 年后的今天,湿疹的定义仍然存在争议。因此,我们饶有趣味地指出,Thomas Bateman 曾清楚地声明湿疹可能存在外部诱因和内部诱因,并且主要发作于那些更易患病的个体身上。不过,Thomas Bateman 描述的湿疹是斑湿疹(晒斑)、脓疱湿疹(类似脓疱病)、红湿疹(可能是水银过敏皮肤病和其他药物反应)。这些病的诱因都来自外部,而 Thomas Bateman 列出的湿疹均不像特应性皮炎。Robert Willan 和 Thomas Bateman 的著作中所列出的疾病都不太像慢性婴幼儿湿疹。他们没有描述特应性皮炎,原因在于他们的认知论。他们认为,一种疾病必须对应一种基本病变,而特应性皮炎有很多种病变:小囊泡、丘疹、鳞屑、脓疱、红疹。

　　他们俩的著作独创性地以版画描述疾病。仔细阅读该书,可以发现在四章中描述了与特应性皮炎的现代诊断相一致的疾病,这四章分别是:"小儿丘疹性荨麻疹""苔藓症""痒疹"(第一类"丘疹"的三种),以及"头癣"(第五类"脓疱性皮肤病"的一种)。头皮脓疱性湿疹(图 1)被认为是最接近特应性皮炎的原型之一。头癣这一拉丁文名称(porrigo)与古代术语"癣""毛囊癣""头皮癣"的含义相似,其定义为渗出性、结痂性头皮出疹。脓疱性湿疹(larvalis)的直译是"类似于魔鬼的面具"或者是"令人恐惧的"。头皮脓疱性湿疹与许多古代学者描述的乳痂相似。

　　古老术语是个难题。在 Robert Willan 之前,大量描述皮肤病的术语的意思无法理解,也无法翻译成为现代皮肤病学的描述。幸运的是,从 Robert Willan 开始,皮肤病学的书籍内容包括了描述疾病的图画、雕刻、图片、文字。现在,哪怕现代皮肤病医生理解不了古代文字,但可以通过看古代的图片来做出判断。站在现代皮肤病学的位置来看古代的图片,类似于皮肤病医生通过视频远程诊断或专家以个人不公开的标准判断病人是否为特应性皮炎。因此,笔者最近从古代皮肤病文献中挑选出一些图片,询问了 31 名小儿皮肤病的专家,让他们来判断这些早期图片是否为特应性皮炎。专家们达成一致,认为前三张描述特应性皮炎表征的图片分别是:婴儿癣(Robert Willan,1796 年)、重湿疹(Robert Willan,1796 年)、头皮脓疱性湿疹(Robert Willan 书中有所引用,但 1816 年 Thomas Bateman 才正式描述)。特应性皮炎在古代当然存在,但它隐藏在丘

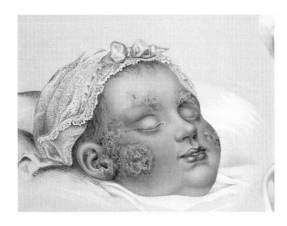

图 1　头皮脓疮性湿疹已被确定为对特应性皮炎最早的描述表征。我们没有选那张最有名的、最早的画,而是展示这张画得最好的皮肤病插画以示敬意。插图画家 Anton Elfinger(1821—1864 年)和 Carl Heitzmann(1836—1896 年)既是有天赋的画家也是医生。Hebra 根据疾病发作的部位来描述慢性湿疹。他使用头皮湿疹一词暗指旧称的头癣和乳痂,并提出了两个同义词:脓疱湿疹和 Willan 头皮脓疮性湿疹。根据图中所示,"头和头皮"一词显然也包括了脸部

疹和脓疱性疾病中,如果缺失了对湿疹的描述,皮肤病学的早期奠基者就无力将其定义为一种特定的皮肤病。

　　Robert Willan 和 Thomas Bateman 使用的皮肤病诊断和分类方法,不久就被大多数皮肤病专家采用。Rayer(1793—1867 年)在他有影响力的第一版"专著"中区分了急性和慢性湿疹。慢性湿疹与 Thomas Bateman 定义的三类湿疹明显不同,但是 Rayer 不坚持一定要是婴幼儿疾病。第二版"专著"中,Rayer 给出了头皮湿疹的具体描述,其症状等同于 Alibert 的黏液癣和 Robert Willan 的头皮脓疮性湿疹的症状。慢性湿疹发作于 3～8 个月的儿童,并伴有严重的瘙痒。

　　对婴幼儿湿疹较好的描述之一,出自 Erasmus Wilson(1809—1884 年)在 1856 年英国医学会议上的演讲。他的演讲以及之后在《英国医学周刊》上发表的文章均大受人们欢迎,以至于在此之后他多次重复了这一描述,比如他在 1870 年做有关湿疹的演讲时重复过。他声称,婴幼儿湿疹(症状:婴儿头皮溢脂、头皮癣、头皮脓疮性湿疹、黏膜癣、颗粒癣)开始于 4～6 周的儿童,病因是母亲的奶水。为了支持这个假设,他报道了一个病例:一名有丧夫之痛的母亲,把湿疹传染给了孩子。这个病例与上文中 Alibert 描述的一个案例相似,当时人们认为,不仅营养、细菌、过敏原可以由母乳传播,情绪也可以由母乳传播。

　　Erasmus Wilson 指出,在婴幼儿湿疹中能看到许多不同类型的病变,而湿疹不只局限于水疱性疾病。这些病变包括红疹、小儿丘疹性荨麻疹、湿疹、脓疱病、蛇皮癣、银屑癣,所有这些病变在同一块皮肤上出现,对 Plenckio-Willanean 包含了种、目、属的分类方法而言简直"大逆不道"。图 2 展现了婴幼儿湿疹为人熟知的典型症状。

特应性皮炎:体质痒疹的一种

　　根据 Robert Willan 和 Thomas Bateman 的分类,痒疹是三类丘疹中的一类,但是任何一种痒疹都并非以儿科疾病为主。小儿丘疹包括在小儿丘疹性荨麻疹中。维也纳皮肤病主任 Ferdinand von Hebra(1816—1880 年)被认为是 19 世纪下半叶欧洲(世界)皮肤病的领导者,他不仅将痒疹描述为病变,还将其称之为一种疾病,由此痒疹在疾病分类学的地位发生了变化。他所说的痒疹本质上是一种丘疹性疾病。这些丘疹是严重的痒疹。Hebra 痒疹是终身疾病,会一直跟随病人到死,但他没有提及病人的婴幼儿或小儿时期。痒疹的病变分布特征明显,而他坚持认为四肢的肌肉也参与了病变。但是包括肘部在内的褶皱几乎不受影响。Hebra 痒疹一直被视作一种严重而罕见的疾病。法国和英国的皮肤学家尽管尊敬这位维也纳人的才能和权威,但他们指出他们很少发现这种病例(图 3)。

　　Ernest Besnier(1831—1909 年,图 4)在 1892 年描述了另一种名为痒疹的疾病,他使用的名字是体质痒疹;其更精确的名字是"急性和慢性多态性痒疹皮肤病,术语为 Hebra 痒疹"。他在与法国皮肤病学会的通

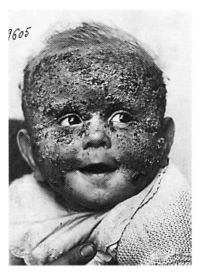

图 2　婴幼儿湿疹是相当常见的情况。在大多数情况下,病人的健康、道德、智力因素等一般不受影
响,这张照片展现的是 Degos 教授 10 个月大的病人 Maurice

信中描述了三个年轻人身上的这一疾病。他们在婴儿时期就开始发病,主要症状是瘙痒。他的这一研究得到了实习住院医师萨布罗的帮助。瘙痒首先发生,病变紧随其后。可以这么描述 Besnier 痒疹:"既是瘙痒体质,也是体质性的痒疹。"这个名称十分重要,因为 Ernest Besnier 和他同时代的大多数皮肤病专家一样,认为过敏体质不存在。在 Besnier 痒疹早期,瘙痒之后的病变不具备单一的特性。它可能是"婴儿红斑、荨麻疹、假性癣,或者湿疹和癣症之一",Ernest Besnier 没有将他命名的这种痒疹和婴幼儿湿疹联系起来,但是他将这种痒疹和哮喘、花粉症联系起来了,并指出它与 Hebra 痒疹的狭隘定义存在不同。

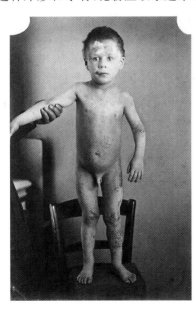

图 3　4 岁病人的 Hebra 痒疹(法国型)。法国的皮肤科医生一直不适应 Hebra 痒疹的诊断方法,认为这类典型的、描述准确的疾病形式非常罕见。他们发明了术语"法国型"以描述非典型的痒疹,其症状可能与 Besnier 痒疹相同。这张照片拍摄于 1902 年 3 月 12 日友谊医院,Hôpital Broca, Dr. Brocq's 的部门

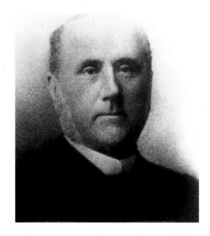

图 4　Ernest Besnier(1831—1909 年)。他是 1890 年到 1900 年间法国皮肤病领域的顶尖专家。他是《皮肤病学实践》的第一位编者,该书是法国第一本由多人编撰的教科书,出版于 1900 年。1892 年他描述了体质痒疹,与特应性皮炎完全相同

这一时期的法国皮肤病学家有 Ernest Besnier、Louis Brocq、Vidal,他们的文章中有很多关于湿疹、痒疹、癣等皮肤病的内容。然而,图片胜过文字,图 5 会帮助人们理解。这幅图描述了 Louis Brocq(1856—1928 年)对各类皮肤反应构建的复杂关系。他是史上最有才华的皮肤病医生。他认为,各类皮肤病不是彼此分离的,而是由许多"过渡"连在一起,在图中以圆圈之间的廊道表示。正如图中所示,体质痒疹(Besnier痒疹)位于湿疹和痒疹之间,与 Hebra 痒疹(重痒疹)比较接近。的确,将婴幼儿湿疹和慢性痒疹联系起来,对认识这些是过敏性皮肤病很有必要。J. Hutchinson 提出,严重的婴幼儿湿疹病例有些会持续到成年,其症状与 Hebra 痒疹相似,因此他也认为有这种联系存在。

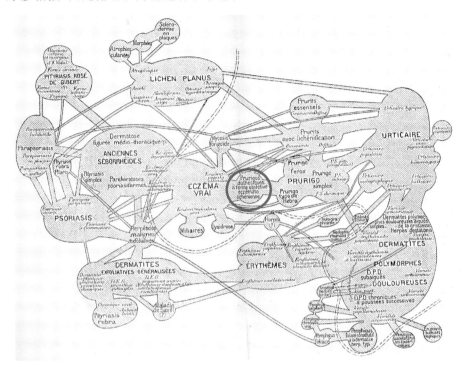

图 5　Louis Brocq 对各类皮肤反应构建的复杂关系图

特应性皮炎的历史转折点是发现婴儿湿疹和某些痒疹实际上是相同的疾病。19 世纪末,有些医生已预料到这一发现,Louis Brocq 用该图很好地描述了他对皮肤反应的概念理解。痒疹反应位于双虚线的右边。他的主要思想如下:各种临床疾病实体通过"过渡"与其他实体联系,这些"过渡"在图中表示为"廊道"。廊道的宽度表示过渡发生的频率,其长度表示不同实体之间联系是否紧密。笔者在图中添加了一个红色圆圈,以指出疾病分类学中 Besnier 痒疹的位置,它是特应性皮炎的原型。Besnier 痒疹被正确地定位于湿疹和痒疹之间,尤其接近严重的 Hebra 痒疹(重痒疹)。短且宽的廊道表明这些疾病联系密切。相比之下,Besnier 痒疹和蕈样真菌病之间的廊道狭长,表明这些疾病尽管可能有联系,但区别非常大。

特应性皮炎的诞生

在《医学索引》出版之前,《皮肤病年鉴》(*The Year Book of Dermatology*)是每年最值得人们期待的出版物。各国专家每年讨论一次国际论文。在 1933 年的年鉴中,Fred Wise 和 Marion Baldur Sulzberger(图6)试图简化湿疹问题。他们评论 Rost 所说的早期和晚期"渗出性湿疹",并且将之与过敏症联系,还评论了Ormsby 对于神经性皮炎和苔藓斑的讨论(苔藓斑与 Vidal 的慢性单纯性苔藓相似)。在一条颇有启发性的补充说明中,他们指出,在这一系列让人困惑迷茫的疾病中,"至少有一种已经成为比较明确的独特疾病。这种疾病最好取名叫特应性皮炎"。他们将这种疾病命名为特应性皮炎后,指出了这一疾病的 9 项特征,或者说标准:

(1)家族过敏史。

(2)曾患有婴儿湿疹。

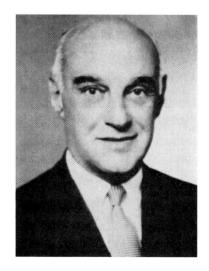

图6 Marion Baldur Sulzberger（1895—1983年）。出生在纽约，曾在日内瓦学习，并在苏黎世与皮肤过敏学的先驱 Bruno Bloch 一起学习。他在回到美国后，与他的导师和朋友 Fred Wise 合作。他后来担任皮肤科教授，1949年到1961年在纽约工作，1964年到1970年在旧金山。他是美国最有影响力的皮肤科医生。他对特应性皮炎的历史贡献是独一无二的——他命名并描述了这一疾病，并指出了主要标准及临床过程。二十年后，他发现了局部用皮质类固酮治疗的疗效

（3）部位：肘部和膝盖的褶皱，脖子、胸部、脸部，以及眼睑。

（4）皮肤呈灰色或褐色。

（5）临床和组织学检查都没有发现真正的囊泡。

（6）血管舒缩性不稳定或具有敏感性。

（7）接触刺激物的斑贴试验结果阴性。

（8）多项划痕或皮下测试阳性。

（9）在血清中存在许多反应抗体。

因此，速发型过敏反应，或特应性体质过敏症，成为让特应性皮炎从其他慢性湿疹中区别出来的主要原因，而皮肤测试被认为是检测这一状况的有价值的科学诊疗手段。早期，Czerny 曾提出"外部诱因"概念（1905年），试图将皮肤的临床表现与体质干扰联系起来，这些干扰包括食物反应和呼吸障碍。但是，这个概念缺乏生物学依据的支撑，而皮肤试验和血液测试发现了特应性皮炎的过敏本质。因此，特应性皮炎的合理疗法是消除所有食物和吸入剂产生的阳性反应。

特异性在1923年被定义为一种因遗传而导致的对环境过敏原的敏感性，与因感染引起的严重过敏反应和超敏性不同。在本书的其他章节将给出过敏反应发现史的具体细节。Richet 和 Portier 在1902年发现了对毒性抗原的严重过敏反应，Pirquet 在1906年发现了对感染性抗体的过敏反应。1909年，Smith 描述了对荞麦过敏的病人的症状，1912年 Schloss 描述了儿童由于对鸡蛋过敏而产生的荨麻疹。1916年，Blackfan 发表了皮肤试验的第一篇文章，他对患有湿疹的儿童进行了皮试。考虑到许多哮喘病人曾患过婴儿湿疹，他认为，应研究"湿疹病人，弄清他们对蛋白质反应的频率，来看这种疾病与对蛋白质敏感是否存在联系"。的确，在27个湿疹病人的小组中（包括18个婴儿），他发现大部分人有阳性反应：21个对蛋白质有反应，17个对牛奶有反应，10个对人奶有反应，7个对马血清有反应，6个对肉汁有反应。在对照组中，没有阳性反应。

在年纪稍大的儿童和成年人中，屏蔽引起阳性反应的食物对某些病人有改善病情的作用。不过，让婴儿采取排除进食法不但会带来不必要的危险，而且也没有发现改善作用。因此，试验结果中很快发现了皮肤试验阳性和食物摄取、食物屏蔽导致的结果有矛盾。这一发现至关重要。

1921年，Prausnitz 和 Küstner 证明过敏可以由血清转移。因此，当 Wise 和 Sulzberger 在1933年描述特应性皮炎时，他们把皮肤试验和血液测试当作测试这一新症状的可靠标准，这是区分特应性皮炎和其他湿疹样皮肤病的主要标准。

没过多久，Hill 和 Sulzberger 准确地描述了特应性皮炎的演化，清楚指出对蛋白质过敏这一特征可以将不同临床症状统一起来：婴儿湿疹、儿童神经性皮炎、成年人特应性皮炎（尤其是痒疹）。

特应性皮炎的名称很快被美国和英国的皮肤病学者采用。在法国，它在很长一段时间里被认为仅是英国人的用法，法国皮肤病学界领袖 Degos 坚持使用"体质湿疹"直到1970年。在德国，"神经性皮炎"（neurodermitis）这一术语长期受到人们青睐。1948年，当 Nexmand 在哥本哈根就这一疾病写下一篇论文时，他更倾向于称它为 Besnier 痒疹。他的解释是，这一疾病不是湿疹，不会总是特应性的（不过他倾向于认可过敏性发病机制），而且总伴有瘙痒。

当代标准和评分

皮肤试验或血液测试曾帮助人们认识到特应性皮炎的特点，1960年发现了此类病人循环系统中的 IgE

含量变高,但这些都未能定义特应性皮炎的特异病征,甚至对诊断特应性皮炎也帮助不大。尽管大多数内科医生在诊断特应性皮炎上没有太大问题,但是精确的临床标准对于流行病学和临床研究是必需的。同时,为了让不同国家使用不同术语的皮肤科医生、免疫学家、变态反应学家、儿科医生能够交流,精确的临床标准也是必需的。Jon Hanifin(美国)和 Georg Rajka(挪威)各自独立研究了这个问题,两人于1979年6月在奥斯陆组织了一场国际研讨会。在一篇短文中,他们提议对特应性皮炎制订一套临床标准。这篇文章也是皮肤病学中被频繁引用的文章之一。尽管他们的标准以个人经验和非正式讨论为基础,从未被正式验证过,但是依然在最近30年里被广泛接受,并在大部分发表的文章中使用。

他们认为,如果一名病人有以下3种或4种主要特征,或者在23个次要特征中有3个或以上,就可以确诊为特应性皮炎。

主要特征:

(1) 瘙痒;

(2) 根据年龄而定的典型湿疹(成年人为屈部湿疹);

(3) 慢性;

(4) 个人或家族过敏史。

次要特征:

(1) 干燥症;

(2) 鳞癣/毛囊角化症;

(3) 速发型皮肤反应;

(4) 血清 IgE 含量升高;

(5) 发病年龄早;

(6) 皮肤易感性;

(7) 非特应性手足皮炎;

(8) 乳头湿疹;

(9) 唇炎;

(10) 结膜炎;

(11) Dennie-Morgan 褶皱;

(12) 角膜病;

(13) 白内障;

(14) 眼窝暗化;

(15) 面色苍白/面部红斑;

(16) 白糠疹;

(17) 前脖子褶皱;

(18) 出汗就痒;

(19) 羊毛和脂类溶剂耐受不良;

(20) 毛囊周积累;

(21) 食物耐受不良;

(22) 受环境/情感因素的影响;

(23) 白色皮肤划痕症。

此标准被发现与临床研究相关,但是使用它们需要较强的皮肤病学的诊疗技能。之后,这些标准被认为对基础护理来说太复杂,无法使用。1994年,英国 Hywel Williams 领导的事务委员会阐述了根据流行病学方法建立的标准。32位内科医生检查了224位病人,基于13种症状和18个迹象建立和验证了特应性皮炎的诊断标准。这项研究意义重大,其主要结论是特应性皮炎的诊断,需要满足"皮肤瘙痒"这一条件。如果没有瘙痒,就不是特应性皮炎。除了这个必要的标准之外,在以下标准中病人必须满足3项或以上:①有过敏史;②可见的屈部皮炎;③有皮肤干燥史;④有哮喘和花粉症史;⑤2岁前有皮疹发作。

比较这三种特应性皮炎的标准具有历史意义。1933 年 Wise 和 Sulzberger 的标准被视为过敏症专科医生的标准,其中三分之一与皮肤试验和血液测试有关。1979 年 Hanifin 和 Rajka 的标准针对皮肤科医生——主要标准中没有一条与免疫学数据相关,21 条次要标准中也只有 2 条相关。1994 年 Hywel Williams 的标准针对流行病学家——无免疫学皮肤试验和血液测试,并且诊断不需要皮肤病诊疗技能。除了一条之外(可见的皮炎),所有的标准可以通过采访或问卷获得。不是医生的卫生专业人士或细心的母亲也可以建立诊断。

特应性皮炎是多态性疾病,除确诊之外,收集一些关于疾病严重程度的信息也对临床研究和日常实践有帮助。1990 年的特应性皮炎欧洲峰会上,Alain Taïeb 和 Jean-François Stalder 组织了来自 9 个欧洲国家的 29 名专家,讨论临床照片,采用会议共识和专业统计,并由 A. Oranje 提出建议,该小组制订了 SCORAD 指数(特应性皮炎评分)。SCORAD 指数考虑了病变的强度和疾病的范围,以及瘙痒和失眠。SCORAD 指数被广泛接受应用,尽管其他指数也被使用(如 EASI)而造成了一些混淆。

关于语意的讨论会结束吗?

在诊断特应性皮炎的过程中,逐步放弃了免疫标准,原因是观察到许多病人没有达到过敏性生物学标准,比如在速发型皮肤试验时未产生阳性结果,血液循环中 IgE 含量未升高。许多学者问道,"过敏性"和"皮炎"这两个术语是否足够描述这一疾病。他们提议将特应性皮炎的外源性形式和内源性形式区别开来,后者没有过敏性红斑。其他一些学者对于将无过敏性疾病命名为"过敏性"持怀疑态度,他们更倾向于使用"过敏形式的皮炎"。欧洲过敏和临床免疫学会在 2001 年提出,将特应性皮炎替换成"过敏性湿疹/皮炎综合征"(AEDS),可以是过敏性的也可以是非过敏性的。过敏性 AEDS 可进一步区分为 IgE 相关和非 IgE 相关两种。世界过敏组织在 3 年后提出了一个有些不同的提案,认为湿疹是皮炎的一种,并且可将湿疹分为过敏性湿疹和非过敏性湿疹。讨论将持续下去。并且,毫无疑问的是,特应性皮炎这一术语在实际操作中有用(尤其从文献角度考虑),即便它不够精确,这是一个明显的优势。

致病理论及其治疗结果

特应性皮炎是一种复杂的疾病。在 1971 年第一版《普通内科中的皮肤病》(*Dermatology in General Medicine*)的"特应性皮炎"一章中,Sulzberger 描述了一条多因子的因果链,涉及 10 个因素,并且未对其重要程度排序。然而,大部分学者倾向于根据他们喜好的假说形成病因假设,提出治疗建议。

体液学说和不愿治疗

希波克拉底学派认为,特应性皮炎是对人体有益的体液渗出,使得污浊体液得以排出,是沉思医学(即拒绝治疗湿疹出疹)的主要依据。在 20 世纪中叶之前,大多数法国皮肤科医生都持这一态度,而维也纳皮肤科医生与此形成鲜明对比,他们习惯诊断局部病因,喜欢进行局部治疗。法国皮肤科医生不仅建议尊重皮肤出疹,他们还提出了增加皮肤出疹的方法。所谓的浆液放血疗法从 1870 年至少用到 1924 年。我们有假设认为,现代对于水的使用、局部使用皮质激素治疗、局部使用免疫调制剂等存在争议,部分原因是希波克拉底学派的认知在公众、非传统医生,甚至一些主流医生中仍根深蒂固。

消化理论与饮食

特应性皮炎在病人出生几周后开始出现,并且大部分病人在 2 岁之前痊愈。这一特殊的时间,看起来与遗传性疾病或感染性疾病不符。这向许多内科医生暗示,病因可能是这个年龄段摄入的唯一饮食——母乳。这种想法导致了矛盾重重的治疗建议。有人将其归因为乳母的心理压力和身体健康。有人比较人奶和动物奶，并怀疑乳类对孩子健康的影响。法国儿科名医 Marfan 认为婴儿湿疹与消化障碍相关。湿疹的神经因素也被认为是由消化不良所致。随着生物化学的发展，牛奶中的脂质、糖、蛋白质得到研究，许多学者试图改变牛奶的成分。儿科和皮肤病学的著作包含数百项饮食建议，其中没有一条曾经被证明是有用的。

医生在没有消化道症状的特应性皮炎儿童病人中，发现食物的皮肤试验呈阳性，这一现象从未得到清楚的解释。一些学者认为它们没有因果关系，另一些人则建议在儿童饮食中去除那些皮肤试验为阳性的食物。然而，食物禁忌带来的疗效从未被明确证实过，反倒是不明智的节食曾导致出现一些严重营养不良的病例。

湿疹的寄生/细菌维度

19 世纪末期，医学不仅可以依赖于临床基础，还可以依赖于现代生物学的发现。Pasteur 和其他研究者发现了微小寄生物（包括细菌），使得人们相信所有疾病都由某种微生物引起。Paul Gerson Unna（1850—1929 年）描述了脂溢性湿疹，并论断是微生物（寄生虫）导致了所有类别的湿疹。这一理论在 1900 年的巴黎国际大会上被多方讨论。由于湿疹的复杂性，Unna 描述的微生物没有特指，接种试验很难解释，使得大多数皮肤科医生不能接受微生物导致湿疹的理论。

特应性皮炎病人的皮肤几乎总有金黄色葡萄球菌不断繁殖，但这种繁殖的意义尚未被完全理解。葡萄球菌在临床很少引起超级感染。它们被认为是引起突发湿疹的原因，可能是由超级抗体机制所致。然而，对特应性皮炎使用抗感染治疗仍然存在争议。

19 世纪 Kaposi 和 Juliusberg 定义的严重水痘样出疹，是牛痘或疱疹接种在皮肤过敏人群上的特定结果。目前认为，过敏个体对葡萄球菌和疱疹的皮肤易感性是一种先天免疫缺陷，即表皮屏障功能的一种缺失。

微生物和过敏之间的关系更为复杂。1989 年 Strachan 提出的卫生假设认为，儿童早期缺乏对细菌的接触，会使得免疫系统朝着 Th2 相关反应方向发展，这包括过敏性疾病和自我免疫性疾病。这个假设，在理论上可以解释为什么西方国家人群最近患过敏性疾病的患病率明显增加了。微生物和过敏之间的相互作用复杂，包括肠道菌群对消化系统和免疫系统的影响，并影响 Th2 对过敏原反应的倾向。一项广为人知的临床试验表明，益生菌可以降低新生儿发生过敏性疾病的风险。然而，这项有效的试验结果不能复制，并且这个话题仍然存在争议。

变态反应学理论、脱敏治疗、规避过敏原

在非特应性的过敏性疾病（如接触性皮炎）中，过敏原的引入诱发病变。皮肤试验如能重现病变，将进一步证明致病关系，从而通过避免接触过敏原而根治症状。

在特应性皮炎病人中，许多病人皮肤试验呈阳性并且血液中 IgE 含量升高。然而，这些变态反应学数据的重要性还不清楚。它们不指向外部因果关系（过敏原），而指向一个内部条件（特异反应性，也被称为特应性本质）。在特应性皮炎中，内部（遗传）和外部因素（环境）之间相互作用的本质尚未得到解释，所有医生和病人只能凭借自身对这些神秘联系的信仰来进行试验。

在特应性皮炎中发现血液中 IgE 含量升高，人们希望这可以成为一种可靠的生物诊断指标。在特异反应性中，IgE 的含量变化确实是重要的病理生理学特点，在过敏性个体的朗格汉斯细胞上发现 IgE 也是一个重要发现，但是这些非特定性发现不能作为诊断测试使用。

对饮食过敏原进行皮肤试验、划痕试验、点刺试验、皮内试验，以及最新的特应性斑贴试验，IgE 含量的升高一直都不被认为是可信的指标，不能证明过敏原的致病责任。为发现食物过敏原，双盲安慰剂控制的食物激发法被提倡作为测试的黄金标准，但目前很少使用。具有特应性皮炎和消化系统症状的患儿可能受益于消化道检查。然而，大多数特应性皮炎病儿通常没有患临床消化道疾病，因此只在严重病例里才会对食物致敏的因素进行核查。脱敏治疗也同样没用，仅偶尔针对食物过敏症状使用，很少用于湿疹本身。

担心治疗的副作用

20 世纪初,在儿科疾病中,婴儿湿疹被认为具有致命的威胁,病人在住院后可能快速死亡。湿疹长期被认为是禁止住院的疾病。湿疹病人在皮肤症状明显改善的同时,常伴随苍白、高热,甚至死亡。一些学者认为加快死亡的原因是湿疹的迅速改善,并讨论了很多理由。Hutinel 和 Rivet 声称,这种症状有感染性,在 1950 年后随着抗生素的使用,感染性更加强。

自从 1952 年 Sulzberger 和 Witten 的报告发表后,外用皮质类固醇已牢牢成为特应性皮炎的高效治疗手段。在急性湿疹早期,每天使用皮质类固醇可使湿疹渗出停止,几天就可痊愈。维持治疗(现在称为前瞻治疗)在大多数情况下可预防其复发。小心使用外用皮质类固醇非常安全。尽管这是真正革命性的进步,但是很多儿童没有得到足够的治疗,这可能是产生许多慢性演化和并发症的原因。这一有效治疗未得到充分利用的原因被认为是对皮质类固醇或局部使用皮质类固醇的恐惧,恐惧的主要原因是人们对皮质类固醇的副作用估计过高,或混淆了口服和外用皮质类固醇的安全性。对皮质类固醇的恐惧是一个普遍问题,为解决这一问题,我们应该更加注意病人的想法和愿望,让他们更相信医生、相信医学。开办学习过敏学的学校、治疗方式教育讲习班是现代的应对方式。

最近发展出的外用免疫调制剂成为一种新的局部抗炎药物。它们被广泛接受,部分原因是人们不愿长期使用外用皮质类固醇治疗,尤其是对儿童或在脸上皮薄的部位(比如眼睑)进行治疗。2005 年 2 月,美国食品和药物监督管理局对这些药物发出"黑盒"警告,原因是其可能增加患皮肤癌症和淋巴瘤的风险。这一问题仍存在争议。临床医生和病人看到这一警告和随之而来的争议时,可能会将其视作对有效治疗方法的担忧及怀疑。

神经心理方面的考虑

心理因素一直被认为是刺激特应性皮炎暴发的重要因素。哺乳母亲的压力,被认为是导致母乳成分改变和导致婴儿出疹的原因。然而,心理或精神上的联系难以合理化,皮肤病学著作中很少关注精神疗法。

Brocq 创造了"神经性皮炎"一词,和他同时代的皮肤科医生讨论了神经系统在瘙痒症、痒疹、苔藓样硬化中的重要性。有些人甚至主张从脊椎抽取脑脊液来治疗痒疹,尽管这一治疗方法的结果好坏不定。基于心理学的治疗方法不那么激进,这些方法的治疗效果可能不容易被评估。

最近,人们开始关注慢性疾病的心理影响和社会影响,出现了生活质量分数这一概念。特应性皮炎是一种严重损害生活质量的疾病。有些生活质量标准对所有疾病都适用,有些对皮肤病适用,有些对特应性皮炎适用,有些还评估特应性皮炎病人家庭成员的生活质量。瘙痒的神经病理机制,是特应性皮炎和中枢神经系统的另一种联系。

其他假设

Szentivanyi 提出,相对阻断 β-肾上腺素的反应可以解释直接呼吸道过敏和皮肤过敏。可以在特应性皮炎中见到许多免疫细胞的功能异常,如 T 淋巴细胞(简称 T 细胞)亚群、B 淋巴细胞(简称 B 细胞)抗原呈递细胞、嗜酸性粒细胞、嗜碱性粒细胞。他提出了一项统一解释:磷酸二酯酶活动的增加。

皮肤病学的疗法和外部治疗

很明显,从以上讨论中发现,人们从病理生理学方面理解过敏性皮肤病,即使到最近人们仍然认为皮肤在过敏性疾病中依然扮演不重要的角色,甚至完全没有意义。体液学派医生相信体液的重要性,儿科医生相信饮食的重要性,免疫学家相信血液中 IgE 的重要性,几乎没有人考虑皮肤本身,更不要说角质层,即通常被认为由"死"细胞组成的外层表皮。事情在 1990 年发生变化，有假说推测，上皮的表皮屏障对过敏敏化和过敏性皮肤病的其他方面而言有一些重要性。皮肤干燥是特应性皮炎较为重要的次要标准之一。某些表皮异常可以解释皮肤干燥，比如神经酰胺水平的减少或者必需脂肪酸的代谢异常。这些生化方面的发现，引发了大量外用或口头干预试验来测试表皮脂肪的新陈代谢，而结果常常互相矛盾。

笔者没有报告数量庞大的基因研究，这些研究识别了许多与特应性皮炎相联系的基因座和候选基因。有些实验为后天免疫中参与的一些分子编码，包括白细胞介素 4、5 和它们的受体，以及 IgE 链受体。其中，最重要的遗传发现是由 I. McLean 领导的爱尔兰-苏格兰团队在 2006 年发现的。他们发现，丝聚合蛋白的基因突变是特应性皮炎的主要诱发因素。后来证明，丝聚合蛋白的基因突变与特应性皮炎的严重程度相关，更重要的是与呼吸异位性有关，包括哮喘。因此，新的研究范例出现了，它着重研究皮肤过敏和呼吸系统过敏中皮肤的病理生理学作用。最近的实验工作表明，皮肤屏障缺陷，如丝聚合蛋白缺失或蛋白酶的活性过强，可以诱导表皮产生 TSLP(胸腺基质淋巴细胞生成素)，其为一种诱导哮喘的细胞因子。这是当代研究领域的一部分，但还未完结。然而，我们希望强调，对过敏性疾病中表皮的发病机制的理解，已经影响到了治疗手段。其中包括软化治疗在保持体内平衡、防止过敏原穿透表皮、诱导炎症产生中的重要作用。

结论

特应性皮炎是一种复杂的疾病。许多理论和实践方面的问题悬而未决，而参考自古以来西方医学中盛行的医疗学说可以有所启发。体液学说导致了皮疹不应接受治疗的观念的出现。变态反应学则认为过敏是湿疹暴发的原因。更偏重皮肤学的方法能使我们综合理解表皮缺陷相关内容，包括渗透屏障和先天免疫、特应性超敏反应、神经系统与皮肤之间的相互作用。

参 考 文 献

[1] Shaw TE,Currie GP,Koudelka CW,Simpson EL:Eczema prevalence in the United States:data from the 2003 National Survey of Children's Health. J Invest Dermatol 2011;131:67-73.

[2] Mancini AJ,Kaulback K,Chamlin SL:The socioeconomic impact of atopic dermatitis in the United States:a systematic review. Pediatr Dermatol 2008;25:1-6.

[3] Ring J,Przybilla B,Ruzicka TR(eds):Handbook of Atopic Eczema,ed 2. Berlin,Springer,2006.

[4] Bieber T,Leung DYM(eds):Atopic Dermatitis,ed 2. New York,Informa Healthcare,2009.

[5] Taïeb A,Wallach D,Tilles G:The history of atopic eczema/dermatitis;in Ring J,Przybilla B,Ruzicka TR(eds):Handbook of Atopic Eczema. New York,Springer,pp 10-20.

[6] Ackerman AB,Ragaz A:A plea to expunge the word 'eczema' from the lexicon of dermatology and dermatopathology. Am J Dermatopathol 1982;4:315-326.

[7] Halbert AR,Weston WL,Morelli JG:Atopic dermatitis:is it an allergic disease? J Am Acad Dermatol 1995;33:1008-1018.

[8] Flohr C,Johansson SG,Wahlgren CF,Williams H:How atopic is atopic dermatitis? J Allergy Clin Immunol 2004;114:150-158.

[9] Wallach D,Taïeb A,Tilles,G:Histoire de la dermatite atopique. Paris,Masson,2004.

[10] Wise F,Sulzberger MB:1933 Year Book of Dermatology and Syphilology. Chicago,Year Book Medical,1933,pp 38-39.

[11] Mier PD:Earliest description of the atopic syndrome? Br J Dermatol 1975;92:359.

[12] Sutton RL Jr:Sixteenth Century Physician and His Methods. Mercurialis on Diseases of the Skin. Kansas,Lowell,1986.

[13] Mercuriali G:Traité des maladies de la peau(transl Gombert P and Chevallier J). Lyon,Bioderma, 2008.

[14] Bateman T:A Practical Synopsis of Cutaneous Diseases,ed 4. London,Longman,1817,pp. 250.

[15] Bateman T:Delineations of Cutaneous Diseases. London,Longman,1817.

[16] Wallach D,Coste J,Tilles G,Taïeb A:The first images of atopic dermatitis:an attempt at retrospective diagnosis in dermatology. J Am Acad Dermatol 2005;53:684-689.

[17] Tilles G,Wallach D:Robert Willan and the French Willanists. Br J Dermatol 1999;140:1122-1126.

[18] Rayer P:Traité théorique et pratique des maladies de la peau. Paris,Baillière,1826.

[19] Rayer P:Traité théorique et pratique des maladies de la peau,ed 2. Paris,Baillière,1835.

[20] Wilson E:Lectures on Ekzema and Ekzematous Affections. London,Churchill,1870.

[21] Hebra F:On Diseases of the Skin. London,New Sydenham Society,1868.

[22] Civatte A:Formes cliniques et pathogénie des prurigos. IVe congrès des dermatologistes et syphiligraphes de langue française. Paris,Masson,1929,pp 243-308.

[23] Besnier E:Première note et observations préliminaires pour servir d'introduction à l'étude des prurigos diathésiques (dermatites multiformes prurigineuses chroniques exacerbantes et paroxystiques,du type du prurigo de Hebra). Ann Dermatol Syphil 1892;3:634-648.

[24] Hutchinson J:On incurred infantile eczema and its occasional persistence through life:remarks on the relation of such cases to Hebra's prurigo. Arch Surg 1889-1890;1:365-367.

[25] Faber HK,Roberts DB:Serum proteins and lipoids in the eczema of infants and children. J Pediatr 1933;3:78-83.

[26] Coca AF,Cooke RA:On the classification of the phenomena of hypersensitiveness. J Immunol 1923; 8:163-182.

[27] Blackfan KD:Cutaneous reactions from proteins in eczema. Am J Dis Child 1916;11:441-454.

[28] Hill LW,Sulzberger MB:Evolution of atopic dermatitis. Arch Derm Syph 1935;32:451-463.

[29] Nexmand PH:Clinical Studies of Besnier's Prurigo. Copenhagen,Rosenkilde,1948.

[30] Juhlin L,Johansson GO,Bennich H,Högman C,Thyresson N:Immunoglobulin E in dermatoses: levels in atopic dermatitis and urticaria. Arch Dermatol 1969;100:12-16.

[31] Hanifin JM,Rajka G:Diagnostic features of atopic dermatitis. Acta Derm Venereol(Stockh)1980;92 (suppl):44-47.

[32] Williams HC,Burney PG,Pembroke AC,Hay RJ:The UK Working Party's Diagnostic Criteria for Atopic Dermatitis. 3. Independent hospital validation. Br J Dermatol 1994;131:406-416.

[33] European Task Force on Atopic Dermatitis:Severity scoring of atopic dermatitis:the SCORAD index. Dermatology 1993;186:23-31.

[34] Schmitt J,Langan S,Williams HC,European Dermato-Epidemiology Network:What are the best outcome measurements for atopic eczema? A systematic review. J Allergy Clin Immunol 2007;120: 1389-1398.

[35] Johansson SG,Hourihane JO,Bousquet J,Bruijnzeel-Koomen C,Dreborg S,Haahtela T,Kowalski ML,Mygind N,Ring J,van Cauwenberge P,van Hage-Hamsten M,Wuthrich B,EAACI (the European Academy of Allergology and Cinical Immunology) Nomenclature Task Force:A revised nomenclature for allergy:an EAACI position statement from the EAACI nomenclature task force. Allergy 2001;56:813-824.

[36] Johansson SG,Bieber T,Dahl R,Friedmann PS,Lanier BQ,Lockey RF,Motala C,Ortega Martell JA, Platts-Mills TA,Ring J,Thien F,van Cauwenberge P,Williams HC:Revised nomenclature for allergy for global use:report of the Nomenclature Review Committee of the World Allergy Organization,Oc-

tober 2003. J Allergy Clin Immunol 2004;113;832-836.

[37] Sulzberger MB:Atopic dermatitis;in Fitzpatrick TB,Arndt KA,Clark WH Jr,Eisen AZ,Van Scott EJ,Vaughan JH(eds):Dermatology in General Medicine. New York,McGraw Hill,1971,pp 680-684, pp 687-697.

[38] Tilles G,Wallach D,Taïeb A:Topical therapy of atopic dermatitis;controversies from Hippocrates to topical immunomodulators. J Am Acad Dermatol 2007;56;295-301.

[39] Lortat-Jacob L:Traitement des eczémas suintants par l'enveloppement caoutchouté. Médecine 1924; 6;118-123.

[40] Scholtz JR:Management of atopic dermatitis. Calif Med 1965;102;210-216.

[41] Charman CR,Morris AD,Williams HC:Topical corticosteroid phobia in patients with atopic eczema. Br J Dermatol 2000;142;931-936.

[42] Berger TG,Duvic M,van Voorhees AS,VanBeek MJ,Frieden IJ,American Academy of Dermatology Association Task Force:The use of topical calcineurin inhibitors in dermatology;safety concerns; report of the American Academy of Dermatology Association Task Force. J Am Acad Dermatol 2006; 54;818-823.

[43] Marfan A:Les eczémas des nourrissons;leurs rapports avec les vices de l'alimentation et les troubles digestifs. Semaine Méd 1894;14;138-140.

[44] Bath-Hextall F, Delamere FM, Williams HC: Dietary exclusions for established atopic eczema. Cochrane Database Syst Rev 2008;1;CD005203.

[45] Sinagra JL,Bordignon V,Ferraro C,Cristaudo A,Di Rocco M,Amorosi B,Capitanio B:Unnecessary milk elimination diets in children with atopic dermatitis. Pediatr Dermatol 2007;24;1-6.

[46] Ladoyanni E,Cheung ST,North J,Tan CY:Pellagra occurring in a patient with atopic dermatitis and food allergy. J Eur Acad Dermatol Venereol 2007;21;394-396.

[47] Unna PG:On the nature and treatment of eczema. Br J Dermatol 1890;2;231-245.

[48] Leyden JJ,Marples RR,Kligman AM:*Staphylococcus aureus* in the lesions of atopic dermatitis. Br J Dermatol 1974;90;525-530.

[49] Taskapan MO,Kumar P:Role of staphylococcal superantigens in atopic dermatitis;from colonization to inflammation. Ann Allergy Asthma Immunol 2000;84;3-10.

[50] Huang JT,Abrams M,Tlougan B,Rademaker A,Paller AS:Treatment of *Staphylococcus aureus* colonization in atopic dermatitis decreases disease severity. Pediatrics 2009;123;e808-e814.

[51] Barton RL,Brunsting LA:Kaposi's varicelliform eruption. Arch Derm Syph 1944;50;99-104.

[52] Hata TR,Gallo RL:Innate immunity in atopic dermatitis;in Bieber T,Leung DYM(eds):Atopic Dermatitis,ed 2. New York,Informa Healthcare,2009,pp 101-119.

[53] Strachan DP:Hay fever,hygiene,and household size. BMJ 1989;299;1259-1260.

[54] Kalliomäki M,Salminen S,Arvilommi H,Kero P,Koskinen P,Isolauri E:Probiotics in primary prevention of atopic disease;a randomised placebo-controlled trial. Lancet 2001;357;1076-1079.

[55] Bruynzeel-Koomen C,van Wichen DF,Toonstra J,Berrens L,Bruynzeel PL:The presence of IgE molecules on epidermal Langerhans cells in patients with atopic dermatitis. Arch Dermatol Res 1986; 278;199-205.

[56] Sampson HA,McCaskill CC:Food hypersensitivity and atopic dermatitis;evaluation of 113 patients. J Pediatr 1985;107;669-675.

[57] Hutinel V,Rivet L:Septicémies graves au cours des affections cutanées des jeunes enfants. Arch Méd Enfants 1909;12;1-20.

[58] Sulzberger MB,Witten VH:The effect of topically applied compound F in selected dermatoses. J

Invest Dermatol 1952;19;101-102.

[59] Staab D,Diepgen TL,Fartasch M,Kupfer J,Lob-Corzilius T,Ring J,Scheewe S,Scheidt R,Schmid-Ott G,Schnopp C,Szczepanski R,Werfel T,Wittenmeier M,Wahn U,Gieler U:Age related,structured educational programmes for the management of atopic dermatitis in children and adolescents;multicentre,randomised controlled trial. BMJ 2006;332;933-938.

[60] Ruzicka T,Bieber T,Schöpf E,Rubins A,Dobozy A,Bos JD,Jablonska S,Ahmed I,Thestrup-Pedersen K,Daniel F,Finzi A,Reitamo S:A short-term trial of tacrolimus ointment for atopic dermatitis. N Engl J Med 1997;337;816-821.

[61] Ring J,Möhrenschlager M,Henkel V:The US FDA 'black box' warning for topical calcineurin inhibitors;an ongoing controversy. Drug Saf 2008;31;185-198.

[62] Thibierge G:Ponction lombaire dans les dermatoses prurigineuses. CR du Xe congrès français de médecine. Paris,Masson,1910.

[63] Whalley D,McKenna SP,Dewar AL,Erdman RA,Kohlmann T,Niero M,Cook SA,Crickx B,Herdman MJ,Frech F,Van Assche D:A new instrument for assessing quality of life in atopic dermatitis;international development of the Quality of Life Index for Atopic Dermatitis(QoLIAD). Br J Dermatol 2004;150;274-283.

[64] Tominaga M,Ogawa H,Takamori K:Possible roles of epidermal opioid systems in pruritus of atopic dermatitis. J Invest Dermatol 2007;127;2228-2235.

[65] Szentivanyi A:The beta-adrenergic theory of the atopic abnormality in bronchial asthma. J Allergy 1968;42;203-232.

[66] Hanifin JM,Chan SC:Monocyte phosphodiesterase abnormalities and dysregulation of lymphocyte function in atopic dermatitis. J Invest Dermatol 1995;105(suppl 1);84S-88S.

[67] Ogawa H,Yoshiike T:A speculative view of atopic dermatitis;barrier dysfunction in pathogenesis. J Dermatol Sci 1993;5;197-204.

[68] Taieb A:Hypothesis;from epidermal barrier dysfunction to atopic disorders. Contact Dermatitis 1999;41;177-180.

[69] Imokawa G,Abe A,Jin K,Higaki Y,Kawashima M,Hidano:Decreased level of ceramides in stratum corneum of atopic dermatitis;an etiologic factor in atopic dry skin? J Invest Dermatol 1991;96;523-526.

[70] Melnik BC,Plewig G:Is the origin of atopy linked to deficient conversion of omega6-fatty acids to prostaglandin E1? J Am Acad Dermatol 1989;21;557-563.

[71] Palmer CN,Irvine AD,Terron-Kwiatkowski A,Zhao Y,Liao H,Lee SP,Goudie DR,Sandilands A,Campbell LE,Smith FJ,O'Regan GM,Watson RM,Cecil JE,Bale SJ,Compton JG,DiGiovanna JJ,Fleckman P,Lewis-Jones S,Arseculeratne G,Sergeant A,Munro CS,El Houate B,McElreavey K,Halkjaer LB,Bisgaard H,Mukhopadhyay S,McLean WH:Common loss-of-function variants of the epidermal barrier protein filaggrin are a major predisposing factor for atopic dermatitis. Nat Genet 2006;38;441-446.

[72] Weidinger S,O'Sullivan M,Illig T,Baurecht H,Depner M,Rodriguez E,Ruether A,Klopp N,Vogelberg C,Weiland SK,McLean WH,von Mutius E,Irvine AD,Kabesch M:Filaggrin mutations,atopic eczema,hay fever,and asthma in children. J Allergy Clin Immunol 2008;121;1203-1209.

[73] Demehri S,Morimoto M,Holtzman MJ,Kopan R:Skin-derived TSLP triggers progression from epidermal-barrier defects to asthma. PLoS Biol 2009;7;e1000067.

[74] Elias PM:Therapeutic implications of a barrier-based pathogenesis of atopic dermatitis. Ann Dermatol 2010;22;245-254.

过敏性接触性皮炎

Ali Alikhan[a]，Howard I. Maibach[b]

[a].美国明尼苏达州罗切斯特市梅奥诊所皮肤学部；[b].美国加州大学旧金山医学院皮肤学部

摘要

过敏性接触性皮炎(allergic contact dermatitis)是全世界主要的皮肤疾病之一。它会导致严重的症状和生活质量的下降，同时还有重大的经济影响，使病人工作生产能力受损。斑贴试验是过敏性接触性皮炎中最重要的发现，也是迄今为止最好的诊断方法；薄层快速表皮试验是斑贴试验最近的发展成果，使试验更方便、更可行。过敏性接触性皮炎的未来是光明的，因为我们将继续了解这一疾病，找到科学方法提升诊断和护理的水平。此外，在全球化的时代背景下，人们需要明白，全球医疗保健提供者之间的合作是不可或缺的。

希波克拉底和 Pliny the Younger 的著作可以证明，早在古希腊和古埃及时代，人们就意识到了接触性皮炎。随着 19 世纪 Ferdinand von Hebra 证明了巴豆油可以在正常皮肤上触发皮炎湿疹，人们对这类疾病症状的了解突飞猛进。

斑贴试验——Josef Jadassohn 和 Bruno Bloch

过敏性接触性皮炎的诊断标准是斑贴试验，它的发现归功于 Josef Jadassohn。他是第一个将客观实验方法应用于皮肤免疫学研究的皮肤科医生。1895 年，他在布雷斯劳大学任皮肤病学教授，他发明了接触试验来客观地诊断一位病人，该病人使用含汞膏药治疗腹股沟虱后，产生了湿疹样反应。在诊断中，他意识到某些化学品(当放置在皮肤上时)可能引起敏感人群的湿疹样反应。Bruno Bloch 是 Josef Jadassohn 的学生，也在巴塞尔和苏黎世任大学教授；他继续了 Josef Jadassohn 的工作，扩展了接触性皮炎免疫学的基础知识。他进一步描述了斑贴试验方法和皮肤反应的分级，提出交叉反应的观点，描述了第一例系统性接触性皮炎，并同 Paul Karrer 一起合成樱草素；樱草素是报春花中的一种特殊化学物质，是导致过敏性接触性皮炎的原因。最重要的是，他开发和推广了一套最初的斑贴试验标准系列。他的一些学生颇有影响力，Marion Sulzberger 将斑贴试验带到美国，此外还有 Paul Bonnevie。

从 1895 年到 20 世纪 60 年代，欧洲某些诊所进行了斑贴试验，但其他人却忽视了斑贴试验，在材料、过敏原浓度、结果读取次数或结果读取评分方面，没有达成共识。此外，如何区分特应性皮炎和刺激性皮炎、如何理解斑贴试验阳性结果的意义等都还不清楚。

早期重要基础科学发现

Krueger 和 Stingl 已经全面回顾了基础免疫学中与过敏性接触性皮炎相关的重要发现。其中，重要的科学家和他们的发现如下。

(1) Landsteiner 和 Jacobs：他们的实验证明了化学结构和致敏性之间的重要关系。

(2) Sulzberger 和 Baer：他们证明了化学品的体外反应性，与其在人体中产生过敏性接触性皮炎的能力，两者存在联系。

(3) Landsteiner 和 Chase：他们使用豚鼠进行实验，发现过敏性接触性超敏反应，可以通过受影响的供体的活淋巴细胞转移到初始接受者身上。

标准系列——Bonnevie

Bruno Bloch 的学生、哥本哈根职业医学教授 Paul Bonnevie 了解到,大多数临床病例的过敏性接触性皮炎是由较少的几种化学物质引起的,因此他对 Bruno Bloch 有限的标准过敏原系列加以扩充,并在其著名的环境医学教科书中发表。他的二十一种过敏原系列被认为是各国及各大洲现行标准系列的前身。此过敏原系列在哥本哈根被使用了几十年,帮助 Marcussen 在 1962 年发表了关于接触性过敏的大型流行病学调查研究结果。后来,此过敏原系列被国际接触性皮炎研究组(ICDRG)修改并更新。

接触性皮炎和公共卫生——Ramazzini 和 Prosser White

接触性皮炎与公共卫生领域密不可分。《职业病防治论文》的作者 Bernardo Ramazzini(1633—1714年),被公认为职业医学之父。他强调了许多疾病与病人职业的联系,并呼吁医学生学习保护工人的方法。他描述了洗衣妇女和肥皂工人多发手部皮炎的情形,并将这类情形归因于与物质的直接接触。

200 年后,Robert Prosser White 拓展了职业皮肤病领域。英国的 Wigan 是兰开夏郡中心的大型工业城镇。Robert Prosser White 在那里接触并诊断了数以千计与工作相关的皮肤疾病。他多次发布职业性皮肤病的研究成果,发表相关演讲,多次担任国际职务,获得无数荣誉。他编写的教科书《职业皮肤病》被认为是职业皮肤病的权威参考书。

接触性皮炎学会

第一个接触性皮炎学会是斯堪的纳维亚常规斑贴试验标准化委员会,于 1962 年创建。1967 年,该委员会扩大规模,并与各种对接触性皮炎感兴趣的国家或欧洲组织结合,形成国际接触性皮炎研究组(ICDRG),其任务是在国际上将皮肤过敏试验程序标准化(如过敏原载体、过敏原浓度等),鼓励不同国家之间的合作研究,提升皮肤科医生对过敏性皮肤病和环境性皮肤病的兴趣。始创成员包括 H. J. Bandmann、C. D. Calnan、E. Cronin、S. Fregert、N. Hjorth、B. Magnusson、H. I. Maibach、K. E. Malten、C. Meneghini、V. Pirilä、D. S. Wilkinson 等。第一套国际标准系列于 1997 年由 ICDRG 发布,并于 2011 年更新。

N. Hjorth 是 ICDRG 的第一任主席,他于 1974 年组织了第一次接触性皮炎国际研讨会。该研讨会受到了很多人关注,提升了接触性皮炎的国际地位,促使许多国家和地区建立了接触性皮炎组织:欧洲环境性与接触性皮炎研究组织(EECDRG);欧洲接触性皮炎学会(ESCD),该学会是《接触性皮炎》杂志的主编;北美接触性皮炎组织(NACDG);美国接触性皮炎学会(ACDS),该学会负责编辑《皮炎》杂志。许多组织有自己标准化的过敏原系列、过敏原浓度、斑贴测试方法和技术(如何时读取测试结果、是否使用芬兰斑试器等)。

更加便捷——薄层快速表皮(TRUE)测试

1985 年,Fischer 和 Maibach 研发了薄层快速表皮(TRUE)测试系统。这是一个标准化的即用型斑贴试验系统,不需要预混合或准备时间,其中含有 29 种常见的过敏原。过敏原被掺入亲水性凝胶中,涂在一层防水的聚酯片上,然后干燥成一层薄膜。将涂覆的聚酯片切成方形贴片,用丙烯酸黏合剂黏在无纺纤维素带上,用硅化塑料(保护片)盖上,并包装在气密和不透光的薄膜中。当试纸条贴在皮肤上时,汗液会润湿薄膜,将其转化成凝胶,导致过敏原被释放。TRUE 测试已经被证明是准确和安全的,并且其结果在过敏原分布、数量、稳定性、位置方面结果更一致。不幸的是,研发成本和监管障碍限制了其应用的范围。

进入信息时代——接触过敏原替代数据库

接触过敏原替代数据库(CARD)首先在 1998 年由梅奥诊所开发,这是一个互联网数据库,它让临床医生能够为患有过敏性接触性皮炎的病人找到合适的护肤产品；它包含 8100 多种已知原料成分，5500 多种商业皮肤护理产品。通过输入病人应避免的过敏原（基于斑贴试验的阳性结果和临床相关性），该程序能为每位病人创建一份可安全使用的产品列表。这种创新技术使病人护理得到改善，因为教育病人应回避哪些过敏原的工作太过困难，原因在于过敏原名称复杂，并且还需回避过敏原交叉反应。与 CARD 类似的"接触过敏原管理程序"（CAMP）已经由美国接触性皮炎学会开发。

过敏性接触性皮炎的未来

自 Josef Jadassohn 在 100 多年前发明斑贴试验以来，过敏性接触性皮炎的研究开始快速发展，进一步深入研究将显著加快该领域的研究进展。Alikhan 和 Maibach 提出了各种策略来增强过敏性接触性皮炎的理论知识，改善斑贴试验的实践。各类可改进的策略如下：了解过敏原稳定性、确定真正的过敏原、扩增和优化 TRVE 测试，鉴别刺激性反应与过敏反应；研究贴片的损耗与作用的时期；建立贴片测试库；鉴别假阴性贴片测试结果；重新检查皮内测试的效果；了解阳性贴片测试的显著性；筹集接触过敏认证和研究资金；在出版物中增加化学鉴定过敏原的讨论及改进技术（如使用和改良皮肤生物工程工具、体外诊断方法、使用病人遗传密码等）。

结论

本文为简短的概述，其中省略了许多重要贡献者及其贡献。Lachapelle 的《斑贴试验的伟大进步：历史回忆录》中有大量细节，强烈推荐各位读者去了解。

参 考 文 献

[1] Smith DR：The continuing rise of contact dermatitis. 1. The academic discipline. Contact Dermatitis 2009；61：189-193.

[2] Wright RC，Goldman L：Contact dermatitis：a historical perspective. Int J Dermatol 1979；18：665-668.

[3] Crissey JT，Parish LC，Holubar K：Historical Atlas of Dermatology and Dermatologists. Boca Raton，Parthenon，2002.

[4] Lachapelle J-M，Maibach HI：Patch Testing and Prick Testing：A Practical Guide-Official Publication of the ICDRG. Berlin，Springer，2009.

[5] Rycroft RJG：Textbook of Contact Dermatitis. Berlin，Springer，2001.

[6] Krueger GG，Stingl G：Immunology/inflammation of the skin-a 50-year perspective. J Invest Dermatol 1989；92：32S-51S.

[7] Landsteiner K，Jacobs J：Studies on the sensitization of animals with simple chemical compounds. J Exp Med 1935；61：643-656.

[8] Landsteiner K，Jacobs J：Studies on the sensitization of animals with simple chemical compounds. Ⅱ. J Exp Med 1936；64：625-639.

[9] Sulzberger MB，Baer RL：Sensitization to simple chemicals. 3. Relationship between chemical structure and porperties，and sensitizing capacities in the production of eczematous sensitivity in man. J Invest Dermatol 1938；1：45-58.

[10] Landsteiner K，Chase MW：Experiments on transfer of cutaneous sensitivity to simple chemical compounds. Proc Soc Exp Biol Med 1942；49：688-690.

[11] Bonnevie P：Aetiologie und Pathogenese der Ekzemkrankheiten. Klinische Studien über die Ursachen

der Ekzeme unter besonderer Berücksichtigung des diagnostischen Wertes der Ekzemproben. Copenhagen,Busch,1939.

[12] Marcussen PV:Variations in the incidence of contact hypersensitivities. Trans St Johns Hosp Dermatol Soc 1962;48;40-48.

[13] Ashworth J:Robert Prosser White(1855-1934). Clin Exp Dermatol 1994;19;186-187.

[14] Lachapelle JM,Ale SI,Freeman S,Frosch pJ,Goh CL,Hannuksela M,et al:Proposal for a revised international standard series of patch tests. Contact Dermatitis 1997;36;121-123.

[15] Cheng LS,Alikhan A,Maibach HI:Compilation of international standards for parch testing methodology and allergens. Dermatitis 2009;20;257-260.

[16] Cheng LS,Alikhan A,Maibach HI:Creating an electronic collaboration between international contact dermatitis groups. Contact Dermatitis 2009;61;59-60.

[17] Fischer TI,Maibach HI:The thin layer rapid use epicutaneous test(TRUE-test),a new patch test method with high accuracy. Br J Dermatol 1985;112;63-68.

[18] Fischer T,Maibach HI:Easier patch testing with TRUE Test. J Am Acad Dermatol 1989;20;447-453.

[19] Yiannias JA,Miller R,Kist JM:Creation,history,and future of the Contact Allergen Replacement Database(CARD). Dermatitis 2009;20;322-326.

[20] Alikhan A,Maibach HI:Allergic contact dermatitis;the future. Dermatitis 2009;20;327-333.

[21] Lachapelle JM:Giant Steps in Patch Testing:A Historical Memoir. Phoenix,Smart Practice,2010.

荨麻疹和血管性水肿

Marcus Maurer

德国柏林大学附属 Charité 医院过敏症中心皮肤病与过敏反应科

摘要

荨麻疹(urticaria)和血管性水肿(angioedema)是很古老的疾病。自古人们就用多种不同的病名来描述它们,也提出了很多不同的假设理论来解释它们的起因和发病机理。目前,荨麻疹和血管性水肿的分类和命名经历了几千年的演变,绕了不少弯路,也有一些问题。本节讲述荨麻疹和血管性水肿的历史,也将通过检索一些原始资料和往期发表文献,追溯人们对两种疾病某些方面的认知演变。

荨麻疹

荨麻疹类疾病的临床表现主要为风团瘙痒(荨麻)、血管性水肿或两者同时出现。研究这种常见病的历史,因几个互不相干的问题变得复杂。第一,风团和(或)血管性水肿不只是荨麻疹的临床表现,20 世纪才辨识出除荨麻疹之外的疾病(如遗传性血管性水肿),有些甚至几十年前才被识别(如施尼茨勒综合征、荨麻疹性血管炎)。第二,荨麻疹(urticaria)这个病名相对比较新,只有不到 250 年的历史。在此之前,该病有许多其他名字,包括 knidosis、uredo、Nesselsucht 与 Nesselfieber、urticatio 及 randados 等。有这么多不同病名,部分原因是人们对发病机理和病因的理解发生了变化。第三,荨麻疹是一类异质性疾病,各亚类的临床病程、特征、病因、触发机理相关性和特质都有显著区别。尽管如此,荨麻疹与血管性水肿的历史已经研究得很透彻,这主要归功于 Schadewaldt,他发表了关于这两种疾病详细的历史演变过程的著作。

荨麻疹与血管性水肿都是古老的疾病。人们相信,我们最早的祖先就得过这两种疾病,因为它们在其他动物身上曾出现过,如马和狗。同时,肥大细胞在荨麻疹类疾病与大多数血管性水肿疾病中都起关键作用,而在所有目前研究过的哺乳动物的皮肤表层中都探测到了肥大细胞。最早关于荨麻疹的描述之一来自中国,距今已有两千多年的历史。公元前 200 年,在汉朝之前便开始撰写的《黄帝内经》中,荨麻疹被描述为"风瘾疹",与如今传统中医学中荨麻疹的定义"风瘙瘾疹"非常类似。在传统中医学中,风被认为是荨麻疹最主要的病原体,因此,其他的病名还有"风疹"及"风疹块"。

西方医学之父希波克拉底(Hippocrates,公元前 460—公元前 377 年),用 knidosis 一词描述因荨麻(希腊语 knido)引起的瘙痒突起病变,这成为"接触性荨麻疹"的首份参照史料。希波克拉底也被认为是提出肠胃性疾病可以导致荨麻疹的第一人。荨麻疹在古代拉丁医学文献中被称为 uredo(urere 的意思是灼烧),在古代波斯医学文献中被称为 essra(突起)。Paracelsus(1493—1541 年)为该病创造了第一个德文名,leusschieppen,可惜这个名字没多大用处,也未被使用很久。荨麻疹的现代名称 urticaria 源自 *Urtica urens*(刺人的荨麻),该名由 William Cullen 在 18 世纪时首次使用。

如今,荨麻疹被认为是一类疾病,通常可分类为急性或慢性,也可分为自发性或由某些特定的诱发物造成。自发性荨麻疹的发病机制至今还在研究讨论中。大部分作者认为,自身反应对食物成分的不耐受性和(或)细菌感染是相关病因,但也有作者不认可这类看法。即便在一些已知的最古老的病例报道中,也有猜测认为荨麻疹是因对食物的不耐受或食物中毒引起。有趣的是,荨麻疹的第一例死亡案例与食物摄取引发的疹有关。在《理查德国王三世》一书中,Thomas More 爵士讲述了以下故事:理查德国王似乎知道自己食用草莓后会引发荨麻疹,召集枢密院的大臣们开会,并命令侍从送上草莓,在大臣们面前当场食用。离开数小时后,理查德国王回到众人面前并向他们展示了自己手臂上的皮肤荨麻疹。理查德国王将此怪罪于他厌恶的某一位议员,控告他施展巫术并将他处以死刑,罪名为毒害国王。

多年以来,许多其他情况和因素都被认为是荨麻疹发病的原因。很多理论被用于描述荨麻疹的病因,包括但不仅限于特质理论、体液理论、毒性理论、神经理论、微血栓形成理论、月经理论、血管神经性理论、炎症理论,甚至气象学理论。Czarnetzki 此前曾回顾过这些理论的细节。

被引发的(或可被引发)的荨麻疹类疾病包括如下几类:接触性荨麻疹(命名者为希波克拉底),在皮肤接触致荨麻疹物质后发生;类胆碱荨麻疹和物理性荨麻疹,其特征为当皮肤接触某种物理触发物,如寒冷(寒冷性荨麻疹)、压力(迟发型压力性荨麻疹)或摩擦(皮肤划痕症状)后,出现风团和(或)血管性水肿的症状。皮肤划痕症状被认为是文献中第一种描述的物理性荨麻疹,由 Heberden 在 1767 年记录。

如今,"皮肤划痕症状"与"人工性荨麻疹"被当作同义词使用,而"人工性荨麻疹"一词由 Gull 在 1859 年创造。在中世纪,患有皮肤划痕症状或人工性荨麻疹的病人会被砍头或被活生生地烧死,因为他们被认为与恶魔有关联。日光性荨麻疹也在 18 世纪后被首次描述。1887 年,该病被认定为由阳光诱导。寒冷性荨麻疹在 1792 年由 Frank 描述,类胆碱荨麻疹由杜克(Duke)在 1924 年描述,压力性荨麻疹由 Urbach and Fasal 在 1929 年描述,水源性荨麻疹由 Shelley and Rawnsley 在 1964 年提及。

血管性水肿

血管性水肿是患有风团的病人身上常见的一种症状,发生在过敏反应病程中或发生于慢性荨麻疹病人。人们早就认知到风团与血管性水肿同时存在,最初被发现于对食物产生超敏反应的病人。1586 年,Marcello Donati 描述了一位年轻男性病人在食用了鸡蛋后出现了嘴唇肿胀的症状。十六世纪中期有文献报道对蜂蜜或贻贝过敏产生的血管性水肿案例。直到十八世纪后期,血管性水肿都被认为是荨麻疹的一种独有迹象,或与荨麻疹有关,尽管在十八世纪中期,曾有学者报道过独立的血管性水肿(即没有风团)案例。例如,Diez or Graves 记录了喉头水肿的危险性,并推测类似的水肿也可能在胃肠道的黏膜中出现。

1882 年,Eugen Dinkelacker 和他的老师、德国基尔的 Heinrich Irenaus Auincke(1842—1922 年),首次描述了遗传性血管性水肿。Eugen Dinkelacker 的博士论文(图 1)记录了血管性水肿的 14 个案例,有一些出现了风团,有一些则没有。现在看来,文章中至少有两位病人患有遗传性血管性水肿:一位 22 岁患有慢性复发性面部、喉部与腹部血管性水肿的男病人(症状自他儿童早期时起,最长可持续三天),另一位是他襁褓中的儿子。两位病人似乎都曾出现过边缘性红斑等前驱症状。

Quincke 和 Dinkelacker 曾使用"急性血管性水肿"(acute circumscript angioedema)一词来描述这类病情,这一症状很快以"昆克水肿(Quincke's edema)"的名字为人所知。在那时,荨麻疹被认为有血管神经性的病因,也就是说,病因是神经反应造成的痉挛而导致的血管通透性提高。因此,毫无意外地,Quincke 和 Dinkelacker 都认为他们所观察到的血管性水肿的案例也是由于"血管神经机能病"造成。事实上,"血管神经性水肿"一词曾在更早期被其他作者使用过,如 Bannister 于 1880 年在描述炎症肿胀时曾使用过。Quincke 也被认为是将腰椎穿刺操作手法用于诊断与治疗的第一人。Quincke 假设,患"急性血管性水肿"的病人可能有发展成血管神经性水肿的倾向,但是他不认为这种情况会被遗传,"昆克水肿"的词义也不等同于遗传性血管性水肿,而现代医学在血管性水肿的分类中也没有使用"昆克水肿"一词。事实上,直到 1917 年,Crowder and Crowder 才发现遗传性血管性水肿的常染色体显性遗传模式。

当 Quincke 在 1882 年发表了里程碑式的论文(图 2)后,其他一些作者也报告了血管性水肿的类似案例。大多数报告描述了咽喉肿胀的危险性和致命性,前文也有所提及。1888 年,Osler 与 Dinkelacker 和 Quincke 一样,使用"遗传性血管神经性水肿(hereditary angioneurotic edema)"一词,描述一个家庭中有几位成员受到该病影响,并记录了因咽喉肿胀引起的窒息案例。四年后,Griffiths 报道了一位病人和他女儿因咽喉肿胀死亡的案例。在接下来的 5 年中,两个大家族的案例被报道。两个家族中分别有 33 个和 110 个患有咽喉肿胀症状的家庭成员,其中死亡人数分别为 12 例和 30 例。

如今,我们知道复发性血管性水肿是因遗传或后天造成,遗传性血管性水肿由缓激肽调控,区别于组胺

Ueber acutes Oedem.

Inaugural-Dissertation

zur Erlangung der Doctorwürde

in der Medicin, Chirurgie und Geburtshülfe

unter Zustimmung der medicinischen Facultät

zu Kiel

geschrieben von

Eugen Dinkelacker,

KIEL.

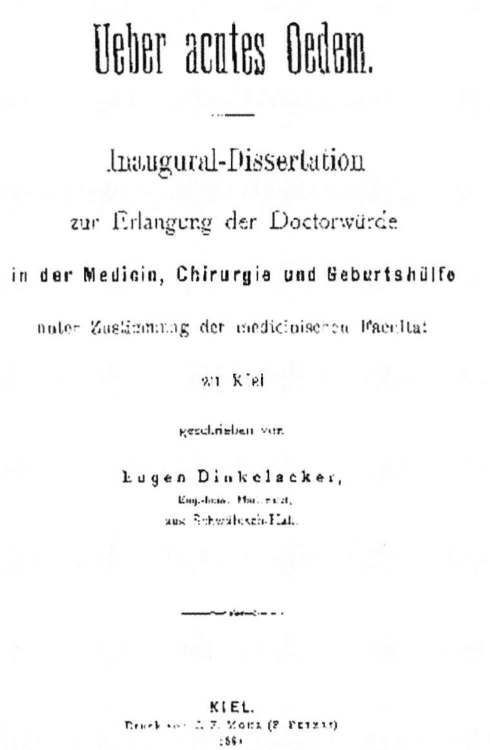

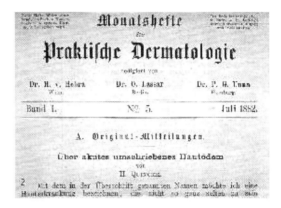

图 1　Eugen Dinkelacker 的博士论文《急性外周血管性水肿》的封面，他在这篇论文中描述了今天被特指为Ⅰ型/Ⅱ型遗传性血管性水肿的首例病例

Monatshefte für Praktische Dermatologie

redigiert von

Dr. H. v. Hebra　Dr. O. Lassar　Dr. P. G. Unna

Band I.　№ 5.　Juli 1882.

A. Original-Mitteilungen.

Über akutes umschriebenes Hautödem

von

H. Quincke.

图 2　Quincke 有关血管性水肿的著作封面，这篇论文使得他的名字与这类疾病在 200 多年的时间里紧密地联系在一起

调控的血管性水肿。一个世纪前，血管性水肿经常因当时流行的“血清疗法”而出现，而那时才刚刚发现新的过敏机制。因此，当时大多数学者认为血管性水肿是一种过敏反应性疾病，因过敏反应机制造成，而并非“血管神经性”反应。这或许可以解释，在 Crowder 描述了遗传性血管性水肿的常染色体显性遗传模式后，到 50 年之后的 1963 年，Donaldson 和 Evans 才发现遗传性血管性水肿是由缓激肽调控的，是由于缺少 C1INH1(C1 补体成分的抑制剂)或 C1INH1 缺陷而造成的。

参 考 文 献

[1] Schadewaldt H:Geschichte der Allergie. Munich,Dustri,1983,vol 3,chapt 2,3.

[2] Neijing H:The Su Wen of the Huangdi Neijing(Inner Classic of the Yellow Emperor). Jin dynasty, 1115-1234.

[3] Cullen W:Synopsia Nosologiae Methodicae. Edinburgh,Kincaid & Creech,1769.

[4] More T:The history of King Richard Ⅲ;in Campbell WE(ed):The English Works of Sir Thomas More. London,Eyre and Spottiswoode,1931,p 426.

[5] Czarnetzki BM:Urticaria. Berlin,Springer,1986,chapt 1.

[6] Heberden W:On the nettle-rash. Med Trans Coll Phys(London)1767,p 185.

[7] Gull W:On factitious urticaria. Guys Hospital Reports 1859;5:316.

[8] Falk H:Beitrag zum Studium des Dermographismus. Med Diss München,1901.

[9] Borsch JF:De purpura urticata,quam vocant ‘die Nesselsucht’;med diss,Halle,1719.

［10］Veiel T：Über einen Fall von Eczema solare. Arch Derm Syph(Berlin)1887；19：1113.

［11］Frank JP：De curandis hominum morbis epitome. Mannheim，Schwan & Goetz，1792，vol 3，p 104.

［12］Duke WW：Urticaria caused specifically by the action of physical agents. J Am Med Assoc 1924；83：3.

［13］Urbach E，Fasal P：Mechanische Urtikaria. Ein weiterer Beitrag zur physikalischen Allergie der Haut. Klin Wochenschr 1929；8：2368.

［14］Shelley WB，Rawnsley HM：Aquagenic urticaria：contact sensitivity to water. JAMA 1964；189：895.

［15］Donati M：De medica historia mirabile. Mantua，Osana，1586，vol 7，chapt 3，p 304.

［16］Quincke HI： Überakutesumschriebenes Hautödem. Hamburg，Monatshefte für Praktische Dermatologie，1882，vol 1，pp 129-131.

［17］Török L：Urticaria；in Jadassohn J，Marchionini A（eds）：Handbuch der Haut-und Geschlechtskrankheiten. Berlin，Springer，1928，vol 6，part 2，pp 145-215.

［18］Crowder JR，Crowder TR：Five generations of angioneurotic edema. Arch Intern Med 1917；20：840-852.

［19］Osler W：Hereditary angio-neurotic oedema. Am J Med Sci 1888；95：362-367.

［20］Donaldson VH，Evans RR：A biochemical abnormality in heredity angioneurotic edema：absence of serum inhibition of Cl-esterase. Am J Med 1963；35：37-44.

眼部过敏

Sergio Bonini

意大利那不勒斯第二大学医学部

意大利罗马"意大利国家研究委员会"转化药理学研究所

摘要

　　本节回顾了眼部过敏和免疫学历史中的重大里程碑事件，展现这个学科分支对理解过敏反应与免疫疾病的机制、改善处理方法有着重大的推动意义，同时也表明了该分支尚未完成的工作及未来研究的重点领域。

　　虽然在约 200 年前，John Bostock 在一次花粉症病例描述中，称眼睛是过敏反应中第一个被影响的器官，但是眼部过敏从未获得过与呼吸过敏和皮肤过敏同等的关注度。与之相反，鉴于眼部组织的解剖学特征，眼部组织中免疫系统有突出表现，这使得眼睛一直是非常有用的模型，可用来研究机体对环境或内源性刺激的免疫反应，以及系统性免疫疾病的外周定位。眼部过敏在过敏性疾病的研究中受冷落，甚至在历史上也是如此，其原因有几个。首先，过敏专家们更关注过敏反应中呼吸和皮肤的表现，这使得眼部症状常被认为仅是鼻炎（rhinitis）的一种并发症，被称为"过敏性鼻炎结膜炎"，而现在看来这一称谓完全不合适。其次，眼部组织虽然参与几种自身免疫与系统性疾病，但常被认为是其他疾病分支（如内科或风湿科）的主要关注范围。最后，眼科学家主要使用手术疗法，这不利于他们和过敏专家们合作，哪怕这种合作确有必要；这种合作本可作为某些小众眼科疾病的药理学和临床研究与实践。因此，这使眼部过敏学家们成为一个被其他学科隔绝的小专科医师群体。

　　笔者将提到变态与过敏反应对眼睛的影响，其为造成病人低质量生活水平的主要原因之一，且经常可能严重到影响视力，但笔者在本章主要专注于眼部过敏的研究，推动人们了解过敏病人症状和疾病的机制，并指出眼部过敏的历史中未完成的工作，并提出过敏反应研究与实践的新方法。

眼部过敏对理解免疫反应的机制的推动作用

　　1819 年，John Bostock 在《眼部和胸腔定期感染案例》中写道：

　　"在每年 6 月的上旬或下旬会出现以下症状，情况或轻或重。眼睛会有热感与充盈感，首先是眼皮的边缘，内眼角的感觉尤其严重……有轻微的红肿和流泪。这种状态逐渐严重，直到转化为急性瘙痒感和刺痛感的症状组合……眼睛的这种状况周期性发作，而周期长短不定……

　　……这刺激了鼻部，引起打喷嚏，以极为严重的状态发作……

　　……除了打喷嚏之外，还感到胸闷、呼吸困难，喉咙和气管感到发痒……

　　……最后，在这些鼻部的症状之外，又出现了不适感增强、疲倦感增强、肌肉无法用力、食欲不振、消瘦、失眠，四肢严重出汗，然而身体却感到寒冷。"

　　一直等到 1873 年，在 Charles Blackley 的著作《枯草热的成因与本质的实验研究》中，我们才看到暴露于过敏原与眼部过敏症状之间存在关系的确凿证据。

　　Charles Blackley 报道了第一次结膜自主激发实验：

　　"剑兰（Gladiolus）花粉汁由花粉和本身份量 100 倍的蒸馏水烹煮而成。一滴该汁液被滴于右眼结膜处，反应几乎是瞬间的。第一个感觉是严重的灼烧感与剧烈疼痛感，以及类似细沙被吹进眼睛中的感觉。畏光症状太强烈，以致有几分钟眼睛连一次睁开 1 s 都无法做到。30 s 后，结膜中的毛细血管开始强烈扩张。"

有趣的是，实验中病人的晚期反应同样被作者准确地描述了下来。作者继续描述：

"6 h后，眼睛仍感不适，但在转动眼球时只有轻微疼痛，虽然结膜仍然充血。球结膜水肿仍与以前一样严重。18 h后，血管几乎已不再充血，但球结膜水肿症状仍然十分明显。32 h后所有紊乱症状才消失。"

Charles Blackley 描述了目标器官的敏感性临床症状与激发实验中过敏原浓度的实验相关性，也解释了敏感病人中由过敏原激发的眼部症状和呼吸道症状的差异：

"被吸入的花粉量，与因风而吹入眼球的花粉量，两者的区别可以由上述引用的实验结果来判断。对于病人，幸运的是两者确实有区别。如果他的眼球接触的花粉量和他吸入的一样多，那么他的症状将会是几乎无法忍受的痛苦。"

1970 年代早期，Coombs 和 Gell 用更系统的方式解释了这些先驱性的发现，将其描述为过敏反应的分类框架中 I 型过敏反应。而 Mathea Allansmith 的研究发现了眼部组织中肥大细胞的特殊优先分布情况。在之后的几年，我们的研究小组首次描述了参与早期与晚期眼部过敏反应的细胞和介体，以及非特应性结膜超敏反应在影响过敏/非过敏病人的临床红眼症状表现与严重性中所扮演的角色。

眼部过敏性疾病的病理生理学的研究范围现在已涉及大量的细胞和细胞因子，并且在很大程度上有助于人们更好地理解从敏化到组织炎症和重塑的复杂机制。

不过，眼睛对过敏反应与临床免疫学的历史贡献，并不局限于受免疫球蛋白 E（IgE）调控的疾病。Arthur Silverstein 回顾了免疫学历史及眼部免疫学作为新学科诞生的情况，使人们开始关注眼睛在自身免疫现象中发挥的作用，以更好地理解这一现象。

交感性眼炎、晶状体蛋白过敏性眼内炎、晶状体抗原性葡萄膜炎，为理解自身抗体如何导致炎症和症状提供了有趣的模型，同时也为理解眼睛参与的干燥综合征、格雷夫斯氏症、Behet 病和 Vogt-Koyanagi-Harada 病做出了重要贡献，帮助理解细胞间复杂的相互作用、人类白细胞抗原参与的自身免疫反应和系统性疾病的机制。最后，角膜的免疫特权（涉及传入和传出的四肢免疫反应）提供了重要的范例，帮助人们理解在组织和器官移植中，细胞机制如何使得移植成功或失败。因此，McGonagle 和 Georgouli 在《视野》一书中，使用眼部炎症的例子，以显示眼部的病理生理反应，并更好地推论所有异常的免疫反应。

眼部过敏对临床实践与临床免疫学的贡献

要寻找眼睛如何参与大多数免疫系统失常疾病的证据，需要在过敏和免疫疾病中精确地做眼科检查。另外，一些眼部诊断测试（如 Schirmer 测试），是眼科医生为系统性疾病诊断所做出的重要贡献。

结膜激发试验，虽然在揭露相关敏感度的测试中，其相关性不如皮肤试验，但与其他激发试验相比有显著优势，能更好地理解细胞和介质参与过敏反应及更好地评价抗过敏药物的疗效。事实上，结膜激发试验实施安全，可对引起的症状进行视觉监测，收集泪液中的细胞和介质的方法简单，具有将侧眼作为内部控制的优点。

就治疗而言，在过去的 30 年里，眼睛是市场上抗过敏药物的主要靶向器官，从阿司匹林的衍生品、第一代抗组胺药品，到新的多效抗过敏分子和免疫调制剂都是如此。需要注意的是，Leonard Noon 在免疫疗法的最初介绍中描述了该疗法对眼睛症状的效果。

目前，眼部症状不仅被记录在眼部过敏性疾病的临床试验的总症状评分中，在其他器官的过敏性疾病中也有记录，如过敏性鼻炎。此外，在美国，结膜激发试验被认为是用于评估抗过敏药治疗效果的有效替代指标。

眼部过敏对过敏反应及临床免疫学持续发展的贡献

如果只是回顾历史而未了解相关因素，不能更好地展望未来的工作、未来的发展途径，这种回顾历史就没有价值。有些眼部过敏的相关领域有待进一步的研究，它们对其他过敏反应与临床免疫学领域有潜在的转化影响。

尽管季节性和常年性结膜炎的病理生理学已被充分了解，但以春季与特应性角结膜炎为代表的这类严重"孤儿病"仍需要进一步研究，包括其致病机制及有效安全的治疗方法。春季与特应性角结膜炎等例子证明，嗜酸性粒细胞炎症常与多细胞系 IgE 的激活有关，但不一定是可检测的和与临床相关的特异性 IgE。因此，对春季与特应性角结膜炎的研究，可为其他与过敏性疾病相似的病理和临床征象提供重要信息，如嗜酸性粒细胞增多性非变应性鼻炎、鼻息肉、阿司匹林哮喘、过敏性湿疹等。

眼部过敏的临床研究，对于新药注册和研究的标准而言，似乎仍显不足。一篇综述曾系统地回顾了自 1965 年以来过敏性结膜炎的临床试验，该综述显示，只有少数研究有适当的设计标准，考虑到了样本选择、主要干预措施、比较对象、标准化结果测量措施。如果不纠正这些限制，有关机构和专业人员就很难取得证据，来保证新抗过敏药治疗的疗效和安全性。

结论

这篇简要的历史概述，回顾了过去 200 年中眼部过敏的几项里程碑进展，它们大大促进了过敏反应及临床免疫学的发展。这表示，未来应将眼部过敏和免疫学纳入过敏反应及临床免疫学的研究日程，以便完成未完成的工作，填补知识的空白。解决这些将能更好地持续发展相关理论，以便在全球更好地治疗过敏病人。

参 考 文 献

[1] Bostock J：Case of a periodical affection of the eyes and chest. Med Chir Trans 1819；10；161-165.

[2] Blackley C：Experimental Researches on the Causes and Nature of Catarrhus Aestivus. London，Balliere & Tindall，1873.

[3] D'Amato G，Bonini S，Bousquet J，Durham SR，Platts-Mills TAE（eds）：Pollenosis 2000：Global Approach. Naples，JGC Editions，2001.

[4] Coombs RRA，Gell PGH：The classification of allergic reactions underlying disease；in Gell PGH，Coombs RRA（eds）：Clinical Aspects of Immunology. Philadelphia，Davis，1963，p 317.

[5] Allansmith MR：The Eye and Immunology. St Louis，Mosby，1982.

[6] Bonini S，Bonini S，Berruto A，Tomassini M，Carlesimo S，Bucci MG，Balsano F：Conjunctival provocation test as a model for the study of allergy and inflammation in humans. Int Arch Allergy Appl Immunol 1989；88；144-148.

[7] Bonini S，Bonini S，Bucci MG，Berruto A，Adriani E，Balsano F，Allansmith MR：Allergen dose response and late symptoms in a human model of ocular allergy. J Allergy Clin Immunol 1990；86；869-876.

[8] Bonini S，Bonini S，Schiavone M，Centofanti M，Allansmith MR，Bucci MG：Conjunctival hyperresponsiveness to ocular histamine challenge in patients with vernal conjunctivitis. J Allergy Clin Immunol 1992；89；103-107.

[9] Bielory L，Bonini S，Bonini S：Allergic eye disorders；in Zweiman B，Schwartz LB：（eds）：Inflammatory Mechanisms in Allergic Disease. New York，Dekker，2002，pp 311-323.

[10] Silverstein AM：Ocular immunology：on the birth of a new discipline. Cell Immunol 1991；136；504-518.

[11] McGonagle D，Georgouli T：The importance of the 'Mechnikov's thorn' for an improved understanding of 21st century medicine and immunology：a view from the eye. Scand J Immunol 2008；68；129-139.

[12] Abelson MB：Conjunctival allergen challenge：models in the investigation of ocular allergy. Curr Allergy Asthma Rep 2003；3；363-368.

［13］ Bonini S，Bonini S，Vecchione A，Naim DM，Allansmith MR，Balsano F：Inflammatory changes in conjunctival scrapings after allergen provocation in humans. J Allergy Clin Immunol 1988；82：462-469.

［14］ Bielory L：Allergic conjunctivitis：the evolution of therapeutic options. Allergy Asthma Proc 2012；17：129-139.

［15］ Noon L：Prophylactic inoculation against hayfever. Lancet 1911；i：1572-1574.

［16］ Mantelli F，Lambiase A，Bonini S，Bonini S：Clinical trials of allergic conjunctivitis：a systematic review. Allergy 2011；66：919-924.

食物过敏的历史

Brunello Wüthrich

瑞士苏黎世大学医学院

摘要

在这一部分，我们将首先讨论古代医学文献中的早期记录，例如，希波克拉底或卢克莱修的原稿中，是否有明确的证据证明，某些食物摄入后的致病反应可能类似于过敏反应。我们对这个话题持怀疑态度，这与医学历史学家 Hans Schadewaldt 的观点相一致。我们还推断，理查德三世国王不太可能是医学文献中记载的第一位食物过敏的人。这很可能并不是一场精心策划的草莓中毒（"过敏"）事件，而是一种天生缺陷（"自从他出生以来这一伤害就存在"），以便将伊利公爵（Mylord of Ely）带至伦敦塔下处以绞刑，我们可以在 Thomas More(1478—1535 年)撰写的《理查德三世国王历史》中读到这个故事（由他的女婿 Rastell 于 1557 年出版）。1912 年，美国儿科医生 Oscar Menderson Schloss(1882—1952 年)可能是第一个描述用划痕试验来诊断食物过敏(food allergy)的人。之后我们将讨论诊断食物过敏的实操中的里程碑事件，包括划痕试验(scratch tests)，皮内试验(intradermal tests)，改良点刺试验(modified prick tests)，以及点对点试验(prick-to-prick tests)等。根据 Max Werner(1911—1987 年)的推测，假阴性结果的现象可以归因于"诊后病历反应"，或源于食品的发酵降解。免疫球蛋白 E 的发现标志着过敏诊断的转折点；1967 年引入过敏原吸附试验。在此之前，一些可靠性不甚稳定的测量方法被用于食物过敏的诊断，如 Coca 提出的测量食物摄入后脉搏数升高、白细胞减少指数、嗜碱性粒细胞下降或血小板大量减少的方法。白细胞毒性测试(Bryan's test)，如今名为 ALCAT 测试，是没有科学依据的。双盲安慰剂对照食物激发试验仍然是食物过敏诊断的黄金标准。在未来，成分分解诊断(使用重组分子过敏原或阵列芯片技术，如 ISAC 技术)可能会有良好的效果。在临床方面，我们基于主观考虑选择了案例，涉及花粉相关的食物过敏现象（"桦树-艾蒿-西芹-香料综合征"），以及自 1980 年代出现的食物过敏可致命的新现象。最后，Erich Fuchs(1921—2008 年)首次描述了罕见方式导致的"衍生过敏"，如通过接吻；我们还描述了"口腔过敏综合征"和口腔脱敏。

古代和中世纪的食物过敏：传说还是事实？

在古代，四种体液的医学学说创造"特质"这个词，可能是用来表示意想不到的过敏反应。在这种背景下，有学者认为希波克拉底和卢克莱修最早描述了食物的特异质反应。

希波克拉底（公元前 460—公元前 375 年），医学之父，被认为是第一个描述了奶酪过敏的人。从 Hans Schadewaldt 公元前 5 世纪撰写的《关于古代医学》(*Corpus Hippocraticum*)的第 20 章（"关于古代医学"）中，我们可以得知：

"奶酪偶尔可能是一种'危险的食物'，因为它会给食用者造成不适。"

以及下文：

"饮用大量葡萄酒后也可能会引起不适。但奶酪有种特殊情况，它只会给某些体液成分与奶酪无法相容的人带来疼痛，可以说他们是奶酪的敌人。"

不幸的是，由于没有描述个体服用奶酪或酒后的不适情况，我们无法真正评估这些情况是由于过敏引起，还是由于酶的不耐受（乳糖酶缺乏或组胺不耐受）而引起。症状有可能是由于服用量过大而导致的。对于这种情况,有一种明确及有效的治疗方法——不吃奶酪。

人们常常引用卢克莱修(公元前150—公元前109年)的诗句,认为这是首次对食物过敏的描述:

"一个人的正常食物,可能是另一个人的致命毒药。"

然而,在他撰写的叙事诗《点的性质》的诗句中,原文是:

"*Nunc aliis alius qui sit cibus ut
videamus expediam,quareve aliis quod
triste et amarum est;hoc tamen esse
aliis possit perdulce videri. Tantaque in
his rebus distantia difieritasque est,ut
quod aliis cibus est aliis fiat acre
venenum,at capris adipes et
cocturni cibus auget*!"

同样,Schadewaldt认为,卢克莱修注意到某些动物能够吃某些杂草,这不会损害它们的健康,但同样的植物对其他动物是有毒的。他举例称,铁杉对人类是毒药,但却为山羊和鹌鹑提供了良好的营养,这可能是由于不同物种体内的酶代谢过程不同。此外,卢克莱修描述了动物与人类品尝味道有差异:"橄榄树叶对胡子山羊是种美味的食物,但人类尝起来只有苦味。"

"*Quippe videre licet pinquescere saepe cicuta barbigeras pecudes,homini quae est acre venenum.*"

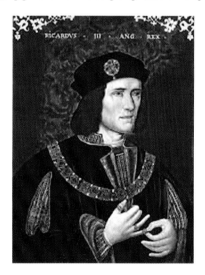

图1 英国国王理查德三世(1452—1482)。也许他并非文献记载的首例草莓过敏者

现在我们转向莎士比亚和他笔下的理查德三世,这位国王被视为医学文献中第一个食物过敏病人(图1)。但真相是什么呢?我们来看剧本第3幕的场景4:

"我的伊利公爵,我上次在霍尔本时,我看到你的花园里种了上好的草莓,希望你能叫人去摘一些来给我。我会真心感到喜悦。格罗斯特公爵哪儿去了?我已经叫人去把草莓拿来了。"

传令官抵达后,国王故意在众目睽睽之下吃了一个草莓,然后继续审判。一个小时后,他惊慌失措地召集所有的贵族,将他的衬衫袖子挽起并露出他的手臂说:

"我请教各位,如果有人施展妖术,谋我的性命,还用恶魔的符咒,伤我肉身,这个人该当何罪?请你们亲眼证实他们的罪行。请看我的身体受了妖魔多大的灾害:我这只臂膀就像毁损了的幼树苗一样,全都枯萎了。"

很明显,并不是草莓诱导引起的急性荨麻疹在折磨理查德三世国王,免疫学家们声称这个说法不对;相反,很可能是国王天生有缺陷,从而导致伊利公爵被送上绞刑架。

食物过敏的首次记录:皮肤试验成为常规诊断方法

食物过敏的第一份科学报告始于20世纪初。1912年,美国儿科医生Oscar Menderson Schloss(1882—1952年,图2)首次通过皮肤试验诊断出食物过敏。他可以证明某病人的过敏反应是由于食用了鸡蛋,因为病人对鸡蛋蛋白划痕试验的结果呈阳性。他同时对鸡蛋的蛋清进行了分离并测试,他发现,某些卵类黏蛋白(卵球蛋白和卵黏蛋白之外的)会引起最强烈的皮肤过敏反应。他还用燕麦和杏仁进行了测试。他的论文是过敏史上的一个里程碑。在他再一次发表文章后,划痕试验成为食物过敏诊断的常规方法。该方法最初在1873年由Blackley提出用于检测花粉过敏。

1908 年,Mendel 与 Mantoux 提出了一种皮内结核菌素试验,之后 1916 年 Cooke 和 van der Veer 将这个方法用于测试气源性过敏原。通过这种方法,Karl Prausnitz(1876—1963 年)和 Heinz Kiismer(1897—1963 年)使用某过敏病人的血清成功地转移了对鱼的过敏。很快,人们发现食物的皮内试验很可能会造成假阴性结果,或因为皮肤不是"休克器官"而只出现了胃肠道症状,或因为相关的过敏原在提取过程中已被变性。一些作者提到,发酵代谢产物可能有致敏属性。Max Werner(1911—1987 年)提出的"诊后病历皮肤反应"得到了人们的关注,食物的皮内试验要到排除饮食(不含过敏性食物的饮食)10～14 天之后才呈阳性,这一发现被其他作者证实。

Helmtraut Ebruster 改进了点刺试验,在 1959 年发表了用该试验测试气源性过敏原的论文。在 1970 年代

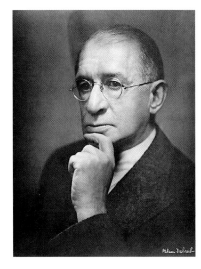

图 2　Oscar Menderson Schloss(1882—1952),首位描述"划痕试验"并记录首例食物过敏案例的作者

人们发现,使用食物与蔬菜的产品提取物进行皮肤试验,经常产生假阴性的结果,在测试这些过敏原时,原生材料被越来越多地用于点对点试验和划痕试验。测试针先被扎进新鲜的水果或蔬菜中,然后被扎入病人的皮肤内(图 3)。

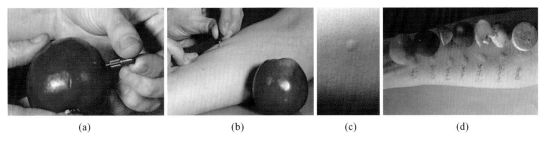

(a)　　　　　　(b)　　　　　　(c)　　　　　　(d)

图 3　用生苹果和蔬菜进行的点对点试验

发现免疫球蛋白 E 之前的其他食物过敏测试方法

由于皮肤检测食物过敏原通常不可靠(假阴性或假阳性),除了反复尝试过敏原之外,人们也在寻找其他测试方法。然而,这些也不是完全可靠。其他测试方法包括 Coca 提出的测量食物摄入后脉搏数上升、白细胞减少指数、嗜碱性粒细胞下降、血小板减少,以及仅对有胃肠道症状的病人的小肠进行复合型接触试验的方法。1950 年,Black 与 Bryan 发明了白细胞毒性测试以检测食品或添加剂所诱发的过敏反应。该测试在病人的血液中添加食物或食物提取物,用显微镜检查因激活诱导而产生的白细胞的变化或自溶现象。但这一测试没能在美国通过注册,因为其证明过敏现象的结果不可靠。白细胞抗体抗原测试(ALCAT 测试)又名白细胞激活测试,其实就是改良后的 Bryan 测试,直到现在仍然是测定食物不耐受症的定性诊断方法,为人们所推崇。许多国家学会认为,这个测试不能用于食物过敏的诊断。

放射变应原吸附试验:免疫球蛋白 E 调控的食物过敏诊断取得显著进展

免疫球蛋白 E(IgE)是一种具有反应素活性的免疫球蛋白,它的发现意义十分重大。同时,发明定量体外定量测试方法也很重要,如以放射免疫吸附试验来测定血清总 IgE,或使用放射变应原吸附试验(RAST)检测血液中的 IgE 抗体特异性。毫无疑问,这些都是过敏诊断的重大进步,也是食物过敏诊断的重大进步。对食用鱼过敏的儿童使用高纯度鳕鱼过敏原提取物后,病史、RAST、皮肤试验的结果 100% 一致。可以使用

IgE 来测定的食物种类范围在逐渐增加，然而，人们也逐渐认识到皮肤试验，如 RAST，其过敏诊断的可靠性有限。检测到的 IgE 阳性只能测量病人对食物的敏感度，但无法证明临床相关性，即病人在食用后是否产生过敏症状。相比之下，如果用 RAST 或其他体外改进技术（如抗过敏原吸收实验 FEIA），未检测到由食物引起的血清 IgE 抗体，并不能排除某种食物引起过敏症状的可能性。许多食物提取物不够标准。在提取过程中，过敏蛋白的降解是一种普遍现象，这可能会导致最后提取物的抗原浓度过低。另一方面，因食过敏原和气源性过敏原（花粉、屋尘螨、乳胶等）的分子结构相似，在皮肤试验和 RAST 中会因为 IgE 抗体的交叉反应而产生多重阳性结果。

成分分解诊断技术

为区分交叉反应和真正的共敏化作用，现已研发出一种颇有前景的新方法，已有可能的治疗效果。该方法由抗过敏原吸附实验分析平台实现（ImmunoCAP），使用的是平台提供的重组过敏原。成分分解诊断技术，即在食品中检测分子标记的针对特定 IgE 的蛋白质，能够区分相关与无关的敏化反应。同时，最近几十年的过敏反应研究已经确定了某些疾病的标识过敏原，并按照不同的临床症状确定，如小麦依赖运动诱发严重过敏反应（WDEIA）的标识过敏原是 rTri-a-omega-5-gliadin s-IgE。通过过敏原免疫固相芯片技术（immuno solid-phase allergen chip，ISAC），我们拥有了一个体外诊断分析系统，只需一步便可实现大量过敏原成分分析。使用 ISAC 技术时，只需使用相对少量的病人血清就能同时测量许多相关的诱导过敏物。由于结果数量大、成本相对较高，ISAC 技术只能为变态反应学家或有这方面专业知识的人士使用。

双盲安慰剂对照食物激发试验：诊断食物过敏的黄金标准

口服激发试验通常是检测食物过敏或不耐受的最后诊断机会。双盲安慰剂对照食物激发试验（DBPCFC）被认为是唯一符合科学标准的食物过敏或不耐受检测方法。尽管 DBPCFC 试验是临床研究的黄金标准，但这一过程相当复杂，不太适合常规诊断，只有一些特定的过敏中心使用，因为激发试验可能会导致全身性的过敏反应。

致命的食物过敏

1926 年，一例因食物激发试验反应而致命的事件被报道：一名 18 个月大的婴儿食用几勺豌豆布丁后，随即出现过敏性湿疹症状，发作了三次全身性过敏反应；随后，在儿科医院中，护士长在午休时给这名住院婴儿喂食了几勺胡萝卜豌豆的混合物以测试过敏原，该婴儿立即出现了血管性水肿、黄萎病和休克现象，尽管婴儿立即接受了急诊治疗但仍然死亡。第一例自发致命的食物过敏反应发表于 25 年前。一位对花生过敏的 24 岁加拿大女性病人，在吃完一块蛋糕后死亡。这名病人在此前曾多次吃过带杏仁糖霜的榛子蛋糕，并表现出耐受性。然而，在吃了几口蛋糕后不久，她突然产生了严重的过敏反应，随即导致了窒息和死亡。法医尸检显示，蛋糕的糖霜糊含有"arachides"，这是花生的别名之一，而母语是英语的烘焙师并不明白这个词的意思。

致命、潜在致命或对生命造成威胁的食物过敏反应，在婴儿和儿童中不再罕见，而且在青少年中也不少见。1990 年以来，在美国已出现了一系列的死亡病例，主要是在食用隐藏的食物过敏原后发病，通常是花生，也有其他坚果如巴西坚果和腰果，还有牛奶、鸡蛋、鱼和甲壳纲动物（虾、蟹）。这类死亡事件经常被大众媒体报道。据估计，在美国，每年大约有 120 例因食物过敏而死亡的病例。即便要求标明食物成分的规定变得更严格了，但隐藏的过敏原（如糖果或巧克力中的花生过敏原）仍然很难避免被食用。

花粉相关的食物过敏和"口服过敏综合征"

1970 年末，北欧（斯堪的纳维亚）的过敏症专科医师报告称，有 30％～50％对桦树、榛树或榿木的花粉过敏的病人,吃了生苹果之后出现嘴唇或上颚痒等不适症状。也有食用其他水果、生胡萝卜、芹菜后产生类似症状的报告。用新鲜食材来进行划痕试验或点对点试验,证明了这类敏感性反应的存在。在这些口腔"接触荨麻疹综合征"或"口服过敏综合征"中,最常见的症状经常在接触某些食物后立即出现,特别是食用苹果、生蔬菜、坚果后。病人不仅在嘴唇、舌头,或口腔、上颚有痒感或肿胀感,也可能出现喉水肿,吞咽和呼吸困难而造成的嘶哑。此外,也可能出现打喷嚏、流鼻涕、鼻塞、结膜炎。传统的胃肠道食物过敏的症状包括急性胃痉挛、呕吐、恶心、腹痛或腹泻,但这些症状在口服过敏综合征病人中是很罕见的。近期,在口服过敏综合征病人中使用分子过敏原的研究显示,对桦树花粉敏感通常是由于一种不耐热的主要过敏原 Bet v 1 导致。多项研究表明,40%~93%对桦树花粉过敏的病人有桦树花粉相关的食物过敏现象。

1980 年初,芬兰、瑞典、德国、奥地利、法国、瑞士的作者分别报告了病人在食用芹菜后出现过敏反应与休克的症状,同时病人也对桦木、艾蒿花粉或香料过敏。"芹菜艾蒿香料综合征"一词,或"芹菜胡萝卜香料综合征"随即被提出。研究强调,这些病人食用煮熟的、生的或在汤中被用作香料的芹菜根(块根芹)后,就会导致严重反应。而桦树花粉与芹菜的过敏反应不同,能导致相关过敏反应的只有生芹菜,煮熟的芹菜不会引起过敏症状,引发的症状主要是口服过敏综合征症状。第一篇关于芹菜过敏的文章来自苏黎世,其在 2000 年首次描述双盲安慰剂对照食物激发试验。1926 年,Werner Jadassohn 和 Margarete Zaruski 描述了一位年轻女性在三次不同的时间食用芹菜后,出现荨麻疹、呼吸困难及发热的症状。在此之前,人们除了知道该病人有轻微的花粉症外,并不知道她是否还有其他过敏特异反应。用砂纸或划痕试验让芹菜汁接触病人皮肤后,风团与红斑出现,而对健康的皮肤使用相同的芹菜汁却并未诱发反应。由于将过敏原煮沸 5 min 后仍未减轻其影响,过敏原被视为是"耐热的"。沸腾和透析后形成的小颗粒与上层清液一样,能对皮肤引起过敏反应。根据 Prausnitz Kustner 的报告,在 20 个志愿者中,18 个出现了阳性反应,用芹菜透析液的结果也一样。而血清被 56 ℃加热超过 30 min 后,其敏化性则消失。作者提出,"我们的抗原很有可能不是蛋白质,可能也不是高分子物质,从芹菜中分解出来的洋芹醚物质可能并不能导致荨麻疹,因为它没有造成任何反应。"

最初,人们怀疑植物分类学中所有蔷薇科(玫瑰家族)和伞形科(胡萝卜或欧芹家族)的植物;很快,人们发现几种过敏原在桦树花粉的交叉反应中起主要作用,尤其是 Bet v1 和 Bet v2(抑制蛋白)(图 4)。在艾蒿花粉和芹菜中具有耐热性的过敏原成分还有待确定,最有可能的是脂质转运蛋白。

衍生过敏:食物过敏启发的罕见路径

1954 年,Erich Fuchs 将由另一个人(如母亲、配偶等)为调控介质而引发的食物过敏现象称为衍生过敏。第一例由于接吻诱发的口服过敏综合征的报告,描述了一位对桦树花粉过敏的女士在亲吻男朋友后出现了症状,而男朋友在之前吃了一个苹果。在另外一个案例中,一位对花生高度过敏的男士在亲吻了女友后出现了更严重的反应,而女友在两小时前吃了几颗花生。另外一个案例中,一位男子食用了一个可能导致过敏的水果,而他的女友对桦树花粉过敏;使用该男子的唾液在女友皮肤上进行点刺试验后,出现了阳性反应,但只有在食用食物(猕猴桃)后的 5 min 内,使用该唾液才可能产生反应,这可能是由于能与桦树花粉产生交叉反应的猕猴桃过敏原不稳定。这种现象并不罕见。在 379 位对花生和坚果有危及生命的严重过敏反应病人中,20 位(5.3%,4 男 16 女)曾在接吻后出现过敏反应。症状包括口服过敏综合征、嘴唇肿胀、大规模的血管性水肿、眼睑肿胀与呼气哮鸣(4 例)。在大多数病例中,这些症状发生在接吻后 1 min 至 30 min 之间,也偶尔发生在接吻几个小时后(这证明了花生和坚果过敏原的稳定性)。近日媒体报告,一名对花生严重过敏的 15 岁加拿大女孩,在亲吻一个朋友后出现了严重过敏反应而丧生,朋友此前吃过花生酱三明治。同时,一次由性交引起的食物过敏被称为"夫妻关系的过敏",诱发过敏原是巴西坚果。一个男人在食用巴西坚果后与对坚果严重过敏的女友发生了性行为。用食用巴西坚果前后的精子做点刺试验,结果分别为阴性(食用前)与阳性(食用后)。因此,食用某些食物的个体可能会对食物过敏的病人们造成生命威胁或威胁其生活质量。

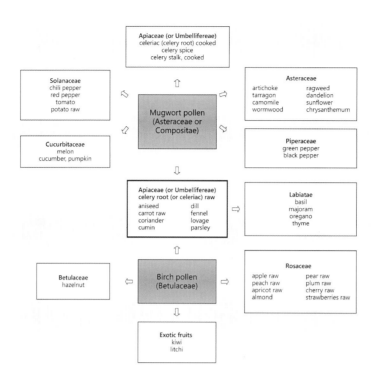

图 4　桦树和艾蒿花粉相关的食物过敏

食物诱导/食物依赖的运动诱发严重过敏反应

1979 年,美国作者们观察到一个现象:一名马拉松运动员在进行身体锻炼同时食用食物时,会引发过敏反应,但只进行身体锻炼或仅食用食物都不会诱发反应。1983 年,人们创造了"食物依赖的运动诱发严重过敏反应"这个词,也叫作 FDEIA。如今,FDEIA 相当普遍,特别是在食用小麦之后;这类过敏反应有别于运动诱导的严重过敏反应和特发性严重过敏反应。

口服脱敏:新颖但富有争议的疗法

自 1980 年以来,我们先在德国期刊中,后来又在国际医学文献中发表了食物过敏中口服脱敏的可能性,尤其是对未经处理的牛奶的口服脱敏。一些作者能重现我们的结果。然而,欧洲过敏反应和临床免疫学会(EAACI)不接受这种技术,原因是没有安慰剂对照研究,"没有关于功效的科学证据!"。专家们激烈反对这一立场。与此同时,儿科医生重新验证了这一方法,他们甚至没有引用文献中最早的几篇文章。

严重过敏时可以进行口服食物脱敏,但需要非常谨慎:治疗必须以适当稀释的过敏原为起始浓度,而且必须要在急救情况下进行。若耐受阈值过低、过敏原浓度增加过快,可能可以解释治疗为什么不成功。达到最大维持剂量后,每天坚持食用耐受食物是很重要的,因为哪怕中断食用的间隔很短,也可能打破已经建立起来的耐受性。第一阶段可以称为免疫耐受诱导;使用该方法长达几个月或者几年会导致真正的脱敏,皮肤试验和对牛奶蛋白(如酪蛋白)的 RAST 实验结果会呈阴性(图 5)。在 16 位患有 IgE 调控的牛奶过敏的病人中,50%的病人在接受脱敏治疗 3～5 年后对牛奶和乳酪具有了完全耐受性。4 例病人(25%)可以部分耐受,这些部分耐受者可以每天喝至少 1000 mL 的牛奶及吃一些奶酪,但吃不了硬奶酪。有 4 例(25%)患有口腔超敏反应的病人不得不停止治疗,因为即便使用低剂量过敏原、应用抗组胺药或酮替芬进行治疗,病人仍然反复出现过敏反应。

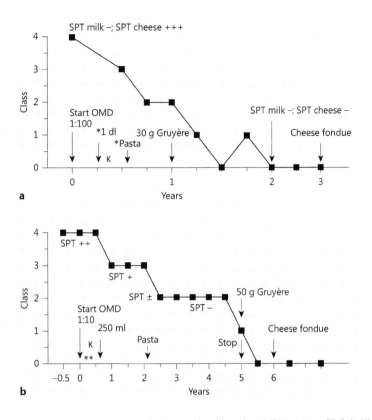

图5 两名病人摄入少量奶酪或隐藏的奶制品后产生严重的过敏反应;对他们进行口服牛奶脱敏后,采用了临床和免疫学检测方法(皮肤点刺试验(SPT)和特异性IgE(RAST)的结果)。a. 案例1,29岁女性,食用奶酪(Gruyère)后的SPT为+++;对牛奶的RAST结果为4级,每日应用口服牛奶脱敏(OMD),从用水1:100稀释的牛奶开始,每天增量直至250 mL未稀释的牛奶,中间不间断。2年后,SPT和RAST的结果变成了阴性,病人可以吃奶酪火锅和其他奶制品,没有任何问题。 * =呼吸困难,眼睑浮肿。b. 案例2,45岁女性,生牛乳的SPT测试结果为++,对牛奶的RAST结果为4级。在6个月的严格饮食控制后,开始进行OMD,从用水稀释后1:10的牛奶开始,每天增量直至250 mL未稀释的牛奶,中间不间断。4年后,SPT变成了阴性,5年半后RAST的结果也变为阴性,因此停止每天摄入的250 mL牛奶,病人可以喝牛奶,吃乳制品。6年之后,病人可以吃芝士火锅。 * =荨麻疹,痉挛;K=克托替芬

致谢

感谢Johannes Ring的英文翻译。

参 考 文 献

[1] Schadewaldt H:Magen-Darmallergie;in Schadewaldt H(ed):Geschichte der Allergie. Deisenhofen, Dustri,1983,vol 4,pp 37-51.

[2] Panzani R:Cypress and food allergy:was it suspected in antiquity? J Asthma 1985;22;223-226.

[3] Lucretius TC:De natura rerum;in Güthling O(ed):Von der Natur der Dinge,ed 2,revised. Leipzig, Reclam,1927.

[4] Schadewaldt H:Geschichte der Allergie. Deisenhofen,Dustri,1983,vol 1,p 22.

[5] Schadewaldt H:Geschichte der Allergie. Deisenhofen,Dustri,1983,vol 1,pp 403-404.

[6] Schloss O:A case of food allergy. Idiosyncrasy to eggs,almonds and oats,due to anaphylaxis. Arch

Paediat 1912;29;219.

[7] Schloss OM;Allergy to common food. Arch Paediat 1915;32;349.

[8] Prausnitz K,Küstner H;Studien über die Überempfindlichkeit. Zbl Bakt 1921;86;160.

[9] Cooke RA;Protein derivatives as factors in allergy. Ann Int Med 1942;16;71.

[10] Blamoutier P; Allergie digestive; sensibilisation à un produit de désintégration de la protéine alimentaire. Presse Méd 1945;53;162.

[11] Wüthrich B, Schwarz-Speck M; Milch-und Hühnerei-Eiweiss-Allergie; Ausfall der Hautteste mit Gesamtextrakten und mit Hydrolysaten. Dermatologica 1970;141;102-112.

[12] Werner M;Über die katamnestische Hautreaktion. Acta Allergol 1959;14;51-65.

[13] Wüthrich B;Nahrungsmittelallergie. Allergologie 1981;4;320-328.

[14] Bergmann KC, Aberer W; Aus der Geschichte der Allergologie; Frau Helmtraut Ebruster-die vergessene Autorin des modifizierten Pricktests. Allergologie 2011;34;599-600.

[15] Storck H, Wüthrich B; Allergie-Diagnostik(in vivo)bei allergischen Erkrankungen der Haut und innerer Organe;in Braun-Falco O,Marghescu S(eds);Fortschritte der praktischen Dermatologie und Venerologie. Berlin,Springer,1976,vol 8,pp 99-107.

[16] Wüthrich B; Allergologische Diagnostik bei atopischen Erkrankungen;in Braun-Falco O,Burg G (eds);Fortschritte der praktischen Dermatologie und Venerologie. Berlin,Springer,1983,vol 10,pp 112-120.

[17] Coca AF;Familial Nonreaginic Food Allergy. Springfield,Thomas,1945.

[18] Vaughan WT;Food allergens. 3. The leukopenic index. J Allergy 1934;5;601.

[19] Juhlin J, Westphal O; Degranulation of basophil leukocytes in a case of milk allergy. Acta Derm Venereol 1962;42;273.

[20] Storck H,Hoigné R,Koller F;Thrombozytenabfall als Hilfsmittel zur Allergiediagnose;in Grumbach AS,Rivkine A(eds);First International Congress for Allergy. Basel,Karger,1952,pp 739-744.

[21] Much T,Wüthrich B;Erfahrungen mit dem Thrombozytopenietest in der spezifischen Diagnostik der Nahrungsmittel-Allergie. Schweiz Med Wochenschr 1977;107;267-271.

[22] Werner M;Der intestinale Expositionstest bei Nahrungsmittelallergien. Internist 1960;1;202.

[23] American Academy of Allergy;Position statements-controversial techniques. J Allergy Clin Immunol 1981;67;333-338.

[24] New York Academy of Medicine Committee on Public Health;Statement on cytotoxic testing for food allergy(Bryan's test). Bull NY Acad Med 1988;64;117-119.

[25] Ortolani C,Bruijnzeel-Koomen C,Bengtsson U,Bindslev-Jensen C,Björkstén B,Host A,Ispano M, Jarish R,Madsen C,Nekam K,Paganelli R,Poulsen LK,Wüthrich B;Controversial aspects of adverse reactions to food. Allergy 1999;54;27-45.

[26] Wüthrich B;Unproven techniques in allergy diagnosis. J Invest Allergol Clin Immunol 2005;15;86-90.

[27] Johansson SGO,Bennich H,Wide L;A new class of immunoglobulin in human serum. Immunology 1968;14;265-272.

[28] Wide L,Bennich H,Johansson SGO;Diagnosis of allergy by an in vitro test for allergen antibodies. Lancet 1967;ii;1105-1107.

[29] Aas K,Lundvist U;The radioallergosorbent test with a purified allergen from cod fish. Clin Allergy 1973;3;255.

[30] Bruijnzeel-Koomen C, Ortolani C, Aas K, Bindslev-Jensen C, Björstén B, Moneret-Vautrin D, Wüthrich B;Adverse reactions to food. Allergy 1995;50;623-635.

［31］ Ballmer-Weber BK,Scheurer S,Fritsche P,Enrique E,Cistero-Bahima A,Haase T,Wüthrich B: Component-resolved diagnosis with recombinant allergens in patients with cherry allergy. J Allergy Clin Immunol 2002;110:167-173.

［32］ Ott H,Baron JM,Heise R,Ocklenburg C,Stanzel S,Merk HF,Niggemann B,Beyer K:Clinical usefulness of microarray-based IgE detection in children with suspected food allergy. Allergy 2008; 63:1521-1528.

［33］ von Stark K:Primäre spezifische Allergie und idiosynkratischer Schock. Monatsschr Kinderheilkd 1926;32:119-127.

［34］ Evans S,Skea D,Dolovitch J:Fatal reaction to peanut antigen in almondicing. Can Med Assoc J 1988; 139:232-233.

［35］ Yunginger JW,Sweeney KG,Sturner WQ,Giannandrea LA,Teigland JD:Fatal foodinduced anaphylaxis. JAMA 1988;260:1450-1452.

［36］ Sampson HA,Mendelson L,Rosen JP:Fatal and near-fatal anaphylactic reactions to food in children and adolescents. N Engl J Med 1992;327:380-384.

［37］ Wüthrich B:Lethal or life-threatening allergic reactions to food. Invest Allergol Clin Immunol 2000; 10:59-65.

［38］ Wüthrich B:Lethal or life-threatening food anaphylaxis:notes from the 'lay press'. Allergy Clin Immunol Int 2003;15:175-180.

［39］ Hannuksela M,Lahti A:Immediate reactions to fruits and vegetables. Contact Dermatitis 1977;3:79-84.

［40］ Lahti A,Hannuksela M:Hypersensitivity to apple and carrot can be reliably detected with fresh material. Allergy 1978;33:143-146.

［41］ Kleinhans D:Apfel-Allergie:Vergleichende Hauttestungen mit kommerziellen Testlösungen und der nativen Frucht. Akt Dermatol 1978;4:71-75.

［42］ Kremser M, Lindemayr W: Zur Häufigkeit sogenannter 'Apfelallergie' ('Apfelkontakt-Urtikariasyndrom')bei Patienten mit Birkenpollenallergie. Z Hautkr 1983;58:543-552.

［43］ Amlot PL,Kemeny DM,Zachary C,Parkes P,Lessof MH:Oral allergy syndrome(OAS):symptoms of IgE-mediated hypersensitivity to foods. Clin Allergy 1987;17:33-42.

［44］ Ortolani C,Ispano M,Pastorello E,Bigi A,Ansaloni R:The oral allergy syndrome. Ann Allergy 1988; 61:47-52.

［45］ Kauppinen K,Kousa M,Reunala T:Aromatic plants-a cause of severe attacks of angioedema and urticaria. Contact Dermatitis 1980;6:251-254.

［46］ Ebner C,Birkner T,Valenta R,Rumpold H,Breitenbach M,Scheiner O,Kraft D:Common epitopes of birch pollen and apples:studies by Western and Northern blot. J Allergy Clin Immunol 1991;88:588-594.

［47］ Ebner C,Hirschwehr R,Bauer L,Breiteneder H,Valenta R,Ebner H,Kraft D:Identification of allergens in fruits and vegetables:IgE cross-reactivities with the important birch pollen allergens Bet v 1 and Bet v 2(birch profilin). J Allergy Clin Immunol 1995;95:962-969.

［48］ Forsbeck M,Ros AM:Anaphylactoid reaction to celery. Contact Dermatitis 1979;5:191.

［49］ Thiel C, Fuchs E: Über korrelative Beziehungen bei Kräuterpollen-und Gewürzallergenen. Berichtsband. 3. Kölner RAST Symposium. Berlin,Grosse,1981,pp 178-185.

［50］ Kremser M,Lindemayer JW:Sellerieallergie(Sellerie-Kontakturtikaria Syndrom)und Zusammenhänge mit Allergien gegen Pflanzenallergene. Wiener Klin Wochenschr 1983;23:838-843.

［51］ Déchamp C,Michel J,Deviller P,Perrin LF:Anaphylactic shock to celery and sensitization to ragweed and mugwort:crossed or concomitant allergy? (in French). Presse Med 1984;13;871-874.

[52] Pauli G,Bessot JC,Dietermann-Molard A,Braun PA,Thierry R:Celery sensitivity: clinical and immunological correlations with pollen allergy. Clin Allergy 1985;15;273-279.

[53] Wüthrich B,Hofer T:Nahrungsmittelallergie; das 'Sellerie-Beifuss-Gewürz-Syndrom'; Assoziation mit einer Mangofrucht-Allergie? Dtsch Med Wochenschr 1984;109;981-986.

[54] Wüthrich B,Dietschi R: Das 'Sellerie-Karotten-Beifuss-Gewürz-Syndrom'; Hauttest-und RAST-Ergebnisse. Schweiz Med Wochenschr 1985;115;358-364.

[55] Stäiger J,Wüthrich B:Association de l'allergie au céleri à l'allergie aux épices. Résultats des RAST aux épices chez des patients présentant une allergie au céleri. Rev Fr Allergol 1987;27;137-141.

[56] Wuthrich B,Stäger J,Johansson SGO:Celery allergy associated with birch and mugwort pollinosis. Allergy 1990;45;566-571.

[57] Jadassohn W,Zaruski M:Idiosynkrasie gegen Sellerie. Arch Derm Syph 1926;151;93-97.

[58] Ballmer-Weber BK,Vieths S,Luttkopf D,Heuschmann P,Wuthrich B:Celery allergy confirmed by double-blind, placebo-controlled food challenge; a clinical study in 32 subjects with a history of adverse reactions to celery root. J Allergy Clin Immunol 2000;106;373-378.

[59] Bauer L,Ebner C,Hirschwehr R,Wüthrich B,Pichler W,Fritsch R,Scheiner O,Kraft D:IgE cross-reactivity between birch pollen,mugwort pollen and celery is due to at least three distinct cross-reacting allergens;immunoblot investigation of the birch-mugwort-celery syndrome. Clin Exp Allergy 1996;26;1161-1170.

[60] Jensen-Jarolim E,Leitner A,Hirschwehr R,Kraft D,Wüthrich B,Scheiner O,GrafJ,Ebner C: Characterization of allergens in Apiaceae spices;anise,fennel,coriander and cumin. Clin Exp Allergy 1997;27;1299-1306.

[61] Leitner A,Jensen-Jarolim E,Grimm R,Wüthrich B,Ebner H,Scheiner O,Kraft D,Ebner C:Allergens in pepper and paprika; immunologic investigation of the celery-birch-mugwort-spice syndrome. Allergy 1998;53;36-41.

[62] Ballmer-Weber BK,Hoffmann A,Wüthrich B,Lüttkopf D,Pompei C,Wangorsch A,Kästern M, Vieths S:Influence of food processing on the allergenicity of celery;DBPCFC with celery spice and cooked celery in patients with celery allergy. Allergy 2002;57;228-235.

[63] Fuchs E: Durch Zwischenträger vermittelte Kontaktallergie; 'derivative Allergie'. Dtsch Med Wochenschr 1954;79;473.

[64] Wüthrich B:Oral allergy syndrome to apple after a lover's kiss. Allergy 1997;52;235-236.

[65] Wüthrich B,Däscher M,Borelli S:Kiss-induced allergy to peanut. Allergy 2001;56;913.

[66] Mancuso G,Berdondini RM: Oral allergy syndrome from kiwi fruit after a lover's kiss. Contact Dermatitis 2001;45;41.

[67] Steensma DP:The kiss of death;a severe allergic reaction to a shellfish induced by a good-night kiss. Mayo Clin Proc 2003;78;221-222.

[68] Hallett R,Haapanen LA,Teuber SS:Food allergies and kissing. N Engl J Med 2002;346;1833-1834.

[69] Boyfriend's kiss causes girl's death; 15-year-old had allergy to the peanut butter he had eaten. Edmonton J,Nov 26,2005.

[70] Bansal AS,Chee R,Nagendran V,Warner A,Hayman G:Dangerous liaison; sexually transmitted allergic reaction to Brazil nuts. J Invest Allergol Clin Immunol 2007;17;189-191.

[71] Maulitz RM,Pratt DS,Schocket AL:Exercise-induced anaphylactic reaction to shellfish. J Allergy Clin Immunol 1979;63;433-434.

[72] Kidd JM,Cohen SH,Sosman AJ,Find J:Food-dependent exercise-induced anaphylaxis. J Allergy Clin

Immunol 1983;71:407-411.

［73］Wüthrich B，Hofer T：Nahrungsmittelbedingte，anstrengungsinduzierte Anaphylaxie bei starker Sensibilisierung auf Getreideproteine，insbesondere auf Omega-5-Gliadin，und bei fraglichem Hausstaubmilben-Krustazeen-Syndrom. Allergologie 2010;33:205-210.

［74］Sheffer AL，Austen KF：Exercise-induced anaphylaxis. J Allergy Clin Immunol 1984;73:699-703.

［75］Lenchner K，Grammer LC：A current review of idiopathic anaphylaxis. Curr Opin Allergy Clin Immunol 2003;3:305-311.

［76］Wüthrich B，Hofer T：Nahrungsmittelallergien. 3. Therapie：Eliminationsdiät，symptomatische，medikamentöse Prophylaxe und spezifische Hyposensibilisierung. Schweiz Med Wochenschr 1986;116:1401-1410,1446-1449.

［77］Wüthrich B：Therapie von Nahrungsmittel Allergien；in Braun-Falco O，Schill WB(eds)：Fortschritte der Praktischen Dermatologie und Venerologie. Berlin，Springer，1987，vol 11，pp 439-440.

［78］Wüthrich B：Neuere Aspekte zur Diagnostik und Therapie der Nahrungsmittelallergie. Dargestellt anhand ausgewählter Fallbeispiele von Milchallergie. Allergologie 1987;10:370-376.

［79］Wüthrich B，Stäger J：Allergie au lait de vache chez l'adulte et désensibilisation spécifique au lait par voie orale. Méd Hyg 1988;46:1899-1905.

药物超敏反应

Andreas J. Bircher

瑞士巴塞尔大学医院皮肤病学过敏科

摘要

在开始现代药物治疗之前,几乎没有听说过药物超敏反应(drug hypersensitivity)。从各类植物、动物和无机材料中提炼的药石毒性更为常见。水银中毒是很经典的例子,而水银曾被用于治疗许多疾病,特别是用于治疗梅毒。直到十九世纪,随着越来越多的有效成分(如来自植物的)出现,人们才观察到越来越多的皮肤超敏反应。1877年,Heinrich Köbner 第一次使用了术语"药物疹"(Arznei-Exanthem)。从那时起,人们开始观察到因使用各种药物而出现许多不同类型的疹,从轻度斑丘疹到严重危及生命的大疱疹(如中毒性表皮坏死松解症)。20世纪下半叶,人们才开始系统地研究严重的药物反应,同期免疫学知识也在逐渐增长。在变态反应学中,药物超敏反应仍然是最具挑战性的问题之一,因为其临床表现多样,有很多种病理生理学表现。随着新的药物被不断开发,随之而来将出现新的过敏反应,这些在未来仍将构成挑战。

药物超敏反应:新疾病的出现

"Primum non nocere."(首先,要避免造成伤害。)

最重要的是,不要造成伤害!这句通常被视为希波克拉底学派的著名格言,基于希波克拉底誓言的声明"避免造成伤害"。这句誓言直到今天仍然有效,也被经常使用。Smith 对它的起源进行了详细的研究。这句话并非像人们通常认为的那样起源于古代,而且,这句话的拉丁文表述方式,可能追溯到 Thomas Inman(1820—1876年)的书中提及的 Thomas Sydenham(1624—1689年)。药物治疗的本质与药物不良反应有关,这是这句话的背景范式。

本文回顾了药物过敏的历史,但还远未完善,且包含了一些个人的思考和观点。除了最早的药物超敏反应外,文中还会简要讨论一些重要药物致敏症状和一些主要的药物组。本文参考了许多文章,其中 Hans Schadewaldt 的《过敏史》(*Geschichte der Allergie*)的第四卷不可或缺,还包括一些过敏反应和医学的历史视角的概论。

药物超敏反应意义特殊,因为它们是最主要的医源性疾病。通常,药物超敏反应由医生或医生开具的处方药物导致,但并非总是如此。病人本就对"化学药剂"和中毒有固有的恐惧,药物超敏反应强化了这一恐惧。药物超敏反应属于最复杂的、基于免疫过敏及非免疫过敏机制的超敏性疾病,临床表现各种各样。因此 Goldberg 宣称,药物超敏反应已经取代了梅毒和肺结核,成为最严重的疾病拟态机制。

我们在阅读以前的文章时发现,前人可以写出那么准确和详细的临床描述,这不仅有趣而且令人惊讶。即使我们现在的诊断、技术、成像的手段已大大提升,但前人的记载往往写得更好。100多年前的医生们有敏锐的观察力,临床知识异常丰富,虽然他们对病理机理的认知有限,但他们做出的观察、得出的结论、提出的假设在今天仍然有效。

术语学——仍在进行中的争论

此话题在这本书的另一章中会被详细讨论。药物的副作用通常被叫作药物不良反应,包括毒性、超敏反应及长期影响,如砷能致癌。直到今天,人们对过敏反应的术语,尤其是药物超敏反应的术语仍存在争议。

当 Clemens von Pirquet(1874—1929 年)创造"过敏"(allergy)这个词时,他描述了有机体对外部物质的反应(可能包括保护性免疫以及现在广义的过敏)发生变化或改变。"过敏"(allergy)这一术语后来才被用于且仅限于描述对无害药物(即过敏原)的超敏反应。最近,"过敏"仅限于用来描述免疫介导的反应,即 IgE 调控或非 IgE 调控机制。

Coombs 和 Gell 于 1963 年提出的建议是将免疫介导的反应分类的重要一步。该提议现在仍然在教学和临床中使用,尽管现代学系统知识已远远超越了当时的理解。他们在免疫介导的反应分类的奠基之作中使用了 von Pirquet 的概念,并试图恢复"过敏"一词原来的意义,但是他们没有成功。

药物超敏反应有多种病理生理学和临床表现,这使得人们发明了许多术语,使用方式往往也不尽相同。最古老的术语是"特质"(idiosyncrasy),可追溯到希波克拉底学派,今天仍被用来描述个体出现的特定临床表现,可能是基于一种酶的变化、某种特定的人类白细胞抗原(HLA)类型或其他仍然不明的原因。1987年,Kallos 和 Schlumberger 用"伪过敏"(pseudoallergy)一词来描述阿司匹林和其他非甾体抗炎药的超敏反应,此话题在他处有详细讨论。"不耐受"用于药理学中解释药物不良反应和药物过敏原因的发病机理。描述药物疹或固定毒疹、固定药物疹的术语"中毒性皮病"(toxicodermia)也仍在使用,尽管许多相关病例的免疫病理机理已经得到阐明。

早期历史——毒药和安慰剂

"所有的物质都是毒药,没有什么不含毒;只有剂量能决定某些事物是无毒的。"

——Paracelsus(1493—1541 年)

Philippus Aureolus Theophrastus Bombastus von Hohenheim,又名 Paracelsus(1493—1541 年),他提议不仅可以使用植物,还可以使用无机材料,特别是金属作为药物,而被认为是毒理学和现代药物疗法之父。他是一名炼金术士,提出一套基于三种元素的理论:盐(代表稳定)、硫(代表可燃性)、水银(代表流动性)。

当时医学界普遍接受并且仍在应用 Galen 的体液理论,但 Paracelsus 挑战了这一理论,甚至公开烧毁过 Galen 和 Avicenna 的古老课本。他因此在医疗界树敌甚多。他在某次事件后不得不在夜间秘密离开巴塞尔,那是曾任命他担任城市医生和大学教授的城市。他被认为是第一个让大家关注剂量和毒性关系的人,这种关系体现在他一句著名的谚语中:"所有的物质都是毒药,没有什么不含毒;只有剂量能决定某些事物是无毒的。"

在前几个世纪,医生们确实难以区分中毒症状和过敏反应的区别,尽管古代就已知许多植物、提取物、金属的毒性。Theophrastus(公元前 370—公元前 286 年)受到亚里士多德的影响,在《植物志》(*De Historia Plantarum*)一书中提到了许多有毒的植物。罗马皇帝尼禄的希腊医生 Dioscorides 在他的《药物志》(*De Materia Medica*)中,第一次尝试给植物、动物、矿物种类的毒性分类,该书中包含了将近 600 种植物。

由有机植物、动物,甚至人体组织衍生出的药物,以及药用的无机元素(如金属),在当时远没有标准化,因此药物无效、药物过量、药物中毒一定很常见。敏锐的观察者,如 William(1741—1799 年)已经认识到过量使用洋地黄提取物的问题:

"在药物剂量非常大并迅速重复使用的情况下会产生不适,如呕吐、排便、头晕眼花、视觉混淆、视觉对象呈绿色和黄色、尿液分泌增加、排尿频繁(有时无法憋尿)、脉搏缓慢(甚至下降到每分钟 35 次)、冷汗、抽搐、晕厥、死亡。"

公元 2 世纪,Galen 某位不知名的同事观察到了一种特殊反应。他描述了使用小剂量的无毒药物后出现的出乎意料的结果。

吐根树在 16 世纪被药剂师们认为是导致哮喘的原因，它可能也是第一种职业过敏原。金鸡纳树的树皮被耶稣会修士从秘鲁带回欧洲。它含有生物碱和奎宁，是治疗疟疾和消化系统功能紊乱的一种有效成分。湿疹的出现，似乎与外用硫黄、水银软膏以及汞蒸气的广泛使用有关，特别是在治疗梅毒时。然而，并不是总能将过敏和因药物过量导致的急性或慢性毒性作用区分开来。几个世纪以来，汞中毒的症状被认为是治疗梅毒的必经过程；许多病人更有可能死于治疗而并非疾病本身。Molière'医生（1622—1673 年）在《无病呻吟》（*Le malade imaginaire*）中引用了修道会会长马修 1714 年的诗句："昨天我的病治好了，而昨晚我被医生治死"，形象地反映出当时的医学知识水平。

19 世纪——药物超敏性的黎明

"……丢掉一些我们的学科未发现的细节，而我们的学科几乎也无须用到这些；丢掉酒，这是一种食物，而酒的蒸汽有奇迹般的麻醉效果……我坚信，如果现在我们使用的所有药品沉到海底，那将对人类更好，而对鱼更糟糕。"

——Oliver Wendell Holmes Sr.（1860 年）

19 世纪，药物治疗仍然常采用实证方法，并且 Galen 的体液病理学概念仍然适用。"所有物质都是由不同元素组成的"这一概念也是分解和合成化学药物的基础，越来越多的特定物质被分离和表征。这与染料的识别密切相关，而染料能够为生物组织上色。这些知识发展出更多的杀菌剂，杀菌剂的使用也在增加，同时，许多疾病的传染来源也被检测出来。半个世纪以来，人们提取了众多药物，包括吗啡、柳树中的可待因和水杨苷，以及金鸡纳树皮中的奎宁。在尝试合成这些物质的过程中诞生了有毒苯胺的衍生品、非那西汀和许多其他吡唑啉酮类物质。

当时可用的药物还包括外用局部软膏（特别是植物提取物），以及首批化学合成制剂。然而，这些药物的效果常常弊大于利。最著名的批评者之一是哈佛大学和达特茅斯学院的教授 Oliver Wendell Holmes。他对于当代药物的无效性的评价非常著名，但正如他说："我担心，一些年长的医生将永远不会原谅我，因为我说如果一艘满载着药物的船沉入海底——这些药物此前被认为是病人的天然食物——那将对人类更好，而对鱼更糟糕。"Holmes 因这条评论多次受到医疗界的攻击。不过，在 19 世纪下半叶，随着新药的发现取得持续进展，新药的缺点同样开始得到人们的重视。因此，新类型的皮肤症状也更频繁地被观察到。1814 年，Antoine de Montègre 报告，病人使用古巴香脂（Copaiva）镇痛软膏后出现了荨麻疹，最终由 Romhild 发明了"香脂型荨麻疹"一词，因为人们最初认为这种病的发病原因仅限于这种镇痛软膏。1792 年，Dejean 报告了外用水银后出现"玫瑰"症状，而 George Alley 报告了一例出现水疱疹的男孩病例。1823 年，Kahleis 观察到水银内服后出现皮疹、发热、炎症迹象；1827 年，Ferdinand Ascherson 报告了外用水银后出现荨麻疹的案例。Von Kussmaul 可能是区分梅毒症状和过敏反应的第一人，他区分了二、三期梅毒症状和水银治疗的毒性症状及可能的过敏反应。一例因水银导致的猩红热样疹的案例（图 1）被报告出来；病人以前在服用汞丸和吸入水银蒸气后有过相同的症状。

1853 年，法国研究者 Rilliet、Barthez、Briquet 分别报告了几例奎宁导致出疹的病人，然而，这些病人被认为只是患有伤寒。1869 年，Edward Garraway 观察到了一例奎宁出疹案例，他认为是中毒引起的。然而，当他的病人服用含奎宁的滋补剂后也出现了同样的症状。病人自我诊断后告诉医生："你又用奎宁来毒害我了。"

1877 年，Heinrich Koebner（1838—1904 年）发表了一篇文章，分析奎宁药物疹的 2 例病例，详细叙述了致疹所需的剂量小，再次接触后出疹速度变快的现象。他讨论了文献中的其他病例，并详细描述了丹毒和猩红热的症状。这两者在鉴别诊断中经常容易被混淆。他还提到，此类发疹的症状往往与其他药物发疹类似（如水合氯醛和洋地黄），这类皮肤症状有别于毒性作用，他还第一次使用了术语"药物疹"（Arznei-Exanthem）。

1879 年，Gustav Behrend（1847—1925 年）描述了一个因鸦片发疹的案例，并详细讨论了可能的发病机制。他正确地认识到，微小的剂量也可能引起发疹，而且会因个体的不同而症状不同。再次接触时，出疹的时间可能会更短，但对于同一个体出疹的情况总是相同的。之后，同一本期刊上很快发表了两个类似的鸦片疹病例。

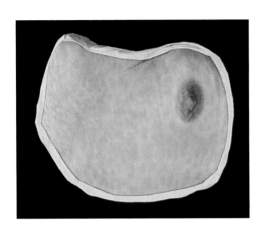

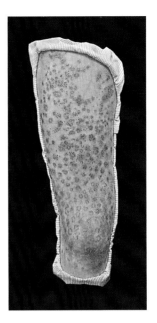

图1　水银疹(toxicodermia mercurialis)。水银曾被用于治疗许多皮肤疾病,在治疗梅毒方面起着重要作用,常常导致中毒

图2　因使用香脂镇痛软膏产生的疹(toxicodermia ex usu balsami Copaivae)。香脂镇痛软膏曾被用于治疗淋病

他在第二篇文章中进一步讨论了药物疹(他现在对这类疾病的称呼)的临床诊断和进化史。他认为这是由不同药物引起的、独特的实体皮肤疾病,这些药物包括香脂镇痛软膏(图2)、洋地黄、奎宁、水银、鸦片。他提及了许多药物诱导疹的非典型表现,以及再次接触后的再现性。有个病例值得一提:一名患癫痫的男孩可能患有常见的溴疹,或其症状描述可能符合溴酸钾的固定药物性皮炎。这个男孩的腿部外侧出现了和手一般大小的青灰色非痒型斑块,有渗出物并结了硬痂,停用药物后,色素沉着过度持续了2年以上。

这些论文促使Arthur van Harlingens(1845—1936年)、Prince A. Morrow(1846—1913年)、T. Colcott Fox(1848—1916年)等人发表了更多的研究和报告。之后人们认识到,药物(如水银)经皮吸收会引起和吞食类似的发疹反应。Morrow指出,"相同的发疹形式可能由不同药物引起,同样的药物可能会产生各种各样的发疹形式"。不过,他提出的病源假设与特质和神经性相关。已经明确的是,同样的药物可能会引起不同个体的各种症状,如荨麻疹、严重过敏反应,而相同的临床表现可能由不同药物产生。

药物引起的综合征——糟糕且丑陋

"药物引起的综合征可拟态几乎每一种自然发生的临床疾病。20世纪初,梅毒被称为最强的拟态疾病,其发病率是如此之高,表现又是如此的多样。随着梅毒被逐渐征服,结核病成为下一种强势拟态疾病。现在结核病已基本被征服,药物不良反应似乎又成为最强的拟态疾病,疏忽大意的医生诊断常构成威胁。"

斑丘疹是迟发型药物超敏反应最常见的临床表现。它们对鉴别诊断构成了挑战,其病情通常轻微,且发病率很低。然而,某些药物引起的不良反应发病率和死亡率相当高。直到今天仍有一些关于准确定义术语的争议。此外,药物不良反应是其他疾病的强势拟态疾病,这一事实对诊断和治疗构成了极大挑战。另一大类症状包括迅速发生的超敏反应,如血管性水肿、荨麻疹、支气管痉挛、严重过敏反应,相关内容会在本书的另一章中详细讨论。

Stevens-Johnson综合征和中毒性表皮坏死松解症

Stevens-Johnson综合征(SJS)和中毒性表皮坏死松解症(TEN)(曾称为Lyell综合征),是严重的大疱性疾病,也是两种最严重的迟发型药物超敏反应。相关病症从极为严重到致命,程度主要取决于表皮松解和并发症的严重程度。

1922 年,研究者首次描述了一名 2 岁儿童的 SJS,该儿童表现出"非常严重的、全身性的发疹,伴有持续性发热,颊黏膜发炎和严重的脓性结膜炎"。SJS/TEN 发作与药物之间的关联经常被研究,然而,这两种疾病与前期感染的关联性仍不清楚,但可能存在联系。

1942 年,一个 10 岁女孩患上几乎致命的磺胺嘧啶类皮疹,类似天疱疮,出疹部位包括眼睛和口腔黏膜。另一个磺胺嘧啶出疹的致命病例发生于一名 20 岁男子身上。治疗 10 天后,病人先是患上了麻疹样的皮疹,后又出现类天疱疮发疹的 Nikolski 迹象阳性,发疹部位包括黏膜,且病人有高烧表现。1948 年,Ruskin 详细描述了另一位 10 岁的女孩对甲苯基乙内酰脲过敏,导致了致命的爆炸式摄取型药物皮炎大疱。Lynell 报告了 4 例,并于 1956 年创造了"中毒性表皮坏死松解症"一词。在第二个因服用含有阿司匹林的 Dover 粉而复发过敏的案例中,人们怀疑罪魁祸首是保泰松(吡唑啉酮的一类)。后来,在一段时间内人们称这种临床症状为 Lynell 综合征;今天人们更倾向于使用 TEN 这个中性词。

与葡萄球菌毒素相关的多种变异型后来被区分出来。葡萄球菌烫伤样皮肤综合征被定义为此前已识别的 von Rittershain 剥脱性皮炎,病因被归结于葡萄球菌产生的毒素。

1990 年初,严重的多形性红斑症、SJS 和 TEN 被认为属于一类疾病谱,有着不同的严重程度和延展性,既有良性的典型病变,也有 30% 以上表皮分离的重症表现。1994 年,该疾病谱被分为五类。

从法国皮肤科医生 Jean Revuz 和 Jean-Claude Roujeau 开始到后来德国皮肤科医生 Erwin Schöpf 积极地在本国为 SJS 和 TEN 记录案例,后来还将其纳入其他的严重药物超敏反应,流行病学和临床表现的研究取得了很大的进步。目前针对分类仍有一些争议,特别是关于这些严重药物不良反应的治疗。对于多形性红斑的主要类型存在共识;SJS 和 TEN 可能分别是同一疾病谱中良性和恶性的变异体。除了遗传因素对某些药物的过敏反应产生影响外,免疫因素似乎也扮演着重要角色。

氨苄青霉素皮疹

"所有人的出院诊断都包括传染性单核细胞增多症。这些病人之前无一患有任何意识到的过敏性疾病。使用氨苄青霉素后,虽然不理解原因,但所有病人开始出现典型的瘙痒性的皮疹。皮疹出现的时间是在开始使用药物后的 5~8 天后。"

上文摘录于 1967 年一位细心的儿科住院医师所发表的一篇文章中的描述,其中的病人患有急性 EBV 感染,用氨苄青霉素治疗后出现了典型皮疹。这可能是人们第一次得知病毒性感染和药物疹的关系。

今天,众所周知,上述病人中一部分在后期对阿莫西林产生耐受性,而其他人则在这场急性疾病中对阿莫西林产生了过敏反应。这种可能应该由完整的过敏反应学检查来进行排除。

药物超敏反应综合征

1938 年,Meritt 和 Putnam 报告了第一例药物超敏反应综合征(DHS)。他们发表的文章中记录了一系列得到苯妥英治疗的病人。当停止使用苯妥英后,病人出现了轻微的麻疹样疹,后被治愈,而更严重的发热性疹也被观察到。他们的病人没有其他系统性症状,也没有输血。病人的肾病可能是由于严重的高血压导致。他之后被苯巴比妥(一种可能潜在产生交叉反应的药物)治疗时没有出现任何问题。Chaiken 等人描述了淋巴结病和多器官参与的系统性疾病,如肝炎。之后又有许多报告,尤其涉及抗惊厥药物、磺胺类药,之后还有别嘌呤醇,以及最近的阿巴卡韦和奈韦拉平。给这类综合征起名字时,一般包括"超敏反应综合征"和触发药物的名称,例如苯妥英或别嘌呤醇过敏综合征。很多情况下,比如,当更突出的特征是肝炎而不是皮肤发疹或嗜酸性粒细胞增多时,可能会根据其他术语而报告名称。

自 1940 年以来,由乙内酰脲及衍生品引起的药物发疹拟态淋巴瘤已被报告。1959 年,Saltzstein 讨论并报告了另外 7 例因抗癫痫药物引起的淋巴结病。在这些病人中,4 人患有皮肤发疹、发热、与淋巴结病相关的嗜酸性粒细胞增多，其余 3 人患淋巴结病和轻度嗜酸性粒细胞增多症，其中 1 例患肝脾肿大。淋巴结的组织学显示出类淋巴瘤的表现。因此术语"假淋巴瘤"被用来描述该疾病，原因是停止治疗可缓解所有症状。

Bocquet 等人最早从药物超敏反应综合征中分离出假淋巴瘤，提出了缩写 DRESS（有嗜酸性粒细胞增多和系统性症状的药物疹）以描述后者。

目前，针对 DHS、DRESS 和"药物引起的过敏综合征"这些术语，仍存在争议。对新发现的病毒作用，尤其是来自疱疹性病毒的作用，争议较少。起初人们认为病毒似乎在炎症过程中被再次激活，而现在人们认为病毒在该综合征中发挥着重要的病理生理学作用。Patel 首次报告了与 Epstein-Barr 病毒相关、由抗生素引起的出疹，因此发现而做出了重要贡献。

急性全身发疹样脓疱症

1968 年，Baker 和 Ryan 报告了 104 例患脓疱的牛皮癣案例。5 个没有牛皮癣前科的病人出现急性瞬态脓疱发疹，怀疑症状的触发原因是药物或感染。术语"脓疱型银屑病疹"（exanthematic pustular psoriasis）被提出以描述这一次级组别。之后，脓疱药物疹或有毒的脓疱性皮肤病等术语被用来命名病人使用药物后引起脓疱的疾病。"pustulose exanthématique aiguë généralisée"一词在 1980 年被 Beylot 等人在一篇法文文献中提出，在英文文献中被称为急性全身发疹性脓疱病（acute generalized exanthematous pustulosis）。这是一种形态学反应模式，主要是由药物引起，很少因病毒感染，特点是出现强发热性传播非滤泡脓疱皮疹。

Hoigné 综合征

第一例 Hoigné 综合征可以追溯到 1951 年，描述了 8 例接受高剂量的普鲁卡因青霉素治疗的病例，只表现出情感上的症状，而没有严重过敏反应的迹象。5 人再次服用了同样的药物但没有出现任何反应。1959 年，Hoigné 和 Schoch 以及 Hoigné 和克雷布斯精心地描述了注射普鲁卡因青霉素后病人的特定症状。由于这些病症与过敏反应的症状和时间模式不同，他们得以将两者区分开来。症状主要包括神经精神症状，如头晕，视觉、听觉障碍，感到大难临头。目前，Hoigné 综合征被认为是在肌内和静脉注射普鲁卡因青霉素后，产生的假过敏性或者假性变态反应。这种疾病的特点主要是精神改变，包括严重的精神失调伴随焦虑与混乱、分裂的感觉，认为自身体形发生变化，幻视和幻听，恐慌焦虑，包括对死亡的恐惧，以及意识改变和癫痫。除了 Hoigné 综合征的这些"经典"的直接表现，人们认为亚急性型以及所谓的潜在反应类型也是存在的。发病机制被认为是由于栓塞毒性反应或大脑边缘系统的兴奋现象。将这一病症区别于严重过敏反应是合理的，因为它允许再次使用青霉素治疗病人，而在严重过敏反应的情况下这是不被允许的。

药物举例

"有光的地方，就会有阴影。"

——Götz von Berlichingen，J. W. Goethe

尽管现代药物治疗已经比以前更安全，药物仍然有副作用。以前，当人们的药物代谢动力学和药效学知识不足时，药物产生的问题更为常见。特别是在药品不良反应中，有相当一部分肯定来自毒性作用。认识到新的、以前未见过的过敏表现，对于医生来说肯定是种挑战，且往往人们意识不到这一点。下文选了几种药物，进行简要的评述。

卤代药物——碘和溴化物

卤素中的溴和碘，在不同的药方中被用来治疗梅毒和癫痫，并造成真菌样生长的肉芽肿，面积可能很广。这也被称为结节性碘疹和溴疹（图 3）。如今，这些反应已经很少出现，仅在接受高剂量碘化造影剂、肾功能不全的病人中出现。不过,仿碘疹已经被报告过。Bruck 认为他实现了对这一特异反应的被动转移。然而,Bruno Bloch(当时瑞士巴塞尔大学皮肤学院院长)无法证明血清的被动转移,他的假定是细胞内反应。他后来通过皮肤过敏斑贴试验和细致的观察证明,针对碘的特异反应是一种细胞现象。他还认为这种反应取决于甲烷组,但此观点后来被反驳。

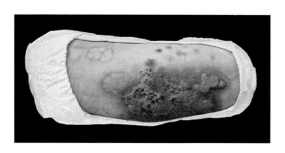

图 3 结节性溴疹(toxicodermia ex usu bromi)。溴曾被用于治疗癫痫

止痛剂

第一类止痛和退热的药物实际上是工业技术的副产品,它基于苯胺。其中,有一种止痛剂名为"安替比林";然而,它可以造成相当严重的胃刺激。此后,乙酰苯胺被检测出有解热的特质,所以其"退热水"的药名为人所知。1888 年非那西汀作为染料工业的副产品被生产出来,它成为药品营销的第一例大获成功的案例。这些药物不仅会导致胃部发炎,还有一些特别的反应,如荨麻疹和不常见的固定性药疹(图 4)。到 1853 年,报告指出,与水杨酸相比,乙酰水杨酸对胃黏膜的刺激性更小。拜尔的 Felix Hoffmann 发现了一种生产乙酰水杨酸的简单的方法。1899 年,它以阿司匹林这个药名被引入市场,成为史上较成功的药物之一。然而,之后人们花了 60 年才明确了它的作用机理。不久之后,1902 年,Geheimer Sanitätsrat V. G. Hirschfeld 发表了第一例药物的特质反应报告。一位男性病人在服用一粒阿司匹林约 3 h 后,出现了脸部及喉部的血管性水肿,以及躯干和腿部的荨麻疹病变。1922 年,Fernand Widal 等人发表了具有里程碑意义的论文《过敏与特质》(Anaphylaxie et idiosyncrasie)。论文描述了一例复杂的个案:一位患有因感冒引起的慢性荨麻疹的 37 岁女性,之后又患上鼻炎、鼻息肉,并有哮喘发作,她已患有急性荨麻疹约 11 年,试验结果显示阿司匹林和安替比林®(phenazone)会激发她的哮喘,有趣的是,她对匹拉米洞®(氨基比林)、奎宁和其他药物是有耐受性的,最后,她成功地对阿司匹林脱敏。

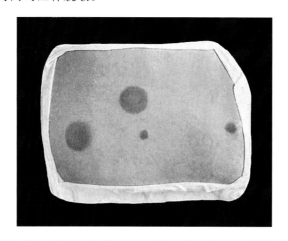

图 4 安替比林产生的固定性药疹。安替比林曾被用作一种退热剂和止疼药

Bruno Bloch 在那时是苏黎世皮肤科诊所的主任。有些病人接受撒尔佛散而治疗梅毒,而 Bloch 会给他们使用一种镇痛药物(Allonal®,含阿普比妥和氨基比林),来缓解他们的发热和头痛症状。他自己也经常使用这种药物。他曾发现了复发性中性粒细胞减少症,然而他没有发现该病与药物的相关性。直到他因粒细胞缺乏症于 1933 年去世后,第一例关于此种药物的严重不良反应的文献才得以发表,不幸的是已来不及挽

救他的生命。

撒尔佛散

撒尔佛散是第一个抗感染药物，它的出现基于染料化学反应，得益于众多的试验。该药的发展历经多年，Paul Ehrlich 基于以前的工作基础，将染料的知识用于组织学，致使人们萌生了使用染料消灭微生物的想法。1913 年，撒尔佛散成为第一个治疗梅毒的化学治疗剂。然而，撒尔佛散有许多副作用，副作用包括荨麻疹、皮炎、毒性红斑。

抗惊厥药物

1916 年，苯乙基内酰脲（尼凡诺）被用于治疗小舞蹈症。1926 年，Bernhard D. Rütter 第一次描述了全身性嗜酸性粒细胞增多症，2 年后，尼凡诺引起的不良反应被解释为过敏现象。病人长时间使用此药后，症状发生得非常频繁，人们给它起了一个术语"尼凡诺病"。典型的尼凡诺疹在服药 9～12 天后产生，而发热通常在 6～9 天后出现。一般来说，第一次出疹大概在 4 天内消退，但有些病人会有第二次出疹和黏膜疹的症状。在极少数病人中，可观察到粒细胞缺乏症、肾炎（有致命后果）和其他并发症。1938 年，二苯基乙内酰脲被 Merritt 和 Putnam 用于治疗癫痫。5%的病人出现了麻疹样的红斑，更少的病人出现了选择性免疫抑制和药物超敏反应综合征。

磺胺类药物

同样，通过对偶氮染料的研究，Paul Gelmo 在 1908 年发现和制备了第一种磺胺类药物。然而，直到 24 年后，Gerhard Domagk（1895—1964 年）才发现了磺胺类药物的治疗价值。不久之后，磺胺类药物的副作用被报告，如伴有发热的出疹、表皮剥脱的皮炎、选择性免疫抑制。磺胺类药物也可能导致各种各样的其他疾病，如荨麻疹、严重过敏反应光照性皮炎、血管炎。

青霉素

青霉素在 1928 年为 Alexander Fleming（1881—1955 年）所发现。不过，得益于病理学家 Howard Walther Florey（1898—1968 年）、化学家 Ernest Chain（1906—1979 年）和他们同事的工作，青霉素才能在临床上被使用。1941 年，在第二次世界大战期间，青霉素是美国第二重要的研究项目，仅次于曼哈顿计划（原子弹的发展）。它彻底改变了人们对细菌感染性疾病的治疗。当时大多数人认为青霉素是无毒的。1943 年，在 500 例病人中，14 位出现了荨麻疹。在某些病例中，青霉素停止使用几天后，荨麻疹并没有出现，这导致了其发病原因模糊不清。在其他案例中，荨麻疹在青霉素再次注入后也没有复发，但在另外的案例中，病人接触青霉素后出现了荨麻疹。目前人们仍然不知道这些反应是否源自青霉素中的一些杂质。在一些案例中，在荨麻疹出现后再次注射青霉素时，荨麻疹没有复发的迹象。注射肾上腺素后，荨麻疹通常会暂时消失。不加判断地将青霉素作为局部、口服或肠外药物使用，可能会导致过敏反应和大量事故。

有学者在 1303 名病人中，研究了过敏反应的发生率，但没有进一步描述过敏症状。在 598 名接受水溶液结晶型青霉素治疗的病人中，发生率为 1.2%；在 557 名接受混合在油和蜂蜡中的青霉素治疗的病人中，发生率为 2.7%；而在 148 名接受溶于油的普鲁卡因青霉素治疗的病人中，发生率为 1.4%。接受大剂量的水溶液结晶型青霉素治疗的病人，过敏反应的发生率很高（7.8%）。在接受更长时间的输液治疗时，反应会更频繁。以前患有过敏史或以前接触过青霉素的病人的反应会更频繁。

虽然青霉素被认为是一种无毒的药物，但还是出现了第一例致命反应。一位 39 岁患有严重支气管哮喘的女病人正在脱敏治疗中，她先前接受了几个疗程的青霉素治疗。当她再次被肌内注射青霉素后，在很短的时间内出现了一次严重的反应,包括脸红、喉咙肿胀、黄萎病、昏迷,并立即死亡。此前,有一份报告认为,一次迟发型过敏性休克更可能是由于由青霉素导致的血清病。还有一篇发表的文章报告了青霉素导致严重的剥脱性皮炎而致命的案例。

对氨基苯甲酸

Stefan Ansbacher 在 1941 年认识到,对氨基苯甲酸是复合维生素 B 的一员。其防紫外线效果被检测出后,它常被用在乳液和面霜里。随后,它被确定能引起过敏性接触性皮炎。对氨基苯甲酸化合物是交叉反应的一例,因为在病人身上经常发现对苯佐卡因和对苯二胺的斑贴试验阳性结果。在一些病人中,交叉反应也延伸到了芳香族磺胺类和其他酯类局部麻醉药。现在,交叉反应仍潜在相关,不过已变得不那么频繁,原因可能是对氨基苯甲酸不再被经常用于紫外线过滤,以及酯类局部麻醉剂的使用有所减少。

前景

"不要轻率地使用每一个被游吟者传颂的新产品。应该考虑到,在实验室中粗心混合的未知物质,可能会造成哪些出人意料的反应。要像将自己视为一个实验试管一样,去体贴你的病人和你自己。"

——William Osler 爵士(1849—1919 年)

如果没有药物治疗,现代医学不可能取得今天的成就。如今,我们有数以千计的药剂,对它们能造成的不良反应有了更多理解。意想不到的超敏反应,从轻微的疹到严重的大疱症,仍然是药物治疗的固有特征。对于一些药物,按药物遗传学分类,可能使某些病人,如患有特定 HLA 类型过敏症(如奈韦拉平诱导的过敏症)的病人,避免产生最严重的副反应。

开发新的药物种类(如生物制剂),一方面可能会引起新的不良事件,如所谓的细胞因子风暴(以前从未被观察到),也可能会引起旧疾(如血清病等疾病)的复发,原因是抗药抗体的形成。如今,对药物不良反应的认知和报告,部分应该建立在病人管理的基础上,就像详细描述成功治疗、疾病的后续追踪那样。人们应该避免不加鉴别地、广泛使用新药物,也不应以超出药品说明书以外的方式使用药物,因为药物罕见的副作用通常只会在上市一段时期后才被发现。同时,新药的联合用药可能会再次造成新的具有潜在有害后果的副作用。因此,正如 Schimmel 的声明中提到的,有时候,与其说医生代表了一位治疗者,不如说他代表了一名致病者——这一理论至少有一定道理。

参 考 文 献

[1] Smith CM:Origin and uses of primum non nocere-above all,do no harm! J Clin Pharmacol 2005;45: 371-377.

[2] Schadewaldt H:Geschichte der Allergie. Munich,Dustri,1983.

[3] Schimmel EM:The physician as pathogen. J Chronic Dis 1963;16:1-4.

[4] Goldberg A:Foreword to the third edition;in Davies DM(ed):Textbook of Adverse Drug Reactions. Oxford,Oxford University Press,1985,pp xi-xii.

[5] von Pirquet C:Klinische Studien über Vakzination und vakzinale Allergie. Münch Med Wochenschr 1906;53:1457-1458.

[6] Kay AB:'Allergy. The History of a Modern Malady' by Mark Jackson. Clin Exp Allergy 2006;36: 1350.

[7] Jamieson M:Imagining 'reactivity':allergy within the history of immunology. Stud Hist Philos Biol Biomed Sci 2010;41:356-366.

[8] Johansson SGO, Bieber T, Dahl R, Friedmann PS, Lanier BQ, Lockey RF, Motala C, Ortega Martell JA, Platts-Mills TAE, Ring J, Thien F, Van Cauwenberge P, Williams HC: Revised nomenclature for allergy for global use: report of the Nomenclature Review Committee of the World Allergy Organization, October 2003. J Allergy Clin Immunol 2004;113:832-836.

[9] Gell PGH, Coombs RRA: Clinical Aspects of Immunology. Oxford, Blackwell, 1963.

[10] Coombs RRA: The Jack Pepys Lecture. The hypersensitivity reactions-some personal reflections. Clin Exp Allergy 1992;22:673-680.

[11] Kallós P, Schlumberger HD: Pseudo-allergic reactions-PAR. Int Archs Allergy Appl Immun 1987;82: 1-3.

[12] Borzelleca JF: Profile in toxicology. Toxicol Sci 2000;53:2-4.

[13] Gallo MA: History and scope of toxicology; in Klaassen CD, Watkins JBI (eds): Casarett and Doull's Essentials of Toxicology. New York, McGraw-Hill, 2003, p 3 ff.

[14] Laughlin S, Jackson R: A brief history of drug reactions. Clin Dermatol 1986;4:1-14.

[15] Porter R: Die Kunst des Heilens. Heidelberg, Hohe Spektrum Akademischer, 2007.

[16] Dousset J-C: Histoire des médicaments des origines à nos jours. Paris, Payot, 1985.

[17] Behrend G: Über ein diffus-entzündliches Opiumexanthem nebst Bemerkungen über die Pathogenese der Arzneiausschläge. Berl Klin Wochenschr 1879;16:626-629.

[18] Behrend G: Über ein diffus-entzündliches Opiumexanthem nebst Bemerkungen über die Pathogenese der Arzneiausschläge (Schluss). Berl Klin Wochenschr 1879;16:644-647.

[19] Engelmann F: Fall von Erythema universale nach Gebrauch von Calomel. Berl Klin Wochenschr 1879; 16:647-648.

[20] Köbner H: Über Arznei-Exantheme, insbesondere über Chinin-Exanthem. Berl Klin Wochenschr 1877;14:305-309.

[21] Brand: Zwei Fälle von Opium-Exanthem. Berl Klin Wochenschr 1879;16:718.

[22] Behrend G: Zur allgemeinen Diagnostik der Arzneiausschläge. Berl Klin Wochenschr 1879;16:714-718.

[23] Bircher AJ: Arzneimittelallergie und Haut. Stuttgart, Georg Thieme, 1996.

[24] Bircher AJ: Uncomplicated drug-induced disseminated exanthemas; in French LE (ed): Adverse Cutaneous Drug Eruptions. Basel, Karger, 2012, pp 79-97.

[25] Parrillo S: Stevens-Johnson syndrome and toxic epidermal necrolysis. Curr Allergy Asthma Rep 2007; 7:243-247.

[26] Stevens AM, Johnson FC: A new eruptive fever associated with stomatitis and ophthalmia: report of two cases in children. Arch Ped Adolesc Med 1922;24:526-533.

[27] Raffetto JF, Nichols S: A nearly fatal reaction to sulfadiazine in a ten year old girl involving skin, eyes and oropharynx. J Pediatr 1942;20:753.

[28] Greenberg SI, Messer AL: Fatal bullous dermatitis following administration of sulfadiazine. J Am Med Assoc 1943;122:944.

[29] Ruskin DB: Fulminating dermatitis bullosa medicamentosa due to 'mesantoin'. J Am Med Assoc 1948;137:1031-1035.

[30] Lyell A: Toxic epidermal necrolysis: an eruption resembling scalding of the skin. Br J Dermatol 1956; 68:355-361.

[31] Tyson RG, Ushinski SC, Kisilevsky R: Toxic epidermal necrolysis (the scalded skin syndrome): its association in two cases with pathogenic staphylococci and its similarity in infancy to Ritter's disease. Am J Dis Child 1966;111:386-392.

[32] Roujeau JC：The spectrum of Stevens-Johnson syndrome and toxic epidermal necrolysis：a clinical classification. J Invest Dermatol 1994；102：28S-30S.

[33] Roujeau J，Guillaume J，Fabre J，penso D，Fléchet M，Girre J：Toxic epidermal necrolysis（Lyell syndrome）：incidence and drug etiology in France，1981-1985. Arch Dermatol 1990；126：37-42.

[34] Roujeau JC：Lyell syndrome and its attributability to medications：methodological problems（in French）. Allerg Immunol（Paris）1990；22：217-221.

[35] Schöpf E，Stühmer A，Rzany B，Victor N，Zentgraf R，Kapp J：Toxic epidermal necrolysis and Stevens-Johnson syndrome：an epidemiologic study from West Germany. Arch Dermatol 1991；127：839-842.

[36] Harr T，French LE：Stevens-Johnson syndrome and toxic epidermal necrolysis；in French LE（ed）：Adverse Cutaneous Drug Eruptions. Basel，Karger，2012，pp 149-166.

[37] Patel BM：Skin rash with infectious mononucleosis and ampicillin. Pediatrics 1967；40：910-911.

[38] Jappe U：Amoxicillin-induced exanthema in patients with infectious mononucleosis：allergy or transient immunostimulation？ Allergy 2007；62：1474-1475.

[39] Merritt H，Putnam TJ：Sodium diphenyl hydantoinate in the treatment of convulsive disorders. J Am Med Assoc 1938；111：1068-1073.

[40] Chaiken BH，Goldberg BI，Segal JP：Dilantin sensitivity. N Engl J Med 1950；242：897-898.

[41] Shiohara T，Kano Y，Takahashi R，Ishida T，Mizukawa Y：Drug-induced hypersensitivity syndrome：recent advances in the diagnosis，pathogenesis and management；in French LE（ed）：Adverse Cutaneous Drug Eruptions. Basel，Karger，2012，pp 122-138.

[42] Saltzstein SL，Ackerman LV：Lymphadenopathy induced by anticonvulsant drugs and mimicking clinically pathologically malignant lymphomas. Cancer 1959；12：164-182.

[43] Bocquet H，Bagot M，Roujeau JC：Drug-induced pseudolymphoma and drug hypersensitivity syndrome（drug rash with eosinophilia and systemic symptoms：DRESS）. Semin Cutan Med Surg 1996；15：250-257.

[44] Baker H，Ryan TJ：Generalized pustular psoriasis：a clinical and epidemiological study of 104 cases. Br J Dermatol 1968；80：771-793.

[45] Sidoroff A：Acute generalized exanthematous pustulosis；in French LE（ed）：Adverse Cutaneous Drug Eruptions. Basel，Karger，2012，pp 139-148.

[46] Macmillan AL：Generalised pustular drug rash. Dermatologica 1973；146：285-291.

[47] Staughton RC，Payne CM，Harper JI，McMichen H：Toxic pustuloderma-a new entity？ J R Soc Med 1984；77（suppl 4）：6-8.

[48] Beylot C，Bioulac P，Doutre MS：Acute generalized exanthematic pustuloses（four cases）（in French）. Ann Dermatol Venereol 1980；107：37-48.

[49] Roujeau J-C，Bioulac-Sage P，Bourseau C，Guillaume J-C，Bernard P，Lok C，Plantin P，Claudy A，Delavierre C，Vaillant L，Wechsler J，Danan G，Benichou C，Beylot C：Acute generalized exanthematous pustulosis：analysis of 63 cases. Arch Dermatol 1991；127：1333-1338.

[50] Batchelor RCL，Horne GO，Rogerson HL：An unusual reaction to procaine penicillin in aqueous suspension. Lancet 1951；258：195-198.

[51] Hoigné R，Schoch K：Anaphylaktischer Schock und akute nicht-allergische Reaktionen nach Procain-Penicillin. Schweiz Med Wochenschr 1959；89：1350-1356.

[52] Hoigné R，Krebs A：Kombinierte anaphylaktische und embolisch-toxische Reaktionen durch akzidentelle intravasculäre Injektion von Procain-Penicillin. Schweiz Med Wochenschr 1964；18：610-614.

[53] Dill-Müller D：Ausgewählte Notfälle nach Injektionen und Infusionen. Hautarzt 2006；57：195-201.

[54] Schmied C,Schmied E,Vogel J,Saurat JH:Hoigné's syndrome or pseudo-anaphylactic reaction to procaine penicillin G:a still current classic(in French). Schweiz Med Wochenschr 1990;120:1045-1049.

[55] Neisser A:Über Jodoform-Exantheme. Dtsch Med Wochenschr 1884;10:467-468.

[56] Bloch B:Experimentelle Studien über das Wesen der Jodoformidiosynkrasie. Z Exp Pathol Ther 1911;9:509-538.

[57] Jeffreys D:Aspirin:The Remarkable Story of a Wonder Drug. New York,Bloomsbury,2004.

[58] Hirschberg VGS:Mitteilung über einen Fall von Nebenwirkungen des Aspirin. Dtsch Med Wochenschr 1902;28:416.

[59] Hirschberg VGS:Anaphylactoid reaction to aspirin. Allergy Proc 1990;11:249-250.

[60] Widal F,Abrami P,Lermoyez J:Anaphylaxie et idiosyncrasie. Presse Med 1922;30:189-193.

[61] Anonymous:Treasure hunt:pertinent excerpts from past literature. J Asthma 1987;24:297-300.

[62] Rufli T:Die Geschichte der Dermatologen und der Dermatologie an der Universität Basel 1460-1913. Basel,Schwabe,2008.

[63] Stone CH,Margolis J:Granulopenia following allonal. J Am Med Assoc 1934;103:1933.

[64] Madden JF:Nirvanol eruptions. Arch Dermatol 1932;26:1065-1073.

[65] Keefer CS,Blake FG,Marshall EKJ,Lockwood JS,Wood WBJ:Penicillin in the treatment of infections:a report of 500 cases. J Am Med Assoc 1943;122:1217-1224.

[66] Lepper MH,Dowling HF,Robinson JA,Stone TE,Brickhouse RL,Caldwell ER,Whelton RL:Studies on hypersensitivity to penicillin. I. Incidence of reactions in 1,303 patients. J Clin Invest 1949;28:826-831.

[67] Waldbott GL:Anaphylactic death from penicillin. J Am Med Assoc 1949;139:526-527.

[68] Wilensky AO:Fatal delayed anaphylactic shock after penicillin. J Am Med Assoc 1946;131:1384-1384.

[69] Rabinovitch J,Snitkoff MC:Acute exfoliative dermatitis and death following penicillin therapy. J Am Med Assoc 1948;138:496-498.

[70] Scherer K,Spoerl D,Bircher AJ:Unerwünschte Arzneimittelreaktionen auf Biologika. J Dtsch Dermatol Ges 2010;8:411-427.

[71] Jacobi E:Atlas der Hautkrankheiten,ed 3. Berlin,Urban & Schwarzenberg,1907.

阿司匹林超敏反应

Mario Sánchez-Borges

委内瑞拉加拉加斯 la Trinidad 医学教育中心过敏临床免疫学部门，El Avila 医院

摘要

阿司匹林等非甾体抗炎药产生的过敏反应在全球都是主要医疗问题。本节概述了一些观察到的现象，这些现象导致了环氧合酶抑制剂的发现，而这一发现成为先决条件，让人们更好地理解相关重要研究的基本概念，以便理解这些常见病状的临床特征、致病机制、诊断、现代管理。这一临床领域尚未被满足的需求在未来必须被解决，特别是关于这些反应的发病机制和新型体外诊断方法的发掘，希望这些方法能避免体内激发试验给病人和医生带来的风险。

阿司匹林是世界上使用最广泛的药物之一。对阿司匹林等非甾体抗炎药（NSAIDS）的过敏反应是世界上第二种较常见的药物过敏原因，仅次于对 β-内酰胺类抗生素的过敏。天然水杨酸、水杨苷是存在于柳树和杨树树皮和树叶中的物质，这些化合物都是阿司匹林的祖先。

阿司匹林等非甾体抗炎药的药理学相关知识，有助于人们了解这些药物的不良反应，因此，我们将首先概述发现阿司匹林的一系列实验观察——阿司匹林是第一种供人体使用的合成药物——然后讨论一些有助于我们更好理解常见不良反应的重要发现。

阿司匹林的发现

在古代

在古代来自苏美尔、埃及、美索不达米亚、黎巴嫩和亚述的文献中，提到了白柳树和其他树木树皮中的天然水杨酸。大约在公元前 3000 年，古埃及人记录了柳树皮和桃木叶的药用价值。约公元前 1543 年，一份著名的埃及纸莎草文献（埃伯纸莎草文，一篇医学文章）中提到了用柳树木片煎煮药汁。罗马人也知道其药理性质，而中国和希腊文明早在 2000 多年前就开始使用柳树皮入药。

希腊科斯的医生希波克拉底被认为是现代医学之父，他形容"一种用柳树的树皮和树叶磨成的苦粉可以缓解疼痛，减少发热"。树皮的活性提取物被称为水杨苷（salicin），其拉丁文名字来自白柳树的拉丁名（*Salix alba*）；白柳树是杨柳科家族的一员。水杨苷是水杨酸糖苷的简称。Celsus、长者 Pliny、Dioscorides、Galen 也用过这些天然疗法。

大约在公元前 30 年，罗马百科全书编纂者 Celsus 在《医学》一书中，提出柳树叶的提取物可用于治疗炎症。柳树疗法也出现在希腊医生 Dioscorides 的《药物学》和长者 Pliny 的《自然历史》中。在盖伦的年代，柳树在罗马和阿拉伯国家中都很常用。在中世纪，一位名为 Hildegard of Bingen 的修女和 Henrik Harpestreng 都使用水杨酸盐来治疗发热和风湿病。切诺基人和其他美国原住民，以及南非的霍屯督人几个世纪以来都用树皮输液来治疗发热和其他疾病。

从柳树皮到水杨苷到水杨酸

第一例使用柳树皮治疗发热的临床试验于 1763 年 4 月 25 日向英国皇家医学会报告，报告者是英格兰牛津郡奇平诺顿地区的牧师 Edward（Edmund）Stone。这位牧师研究员指出，柳树皮可以有效地减少疟疾发热（"疟疾"）。1758 年，Stone 尝了柳树的树皮后，其涩味让他想起了用于治疗疟疾的金鸡纳树皮。他收集了

大量的干柳树皮粉,接下来的 5 年,他在发热和发冷的病人中进行测试,其中一些人的症状模糊,包括间歇性发热、疼痛、疲劳,这些主要被归结于疟疾。Lewis 和 Clark 在 1803—1806 年将柳树皮泡茶用于治疗发热。1824 年,Bartolomeo Rigartelli 从柳树皮中提取了一种治疗剂,并将其命名为"salino amarissimo 退热药(非常苦的退热盐)"。1828 年,慕尼黑大学的药理学教授 Johann Andreas Buchner 从柳树中分离出了少量苦味的黄色针状晶体,他将其称为水杨苷(salicina)。Brugnatelli 和 Fontana 曾在 1826 年获得了高度不纯形式的水杨苷。

1829 年,法国药剂师 Henri Leroux 分离出了水杨苷的结晶形式。他将白柳树皮粉在水中煮沸,在试图将溶液浓缩时,得到了可溶性晶体,他将其称为水杨酸。几乎在同一时间,德国化学家 Löwig 发现绣线菊属植物中含有水杨酸。这种化合物有种令人不悦的味道,并能引起胃部不适和恶心。1830 年,瑞士药剂师 Johann Pagenstecher 从绣线菊属植物中提取出一种物质,他认为这是一种新的缓解疼痛的物质。1838 年,在巴黎索邦神学院工作的意大利化学家 Rafaelle Piria 成功将水杨苷转化成水杨酸。他将水杨苷分解成糖和一种芳香物(水杨醛),后者通过水解和氧化将这种芳香物转化为无色的针状酸结晶,他将其称为水杨酸。

从自然到合成乙酰水杨酸

1853 年,法国化学家 Charles Frédéric Gerhardt 通过用乙酰氯和水杨酸钠缓冲液处理水杨酸,首次成功合成了乙酰水杨酸(ASA),这是一次重大突破。由此产生的合成物不稳定且不纯,Gerhardt 将其称为乙酰水杨酸酸酐。1859 年,马尔堡大学化学教授 Hermann Kolbe 用苯酚钠和二氧化碳制备了水杨酸,同年 von Gilm 再次生产出 ASA,并将其称为乙酰化水杨酸。1869 年,Schröder、Prinzhorn、Kraut 第一次指出了乙酰基和酚氧连接的正确结构。1876 年,来自苏格兰邓迪的医生 Thomas MacLagan 描述了水杨苷治疗风湿病的效果,而水杨酸治疗风湿病的效果则由 S. Stricker 和 L. Riess 指出。

1880 年,德国化学工业正在研究潜在的新的源于焦油的药物,而在 1886 年,Kalle & Co. 偶然发现了染料衍生物乙酰苯胺(当时取名退热冰)的退热效果。之后,埃尔伯费尔德的小型染料公司 Friedrich Bayer & Co. 的研究主管 Carl Duisber,研发了非那西汀(acetophenetidin)。1897 年 8 月 10 日,一位在 Friedrich Bayer & Co. 工作的德国化学家 Felix Hoffman 发现了一种更好的方法来合成纯净、稳定、适口的 ASA,这是现代史上第一个真正的合成药物。他以钠和乙酰氯作为缓冲液,中和了水杨酸。当时他正在寻找一种药物来治疗他父亲的慢性风湿病。水杨酸钠有恶心的甜味,而通过水杨酸的自由酚羟基乙酰化作用(通过甲基取代氢原子)能改善其口感。Hoffman 清楚地知道阿司匹林是一种有效的止痛药,而且没有水杨酸那些令人不快的副作用。显然,Hoffman 的老板 Arthur Eichengrün 是起初设想合成这种药物的人。

1899 年,拜耳的药理实验室总管 Heinrich Dreser,设立了动物实验并证明了 ASA 的抗炎、镇痛作用,拜耳集团于 1899 年 3 月 6 日获得专利。ASA 对疼痛和风湿病的治疗作用为 K. Witthauer 和 Julius Wohlgemuth 认可。ASA 最初作为粉剂(阿司匹林)出售,1900 年,开始生产 ASA 药片。1915 年,药片无须处方便可被大众使用。阿司匹林(aspirin)的名称中,"a"来自乙酰氯的,"spri"来自德文的水杨酸(Spirsäure)一词,从 S. ulmaria(水杨酸源自的植物)中提取,而"in"是常用于药名最后的词缀。事实上,ASA 自 1897 年以来就已经被化工厂 von Heyden & Co. 生产,当时并没有品牌名。1956 年对乙酰氨基酚/扑热息痛和 1962 年布洛芬开发出来后,阿司匹林的受欢迎程度有所下降。

作用机制

Heinrich Dreser 提出,阿司匹林缓解疼痛的作用机理源于中枢神经系统。1958 年,伦敦 Parke Davis & Co. 实验室的生化学家 Harry Collier 开始研究激肽和阿司匹林的效果之间的关系。在豚鼠测试中,他发现使用阿司匹林进行预处理可以抑制缓激肽引起的支气管收缩。切断迷走神经并不会影响缓激肽的作用或阿司匹林的抑制作用,证据表明,阿司匹林是在局部抑制疼痛和炎症,而并非通过中枢神经系统。英国药理学家 John Robert Vane 和伦敦皇家学院外科医生 Priscilla Piper 发现,阿司匹林抑制了豚鼠肺中生成的一种不明化学物质的释放,这种物质可导致兔组织的收缩。到 1971 年,Vane 已经确定了这种化学物质(他将其称为"兔主动脉收缩物质"或 RCS)是前列腺素。在 1971 年 6 月,Vane 和 Piper 表明阿司匹林和类似的药物(非甾体抗炎药)是通过阻断前列腺素的产生而达到效果。1976 年,之后的结果表明,非甾体抗炎药可以抑制环氧合酶,这种酶负责将花生四烯酸转化为前列腺素。因为这个发现,Vane 获得了 1982 年诺贝尔生理学或医学奖,并且因为他对科学的贡献于 1984 年被封为爵士。

环氧合酶同工酶

除了环氧合酶(COX-1),所有细胞里的固有酶至少还有另外两种 COX 型,被命名为 COX-2 和 COX-3。COX-2 是一种诱导同工酶,在 1988 年由杨百翰大学的 Daniel Simmons 和他的团队发现。加州大学洛杉矶分校的科学家 Harvey Herschman 克隆了鼠的 COX-2 基因。由于观察到的 COX-1 和 COX-2 模型不能解释对乙酰氨基酚的解热和镇痛属性,COX-3 因此被发现。虽然扑热息痛的疗效可能是由于它能抑制 COX-2,但很明显,它不是有效的抗炎药物。Simmons 和他的团队认为,COX-1 的一种变异型(他们称为 COX-3),对对乙酰氨基酚及相关化合物(非那西汀、安替比林、安乃近)尤为敏感。

阿司匹林的抗凝作用

阿司匹林的抗凝作用由加州的一名家庭医生 Lawrence Craven 第一个发现。他让接受了扁桃体切除术的病人咀嚼 Aspergum,一种含有阿司匹林的口香糖,发现这导致了病人严重出血而必须住院。在 1960 年,Harvey Weiss 发现阿司匹林有抗血小板聚集的作用。John O'brien 和 Peter Elwood 在 1973 年发现,服用阿司匹林可以降低病人的心脏病发作次数,幅度不大且在统计学上不显著。Richard Peto 的 Meta 分析说服了美国食品和药物管理局(FDA),认可了阿司匹林预防心肌梗死的有效性。阿司匹林的发展年表总结于表 1 中。

表 1　阿司匹林的发现历史年表

时间/年	发现
约公元前 1543	埃及人在埃伯纸莎草书中提到了柳树皮和桃木叶的药用价值
约公元前 460	希波克拉底将白杨柳树(白杨)的树皮和叶子作为药方治疗疼痛,包括分娩痛和发热
约公元 100	希腊外科医生 Dioscorides 用柳树缓解疼痛
约公元 200	长者 Pliny 在他的作品中提到柳叶
1763	Edward(Edmund)Stone 报告了用柳树皮成功治疗疟疾
1826	Brugnatelli 和 Fontana 获得了掺杂质的水杨苷
1828	Johann Andreas Buchner,一位来自慕尼黑的药理学家,从柳树皮中分离出纯水杨苷
1829	法国药剂师 Henri Leroux,分离了水杨苷
1830	瑞士药剂师 Johann Pagenstecher 发现了一种新的止痛剂,它是从绣线菊属植物中分离出来的
1835	德国化学家 Karl Löwig 在绣线菊属植物中发现了水杨酸
1838	意大利化学家 Raffaele Piria,将杨柳(水杨苷)转化为水杨酸
1853	法国化学家 Charles Frédéric Gerhardt,合成了掺杂质的乙酰水杨酸(ASA)
1859	H. von Gilm 也制备了掺杂质的 ASA
1869	Kraut,Schröder 及 Prinzhorn 描述了 ASA 的分子结构
1874	Herman Kolbe 从煤焦油中制备了水杨酸
1876	苏格兰医生 Thomas MacLagan,描述了水杨苷的抗风湿作用,S. Stricker 及 L. Riess 描述了水杨酸的抗风湿作用
1897	8 月 10 日,德国化学家 Felix Hoffman 制备了第一个纯正、稳定的 ASA 样本,他认识到 ASA 没有水杨酸的胃部副作用
1899	Heinrich Dreser 显示了 ASA 的抗炎和止痛效果
1900	Bayer & Co. 将阿司匹林溶于水溶性片剂之中
1915	阿司匹林不需处方就可以让公众获取
1969	阿司匹林是阿波罗宇航员在月球上使用的自我药物套件中的一种
1948	加利福尼亚的家庭医生 Lawrence Craven,描述了阿司匹林预防心脏病发作的潜力

时间/年	发现
1971	英国药理学家 John Vane,发现了阿司匹林抑制环氧合酶的作用机制
1980	美国食品和药物管理局批准使用阿司匹林来降低卒中的风险
1982	John Vane 获得了诺贝尔生理学或医学奖
1985	美国食品和药物管理局批准使用阿司匹林预防心脏梗死和卒中
1999	COX-3 被 Simmons 和他的同事们发现

阿司匹林和其他非甾体抗炎药的过敏反应

早期观察

第一个描述阿司匹林引起的过敏反应由 Hirschberg 在 1902 年提出,而这时将阿司匹林引入药物治疗使用仅 3 年。根据作者描述,一位病人摄入阿司匹林后立即出现了急性血管性水肿和荨麻疹。1911 年,Gilbert 第一次认识到阿司匹林的哮喘反应,而 Reed 和 Cookes 在 1919 年重复了同样的观察。1920 年,Van der Veer 描述了第一例由阿司匹林引发的致命哮喘反应。

1922 年,M. Fernand Widal、Pierre Abrami、Jacques Lermoyez 观察到阿司匹林的敏感性、阿司匹林引发的哮喘、鼻息肉之间的关系,即阿司匹林三联征。在 40 多年后,Samter 再次得出了同样的结论。在现代,这种疾病被认为是一种四联征,还包括慢性嗜酸性粒细胞增生性鼻窦炎。这些研究人员也首次描述了阿司匹林脱敏现象。

Samter 病

1968 年,Max Samter 提出,阿司匹林三联征(Samter 三联征)是一种独特的临床实体概念。这种疾病也已在文献中被称为 Widal-Abrami-Lermoyez 三联征、Widal-Lermoyez 综合征、Widal 综合征。不同作者使用不同的术语描述阿司匹林引发的哮喘,包括阿司匹林不耐受型哮喘、阿司匹林敏感型哮喘、阿司匹林恶化型哮喘。目前,阿司匹林恶化型呼吸道疾病(AERD)是被最普遍接受的术语,因为它定义更广泛,包含了上、下呼吸道,也由于这种疾病的发展独立于任何非甾体抗炎药。为了使命名一致,笔者最近提出,在患有潜在自发型慢性荨麻疹病人中所观察到的可交叉反应的荨麻疹、血管性水肿应命名为阿司匹林恶化型皮肤疾病(AECD)。1997 年,笔者报告了阿司匹林的皮肤敏感性(荨麻疹、血管性水肿)与过敏性鼻炎和对螨虫污染食物的严重的系统性反应的关系,笔者提议将这种临床情况称为"新阿司匹林三联征"。

阿司匹林和其他非甾体抗炎药的过敏反应的分类

因为在不同研究者的文献中所使用的术语有差异,Stevenson 在 1993 年为阿司匹林过敏反应提出了第一套分类系统。2001 年,Stevenson 等人进一步发表了第二套分类系统,用来描述抑制环氧合酶的反应。最近,EAACI/ENDA 和 GA2LEN/HANNA 提出了一套更全面的分类法,包括非甾体抗炎药的速发型及迟发型反应。

发病机理

阿司匹林和其他非甾体抗炎药可抑制 COX-1 交叉诱导反应,在所有 AERD 和 AECD 病人中引起反应,使用多重非甾体抗炎药可在病人身上诱发荨麻疹、血管性水肿,这种情形早期是由 Vanselow 认识到的。这些反应,包括哮喘,会在非甾体抗炎药的不同给药途径中出现,包括口服、肠胃外投、皮肤局部外用给药,甚至结膜给药。

在 1970 年,哮喘发作和阿司匹林与其他非甾体抗炎药的环氧合酶抑制作用之间的联系被阐明。后来,人们发现了花生四烯酸代谢中的其他变化,同时发现在阿司匹林引起的血管性水肿、荨麻疹中,改变反应是很常见的。Szczeklik 基于这一观察提出了环氧合酶理论。

半胱氨酰白三烯等的过量生成,增加了呼吸道黏膜中 CysLTR1 的表达,降低了前列腺素 E_2 的生成——E_2 能调控半胱氨酰白三烯的合成,避免其不受控制——并降低了脂氧素的合成,脂氧素参与非甾体抗炎药反应的发病机制。Picado 等人还发现 COX-2 mRNA 在患有 AERD 的受试者的鼻息肉中的表达有所下降。

Szczeklik 提出了阿司匹林引起的哮喘是由一种鼻病毒感染呼吸道后所致,这种鼻病毒使花生四烯酸代谢改变,可长期持续潜伏,但这一假说尚未被证实。

在单一非甾体抗炎药的反应中,免疫球蛋白 E 的参与很少被观察到。更多的报告是非甾体抗炎药的吡唑啉酮组的过敏反应。

遗传学

1973 年,Lockey 等人描述了 Mennonite 家族的四位成员患上了阿司匹林引发的哮喘,其中三人是近亲。这种疾病在亲戚中存在,受血缘关系的影响,表明该疾病可能为常染色体隐性遗传病。

近来,分子遗传学方面的进展可允许研究与非甾体抗炎药的反应相关的许多基因的多态性。AERD 病中已被检测出以下遗传变异型:HLADPB1 * 0301,LTC4S-444A>C,ALOX5,CysLTR1 和 CysLTR2,PGE2 受体亚型 2(EP2),TBXA2R 和 TBX21 2(EP2)、TBXA2R、TBX21。由阿司匹林引发的荨麻疹、血管性水肿的人群已被检测出以下遗传变异型:HLADRB1 * 1302 和 HLA-DQB1 * 0609,LTC4S-444A>C 和 $Fc\varepsilon RI\alpha$-344C>T。必须提到的是,这些遗传标记仅适用于当时研究的对象人群,有时在有不同的遗传背景的其他人群中是无法复制的。目前,它对于诊断的用途尚未得到验证。

诊断方法的发展

使用阿司匹林和其他非甾体抗炎药进行激发试验,是证实非甾体抗炎药过敏反应诊断的金标准。激发方式可以通过不同的路径,如通过口腔、支气管、鼻部。对于单一非甾体抗炎药的反应,假定是免疫球蛋白 E 调控的,建议使用速发型点刺和皮内注射皮肤试验,尽管病人在这些测试中的敏感性和特异性是多种多样的。

有学者提出,使用体外方法来避免体内激发试验引起的不良影响和潜在风险,但目前该方法并没有被广泛使用,需要进一步验证。这些方法包括 sulfidoleukotriene 释放实验、嗜碱性粒细胞活化试验、15-HETE 代实验(ASPITest)等。

病人管理的进步

对于可能有交叉反应的对非甾体抗炎药过敏的病人,通常会建议其避免使用所有典型 COX-1 抑制剂与弱 COX 抑制剂,特别是对乙酰氨基酚。不过,Settipane 和 Stevenson 在 20 多年前观察到,当对乙酰氨基酚的剂量大于 1000 mg 时,可引起 34% 的 AERD 的病人的支气管收缩。

考虑到新药对 COX-2 的高度选择性,人们对这类非甾体抗炎药在呼吸道或皮肤疾病病人中的安全性进行了研究。Stevenson 和 Simon 发现,选择性 COX-2 抑制剂可安全使用于大多数阿司匹林敏感型哮喘病人。他们也在阿司匹林诱发荨麻疹和血管性水肿的病人中观察到了类似的结果。值得一提的是,一小部分 NSAID 敏感型病人无法耐受上述替代药物(弱 COX 抑制剂和选择性 COX-2 抑制剂)。笔者建议这些病人应被考虑为"高危表型"的非甾体抗炎药过敏。

对需要使用非甾体抗炎药治疗慢性疾病如风湿性疾病和缺血性冠状动脉疾病的病人而言,脱敏是一种选择。1976 年,Zeiss 和 Lockey 发现,ASA 不耐受型病人在口服阿司匹林激发试验而导致呼吸道症状后,承受了为期 3 天的不应期,这个结果有矛盾。这个观察构成了 Stevenson 等人主张的口腔脱敏试验方案的基础,他们证明,在最初的脱敏后,逐渐加大口服阿司匹林剂量,随后实施日常维护剂量,是一种安全的办法。他们进行的第一个口腔脱敏的随机、双盲、安慰剂对照的交叉试验发表于 1984 年。赖氨酸阿司匹林的脱敏也通过其他路径进行,如支气管、鼻部、静脉。阿司匹林和其他非甾体抗炎药过敏反应研究的历史里程碑如表 2 所示。

表 2　阿司匹林过敏反应的历史里程碑

时间	发现
1902	Hirschberg 描述了第一例阿司匹林过敏反应
1911	Gilbert 识别阿司匹林引起的哮喘反应
1919	Reed 及 Cookes 再一次观察到阿司匹林可能引发哮喘发作
1920	Van der Veer 描述了第一例吸入式致命哮喘反应
1922	M. Fernand Widal、Pierre Abrami 及 Jacques Lermoyez 观察到阿司匹林的敏感性、阿司匹林诱发的哮喘、鼻息肉
1967	Samter 及 Beers 提出了阿司匹林三联征的概念
1967	Vanselow 报告了关于由消炎痛引起的哮喘
1973	Zeiss 与 Lockey 提出阿司匹林诱发的哮喘为常染色体隐性遗传病
1976	Stevenson 对阿司匹林敏感的哮喘病人进行口服阿司匹林激发试验
1977	Stevenson 将阿司匹林脱敏治疗作为阿司匹林诱发哮喘的治疗方法
1977	Bianco 引入了阿司匹林吸入试验
1977	Milewski 描述了用利西-阿司匹林的鼻腔激发试验
1989	Settipane 报告了增加对乙酰氨基酚的剂量导致呼吸反应
1990	Szczeklik 建议用环氧合酶理论来解释阿司匹林不耐症的哮喘
1997	Sánchez-Borges 等人提出了一种新的阿司匹林三联征过敏性鼻炎，病人对摄入的空气过敏原和阿司匹林有严重过敏反应
1999	Kowalski 等人报告了 IgE 介导的吡唑啉酮反应
2000	Sánchez-Borges 及同事们证明了非特异性反应是 NSAID 超敏反应的一个风险因素
2000	Picado 展示了从阿司匹林三联征病人的鼻腔息肉中发现了 COX-2mRNA 的减少
2001	Stevenson、Sánchez-Borges、Szczeklik 提出了对非 NSAID 反应的新分类
2001	患有不耐症的哮喘和荨麻疹的病人可选择性耐受一些 COX-2 抑制剂
2004	Mastalerz 等人提出了阿司匹林诱导的荨麻疹的发病机理，其原因是对环氧合酶的抑制作用
2006	建议用阿司匹林进行静脉脱敏治疗
2009	Sánchez-Borges 等人提出对 NSAIDs 反应"高风险"显型这一概念
2010	提出了 AECD 的概念
2011	由 Kowalski 等人开发了一种新的 NSAID 诱导的过敏反应分类系统

结论

　　阿司匹林和其他非甾体抗炎药的过敏反应，是人们向一般内科和专业过敏诊所寻求医疗咨询的主要原因之一。对这些反应的临床特征的进一步理解，为病人提供了更好的诊断和管理措施。这可能归功于许多临床与基础调查人员的奉献，主要包括 Max Samter 教授、Sir John Vane 教授、Donald D. Stevenson 教授、Andrej Szczeklik 教授、Alain De Weck 教授、Richard Lockey 教授领导的团队，以及新一代的专业人士，包括 Marek Kowalski、Cesar Picado、Hae Sim Park 等。目前，尽管人们已有大量关于这些反应的医学知识，但对发病机制的理解仍存在一定的漏洞。如今，急需新的和改进的体外诊断方法以降低激发试验的风险。

参 考 文 献

[1] Hirschberg SR：Mitteilung über einen Fall von Nebenwirkung des Aspirin. Dtsch Med Wochenschr 1902；28：416.

[2] Gilbert GB：Unusual idiosyncrasy to aspirin. J Am Med Assoc 1911；56：1262.

[3] Widal MF，Abrami P，Lermoyez J：Anaphylaxie et idiosyncrasie. Presse Med 1922；30：189-192.

[4] Samter M，Beers RF：Intolerance to aspirin：clinical studies and consideration of its pathogenesis. Ann Intern Med 1968；68：975-983.

[5] Sánchez-Borges M：NSAID hypersensitivity（respiratory，cutaneous and generalized，anaphylactic symptoms）. Med Clin North Am 2010；94：853-864.

[6] Sánchez-Borges M，Capriles-Hulett A，Capriles-Behrens E，Fernandez-Caldas E：A new triad：sensitivity to aspirin，allergic rhinitis，and severe allergic reaction to ingested aeroallergens. Cutis 1997；59；311-314.

[7] Stevenson DD：Challenge procedures in detection of reactions to aspirin and nonsteroidal anti-inflammatory drugs. Ann Allergy 1993；71：417-418.

[8] Stevenson DD，Sánchez-Borges M，Szczeklik A：Classification of allergic and pseudoallergic reactions to drugs that inhibit cyclooxygenase enzymes. Ann Allergy Asthma Immunol 2001；87：177-180.

[9] Kowalski ML，Makowska JS，Blanca M，Bavbek S，Bochenek G，Bousquet J，Bousquet P，Celik G，Demoly P，Gomes ER，Nizankowska-Mogilnicka E，Romano A，Sánchez-Borges M，Sanz M，Torres MJ，De Weck A，Szczeklik A，Brockow K：Hypersensitivity to nonsteroidal anti-inflammatory drugs（NSAIDs）-classification，diagnosis and management：review of the EAACI/ENDA and GA2LEN/HANNA. Allergy 2011；66：818-829.

[10] Vanselow H：Bronchial asthma induced by indomethacin. Ann Intern Med 1967；66：568-572.

[11] Sitenga GL，Ing EB，Van Dellen RG，Younge BR，Leavitt JA：Asthma caused by topical application of ketorolac. Ophthalmology 1996；103：890-892.

[12] Mastalerz L，Setkowicz M，Sanak M，Szczeklik A：Hypersensitivity to aspirin：common eicosanoid alterations in urticaria and asthma. J Allergy Clin Immunol 2004；113：771-775.

[13] Szczeklik A：The cyclooxygenase theory of aspirin-induced asthma. Eur Respir J 1990；3：588-593.

[14] Souza AR，Parikh A，Scadding G，Corrigan CJ，Lee TH：Leukotriene-receptor expression on nasal mucosal inflammatory cells in aspirin-sensitive rhinosinusitis. N Engl J Med 2002；347：1493-1499.

[15] Picado C，Fernandez-Morata JC，Juan M，Roca-Ferrer J，Fuentes M，Xaubet A，Mullol J：Cyclooxygenase-2 mRNA is down-expressed in nasal polyps from aspirin-sensitive asthmatics. Am J Respir Crit Care Med 1999；160：291-296.

[16] Szczeklik A：Aspirin-induced asthma as a viral disease. Clin Allergy 1988；18：15-20.

[17] Kowalski ML，Bienkiewicz B，Wosczek G，Iwaszkiewicz J，Poniatowska M：Diagnosis of pyrazolone drug sensitivity：clinical history versus skin testing and in vitro testing. Allergy Asthma Proc 1999；20：347-352.

[18] Lockey RF，Rucknagel DL，Vanselow NA：Familial occurrence of asthma，nasal polyps and aspirin intolerance. Ann Intern Med 1973；78：57-63.

[19] Kim S-H，Park H-S：Genetic markers for differentiating aspirin-hypersensitivity. Yonsei Med J 2006；47：15-21.

[20] Stevenson DD，Arroyave CM，Bhat KN，Tan EM：Oral aspirin challenges in asthmatic patients：a study

of plasma histamine. Clin Allergy 1976;6:493-505.

[21] Bianco S,Robuschi M,Petrigni G:Aspirin induced tolerance in aspirin-asthma detected by a new challenge test. J Med Sci 1977;5:129-130.

[22] Schapowal A,Schmitz-Schuman M,Szczeklik A,Bruijnzeel P,Hansel T,Virchow C:Lysine-aspirin nasal provocation and anterior rhinomanometry for the diagnosis of aspirin-sensitive asthma. Atemw Lungenkrkh 1990;16:S1-S5.

[23] Himly M,Jahn-Schmid B,Pittertschatscher K,Bohle B,Grubmayr K,Ferreira F,Ebner H,Ebner C: IgE-mediated immediate-type hypersensitivity to the pyrazolone drug propyphenazone. J Allergy Clin Immunol 2003;111:882-888.

[24] Sanz ML,Gamboa P,De Weck AL:A new combined test with flowcytometric basophil activation and determination of sulfidoleukotrienes is useful for in vitro diagnosis of hypersensitivity to aspirin and other nonsteroidal anti-inflammatory drugs. Int Arch Allergy Immunol 2005;136:58-72.

[25] Gamboa P,Sanz ML,Caballero MR,Urrutia I,Antepara I,Esparza R,de Weck AL:The flow-cytometric determination of basophil activation induced by aspirin and other non-steroidal anti-inflammatory drugs(NSAIDs) is useful for in vitro diagnosis of the NSAID hypersensitivity syndrome. Clin Exp Allergy 2004;34:1448-1457.

[26] Kowalski ML,Bienkiewicz B,Woszczek G:Diagnosis of pyrazolone drug sensitivity:clinical history versus skin testing and in vitro testing. Allergy Asthma Proc 1999;20:347-352.

[27] Settipane RA,Stevenson DD:Cross-sensitivity with acetaminophen in aspirin-sensitive subjects with asthma. J Allergy Clin Immunol 1989;84:26-33.

[28] Stevenson DD,Simon RA:Lack of cross reactivity between rofecoxib and aspirin-sensitive patients with asthma. J Allergy Clin Immunol 2001;108:47-51.

[29] Sánchez-Borges M,Capriles-Hulett A,Caballero-Fonseca F,Perez CR:Tolerability to new COX-2 inhibitors in NSAID-sensitive patients with cutaneous reactions. Ann Allergy Asthma Immunol 2001; 87:201-204.

[30] Sánchez-Borges M,Capriles-Hulett A,Caballero-Fonseca F:A novel phenotype of nonsteroidal anti-inflammatory drug hypersensitivity:the high-risk patient. World Allergy Organ J 2009;2:17-19.

[31] Zeiss CR,Lockey RF:Refractory period to aspirin in a patient with aspirin-induced asthma. J Allergy Clin Immunol 1976;57:440-448.

[32] Stevenson DD,Simon RA,Mathison DA:Aspirin-sensitive asthma:tolerance to aspirin after positive oral aspirin challenges. J Allergy Clin Immunol 1980;66:82-88.

[33] Stevenson DD,Pleskow WW,Simon RA,Mathison DA,Lumry WR,Schatz M:Aspirin-sensitive rhinosinusitis asthma:a double-blind crossover study of treatment with aspirin. J Allergy Clin Immunol 1984;73:500-507.

[34] Schmitz-Schumann M,Schaub E,Virchow C:Inhalation provocation test with lysineacetylsalicylic acid in patients with analgetics-induced asthma(in German). Prax Klin Pneumol 1982;36:17-21.

[35] Patriarca G,Schiavino D,Nucera E,Papa G,Schinco G,Fais G:Prevention of relapse in nasal polyposis. Lancet 1991;337:1488.

[36] Pfaar O,Spielhaupter M,Wrede H:Aspirin desensitization on patients with aspirin intolerance and nasal polyps:a new therapeutic approach by the intravenous route. Allergologie 2006;8:322-331.

缓激肽介导的疾病

Allen P. Kaplan

美国南卡罗来纳州查尔斯顿市南卡罗来纳医科大学医学院

摘要

由血浆水平的缓激肽增加引起的疾病,都已被证明有血管性水肿这种常见的临床表现。使用血管紧张素转换酶(ACE)抑制剂治疗可产生血管性水肿,这是由于抑制缓激肽降解而引起其累积而造成的。这是因为 ACE 通过去除 C 端的 Phe-Arg 而造成缓激肽代谢,使其失去活性。相对的,缺少 C1 抑制剂(遗传类型 Ⅰ和Ⅱ,或后天的)引起的血管性水肿,是由于血管缓激肽产生过量造成的。C1 抑制剂抑制了Ⅻa 因子,激肽释放酶与 prekallikrein-HK(高相对分子质量激肽原)复合体的活动。在这种复合体不活动时,若启动刺激,血浆缓激肽级联反应的激活将不受控制。在所有缺乏 C1 抑制剂的情况下,C4 的水平都低,原因是 C1 的不稳定性(特别是 C1r),使得有些激活的 C1 总是被循环且消耗 C4。在遗传障碍中,在肿胀情况下形成的Ⅻf因子(Ⅻ因子片段)会造成 C4 水平下降至接近零,以及 C2 水平下降。有一种类激肽分子一度被认为是源自C2 的分解产物,并且导致了遗传性血管性水肿(HAE)中的血管通透性的增加,而如今,这种分子被认为是伪件,也就是说无法证明有这样的分子存在。后天 C1 抑制剂的缺失与 B 细胞的高敏性克隆疾病有关,包括淋巴瘤和单克隆丙种球蛋白病。大多数情况下,有一种免疫球蛋白自身抗体针对 C1 抑制剂,可使其失去活性,其病症表象与Ⅰ型 HAE 惊人地相似。针对Ⅰ型与Ⅱ型的 HAE 的新疗法包括 C1 抑制剂替代疗法,药物包括艾卡拉肽、激肽释放酶拮抗剂、艾替班特(一种 B2 受体拮抗剂)。在一种新描述的Ⅲ型 HAE 中,C1抑制剂正常,不过,这一疾病被认为由缓激肽调控,而且针对的是患有"特发性"血管性水肿的病人。在这些疾病中,缓激肽的形成机制尚未可知。

缓激肽的级联的不稳定性,对理解其在人类疾病中的作用是障碍,它似乎总会因任何过程中造成的创伤而激活,以及因感染、血浆的稀释、暴露于某些带负电荷的大分子等因素而激活。目前,严重血管性水肿为表象的疾病似乎都有缓激肽的作用。这些疾病包括遗传性血管性水肿(HAE),后天的 C1 抑制剂不足,由血管紧张素转换酶(ACE)抑制剂导致的血管性水肿,以及患有"特发性"血管性水肿的病人。本文将专注于介绍由血管紧张素转换酶抑制剂、Ⅰ型和Ⅱ型 HAE 导致的血管性水肿,这些是由缓激肽介导的疾病(bradykinin-mediated disease)原型。了解 HAE 发病机理的进化史是特别有益的。

血管紧张素转换酶抑制剂抑制缓激肽降解

病人在服用血管紧张素转换酶抑制剂的过程中,可见缓激肽介导的严重血管性水肿。肿胀多发于面部结构、舌部、咽喉,因此病人可能会被分泌物呛到。"真正的"咽喉水肿还会导致吸气喘鸣和窒息。血管性水肿在服用药物后的总体发病率为 $0.1\% \sim 0.2\%$,而在非裔美国人群中发病率提高了 5 倍。

ACE(也称为Ⅱ型血浆激肽酶)是缓激肽降解时所需的一种关键的蛋白质。它去除了 C 端 Phe-Arg(这足以使缓激肽完全灭活),之后又将 Ser-Pro 二次分解,生成 Arg-Pro-Pro-Gly-Phe 五肽。如果 C 端 Arg 首先被血浆激肽酶(即羧肽酶 N)或细胞表面羧肽酶 M 所去除,产生的 des-Arg^9 缓激肽会失去刺激 B2 受体的能力。B2 受体能一直表达,并促使缓激肽提高渗透率。然而,des-Arg^9 缓激肽可能之后会刺激 B1 受体,而诱导炎症反应。ACE 酶将从 Ser-Pro-Phe^2 三肽中分解出 des-Arg^9 缓激肽,因此它会失活,不能再与 B1 受体相互作用(图 1)。

当缓激肽的降解被抑制时,会产生累积效应。这一现象表明缓激肽始终有一个基础的生产水平,如果生产和破坏之间的平衡被打乱,可能会导致严重的血管性水肿。缓激肽的来源可能是由血浆缓激肽形成的级联转化形成,或源于低相对分子质量的激肽原的组织激肽释放酶分解。在啮齿动物模型中,XII因子缺乏症与缓激肽水平只有正常水平的一半,表明血浆的级联至少是其中的部分原因。有研究报告了 C1 抑制剂(C1 INH),或艾卡拉肽(血浆激肽释放酶抑制剂)对 ACE 引起的血管性水肿有改善疗效,这也暗示着缓激肽是由血浆级联产生的;而艾替班特(一种 B2 受体拮抗)的类似功效表明,无论机制如何,缓激肽都起到中介的作用。用对照试验检验这些媒介物治疗 ACE 引起的血管性水肿,是必要的,而且正在进行中。非裔美国人群中更高的发病率,被归结于额外血浆蛋白的多态性导致的缓激肽降解,而当 ACE 被抑制时这一点可能是至关重要的。这些酶包括氨基肽酶 P、中性肽链内切酶、二肽基肽酶 IV。

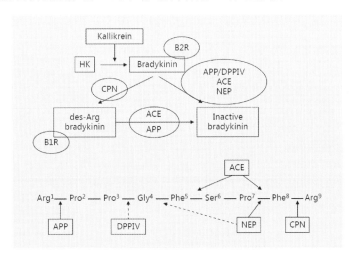

图 1 缓激肽的降解。缓激肽由高相对分子质量的激肽原(HK)的激肽释放酶消化产生,激活的 B2 受体(B2R)引起血管舒张,增加血管通透性。缓激肽的消化是通过 ACE 清除 C 端 Phe-Arg,然后再清除 Ser-Pro,以使其失去活性。通过羧肽酶 N(血浆)或羧肽酶 M(内皮细胞)去除 C 端精氨酸,会产生一种 de-Arg,这种物质对 B2 受体非常不敏感,但可以刺激 B1 受体(B1R)。图中显示了氨基肽酶 P(APP)、二肽基肽酶 IV(DPPIV)、中性端肽酶(NEP)的裂解位置

遗传性血管性水肿

HAE 现在已经被认为是一种缓激肽介导的疾病,症状包括外周器官肿胀(手、脚、脸、生殖器),胃肠道症状(严重腹痛、呕吐、腹泻)和口咽症状,包括喉水肿、严重的舌头肿胀和咽肿胀。疾病发作时间平均为 3天,可由创伤、感染、雌激素、焦虑所引发,然而,大多数疾病发作的原因仍未可知。胃肠道的症状类似于急性肠道梗阻,常需要急诊处理;而在可以治疗或预防肿胀的疗法出现之前,喉水肿引起的窒息司空见惯。第一次发作通常发作于病人年轻时(90%的疾病发生在 1～20 岁),但是,即使已有现成的测试诊断方法,延误诊断多年的情况仍不少见。每个有复发性血管性水肿(无荨麻疹)的病人,都需要接受医生检查,以测量病人的补体 C4 的性能和由蛋白质和功能测量的 C1 INH 水平;可以测量的医生包括初级护理医师、变态反应学专家、皮肤科医生、肠胃科医生、急诊室医生。在这种疾病过程中,95%～100%的病人会出现外周器官肿胀症状,90%在某一时期会出现肠胃疾病发作,50%会有一两次喉水肿发作。

Osler 第一个将 HAE 描述成一种家族性的严重血管性水肿,而 Virginia Donaldson 和 Richard Evans则在 1963 年报告该病的潜在缺陷是缺乏 C1 INH 或 C1 INH 功能障碍。C1 INH 这种蛋白质抑制了 C1 的子成分 C1r 和 C1s 的活跃形态。在没有这种蛋白质的情况下,C1 是不稳定的且可被自动激活;更确切地说,C1 的 C1r 子成分自动激活,活跃的酶激活 C1s,被激活的 C1s 再分解并激活其基质 C4 和 C2。不过,在激活的 C1s 中,C4 是更敏感的基质,在 95%的 HAE 病人中表达水平很低,即使他们无症状。因此,C4 水平可以成为一种好的筛选试验,但确认诊断还需要通过蛋白质和功能测量 C1 INH 的水平。已发现了超过 300 种

C1 INH 蛋白的突变,分布于所有 8 个 C1 INH 基因的外显子中。85% 的病人有一种类型的基因突变,严重影响了蛋白质合成和(或)分泌(如一个终止密码子、插入基因、删除基因),且蛋白质水平非常低,相应的功能减弱。该基因突变叫作 I 型 HAE。15% 的病人有正常的蛋白质水平但功能异常,这被称为 II 型 HAE。这种情况下的变异通常是点突变,表现为单一的氨基酸替换(通常发生于外显子 8 附近的蛋白质抑制位点),mRNA 被转化成蛋白质,但这种蛋白质是无功能的。HAE 作为一种常染色体显性遗传病,有一个正常的 C1 INH 基因。然而在有症状的病人中,其功能水平经常变化,范围从 0% 到 35%,而如果一个基因功能正常,功能水平的预测比例应为 50%。这归因于循环活跃的酶对 C1 INH 造成的消耗,和(或)正常基因被突变基因在转录或转化水平上的传送抑制作用。

C1 抑制剂:缓激肽形成级联反应中的抑制剂

在 C1 INH 被描述为一种补体抑制剂后,不久,它又被发现是一种抑制血浆激肽释放的酶,之后又陆续被发现能抑制 XIIa、XIIf、XI 因子的自我激活,高相对分子质量激肽原(HK)的前激肽释放酶分解,依赖 HSP-90 的前激肽释放酶转换为激肽释放酶。缺乏 C1 INH,会导致缓激肽形成级联反应一旦开始,将持续激活。对于 XIIa 和 XIIf 因子,以及前激肽释放酶-HK 的复合物的位点,C1 INH 是唯一重要的抑制剂。

血浆激肽释放酶被 α_2 巨球蛋白和 C1 INH 所抑制,在正常体温下,这两种物质参与抑制的作用比例为 C1 INH 约占 70%,α_2 巨球蛋白约占 30%。温度更低时,α_2 巨球蛋白的抑制作用会变得更为突出。不过,C1 INH 被定义为补体抑制剂,以及观察到的 C4 和之后 C2 的消耗(在出现肿胀症状时),反映出肿胀症状中的某种血管活性中介因子可能来自补体级联反应,尤其是 C2。

C2 激肽的神话

关于 HAE 发病机制的早期研究主要集中在补体成分 C2,因为当病人无症状且肿胀症状减轻时,其水平是正常的。1972 年,Donaldson 等人研究表明,C2 激活的血纤维蛋白溶酶的酶切产物(C2a 和 C2b)释放了一种有类激肽活动的肽,且胰蛋白酶可引起这种肽失活,因此这种肽有别于缓激肽,但两者在引起平滑肌收缩和血管通透性增加方面属性类似。之后,进一步研究都得出相同的结论,例如,对 HAE 病人注射已激活的 C1,可引起皮肤渗透性的过度反应,比普通病人更严重。有学者可能认为只是因为注射造成的创伤而导致了缓激肽产生;然而,在动物模型中,注射 C1 后可以观察到血管通透性,而在缺乏 C2 的动物模型中则无法观察到。在 1972 年和 1983 年之间,有大量证据表明 C1 INH 是缓激肽形成的级联反应中的关键控制蛋白质,但并没有其他实验室的实验来确认与 C2 激肽的关联,也没有关于激肽的分子识别。

1983 年,笔者尝试重复了一则关于激肽收缩活动的实验,并且发现,激活的 C1、C4、C2,以及之后血纤维蛋白溶酶的酶切产物消化,并没有引起任何的类激肽活动(图 2)。此外,从 EDTA 中提取 HAE 的血浆,在不需要任何额外表面激活行为的条件下进行恒温孵化,随着时间的推移,会产生越来越多的缓激肽。笔者得出的结论是,C2 激肽是不稳定的;并且,在当时考虑的其他两种可能性中,C2 激肽因素是站不住脚的,故缓激肽为最终答案。其他学者试图从补体的第二组成部分产生一种激肽,但也失败了。一篇文章描述了在 C2 中的一种氨基酸序列有渗透属性,但没有已知的酶裂解 C2 后再将其释放。

通过从 1983 年到 1993 年十年期间积累的数据,人们终于接受了缓激肽是 HAE 肿胀症状的中介。到目前为止,没有其他文章直接证明 C2 激肽的存在或是不存在,所有后续的文章都提供了支持缓激肽存在的证据,但有学者还可能认为两个分子都重要且起促进作用。因此,为证明缓激肽是 HAE 的中介物(在使用专门针对缓激肽的形成级联反应的药物治疗前),需要试图重现数据以证明 C2 激肽的存在。

缓激肽是遗传性血管性水肿的中介物

Curd 等人研究了在正常人和 HAE 病人中诱导皮肤水疱的发病情况,发现病人的血浆激肽释放酶水平

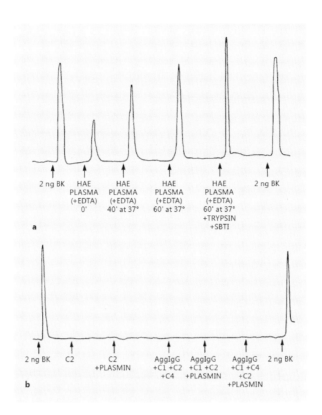

图2　HAE 病人血浆中缓激肽的产生。图为对豚鼠进行收缩试验的生物鉴定实验记录，在开始和结束时显示的是标准的 2-mg 收缩，HAE 血浆被置于塑料试管中恒温保存及测试，在 0、40、60 min 时进行了试验，并且在 60 min 时重复取样，再用胰蛋白酶培养了 30 min，缓激肽量出现逐渐增加，且未受胰蛋白酶消化的影响（假定 C2 激肽有胰蛋白酶敏感性），正常的血浆，用相同的条件进行实验，在任何时间点都没有检测到缓激肽的形成

远远超过正常人。HAE 病人有水肿症状时，前激肽释放酶和 HK 水平有所降低，并且观察到了 XII 因子的激活和 HK 的分解。随后，有报告描述了在一个家庭中，由于 C1 INH 基因的突变导致 C1 水平的抑制失败，且 C4 含量减少，但对 XIIa 因子和激肽释放酶的抑制活性仍存在。所有的家庭成员均无肿胀史。许多最初发表了 C2 激肽相关文章的作者，之后重新进行了研究。采用放射免疫检定法检测缓激肽，且其渗透率也被研究。研究证明了 HAE 血浆的激活可以生成缓激肽，渗透率影响归因于缓激肽，血浆缺乏 C2 有着完全相同的表现，即无论 C2 存在与否，缓激肽是唯一作用于血管的中介物。笔者认为其他激肽可能也很重要，但在体外血浆实验中无法显示其作用，尽管一些原始实验结果已无法重复。

Han 等人提出，在患有肿胀症状的 HAE 病人中，缓激肽水平会升高，之后提出了一种去除 C1 INH 基因的啮齿动物模型，出现了由伊文思蓝染料导致的皮肤染蓝反应，说明渗透性增强。当 B2 受体基因被敲除时，这一反应被阻止了。缺乏 C1 INH 基因的啮齿动物没有血管性水肿症状，但该模型符合"C1 INH 基因缺乏时，缓激肽是造成渗透率因素释放的原因"。在这十年里，许多论文仍将 C2 激肽包括在 HAE 发病机理的图解中。针对这一观点，笔者撰写了一篇期刊社论，主张缓激肽是唯一能引起肿胀症状的血管活性物质，并质疑源于 C2 的任何其他激肽的存在。

需要重点注意的是，应在所有患有复发性荨麻疹但无血管性水肿的病人中，测量 C4 水平（病人无症状时表达水平减少了 95%）和 C1 INH 的蛋白质和功能，作为筛选 I 型和 II 型 HAE 的证明。出现肿胀症状时，C4 水平接近零，C2 水平减少。这似乎是由于由 XIIf 因子以及胞浆素造成的 C1r 和 C1 的激活。图 3 表示了 C1 INH 控制的缓激肽形成的级联反应，包括其在控制 C1 激活中的作用。

治疗遗传性血管性水肿

近年来，有大量的关于 HAE 治疗的文献报告。过去的 25 年里，替代 C1 INH 的药物在欧洲和澳大利

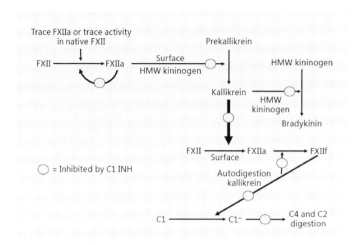

图 3　HAE 中缓激肽的产生。图中显示了缓激肽的产生过程中，抑制蛋白酶形成的 C1 INH 作用位点，它抑制了 XII 的自我激活、XIIa 因子对于前激肽释放酶的激活，HK 的激肽释放酶消化来产生缓激肽，激肽释放酶反馈激活 XII 因子以产生 XIIa 因子，进一步消化 XIIa 因子而产生 XIIf 因子，XIIf 因子激活 C1 且抑制激活后的 C1 裂解变为 C4 和 C2

亚已经可以获得，可以有效地中止包括喉部水肿在内的肿胀症状，或能用于定期预防。自 2008 年以来这些药物在美国也已上市，但在此之前可供治疗的药物选择是弱毒性雄性激素，如达那唑或 stanazolol。这些药剂一旦使用，可以显著改善病人的生活质量，尽管副作用可能会很多，因为治疗时间长且有耐药性的病人需要特别高的剂量。

ε 氨基己酸（氨甲环酸）有预防 HAE 的作用，在儿童中尤其应该值得一提，因为应避免对儿童使用雄性激素。这些药剂仍偶尔被使用，但不如雄性激素化合物那么有效。它们可以抑制血纤维蛋白溶酶，或者更重要的是，将纤溶酶原胞浆素转换为血纤维蛋白溶酶。血纤维蛋白溶酶与缓激肽级联的主要相互作用是，将 XII 因子激活为 XIIf 和 XIIa 因子，即其功能与激肽释放酶对 XII 因子的反馈性激活类似。事实上，最初 XIIf 因子被发现时，是用血纤维蛋白溶酶产生的。血纤维蛋白溶酶不能激活前激肽释放酶，并且它对 HK 的影响是很小的。这可能进一步降低 C1 INH 的水平。XII 因子依赖性的级联导致了纤溶酶原胞浆素转换为血纤维蛋白溶酶，并且它可由多通路完成。其可能的主要机制是，激肽释放酶激活了血浆尿激酶原，并将其转换为少量的尿激酶。不过，直接由激肽释放酶及 XIa 因子甚至 XIIa 因子（较小程度）激活的纤溶酶原，可能也是贡献因素之一。然而，在肿胀症状出现时，B2 受体的缓激肽激活导致了组织纤溶酶原激活物的释放，这可能是在肿胀症状中血纤维蛋白溶酶形成的关键原因。

XII 激活因子、激肽释放酶、胞浆素在 HAE 肿胀症状时的水平都会升高，并且注射 C1 INH 可以迅速逆转这些异常。急性肿胀症状的最新疗法是皮下注射血浆激肽释放酶抑制剂艾卡拉肽，或 B2 受体拮抗剂艾替班特，而这些化合物的功效已经增加了。与 C1 INH 合用，疗效相当显著，且不含雄性激素成分的潜在副作用。如要证明激肽释放酶是 HAE 肿胀症状的中介物，需要证明抑制其产生或抑制其作用将阻止这一过程，而这已经实现。

未来的考虑

在 XII 因子和缓激肽形成的级联反应中，存在一种有趣的激活物，那就是过量硫酸盐化的黏多糖体。一个典型的例子如下，使用含有过量硫酸盐的肝素污染了某些用于抗凝的商业肝素制剂，从而引发了严重过敏反应的症状。若 XIIf 因子污染了白蛋白制剂，会导致深度休克，而不是为需要扩容的低血压病人改善症状，这证明了缓激肽产生于动脉循环时，而非静脉循环时。这些事件表明了一些可能性，如缓激肽是由肥大细胞所释放，这可能是引起严重过敏反应中低血压的主要原因。也许在有抗组胺药物耐药性的慢性荨麻疹病人的皮肤中可以观察到类似的影响。

另一个缓激肽形成的 XII 因子依赖性启动因素似乎是聚合蛋白质，与在淀粉样变性或阿尔茨海默病的 β-

蛋白中所观察到的情况类似。在每个实例中，单体的蛋白质都无活性，而Ⅻ因子的激活可以建立在聚合蛋白质表面之上。也许在有趣的生物化学现象背后，蕴藏着其他的生理原因。

参 考 文 献

［1］Sheikh I，Kaplan A：Mechanism of digestion of bradykinin and lysylbradykinin（kallidin）in human serum：role of carboxypeptidase，angiotensin-converting enzyme and determination of final degradation products. Biochem Pharmacol 1989；38：993-1000.

［2］Sheikh I，Kaplan A：Studies of the digestion of bradykinin，Lys-bradykinin，and des-Arg^9-bradykinin by angiotensin-converting enzyme. Biochem Pharmacol 1986；35：1951-1956.

［3］Blais CJ，Rouleau J，Brown N，et al：Serum metabolism of bradykinin and des-Arg^9-bradykinin in patients with angiotensin-converting enzyme inhibitor-associated angioedema. Immunopharmacology 1999；43：293-302.

［4］Donaldson V，Evans R：A biochemical abnormality in hereditary angioneurotic edema. Am J Med 1963；35：37-44.

［5］Ziccardi RJ：Spontaneous activation of the first component of human complement（C1）by an intramolecular autocatalytic mechanism. J Immunol 1982；128：2500-2504.

［6］Cugno M，Zanichelli A，Foieni F，et al：C1-inhibitor deficiency and angioedema：molecular mechanisms and clinical progress. Trends Mol Med 2009；15：69-78.

［7］Quastel M，Harrison R，Cicardi M，et al：Behavior in vivo of normal and dysfunctional C1 inhibitor in normal subjects and patients with hereditary angioneurotic edema. J Clin Invest 1983；71：1041-1046.

［8］Gigli I，Mason JW，Colman RW，et al：Interaction of plasma kallikrein with the C1 inhibitor. J Immunol 1970；104：574-581.

［9］Weiss R，Silverberg M，Kaplan AP：The effect of C1 inhibitor upon Hageman factor autoactivation. Blood 1986；68：239-243.

［10］Joseph K，Tholanikunnel B，Kaplan A：Factor Ⅻ-independent cleavage of high-molecular-weight kininogen by prekallikrein and inhibition by C1 inhibitor. J Allergy Clin Immunol 2009；124：143-149.

［11］Joseph K，Tholanikunnel B，Kaplan A：Heat shock protein 90 catalyzes activation of the prekallikrein-kininogen complex in the absence of factor Ⅻ. Proc Natl Acad Sci USA 2002；99：896-900.

［12］Harpel P，Lewin M，Kaplan A：Distribution of plasma kallikrein between C1 inactivator and α_2-macroglobulin in plasma utilizing a new assay for α_2-macroglobulin-kallikrein complexes. J Biol Chem 1985；260：4257-4263.

［13］Austen K，Sheffer A：Detection of hereditory angioneurotic edema by demonstration of a reduction in the second component of human complement. N Engl J Med 1965；272：649-656.

［14］Donaldson VH，Rosen FS，Bing DH：Role of the second component of complement（C2）and plasmin in kinin release in hereditary angioneurotic edema（H. A. N. E.）plasma. Trans Assoc Am Physicians 1977；90：174-183.

［15］Willms K，Rosen F，Donaldson V：Observations on the ultrastructure of lesions induced in human and guinea pig skin by C1 esterase and polypeptide from hereditary angioneurotic edema（HANE）plasma. Clin Immunol Immunopathol 1975；4：174-188.

［16］Strang C，Auerbach H，Rosen F：Cls-induced vascular permeability in C2-deficient guinea pigs. J Immunol 1986；137：631-635.

［17］Fields T，Ghebrehiwet B，Kaplan AP：Kinin formation in hereditary angioedema plasma：evidence against kinin derivation from C2 and in support of 'spontaneous' formation of bradykinin. J Allergy Clin Immunol 1983；72：54-60.

[18] Strang CJ,Cholin S,Spragg J,et al:Angioedema induced by a peptide derived from complement component C2. J Exp Med 1988;168:1685-1698.

[19] Curd J,prograis LJ,Cochrane C:Detection of active kallikrein in induced blister fluids of hereditary angioedema patients. N Engl J Med 1980;152:742-747.

[20] Wisnieski J,Knauss T,Yike I,et al:Unique C1 inhibitor dysfunction in a kindred without angioedema. 1. A mutant C1 INH that inhibits C1-s but not C1-r. J Immunol 1994;152:3199-3209.

[21] Zahedi R,Bissler J,Davis AE,et al:Unique C1 inhibitor dysfunction in a kindred without angioedema. 2. Identification of an Ala443 → Val substitution and functional analysis of the recombinant mutant protein. J Clin Invest 1995;95:1299-1305.

[22] Shoemaker L,Schurman S,Donaldson V,et al:Hereditary angioneurotic oedema:characterization of plasma kinin and vascular permeability-enhancing activities. Clin Exp Immunol 1994;95:22-28.

[23] Nussberger J,Cugno M,Cicardi M,et al:Local bradykinin generation in hereditary angioedema. J Allergy Clin Immunol 1999;104:1321-1322.

[24] Han E,MacFarlane R,Mulligan A,et al:Increased vascular permeability in C1 inhibitor-deficient mice mediated by the bradykinin type 2 receptor. J Clin Invest 2002;8:1057-1063.

[25] Kaplan A,Ghebrehiwet B:Does C-2 kinin exist? J Allergy Clin Immunol 2004;115:876.

[26] Ghebrehiwet B,Randazzo B,Dunn J,et al:Mechanisms of activation of the classical pathway of complement by Hageman factor fragment. J Clin Invest 1983;71:1450-1456.

[27] Gelfand JA,Sherins RJ,Alling DW,et al:Treatment of hereditary angioedema with danazol:reversal of clinical and biochemical abnormalities. N Engl J Med 1976;295:1444-1448.

[28] Sheffer AL,Fearon DT,Austen KF:Clinical and biochemical effects of stanozolol therapy for hereditary angioedema. J Allergy Clin Immunol 1981;68:181-187.

[29] Wallace EM,Perkins SJ,Sim RB,et al:Degradation of C1-inhibitor by plasmin:implications for the control of inflammatory processes. Mol Med 1997;3:385-396.

[30] Zhao Y,Qiu Q,Mahdi F,et al:Assembly and activation of HK-PK complex on endothelial cells results in bradykinin liberation and NO formation. Am J Physiol Heart Circ Physiol 2001;280:H1821-H1829.

[31] Joseph K,Tholanikunnel T,Kaplan A:Treatment of episodes of hereditary angioedema with C1 inhibitor:serial assessment of observed abnormalities of the plasma bradykinin-forming pathway and fibrinolysis. Ann Allergy Asthma Immunol 2010;104:50-54.

[32] Cicardi M,Levy R,McNeil D:Ecallantide for the treatment of acute attacks in hereditary angioedema. N Engl J Med 2010;363:523-531.

[33] Cicardi M,Banerji A,Bracho F,et al:Icatibant,a new bradykinin receptor antagonist in hereditary angioedema. N Engl J Med 2010;363:532-541.

[34] Zuraw B,Busse P,White M:Nanofiltered C1 inhibitor concentrate for treatment of hereditary angioedema. N Engl J Med 2010;363:513-522.

[35] Kishimoto T,Viswanathan K,Ganguly T,et al:Contaminated heparin associated with adverse clinical events and activation of the contact system. N Engl J Med 2008;358:2457-2467.

[36] Alving BM,Hojima Y,Pisano JJ,et al:Hypotension associated with prekallikrein activator(Hageman-factor fragments)in plasma protein fraction. N Engl J Med 1978;299:66-70.

[37] Shibayama Y,Joseph K,Nakazawa Y,et al:Zinc-dependent activation of the plasma kinin-forming cascade by aggregated β amyloid protein. Clin Immunol 1999;90:89-99.

[38] Maas C,Govers-Riemslay J,Bouma B,et al:Misfolded proteins activate factor XII in humans,leading to kallikrein formation without initiating coagulation. J Clin Invest 2008;118:3208-3218.

第三章 过敏反应机制:重要发现

免疫球蛋白E的发现及其在过敏反应中的作用

S. G. O. Johansson

瑞典斯德哥尔摩卡罗林斯卡研究所,医学临床与免疫学部门

瑞典斯德哥尔摩卡罗林斯卡医学院,临床免疫学和输血医学部门

摘要

免疫球蛋白E(IgE)在1967年被发现。在发现40多年后的今天,这个神秘的免疫球蛋白在体内的正常有益的功能仍不清楚。然而,自从过敏性疾病和过敏原的新知识被发现,新的治疗方法和诊断工具也相继出现,依靠它们,我们能够直接识别与检测出IgE抗原和IgE抗体。

免疫球蛋白E(IgE)分子是一个单一的四链体单元,相对分子质量在190000以上,碳水化合物含量约为11%。它具有所有免疫球蛋白的一般特点。不过它还有两个特异性特征。一个特征是IgE系统能够对极其微量的特定蛋白质产生应答,按花粉过敏原的年剂量计算刚好是1μg,然后活化嗜碱性粒细胞和肥大细胞,介导组胺和应答过程中其他中间产物的释放,进而暴露这些微量的蛋白质。另一个特征是其在正常血清中的浓度非常低,当然,这正是它长期以来都没有被发现的主要原因。

寻找潜在因子

过敏症状和血清因子之间的第一次联系在1919年产生,当时M. A. Ramirez报告了一例因输血导致的过敏反应,并引发了哮喘的病例,这是最近的一次实验性记录。1921年,Prausnitz和Küstner报告了他们著名的被动转移阳性的皮肤试验——PK试验。1923年,Coca和Cooke创造了术语"过敏",并将这种遗传特性与血清中被称为"反应素"的存在体关联在一起。然而,对这种关联的探索有重大突破也是几十年后的事了。直到20世纪60年代,非常灵敏的针对蛋白质的分离与鉴定技术才成功问世,这使得反应素被认真地看待,因为它在血液中可以调节这类应答反应。

后来被称为IgE的免疫球蛋白的发现是来自两个独立的研究小组。在美国丹佛,Kimishige和Teruko Ishizaka都特别依赖标准化实验室的工作来寻找血清因子,尽管在很长一段时间内他们只取得了有限的成功。1966—1967年,他们有一种抗血清,能够沉淀一部分血清,从而降低PK反应活性。他们推测,这代表了一种新的免疫球蛋白类型,他们称之为γE-球蛋白。然而,由于该γE-球蛋白不是孤立存在,也就不能证明它是一种单一的免疫球蛋白而不是一类复杂的炎症因子。

在瑞典乌普萨拉,笔者本人和Hans Bennich从另外一个角度着手来探讨这个问题。其切入点是发现了一种含有非典型骨髓瘤蛋白的血清。其中的M成分不能被鉴别归类于任何已有的免疫球蛋白类型:它不属于IgG、IgM、IgA或者最近才发现的IgD。根据笔者的研究证实,它的抗原和生化理化性质都与众不同,有别于其他的免疫球蛋白,所以我们起初称它为IgX。

笔者开发了放射免疫测定法,该技术基于抗体,针对IgX Fc片段上抗原,且供血者血清以剂量依赖的方

式抑制试验。因此,IgX满足定义一种新的免疫球蛋白类型的所有条件;它有独特的携带特定抗原的生化结构,能携带在人群中普遍存在的抗原。此外,还有研究表明,新的免疫球蛋白及后来的 Fc 片段,抑制了 PK 试验。新的免疫球蛋白被暂时叫作 IgND,其名字用了提供原始血液样本病人名的首字母,这是当时的惯例。

进一步研究表明,在 60% 左右的哮喘病例中,血清 IgND 浓度升高了。基于 IgND 抗体、针对一般变应原的放射免疫测定法被开发出来。这种开创性的技术称为 RAST 测试,测试的结果与临床过敏性疾病的诊断有非常紧密的联系。

1967 年初,乌普萨拉和丹佛交换了试剂组,发现 γE-球蛋白抗血清与分离出的 IgND 可发生反应,而在生物测试系统中,提纯的 IgND 可以阻止抗 γE-球蛋白的抗体反应。γE-球蛋白和 IgND 有同样的抗原决定因素和生物活性。1968 年,世界卫生组织免疫球蛋白参考中心在洛桑发布官方声明,宣称发现了新的免疫球蛋白——IgE。

IgE 的相关知识及人们对临床过敏性疾病的免疫和炎症机制的理解,使社会尊重过敏病人,产生了非常积极的影响。然而,改变需要时间。直到 2000 年之后,欧洲过敏和临床免疫学会与世界过敏组织才开始推广统一的过敏命名法,试图理清过敏领域内的名词,以便于沟通了解。

IgE 和过敏性炎症

早期的过敏机制研究,将嗜碱性粒细胞视为参与过敏性炎症的因素。霍普金斯实验组的结果仍然相当重要。在炎症级联反应中,IgE 抗体链的重要性已得到强调。最近,嗜碱性粒细胞过敏阈值灵敏度已经被"重新发现",成为除过敏原激发试验(如支气管过敏原激发试验)之外最有趣的选择。

过敏性疾病的诊断

发现 IgE 的首个重大影响,是它让临床实践出现了可靠和安全的体外过敏试验。长期以来使用的体内激发试验在准确性和安全性方面都存在严重缺陷,即使在今天仍然如此,而体外 IgE 测试经历了不断发展和完善的过程。

研究者们开发出的第一种方法是测量血液循环中 IgE 总量(综合性的)。第一次商业性质的 IgE 总量检测,即"Pharmacia IgE 检测"(瑞典乌普萨拉 Pharmacia 公司)出现于 1972 年。

不过,导致过敏症状的是具体针对相关过敏原的 IgE 抗体,它们是参与组胺释放的中介。第一次能够测量过敏原特异性 IgE 抗体的测试于 1967 年被报道。这就是 RAST 测试,1974 年被普遍应用(Phadebas RAST,法玛西亚)。从那时起,持续的开发工作已经使测试系统越来越敏感精确,使 IgE 抗体的检测和测量可以覆盖数百个过敏原。

近年来,已能证明人体血清中抗体浓度和产生过敏症状的可能性及症状的严重程度,存在明确联系。因此,当评估一种过敏性疾病的预后,并开始治疗时,能定量测量 IgE 抗体浓度就显得非常重要。

我们现在也看到,越来越多的科学研究和临床诊断对过敏原(如某种食品)中的单独蛋白质成分产生兴趣。一些过敏原成分可能与无害的过敏原(如花粉)交叉反应,而另一些过敏原似乎带有过敏原的主要致敏性质,因此,理解每个病人对不同成分的过敏原所发生的过敏反应的不同,有很大的临床价值。

然而,大量有关"成分分析诊断"的详细信息并未让医生的日常工作变得更容易。已报道的数据显示,哮喘、过敏性结膜炎、食物过敏的发病率已达 25%～35%,这证明绝大多数过敏病人在初级保健场所就医。因此,需要一个简单的工具,可以帮助初级保健医生诊断过敏物,并确定哪些病人应该去看过敏专科。目前,对病人检测 IgE 抗体可达到这一目的。

治疗

如果可能,管理过敏病人的基本步骤首先应消除或避免引起过敏症状的过敏原来源。这一点当然需要辨识过敏原，而且有能力在病人的血液中测试 IgE 抗体是至关重要的步骤。

这方面，一个最值得一提的例子是"酚可待因的故事"。在一些国家，报告称神经肌肉阻断剂引起的严重过敏反应的发病率很高，而在其他国家这样的反应是非常罕见的。在挪威，这种反应比邻国瑞典多 10 到 20 倍，而两国的医疗保健系统和生活习惯类似。研究不同药物和普通家用化学品的 IgE 致敏性表明，最可能的原因是，许多挪威人对一种止咳糖浆过敏，而瑞典不出售这种止咳糖浆。这种糖浆含福尔可定，而这种物质的过敏因素与神经肌肉阻断剂一样。当止咳糖浆从挪威市场撤出后，每年的病例数从 20 例下降到每年只有 2 到 3 例。

衡量 IgE 抗体的能力使得人们从过敏原特异性免疫治疗中获益，原因是其让测定过敏原提取物的内容和效力成为可能。使用与病人相关的过敏原，对这种治疗而言至关重要。最近开发的特异性过敏原抗体成分测试也提供了新的方法，用于识别过敏原特异性免疫治疗效果好的病人。

IgE 介导哮喘有了一种新的治疗方法，基于抗 IgE 单克隆抗体（抗 IgE 抗体特异性免疫治疗）的使用，如奥马珠单抗（Xolair；瑞士巴塞尔诺华公司），于 2003 年引入。单克隆抗体通过与 IgE 结合，将其从血清中消除，可中断可能引发过敏炎症级联反应的信号。这种治疗目前基于血清 IgE 而提供（IgE 总量）。然而，与 IgE 剂量有关的治疗，建议应与抗 IgE 抗体的浓度联系起来。

嗜碱性粒细胞过敏原的敏感度阈值，我们称其为 CD-sens，已被证明是评估病人对过敏原敏感性（即连接过敏链中抗 IgE 抗体的治疗目标）的最佳方法。已发现 CD-sens 和抗 IgE 抗体中 IgE 的百分比之间存在联系。在最近一项与 CD-sens 有关的研究中，我们评估在接受抗 IgE 抗体治疗的病人中，抗 IgE 抗体的比例大小的重要性。我们发现如果抗 IgE 抗体的比例高于 3.8%，没有一名病人出现反应，"关闭"了 IgE 的触发性。最近的一项研究在过敏性鼻炎病人身上证实了这些发现。

因此，应考虑给这些病人增加抗 IgE 抗体剂量。显然，想要通过抗 IgE 抗体特异性免疫治疗取得好结果，则必须考虑临床相关的抗 IgE 抗体浓度，而在"真实过敏病人"身上，即低 IgE 浓度、高抗 IgE 抗体比例，可能更具重要性。

IgE 的有益功能

虽然 IgE 在过敏性疾病中的作用已经确立，但免疫球蛋白在机体中的正常有益功能仍不清楚。有学者猜测，IgE 在免疫防御中的主要作用可能包括对抗寄生虫感染。然而，由于 IgE 的独特之处在于它只能检测极少量的蛋白质，防御那些能分泌多种多样蛋白质的生物，似乎是不可能的。另一个一直关注的领域是过敏和癌症。在这方面有不同的、实际上互相矛盾的假设。有学者提出 IgE 可能通过增强免疫监视而对癌症有防御作用，但也有学者认为，过敏可能意味着免疫系统受到慢性刺激，而使得患癌症的风险增加。任何这些假设都未得到真正的科学证明。

动物研究表明，IgE 致敏反应能促进同一抗原的 IgG 抗体反应，表明 IgE 系统涉及常规免疫防御系统并与其相关。IgE 参与免疫球蛋白合成，也体现在这个例子中：让对福尔可定过敏的人接触很小剂量，即每天接触 1 mL 含福尔可定的非处方咳嗽糖浆，会导致多克隆抗体上升 100 倍。在骨髓移植导致的移植和宿主病中可看到类似的上升。

我个人认为，应在另外的方向去寻找 IgE 的有益功能。由于 IgE 有能力检测出微量的外源蛋白，有能力激活免疫系统的其他部分，似乎说明它的主要功能是报警，当外源蛋白进入人体时，它将募集和活化其他抗体和细胞，以打败"入侵者"。也许像打喷嚏和腹泻这样的过敏症状，实际上是摆脱外来的潜在的有害"入侵者"的第一步尝试。

如果是这样的话，下一个合乎逻辑的问题是什么原因导致这种机制在过敏的情况下出现故障？为什么无害物质引发 IgE 介导的疾病？还有，为什么过敏性疾病在西方世界已成为最常见的疾病？有许多理论，但迄今尚无明确的答案。尽管在过去的几十年里取得不少进步，但是围绕 IgE 的许多问题仍未得到答复。

参 考 文 献

[1] Bennich H, Johansson SGO: Studies on a new class of human immunoglobulins. 2. Chemical and physiological properties; in Killander J(ed): Gamma Globulins. Structure and Control of Biosynthesis. Nobel Symposium 3. Stockholm, Almqvist & Wiksell, 1967, p 199.

[2] Marsh DG: Allergens and the genetics of allergy; in Sela M(ed): The Antigens. New York, Academic Press, 1975, vol 3, pp 271-359.

[3] Johansson SGO: Raised levels of a new immunoglobulin class(IgND) in asthma. Lancet 1967; ii: 951-953.

[4] Johansson SGO: Serum IgND levels in healthy children and adults. Int Arch Allergy 1968; 34: 1-8.

[5] Ramirez MA: Horse asthma following blood transfusion: report on a case. JAMA 1919; 73: 984.

[6] Johansson SGO, Nopp A, van Hage M, Olofsson N, Lundahl J, Wehlin L, Söderström L, Stiller V, Öman H: Passive IgE-sensitization by blood transfusion. Allergy 2005; 60: 1192-1199.

[7] Prausnitz C, Küstner H: Studien über die Überempfindlichkeit. Zentralbl Bakteriol I Abt Orig 1921; 86: 160.

[8] Coca AF, Cooke RA: On the classification of the phenomenon of hypersensitiveness. J Immunol 1923; 8: 163-182.

[9] Ishizaka K, Ishizaka T: Identification of γ E-antibodies as a carrier of reaginic activity. J Immunol 1967; 99: 1187.

[10] Rowe DS, Fahey JL: A new class of human immunoglobulins. 2. Normal serum IgD. J Exp Med 1965; 121: 185-199.

[11] Stanworth DR, Humphrey JH, Bennich H, Johansson SGO: Specific inhibition of the Prausnitz-Küstner reaction by an atypical human myeloma protein. Lancet 1967; ii: 330-332.

[12] Stanworth DR, Humphrey JH, Bennich H, Johansson SGO: Inhibition of Prausnitz-Küstner reaction by proteolytic-cleavage fragments of a human myeloma protein of immunoglobulin class E. Lancet 1968; i: 17-18.

[13] Wide L, Bennich H, Johansson SGO: Diagnosis of allergy by an in-vitro test for allergen antibodies. Lancet 1967; ii: 1105-1107.

[14] Bennich HH, Ishizaka K, Johansson SGO, Rowe DS, Stanworth DR, Terry WD: Immunoglobulin E, a new class of human immunoglobulin. Bull World Health Organ 1968; 38: 151-152.

[15] Johansson SGO, Hourihane JO, Bousquet J, Bruijnzeel-Koomen C, Dreborg S, Haahtela T, et al: A revised nomenclature for allergy: an EAACI position statement from the EAACI nomenclature task force. Allergy 2001; 56: 813-824.

[16] Johansson SGO, Bieber T, Dahl R, Friedmann PS, Lanier BQ, Lockey RF, et al: Revised nomenclature for allergy for global use: report of the Nomenclature Review Committee of the World Allergy Organization, October 2003. J Allergy Clin Immunol 2004; 113: 832-836.

[17] Lichtenstein LM, Osler AGJ: Studies on the mechanisms of hypersensitvity phenomena. 9. Histamine release from leukocytes by ragweed pollen allergen. J Exp Med 1964; 120: 507-530.

[18] Conroy MC, Adkinson NF Jr, Lichtenstein LM: Measurement of IgE on human basophils: relation to serum IgE and anti-IgE-induced histamine relese. J Immunol 1977; 118: 1317-1321.

[19] Dahlén B, Nopp A, Johansson SGO, Eduards M, Skedinger M, Adédoyin J: Basophil allergen threshold sensitivity, CD-sens, is a measure of allergen-sensitivity in asthma. Clin Exp Allergy 2011; 41: 1091-1097.

［20］ Vohlonen I,Terho EO,Koivikko A,Vanto T,Holmén A,Heinonen OP:Reproducibility of the skin prick test. Allergy 1989;44:525-531.

［21］ Nelson H:Variables in allergy skin testing. Allergy Proc 1994;15:265-268.

［22］ Lockey RF,Benedict LM,Turkeltaub PC,Bukantz SC:Fatalities associated with immunotherapy and skin testing. J Allergy Clin Immunol 1987;79:660-677.

［23］ Sampson HA,Ho DG:Relationship between food-specific IgE concentrations and the risk of positive food challenges in children and adolescents. J Allergy Clin Immunol 1997;100:444-451.

［24］ Sampson HA:Utility of food-specific IgE concentrations in predicting symptomatic food allergy. J Allergy Clin Immunol 2001;107:891-896.

［25］ Valenta R,Lidholm J,Niederberger V,et al:The recombinant allergen-based concept of component-resolved diagnostics and immunotherapy(CRD and CRIT). Clin Exp Allergy 1999;29:896-904.

［26］ Beasley R,Keil U,von Mutius E,Pearce N:Worldwide variation in prevalence of symptoms of asthma,allergic rhinoconjunctivitis,and atopic eczema:ISAAC. Lancet 1998;351:1225-1232.

［27］ Mills ENC,Mackie AR,Burney P,Beyer K,Frewer L,Madsen C,Botjes E,Crevel RWR,van Ree R:The prevalence,cost and basis of food allergy across Europe. Allergy 2007;62:717-722.

［28］ Florvaag E,Johansson SGO:The pholcodine story. Immunol Allergy Clin North Am 2009;29:419-427.

［29］ Florvaag E,Johansson SGO,Irgens Å,de Pater GH:IgE-sensitization to the cough suppressant pholcodine and the effects of its withdrawal from the Norwegian market. Allergy 2011;66:955-960.

［30］ Holgate ST,Chuchalin AG,Herbert J,Lotvall J,persson GB,Chung KF,et al:Efficacy and safety of a recombinant anti-IgE antibody(omalizumab)in severe allergic asthma. Clin Exp Allergy 2004;34:632-638.

［31］ Johansson SGO,Nopp A,Öman H,Ankerst J,Cardell LO,Grönneberg R,Matsols H,Rudblad S,Strand V,Stålenheim G:The size of the disease relevant IgE antibody fraction in relation to 'total-IgE' predicts the efficacy of anti-IgE(Xolair®) treatment. Allergy 2009;64:1472-1477.

［32］ Eckman JA,Sterba PM,Kelly D,Alexander V,Liu MC,Bochner BS,et al:Effects of omalizumab on basophil and mast cell responses using an intranasal cat allergen challenge. J Allergy Clin Immunol 2010;125:889-895.

［33］ Kleine-Tebbe J,Erdmann S,Knol EF,Mac-Glashan DW,Poulsen L,Gibbs B:Diagnostic tests based human basophils:potentials,pitfalls and perspectives. Int Arch Allergy Clin Immunol 2006;141:79-90.

［34］ Nopp A,Johansson SGO,Ankerst J,Bylin G,Cardell LO,Grönneberg R,et al:Basophil allergen threshold sensitivity:a useful approach to anti-IgE treatment efficacy evaluation. Allergy 2006;61:298-302.

［35］ Johansson SGO,Öman H,Nopp A,Pettersson S:The importance of IgE antibody levels in anti-IgE treatment. Allergy 200;61:1216-1219.

［36］ Heyman B,Tianmin L,Gustavsson S:In vivo enhancement of the specific antibody response via the low-affininty receptor for IgE. Eur J Immunol 1993;23:1739-1742.

［37］ Getahun A,Hjelm F,Heyman B:IgE enhances antibody and T cell responses in vivo via CD23[+] B cells. J Immunol 2005;175:1473-1482.

［38］ Florvaag E,Johansson SGO,Öman H,Harboe T,Nopp A:Pholcodine stimulates a dramatic increase of IgE in IgE-sensitized individuals:a pilot study. Allergy 2006;61:49-55.

［39］ Ringdén O,Persson U,Johansson SGO:Are increased IgE-levels a signal of an acute graft-versus-host reaction? Immunol Rev 1983;71:57-75.

T 细胞亚群

Sergio Romagnani

意大利佛罗伦萨大学内科医学部门

摘要

　　过敏原特异性 CD4$^+$ 2 型辅助性 T(Th2)细胞在过敏性疾病的发病机制方面发挥着作用,这一事实已被确认。Th2 细胞产生 IL-4、IL-13(能诱导 B 细胞产生免疫球蛋白 E)、IL-5(可以募集嗜碱性粒细胞)。调控 Th2 细胞介导的过敏性炎症的主要机制有两个:免疫偏离(或称 Th1 重定向)和免疫调节。调节性 T(Treg) 细胞表现出 CD4$^+$ 表型,包括 Foxp3 阳性胸腺诱导性调节性 T 细胞和 Foxp3 阴性 IL-10 产生细胞。由孕妇和新生儿微生物环境诱发产生的免疫偏离和免疫调节,可能会抑制过敏原特异性 Th2 细胞的应答反应。不过,与微生物相关的、对过敏原的防御作用,主要依赖表观遗传水平调控 CD4$^+$ T 细胞中 IFNG 启动子的乙酰化。Th17 细胞、Th9 细胞和 NKT 细胞被指与过敏性疾病的发病机制有关,但是它们的作用显然更具局限性。近年来研究发现,2 型先天淋巴细胞(ILC2)在受到由非免疫细胞产生的 IL-25 和 IL-33 的刺激后,能应答产生大量的 IL-5 和 IL-13。ILC2 协同 Th2 细胞,有助于诱导和维持过敏性炎症。

　　CD4$^+$ T 细胞在免疫系统功能中起着基础性作用。它们帮助 B 细胞产生抗体、增强和维持细胞毒性 CD8$^+$ T 细胞的应答反应,调节巨噬细胞功能。最后,CD4$^+$ T 细胞还是免疫记忆中的重要介质。由于这些活性,CD4$^+$ T 细胞不仅能调节针对多种病原微生物的免疫应答,而且能调节保护性免疫应答的量级、持续性并调控自身免疫反应。CD4$^+$ T 细胞的功能可细分为两个主要范畴,即效应和监管。

CD4$^+$ 效应 T 细胞

　　CD4$^+$ T 细胞的不同效应功能,是幼稚 CD4$^+$ T 细胞在受到同源抗原的刺激后分化而实现的。功能性抗原呈递细胞转化为效应细胞和(或)转化为记忆细胞的特殊表型,如此显出这些功能。

Th1/Th2 模式

　　最初发现的特殊类群 CD4$^+$ T 细胞的区别是来自于对小鼠 T 细胞克隆的分析,分析得知,T 细胞可分为两个主要的组群,被分别命名为 Th1 和 Th2 细胞,这种分类随即被用于人类。人类和小鼠中的 Th1 和 Th2 细胞主要通过它们产生的细胞因子的不同来加以区分,也可以从它们表达的转录因子和趋化因子受体不同来区分。在细胞因子的产生方面,Th1 细胞能产生干扰素(IFN)-γ,它们能标记细胞因子,还能产生独有的淋巴毒素,后者也被称为肿瘤坏死因子(TNF)-β,它们还能产生 TNF-α 和 IL-2。正是由于这些活性,Th1 细胞显示出了特有的巨噬细胞激活能力(图 1)。相反,Th2 细胞不能产生 IFN-γ 或淋巴毒素,它们的标记细胞因子是 IL-4、IL-5 和 IL-13。Th2 细胞也能产生 TNF-α,它们中的一些还能产生 IL-9。另一方面,Th2 细胞最初被发现能产生 IL-10,至少在小鼠中是这样,但随后发现这种细胞因子在人类和小鼠的 Th1 与 Th2 细胞中都能产生。Th2 细胞的细胞因子途径能够阐释产生 IgE 的 B 细胞的激活(通过 IL-4、IL-13)、嗜酸性粒细胞的募集(通过 IL-5)以及肥大细胞/嗜碱性粒细胞的生长(通过 IL-9,IL-10;图 1)。人类 Th1 细胞起源于幼稚 Th 细胞,这需要有 IL-12 的参与,而 Th2 细胞的生长需要 IL-4。随后的研究表明 Th1 和 Th2 细胞确实能够代表不同种类的 T 细胞家系,因为它们能表达不同且相互独立的转录因子。Th1 细胞表达 T-bet,而 Th2 细胞不能;Th2 细胞表达 GATA 结合蛋白-3(GATA-3)和 c-maf,而 Th1 细胞不能。最后发现,人类 Th1 细胞表达不同的趋化因子受体,如 CCR5 和 CXCR3,而 Th2 细胞主要表达 CCR4 和 CCR8。一系列的实验动物模型和人体研究显示:Th1 细胞应答反应普遍存在于组织特异性自身免疫病和其他类型慢性炎症,而过敏性疾病主要受 Th2 细胞抗过敏原应答反应的主导。这种二分法为 Th1/Th2 模式,且该模式已经有效使用多年了。

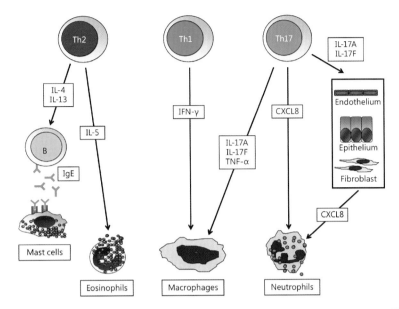

图 1　**CD4$^+$ 效应 T 细胞的三个主要亚群,它们的细胞因子及它们能激活的免疫系统中的非特异性细胞。Th2 细胞产生 IL-4 和 IL-13,它们可以让 B 细胞控制 IgE 生成,Th2 细胞还能产生 IL-5,它有助于嗜酸性粒细胞的活化和维持其存活,Th1 细胞是巨噬细胞的主要激活因子,其激活通过 IFN-γ 而实现,通过生成 IL-17A、IL-17F 和 TNF-α,Th17 细胞能激活巨噬细胞,Th17 细胞也能激活中性粒细胞,通过直接生成 CXCL8 或者通过 IL-17A 和 IL-17F 刺激内皮细胞、上皮细胞和成纤维细胞后产生 CXCL8,这两种方式来激活中性粒细胞**

Th1/Th2 模式的超越

2003 年发现了小鼠 CD4$^+$ T 细胞的第三大效应群体。这些细胞被认定为 Th17 细胞,它们的特点是能产生 IL-17A、IL-17F 以及 IL-22,Th1 或 Th2 细胞则不能产生这些标记细胞因子。IL-17 被认为是巨噬细胞和中性粒细胞的强激活因子(图 1)。此外,Th17 细胞表达的转录因子称为 ROR(γ)t,有别于 Th1 细胞(产生 T-bet)和 Th2 细胞(产生 GATA-3)。后续的研究表明,皮肤记忆 CD4$^+$ T 细胞的一个子集即使在没有 IL-17、IL-4 和 INF-γ 参与的情况下都能产生 IL-22。Th22 细胞在皮肤和肝脏主要起保护作用。这些细胞被认为是一个独立的稳定的 Th 细胞家系,它们即使在所有极端条件下也不会有表型的改变,在 RORC、GATA-3 和 T-bet 水平低时其也能表达转录因子 BNC-2 和 FOXO-4。然而,不论是 Th22 细胞作为一个独立家系的起源问题,还是 Th17 细胞缺乏产生 IL-17 能力的问题,都还没有确定。

Th1、Th2 和 Th17 细胞的功能是帮助 B 细胞在应答 T 细胞依赖抗原时产生 IgM、IgG 和 IgA(还包括 Th2 细胞对应的 IgE)抗体,还能调节免疫球蛋白经典开关和体细胞突变。这些主要发生在生发中心,CD4$^+$ T 细胞进入生发中心,调节它们的辅助功能,辅助抗体产生,这些 T 细胞被称为滤泡辅助性 T 细胞(Tfh)。有学者已经建议,Tfh 细胞成为一个与 Th1、Th2 和 Th17 细胞相平行的独立家系。但这些细胞是否能分别反映三大主要效应家系的表型状态,这一点还不是很确定。

二十多年前 IL-9 就被克隆出来了,当初发现它是一个 Th2 特异性细胞因子。然而,幼稚 Th 细胞在加入 TGF-β 和 IL-4 后也能促使 CD4$^+$ T 细胞生成 IL-9。最新的报道显示,转化生长因子(TGF)-β 能单独诱导 Th2 细胞持续性生成 IL-9,这些细胞被称为 Th9 细胞。而刺激人类记忆 CD4$^+$ T 细胞生成的 IL-17 的常用条件,也能促使 IL-9 的表达。因此,Th9 细胞是否能代表一个独立的稳定的家系仍有待证实。

CD4$^+$ 调节性 T 细胞

CD4$^+$ T 细胞除了能发挥促炎症作用,还能发挥调节作用。这些细胞在 1995 年被首次发现,当时一个 CD4+ T 细胞的子集被识别,他们组成性表达了大量的 IL-2 受体 α-链(CD25)。这些细胞后来被称为调节性 T(Treg)细胞,它们有非常高的抑制因子活性。调节性 T 细胞能阻止胸腺切除小鼠发生自身免疫反应,在其他自身免疫性实验性模型中也有同样作用,调节性 T 细胞还能抑制移植排斥反应和阻止肿瘤免疫。

Foxp3+ 调节性 T 细胞

Foxp3 是小鼠和人类调节性 T 细胞分化的掌控基因,其发生在胸腺水平(图 2)。这些细胞也被定义为自然或胸腺 Treg(tTreg)细胞。Foxp3 的基因缺失会导致免疫耐受,可诱导多器官自身免疫病的产生,在小鼠(小鼠 X 连锁隐性突变)和人类(免疫失调、多发性内分泌腺疾病和肠下垂,X 连锁综合征 IPEX)中都会发生。除 tTreg 细胞外,还有一类表达 Foxp3 的 Treg 细胞,它们不是来源于胸腺,而是来源于周边幼稚 T 细胞(图 2)。这些细胞被定义为适应性或诱导 Treg(iTreg)细胞。增加自身肽-MHC 复合物的相互亲和作用能促进 tTreg 细胞在胸腺内的分化,iTreg 分化很可能发生在非自身抗原的应答上,如过敏原、食物和常见微生物,由于高亲和力 T 细胞受体(TCR)信号与次优共刺激途径能促进 Foxp3 的诱导,因此 iTreg 细胞生成。此外,体内外研究表明,除了强 TCR 信号与次优共刺激信号外,诱导幼稚 T 细胞中 Foxp3 的表达也可由大剂量 TGF-β 促进产生。在体外,IL-2 也需要 TGF-β 介导的外周血 T 细胞 Foxp3 的诱导产生。iTreg 主要产生在特定的环境或组织,如肠相关淋巴组织和肠系膜淋巴结。对 tTreg 和 iTreg 的抑制效应的分子机制的了解仍然有限。一些细胞表面分子被提出作为 Treg 细胞介导的抑制介质发挥作用:CD25、CTLA-4、膜 TGF-β、CD39、CD73、LAG-3 和 TIGIT。但上述抑制机制没有一个能单独解释 Treg 细胞介导的免疫应答的调控。不论是 Treg 细胞实现了一个广泛硬线程序来限制不同类型的免疫,还是针对性抑制某种特殊类型免疫应答的模块式抑制程序,尚不清楚。Th1、Th2、Th17 细胞的应答反应受特殊类型 Treg 细胞调节的可能性最近得到了认可。

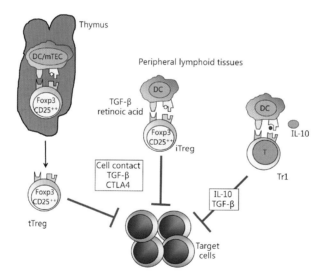

图 2　**CD4+ Treg 细胞的三个主要亚群、它们的起源以及激活调节机制。Foxp3+ CD25+ Treg 细胞能由胸腺中直接产生(tTreg),或者当幼稚 T 细胞与 DC 相互作用产生 TGF-β 和维甲酸时,其能在周围组织中被诱导产生(iTreg),tTreg 和 iTreg 通过直接与靶细胞接触展现出调节活性,但参与激活的分子属性仍有争议**

1 型调节性 T 细胞

除 Foxp3+ Treg 细胞外,另一类型的 iTreg 细胞已经被描述和定义为 1 型 Treg(Tr1)细胞(图 2)。Tr1 细胞不表达 Foxp3,其抑制作用是通过产生的细胞因子(如 IL-10 和 TGF-β)来实现。然而,尽管在有 IL-10 或 IL-27 参与的特定条件下 Tr1 细胞能从幼稚 T 细胞中分化出来,但对其表型和分化因子的内容无法达成共识,加上不能在体外大量扩增这些细胞,就阻碍了我们对其生物学知识的了解。因为 Tr1 细胞是特异性标记的孤儿,所以它们不能代表一个特定的家系,其相当于不同效应 T 细胞的一个过渡态。

T 细胞亚群在过敏性疾病中的作用

CD4$^+$ 效应 T 细胞和调节性 T 细胞在过敏性疾病的发病中确实能发挥重要作用。

过敏性疾病中的 Th2 细胞

T 细胞产生 IL-4 参与到 B 细胞产生 IgE 的过程已经证实了人类 Th1、Th2 细胞子集的存在,这些发现被报道后不久,出现了一个假设:过敏被认为是环境中无害抗原(过敏原)发生了 Th2 细胞驱动的超致敏。在哮喘病人的支气管活检中确实发现了 IL-4 产生型 T 细胞。在随后的几年里,过敏中的 Th2 细胞假设迅速变成了一个既定的事实,这基于哮喘和过敏实验动物模型的结果及体外进行的人体过敏性疾病靶器官的研究。这一系列复杂的研究提示,几乎所有的过敏性哮喘的病理生理表现,都能用与 Th2 细胞应答的直接/间接相关的细胞因子活性来解释(图 3)。Th2 相关细胞因子(IL-4、IL-5、IL-13)、Th2 特异性转录因子(GATA-3、c-maf)及 Th2 相关趋化因子受体(CCR4、CCR8、CRTH2),很容易通过一些支气管、鼻部和皮肤过敏病人的研究被证实,但 Th1 相关细胞因子、转录因子或趋化因子没有证据来证实。

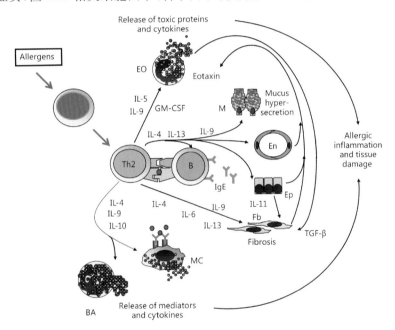

图 3　由活化的抗原特异性 Th2 细胞产生的细胞因子可以解释哮喘的几乎所有的病理生理学表现。**EO**＝嗜酸性粒细胞;**M**＝黏液细胞;**B**＝B 细胞;**En**＝内皮细胞;**Ep**＝上皮细胞;**Fb**＝成纤维细胞;**MC**＝肥大细胞;**BA**＝嗜碱性粒细胞

过敏中 Th2 细胞应答的调节

过敏原特异性 Th2 细胞应答可能导致了过敏性炎症,对于调节这一类型应答反应的自然机制的争论已经持续了多年。它们的定义对于理解在过敏性疾病发生中环境因子的作用以及新免疫治疗策略的开发都是至关重要的。

免疫偏离或免疫重定向

许多年来,过敏原特异性 Th2 细胞应答的调节机制仅被认为是与 Th1 细胞应答的拮抗活性有关。在小鼠和人类中,这些主要的 Th1 细胞分化细胞因子(如 IFN 和 IL-12)可以重新定向过敏原特异性 Th2 细胞应答朝 Th1 细胞表型过渡。这个过程被称为"免疫偏离"或"免疫重定向"。免疫偏离在实验性动物模型和体外人体的研究中都很好被证实。在 IL-12 的帮助下,抗原特异性 Th2 细胞能被重新定向为 Th0 细胞甚至 Th1 细胞表型,因为这些细胞可以表达 IL-12 受体上的 β2 链。由于许多细菌和病毒被称作病原相关分子模式或 PAMPs 的微生物组分,能够诱导树突状细胞(DC 细胞)的 Toll 样受体(TLR),刺激和诱导 DC 细胞产生 IL-12,故它们也能够诱导 Th2 细胞向 Th1 细胞转型。这些结果为"卫生假说"提供了第一种基础性解释。

根据这一假说,"西化"国家证实了在过去 10 年中,过敏性疾病的发病率逐年增加,这可以用人群在童年时期受环境中微生物影响来解释,对比了过去的 10 年和生活在发展中国家的人群后,得出的结果是不同的生活方式所致。在出生前和儿童早期阶段环境中的高度的微生物负担可以诱导 DC 细胞强烈生成 IL-12,这样,有利的微环境条件(过敏原 Th2 细胞型应答反应)受损并使其向 Th1 细胞表型转化("免疫偏离"或"免疫重定向")。基于这一概念,许多研究已经着手致力于新的治疗策略的确定,这是因为佐剂能够重定向,使过敏原特异性 Th2 细胞应答朝 Th1 细胞或其至更少极化表型转化。其中,包含有寡核苷酸的 CpG 基序在一段时间内得到了很大的关注。然而有部分临床研究结果令人感到失望,很难用一个明确的方式修改已建立的 Th2 细胞应答,因为,对于分化过程中细胞因子的影响,记忆 Th2 细胞没有幼稚 Th 细胞敏感。此外,由于它们不仅能刺激 DC 细胞,而且能刺激 B 细胞,这些佐剂可能还有能诱导 B 细胞增殖和产生自身抗体的缺点。因为这个原因,其他的佐剂现正在研究中。

免疫抑制或免疫调节

用来解释卫生假说的"免疫偏离"机制理论,作为针对过敏性疾病特异性免疫治疗策略开发的有用方案,几乎完全淹没了后来 Treg 细胞的发现,且原先的有效的证明实验都已经被"废除"了。根据流行病学观察,在过去的 10 年中 Th2 细胞介导的过敏性疾病发病率有增高趋势,Th1 细胞介导的慢性炎症疾病(如多发性硬化、1 型糖尿病、Crohn's 病)在更多的发达国家发病率也在增加,有学者声称因为免疫偏离的缺失,导致微生物负担减少,不利于过敏性疾病的发展,但其实是因为 Treg 细胞的微量激活所致。这种观点现在很流行,之前有过报道,最近有更多的流行病学和分子科学的研究也提供了强力证据支持,特别是针对那些生活在农场的儿童的研究。Tr1 细胞可能的作用已经在养蜂人中证实了,养蜂人在几个月的对蜜蜂的照料中通过多次被蜇而对蜂毒产生了耐受,而在冬季里的几个月其耐受性迅速减低。然而,在一些小鼠实验性模型中,IL-10 发挥的是对过敏的促进作用而不是保护作用,诱导记忆型 IL-10 产生的 Treg 细胞是否能获得预防性耐受,仍然没有确定。此外,养蜂人确实代表了一类不同特应性体质的人群。

免疫偏离受损和免疫抑制减低导致过敏的发生率降低,免疫偏离受损作用是普遍存在的

在过去几年中,对生活在农场的儿童进行的一系列研究,结果明确显示,胎儿在母体子宫内和出生后的几个月中的微生物暴露能对过敏的发展起到保护作用。此外,这种保护作用部分是因为这些儿童食用的未消毒的奶粉包含一些非致病性细菌,如鲁氏不动杆菌和乳酸乳球菌,它们都能诱导 Th1 细胞极化程序(通过诱导 DC 细胞体内的 Delta 配体,而不是诱导 Notch 配体的配体之一——Jagged)。鲁氏不动杆菌也能通过母体 TLR 信号来保护产前哮喘。最后也是最重要的,鲁氏不动杆菌在过敏性应答反应中的抑制因子作用依赖于 IFN-γ,在表观遗传学方面通过 CD4$^+$ T 细胞 IFN G 启动子染色质组蛋白 4 的乙酰化来调控;相反,组蛋白 4 乙酰化的抑制废除了 Th2 细胞保护性表型。整合起来看,这些发现提供了很明显的证据,表明 Treg 细胞活性的减低可以一定程度上解释免疫学改变能增加过敏性疾病的发病率,但毫无疑问,由 Th2 细胞向 Th1 细胞的免疫偏离的缺失仍然是流行机制的解释(图 4),这是作为"卫生假说"的最初的提案。

可能的过敏反应中 Th2 细胞以外的 CD4$^+$ 效应的致病作用

在 Th17 和 Th9 细胞被发现后,这些细胞因子及其在过敏性疾病中的发病机制已经被假设过。特别是,能产生 IL-17 和 IL-4 的 T 细胞在重症哮喘病人的血液循环中是增多的。IL-17 确实在重症糖皮质激素抵抗型支气管哮喘中发挥作用,该型哮喘的特征是有中性粒细胞参与而不需要嗜酸性粒细胞。这是由于被 Th17 细胞募集的细胞具有特殊活性,Th17 细胞是通过刺激 CXCL8 后由上皮细胞、内皮细胞及成纤维细胞产生,也可以由 CXCL8 直接产生。另外,Th2 细胞可以在特应性皮炎中发挥作用。如上面所提到的,在与慢性病(有 IL-4 和 TGF-β 生成)相关的特定条件中,可能会出现一个独有的 Th9 细胞群体。然而,尽管有报道称,IL-9 能够促进上皮细胞分泌黏液和气道重塑,但 Th9 细胞在过敏性疾病中的作用目前还不清楚。

自然杀伤 T 细胞可能的致病作用

不变的自然杀伤 T(iNKT)细胞的特征是,在 TCR 上不变的可变区内有 α-链 14 连接 18 区,能选择性识别被抗原提呈细胞 CD1d 提呈给 TCR 的糖脂 α-半乳糖。过敏原导致的肺炎动物模型(大多数为小鼠)、病毒感染、臭氧暴露或细菌组分的广泛研究已经认为 iNKT 细胞在哮喘中能够起作用。该理念涉及导致气道高

反应性的原因、与 Th2 细胞联系在一起的 iNKT 细胞功能或是独立的适应性免疫。然而,不论小鼠的研究是否具有很高的指导作用,CD1d 限制性 iNKT 细胞在人类哮喘中的作用仍具争议。

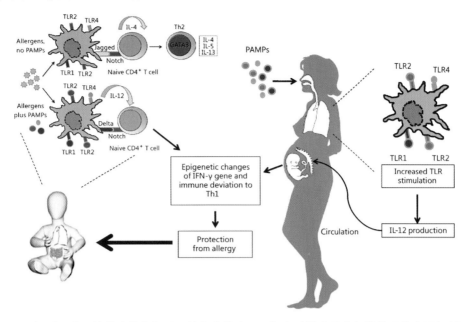

图 4　在怀孕期和儿童早期,由环境微生物负担诱导的免疫偏离用于解释过敏发展中保护作用的主要机制。母体环境中高度的微生物负担导致了 TLR 的持续性刺激,最终增加了 IL-12 的产量,其与过敏性分子(由母亲吸入或食入)一道可以通过血液循环到达胎儿。出生后,过敏原的吸入或食入不伴随有母体 IL-12 生成,也缺乏由环境 PAMPs 产生的新生 TLR 刺激,就导致 DC 细胞表达 Notch 配体之一——Jagged 和过敏原特异性幼稚 Th 细胞的 Th2 极化。相比而言,过敏原被未经 TLR 长期刺激的新生儿吸入和食入后,导致了 DC 细胞表达 Notch 配体之一——Delta 和 IL-12 的生成。由于母体和新生儿 TLR 的刺激导致了 IL-12 的持续高水平状态,这就允许 IFN-γ 基因的表观遗传学改变和过敏原特异性 Th1 极化,其对过敏的发展起保护作用

先天免疫在过敏性疾病中的作用

在过去的几年里,人们发现了一种新的免疫细胞群体可能涉及过敏性疾病的发病机制。这些细胞是淋巴细胞但缺乏 TCR,它们曾经被称为 nuocytes、自然辅助细胞、先天辅助细胞,最近还被称作 2 型先天淋巴细胞(ILC2)。ILC2 表达的 GATA-3 是作为特异性标志物,ILC2 能产生 IL-5 和 IL-13,以及少量 IL-4 和 IL-9。这些细胞可能对抵抗蠕虫有重要保护作用,也有学者认为它们在哮喘和其他过敏性疾病的发病机制中起作用。ILC2 可被细胞因子 IL-25 和 IL-33 刺激(图 5)。哮喘中 IL-25 的主要来源是肺上皮细胞、DC、嗜酸性粒细胞、肥大细胞、嗜碱性粒细胞。IL-33 由巨噬细胞和肺上皮细胞产生,而哮喘病人的上皮细胞表达的 IL-33 上升。然而,Th2 细胞和 ILC2 在过敏性疾病发病机制中各自的作用(有可能两者之间存在相互作用)仍有待确定。

结束语

适应性免疫,尤其是过敏原特异性 CD4$^+$ Th2 细胞在过敏性疾病发生机制中的重要作用已经确立。Th2 细胞产生细胞因子,如 IL-4 和 IL-13,它们能控制 B 细胞生成 IgE。Th2 细胞也能产生 IL-5,这是嗜碱性粒细胞募集和生存的关键。经过大量研究 Th2 细胞介导的过敏性炎症的调控机制,已经描述出了两种主要机制。Th1 细胞相关细胞因子如 IL-12 和 IFN 能够阻碍 Th2 细胞的发育(重定向或免疫偏离),Treg 细胞也能对其抑制。不同类型的 Treg 细胞已得到描述,如 Foxp3$^+$ tTreg 和 iTreg,Foxp3$^-$ 和 IL-10 生成型 Tr1 细胞。Th1 和 Treg 细胞可能对预防和(或)抑制过敏原特异性 Th2 细胞应答有重要作用,但最近有更多数据支持如下观点:过敏性应答的保护机制依赖 IFN-γ,在表观遗传学上是通过对 CD4$^+$ T 细胞 IFN G 启

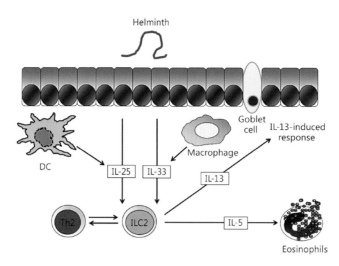

图 5　ILC2,连同 Th2 细胞,不仅有助于防蠕虫,而且也参与了过敏性疾病的发病机制。在应答寄生虫(可能也包括一些过敏原)时,黏膜上皮细胞、DC 细胞、巨噬细胞产生 IL-5 和(或)IL-33,它们能刺激 ILC2 产生 IL-5和 IL-13,也对 Th2 细胞的发育有帮助

动子的染色质组蛋白 4 的乙酰化来调控的。

　　最近,除了 Th1 和 Th2 细胞,其他的 CD4$^+$T 细胞亚群如 Th17 细胞和 Th9 细胞,已经被发现。Th17 细胞在重症慢性哮喘中起到一些作用,可能机制是能募集中性粒细胞,而 Th9 细胞在过敏性疾病中的贡献目前还不清楚。同样的,尽管鼠类模型中 iNKT 细胞可能致病哮喘的作用已获证实,但它们在人类哮喘中的重要发病机制还存在争议。相比较而言,ILC2 是 Th2 细胞的内源性对应物,非常可能对过敏性疾病炎症具有贡献作用。这些细胞确实能产生大量的 IL-5 和 IL-13 来应答 IL-25 及 IL-33,这两种细胞因子可以通过不同的免疫和非免疫类型的细胞(包括肺上皮细胞)释放。

参 考 文 献

[1] Mosmann TR,Coffman RL:Heterogeneity of cytokine secretion patterns and functions of helper T cells. Adv Immunol 1989;119:382-392.

[2] Romagnani S:Human TH1 and TH2 subsets:doubt no more. Immunol Today 1991;12:256-257.

[3] Manetti R,Parronchi P,Giudizi MG,Piccinni MP,Maggi E,Trinchieri G,Romagnani S:Natural killer cell stimulatory factor(interleukin 12[IL-12])induces T helper type 1(Th1)-specific immune responses and inhibits the development of IL-4-producing Th cells. J Exp Med 1993;177:1199-2004.

[4] Maggi E,Parronchi P,Macchia D,Piccinni MP,Simonelli C,Romagnani S:Reciprocal regulatory effects of IFN-gamma and IL-4 on the in vitro development of human Th1 and Th2 clones. J Immunol 1992; 148:2142-2147.

[5] Hwang ES,Szabo SJ,Schwartzberg PL,Glimcher LH:T helper cell fate specified by kinase-mediated interaction of T-bet and GATA-3. Science 2005;307:430-433.

[6] D'Ambrosio D,Iellem A,Bonecchi R,Mazzeo D,Sozzani S,Mantovani A,Sinigaglia F:Selective up-regulation of chemokine receptors CCR4 and CCR8 upon activation of polarized human type 2 Th cells. J Immunol 1998;161:5111-5115.

[7] Romagnani S:The Th1/Th2 paradigm. Immunol Today 1997;27:1751-1755.

[8] Weaver CT,Harrington LE,Mangan PR,Gavrieli M,Murphy KM:Thl7:an effector CD4T cell lineage with regulatory T cell ties. Immunity 2006;24:677-688.

[9] Eyerich S,Eyerich K,Pennino D,Carbone T,Nasorri F,Pallotta S,Cianfarani F,Odorisio T,Traidl-

Hoffmann C,Beherendt H,Durham SR,Schmidt-Weber CB,Cavani A:Th22 cells represent a distinct human subset involved in epidermal immunity and remodeling. J Clin Invest 2009;119:3573-3585.

[10] King C,Tangye SG,Mackay CR:T follicular helper(THF)cells in normal and dysregulated immune response. Annu Rev Immunol 2008;26:741-766.

[11] Veldhoen M,Uyttenhove C,van Snick J,Helmby H,Westendorf A,Buer J,Martin B,Wihelm C,Stokinger B:Transforming growth factor-β 'reprograms' the differentiation of T helper 2 cells and promotes an interleukin 9-produing subset. Nat Immunol 2008;9:1341-1346.

[12] Sakaguchi S,Sakaguchi N,Asano M,Itoh M,Toda M:Immunologic self-tolerance maintained by activated T cells expressing IL-2 receptor alpha chains(CD25):breakdown of a single mechanism of self-tolerance causes various autoimmune disaeases. J Immunol 1995;155:1151-1164.

[13] Notarangelo LD,Gambineri E,Badolato R:Immunodeficiencies with autoimmune consequences. Adv Immunol 2006;89:321-370.

[14] Josefowicz SZ,Lu LF,Rudensky AY:Regulatory T cells:mechanisms of differentiation and function. Annu Rev Immunol 2012;30:531-564.

[15] Roncarolo MG,Gregori S,Battaglia M,Bacchetta R,Fleischhauer K,Levings MK:Interleukin 10-secreting type 1 regulatory T cells in rodents and humans. Immunol Rev 2006;212:28-50.

[16] Del Prete GF,Maggi E,Parronchi P,Chrètien I,Tiri A,Macchia D,Ricci M,Banchereau J,De Vries J,Romagnani S:IL-4 is an essential factor for IgE synthesis induced in vitro by human T cell clones and their supernatants. J Immunol 1988;140:4193-4198.

[17] Romagnani S:Lymphokine production by human T cells in disease states. Annu Rev Immunol 1994;12:227-257.

[18] Robinson DS,Hamid Q,Bentley A,Ying S,Tsicopoulos A,Barkans J,Bentley AM,Corrigan C,Durham SR,Kay AB:Predominant TH2-like bronchoalveolar T-lymphocyte population in atopic asthma. N Engl J Med 1991;94:189-193.

[19] Romagnani S:The role of lymphocytes in allergic disease. J Allergy Clin Immunol 2000;195:399-408.

[20] Coffman RL,Romagnani S:Redirection of Th1 and Th2 Responses. Berlin,Springer,1999.

[21] Meiler F,Zumkehr J,Klunker S,Ruckert B,Akdis CA,Akdis M:In vivo switch to IL-10-secreting T regulatory cells in high dose allergen exposure. J Exp Med 2008;205:2887-2898.

[22] Debarry J,Garm H,Hanusskiewicz A,Dickgreber N,Blumer N,von Mutius E,Bufe A,Gatermann S,Renz H,Holst O,Heine H:*Acinetobacter lwoffii* and *Lactococcus lactis* strains isolated from cowsheds possess strong allergy-protective properties. J Allergy Clin Immunol 2007;119:1514-1521.

[23] Brand S,Teich R,Dicke T,Harb H,Yildirim AO,Tost J,Schneider-Stock R,Waterland RA,Bauer UM,von Mutius E,Garn H,Pfefferle PI,Renz H:Epigenetic regulation in murine offspring as a novel mechanism for transmaternal asthma protection induced by microbes. J Allergy Clin Immunol 2012;128:618-625.

[24] Romagnani S:The increased prevalence of allergy and the hygiene hypothesis:missing immune deviation,reduced immune suppression,or both? Immunology 2004;112:352-363.

[25] Holgate ST:Innate and adaptive immune responses in asthma. Nat Med 2012;18:673-683.

[26] Spits H,Cupedo T:Innate lymphoid cells:emerging insights in development,lineage relationships,and function. Annu Rev Immunol 2012;30:647-675.

肥大细胞研究

Hirohisa Saito

日本东京儿童健康与发展国家研究所

摘要

1953 年,人们观察到肥大细胞(mast cell)含有组胺,之后在 1966 年又发现了免疫球蛋白 E(IgE),肥大细胞在过敏反应中的作用才被揭示出来,这距离 Ehrlich 的首次公布将近有一个世纪。Peter Shackford 在去世前的一年贡献了 40 L 的血浆,为人类做出了巨大贡献;而在发现 IgE 后,由 Peter Shackford 提供、从骨髓瘤中提取的 IgE 被分享给了许多研究人员进行研究,这加快了过敏反应机制的研究,特别是肥大细胞在 IgE 介导反应中的作用机制。由于我们识别出了肥大细胞是骨髓造血干细胞分化出的后代,遂于 1977 年,在体外成功培养出肥大细胞。随着分子生物学技术的发展,1989 年,我们确定了高亲和力的 IgE 受体(Fc ε RI)的结构。基于此,我们又得知了,当肥大细胞通过 Fc ε RI 交联被活化时,整个分子的表达会发生改变。不过,我们还没有全部弄清楚肥大细胞的生理学或病理学作用,特别是在 IgE 不参与的过程中。我们有必要理解在过敏性疾病或其他疾病中非 IgE 介导的肥大细胞活化机制。

1878 年,Paul Ehrlich 首次描述了肥大细胞,它存在于结缔组织和黏膜表面,特别是在与外部环境相接触的地方,如皮肤、呼吸道及胃肠道黏膜处。由于肥大细胞有独特的着色特性,如对碱性染料或苯胺类染料有异染性,之前人们误认为肥大细胞的作用是滋养其周围组织。在肥大细胞发现后近一个世纪,我们才知道其在过敏或免疫中的重要作用:组胺存在于肥大细胞颗粒中和功能性高亲和力 IgE 受体(Fc ε RI)表面(图 1)。从那时起,我们对肥大细胞在过敏性疾病中的作用理解得以快速更新。我们现在知道,IgE 致敏的肥大细胞因过敏原应答刺激会立即释放多种中间介质,如组胺或白三烯。它们接受该过敏原刺激后的几个小时内还会合成和释放细胞因子。在下文中,肥大细胞的研究历史按时间先后顺序来阐述。

肥大细胞/嗜碱性粒细胞中发现组胺

1910 年,Dale 和 Laidlaw 的研究被发表后,人们一直怀疑组胺能引起严重过敏反应。不过,过敏性休克却被认为与血中组胺含量降低有关。当然,后来的发现解释了这个矛盾:组胺储存在嗜碱性粒细胞中,但是其一旦释放入血就会迅速被降解,在体外分离血清和体内发生过敏反应时,嗜碱性粒细胞也会释放组胺。

组胺存在于肥大细胞内被发现不久后,在 1953 年,Fawcett 报告了用复合物 48/80 刺激大鼠后,其肥大细胞能释放组胺,而这种复合物被命名为组胺释放剂。与过敏反应中组胺的释放相关,Lichtenstein 和 Osler 于 1964 年首次在体外证明,在人类花粉症病人白细胞中,特异性抗原的刺激可以释放组胺。继 1966 年发现 IgE 以后,又依次证实人类白细胞以及存在于白细胞中的嗜碱性粒细胞都能以 IgE 依赖的方式释放组胺。有关人类 IgE 的分子特性的知识,使我们能够识别其他物种的 IgE。利用大鼠腹膜肥大细胞的过敏原实验,首次证实了 IgE 致敏的肥大细胞能释放组胺。

在其他地方曾有文献综述记载,1942 年,组胺 H1 受体阻滞剂首次应用于临床;它作为一种逆激活剂,可以稳定 H1 受体的非活性结构中心。如今,全世界已使用超过 45 种组胺 H1 受体阻滞剂,这是治疗过敏性疾病(如过敏性鼻结膜炎、荨麻疹等)药物的最大一类。

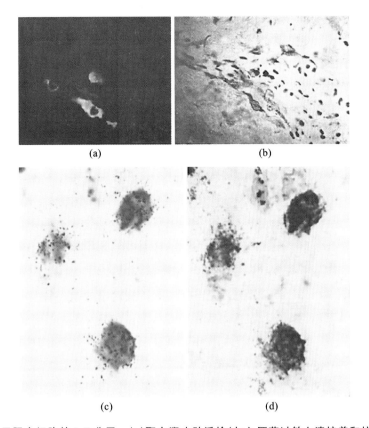

图 1　首次识别结合于肥大细胞的 IgE 分子。(a)取自猴皮肤活检(加入豚草过敏血清培养和抗原 E 结合染色)石蜡
　　　切片的荧光显微图像。(b)相同区域的用甲苯胺蓝复染过的光学显微图像。肥大细胞与 125I-抗 IgE 结合,显
　　　微镜聚焦放射性颗粒(c)或细胞(d)。致敏了的猴皮肤肥大细胞与 125I-抗 IgE 结合。(a)、(b)选自 Hubscher
　　　等人的研究结果,证实了一些肥大细胞能与过敏原特异性抗体结合,(c)、(d)选自 Tomioka 和 Ishizaka 的研究
　　　结果,他们证实了肥大细胞能与 IgE 抗体结合

肥大细胞/嗜碱性粒细胞中 IgE 受体的发现

　　Peter Shackford 在生前曾贡献了 40 L 的血浆,为人类做出了巨大贡献;而他提供的、从骨髓瘤中提取的
IgE,由 Kimishige Ishizaka 提纯并分享给多位研究者,这加快了过敏反应机制的研究步伐,尤其是肥大细胞
和嗜碱性粒细胞中 IgE 介导的反应中的作用机制。Metzger 团队开始确定嗜碱性粒细胞和肥大细胞中 IgE
受体的结构特征。IgE 分子在与其受体结合后,一般不能激活肥大细胞。这种现象很特别,与其他的配体-
受体相互作用有明显区别。研究者揭示,多价抗原/分子通常能够激活 IgE 致敏的肥大细胞,而单价抗原/分
子一般却不能。

　　随着分子生物学技术的发展,1989 年,FcεRI 的结构最终被确定下来。现在,我们知道,FcεRI 是一个
四聚体结构,包括一个结合于 IgE 的 α 链(FcεRIα)、一个 β 单链的亚基(FcεRIβ)、两个存在形式为同型二
聚体信号亚基的 γ 亚基(FcεRIγ)。FcεRI 分子的克隆技术、小鼠基因敲除技术的发展,加快了我们对 IgE
依赖的肥大细胞活化过程中信号转导途径的研究进程。

肥大细胞起源及培养方法的发现

　　Ehrlich 认为肥大细胞来源于结缔组织中的成纤维细胞。当然,他当时想不到这些细胞来源于造血谱系
的前体。99 年之后,1977 年 Kitamura 证实了肥大细胞来源于造血干细胞。甚至在 1976 年,出版的血液学
教科书上还写着肥大细胞来源于组织。Kitamura 等人将含有超大颗粒粒细胞的米色(C57BL-bg/bg)小鼠
的骨髓细胞或肥大细胞移植到经射线照射消除了骨髓前体细胞的野生型 C57BL 小鼠体内。他们发现,进行

骨髓移植后,在野生型 C57BL 小鼠体内的肥大细胞中含有超大颗粒。Kitamura 等人还发现了两种不同基因型的先天缺乏肥大细胞的小鼠。一种是 Sl/Sld 型小鼠,后来发现原因是缺乏干细胞因子(SCF),另一种是 W/Wv 型小鼠,原因是缺乏名为 c-Kit 的干细胞因子受体。利用先天肥大细胞缺乏的小鼠进行研究,确定了肥大细胞的起源与粒细胞有共同的祖细胞,即造血干细胞(图 2)。而且,研究证明,未成熟的肥大细胞祖细胞并不像未成熟粒细胞一样存在于骨髓中,而是通过血液循环由骨髓迁移到组织中。

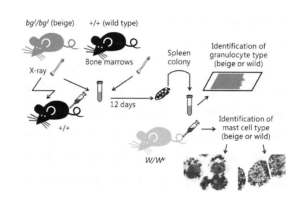

图 2　肥大细胞被识别为多能干细胞的前体。从米色(C57BL-bg/bg)小鼠和野生型(＋/＋)小鼠中获得的混合骨髓细胞注入照射过的野生型 C57BL 小鼠,12 天后可获得脾细胞集落来源的单个造血细胞。把单克隆的细胞注射进肥大细胞缺乏的小鼠(W/Wv)体内。每个集落可引起肥大细胞和颗粒细胞的颗粒增大(米色),也可使颗粒保持大小(野生型)

20 世纪 60 年代初,Ginsburg 和 Lagunoff 首次报告体外培养肥大细胞。不过,以小鼠淋巴结细胞为来源、而不以骨髓细胞为来源的肥大细胞生长于纤维细胞层。由于肥大细胞的识别只是在形态学层面,这些细胞是否是肥大细胞一直有争论。后来,Ishizaka 等人在 1976 年对大鼠胸腺细胞的长期培养中,通过证明培养细胞上存在 IgE 受体,证实了肥大细胞可于单成纤维细胞层成长。后来的发现这么解释这些观察结果:非常微量的造血细胞(甚至存在于淋巴组织中)当接受淋巴细胞源性肥大细胞生长因子(如 IL-3)的刺激后,会转化成肥大细胞。此外,成纤维细胞层也会提供生长因子(如 SCF)来支持肥大细胞的完全成熟。

1977 年识别了肥大细胞是造血干细胞的后代,促使我们能够利用造血组织获取肥大细胞。1980 年,Denburg 等人通过在抗原激活淋巴细胞上清液中培养骨髓细胞,在体外成功获得了豚鼠嗜碱性粒细胞(在豚鼠体内,与肥大细胞比较,嗜碱性粒细胞是更主要的细胞类型)。而后,一些团队几乎同时报道,使用类似的体系来培养小鼠肥大细胞:在抗原激活淋巴细胞上清液中培养骨髓细胞或者脾脏造血细胞。支持小鼠肥大细胞在体外生长的因子被克隆,且命名为 IL-3。

使用同样的系统时,即在活化的淋巴细胞上清液中培养人类造血细胞,只能使嗜碱性粒细胞生长。因此,非常迫切希望人类 IL-3 的发现及克隆技术能被用于培养人类肥大细胞。人类 IL-3 能被克隆,是基于 cDNA 上有一个很显著的序列,与小鼠 IL-3 的编码同源。但是,即使是用人类的重组 IL-3 来培养造血细胞,人类肥大细胞也并没有生长。当时,所有的肥大细胞研究者都对这些结果感到失望。

实际上,人类 IL-3 与小鼠 IL-3 有很显著的同源性序列,但是它们两者的同源程度(26%～28% 的氨基酸序列)几乎相当于人类 IL-3 与粒细胞-巨噬细胞集落刺激因子(GM-CSF)之间的同源程度。另外,人类 IL-3 受体与小鼠 IL-3 受体也存在结构差异。人类有一个共同的 β 亚基,本身没有结合任何细胞因子,但能够作为高亲和力受体与 GM-CSF、IL-3 及 IL-5 的 α 亚基结合;相比之下,小鼠有两个独特的 β 亚基,一个是 IL-3 的特异性受体,仅存在于肥大细胞上,另一个相当于人类的共同 β 亚基。

早期的研究曾有一项假设,后为 Levi Schaffer 等人证实,成纤维细胞能够支持依赖 IL-3 培养的小鼠肥大细胞生长,从而成为成熟的结缔组织肥大细胞表型。他们也报道,当与成纤维细胞联合培养时,成熟的人类肺组织肥大细胞能够在体外维持存活。后来,在 1989 年,Furitsu 等人加入小鼠 3T3 成纤维细胞系联合培养,最终从造血细胞中成功观察到人类肥大细胞的生长发育。

1990 年,肥大细胞的成纤维细胞源性生长因子被克隆,称为 SCF,10 多位研究者几乎同时以原创论文发表了这一结果。其中一位作者研究的是克隆的人类 SCF,而其他研究指出小鼠或大鼠 SCF 都能支持人类肥大细胞的生长。虽然 SCF 能支持人类肥大细胞的生长,但不能稳定获得大量的功能性成熟肥大细胞。事实上,SCF 扩增出的造血干细胞比肥大细胞要多。IL-6,一种成纤维细胞源性因子,能支持造血干细胞和 SCF 的自我更新,而其他多数细胞因子(如 GM-CSF)起抑制作用。因此,SCF 和 IL-6 被用于培养人类肥大细胞。IL-6 后来被发现能刺激人类肥大细胞成熟。为了防止巨噬细胞产生干细胞自更新抑制细胞因子(如 GM-CSF),在使用 SCF 和 IL-6 的同时,也会同时使用 PGE2、甲基纤维素培养体系(图 3)或纯化的肥大细胞干细胞。当使用高纯度肥大细胞干细胞时,IL-3 或 IL-5 与 SCF 和 IL-6 联合使用能增加培养的肥大细胞数量,而 GM-CSF 则不能。

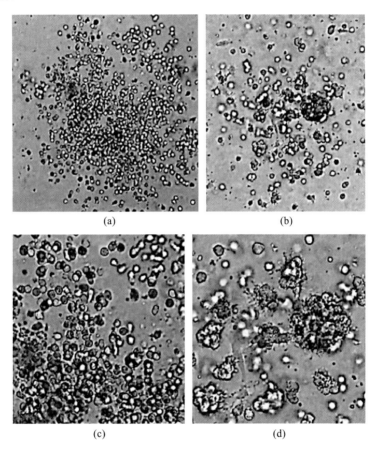

图 3 人类肥大细胞在甲基纤维素培养基中集落性生长。在甲基纤维素培养基中,当成人外周血细胞中加入 SCF、
　　IL-6、IL-3 培养 6 周时,能够观察到肥大细胞集落(a)、(c)和巨噬细胞集落(b)、(d)。肥大细胞看起来折光、等
　　圆,而巨噬细胞看起来格外大且形状不规则。物镜放大至原来的 10 倍((a)、(b)),20 倍((c)、(d))

肥大细胞的表型

啮齿动物中,肥大细胞亚型的表型差异是基于这些细胞的不同染色特性、T 细胞依赖性、功能不同,可分为结缔组织肥大细胞和黏膜肥大细胞。根据表达的中性蛋白酶不同,已经识别出人类的两种类型的肥大细胞。TC 型肥大细胞(MC_{TC})含类胰蛋白酶、糜蛋白酶和其他中性蛋白酶,而 T 型肥大细胞(MC_T)含类胰蛋白酶,但缺乏存在于 MC_{TC} 中的其他中性蛋白酶。MC_{TC} 主要存在于结缔组织,如皮肤;而 MC_T 通常被发现于黏膜,如气道上皮。MC_{TC} 可以对各种非免疫性刺激(如 C5a 或 P 物质)产生应答反应,而 MC_T 却不能。

基于上皮细胞基因标签,可识别 Th2 细胞因子(如 IL-13)活性,从而将哮喘分为两个亚组(Th2-高型哮喘和 Th2-低型哮喘)。Th2-高型哮喘病人气道上皮内肥大细胞增多,这些上皮内肥大细胞表达类胰蛋白酶和羧基肽酶 A3(CPA3),但不表达糜蛋白酶。根据经典的定义,MC_T 不应该表达 CPA3,然而根据公共微阵列数据,所有类型的肥大细胞和嗜碱性粒细胞都表达 CPA3。因此,我们可以认为这些上皮肥大细胞至少可以归为某种 MC$_T$。由 IL-13 活化的上皮细胞暴露到环境介质中的肥大细胞表现出糜蛋白酶下调,但没有改变类胰蛋白酶或 CPA3 的表达。这或许就是 MC$_T$ 最先在黏膜处被发现、不存在于免疫缺乏病人体内的原因。相反,人类肥大细胞表型(如糜蛋白酶的表达),即使在标准培养条件下(添加 SCF 和 IL-6)都可以保持数周以上。

肥大细胞产生细胞因子的发现

活化的肥大细胞可以释放多种蛋白因子及低相对分子质量介质,如组胺。1987 年相关研究发现,活化的肥大细胞能表达和释放细胞因子,如肿瘤坏死因子(TNF)。后来,我们发现肥大细胞源性 TNF 在气道高反应性、T 细胞发育(加强作用)、细菌感染(保护作用)方面都发挥重要作用。

当用小鼠肥大细胞进行实验时,IL-4 的产生似乎可以重复。然而到目前为止,仅有少数团队成功利用免疫组化手段证实在人类肥大细胞中发现 IL-4。不过,至少在人体中,嗜碱性粒细胞能更有效地产生 IL-4,IL-4 能有效激活人类肥大细胞功能、促进其成熟。有趣的是,肥大细胞与 IL-4 预孵育产生 IgE 介导的刺激时,作为应答,人类肥大细胞能够大量产生另一种 Th2 型细胞因子 IL-13。通过分子生物学技术的发展,如微阵列、人类肥大细胞培养体系的建立,我们知道,在应答 IgE 相关或非 IgE 相关刺激时,人类和小鼠肥大细胞都能表达和释放各种细胞因子(主要是 Th2 型细胞因子)和趋化因子(主要是 CC-趋化因子和 IL-8)。

未来展望

现在,我们甚至了解整个分子模型;当肥大细胞通过 Fc ε RI 交联被激活时,它在分子水平的表达也会改变。然而,肥大细胞的生理和病理作用,尤其是在没有 IgE 参与的情况下,还不是完全清楚。我们有必要确定在过敏性或其他类型疾病中非 IgE 介导的肥大细胞激活机制。我们需要理解在过敏性或先天型炎症中,其他组织来源细胞的作用,以确定肥大细胞的相对作用。

参 考 文 献

[1] Riley JF,West GB:The presence of histamine in tissue mast cells. J Physiol 1953;120:528-537.

[2] Hubscher T,Watson JI,Goodfriend L:Target cells of human ragweed-binding antibodies in monkey skin. 1. Immunofluorescent localization of cellular binding. J Immunol 1970;104:1187-1195.

[3] Bach MK,Bloch KJ,Austen KF:IgE and IgGa antibody-mediated release of histamine from rat peritoneal cells. 1. Optimum conditions for in vitro preparation of target cells with antibody and challenge with antigen. J Exp Med 1971;133:752-771.

[4] Tomioka H,Ishizaka K:Mechanisms of passive sensitization. 2. Presence of receptors for IgE on monkey mast cells. J Immunol 1971;107:971-978.

[5] Fawcett DW:Cytological and pharmacological observations on the release of histamine by mast cells. J Exp Med 1954;100:217-224.

[6] Lichtenstein LM,Osler AG:Studies on the mechanisms of hypersensitivity phenomena. 9. Histamine release from human leukocytes by ragweed pollen antigen. J Exp Med 1964;120:507-530.

[7] Ishizaka K,Ishizaka T,Hornbrook MM:Physico-chemical properties of human reaginic antibody. 4. Presence of a unique immunoglobulin as a carrier of reaginic activity. J Immunol 1966;97:75-85.

[8] Ishizaka T,Ishizaka K,Johansson SG,Bennich H:Histamine release from human leukocytes by anti-γE antibodies. J Immunol 1969;102:884-892.

[9] Ishizaka T, De Bernardo R, Tomioka H, Lichtenstein LM, Ishizaka K:Identification of basophil

granulocytes as a site of allergic histamine release. J Immunol 1972;108:1000-1008.

[10] Simons FER, Simons KJ: Histamine and H₁-antihistamines: celebrating a century of progress. J Allergy Clin Immunol 2012;128:1139-1150.

[11] Ishizaka T, Ishizaka K, Orange RP, Austen KF: The capacity of human immunoglobulin E to mediate the release of histamine and slow reacting substance of anaphylaxis (SRS-A) from monkey lung. J Immunol 1970;104:335-343.

[12] Kulczycki A Jr, Isersky C, Metzger H: The interaction of IgE with rat basophilic leukemia cells. 1. Evidence for specific binding of IgE. J Exp Med 1974;139:600-616.

[13] Ishizaka K, Ishizaka T: Immune mechanisms of reversed type reaginic hypersensitivity. J Immunol 1969;103:588-595.

[14] Blank U, Ra C, Miller L, White K, Metzger H, Kinet Jp: Complete structure and expression in transfected cells of high affinity IgE receptor. Nature 1989;337:187-189.

[15] Gilfillan AM, Tkaczyk C: Integrated signalling pathways for mast-cell activation. Nat Rev Immunol 2006;6:218-230.

[16] Kitamura Y, Shimada M, Hatanaka K, Miyano Y: Development of mast cells from grafted bone marrow cells in irradiated mice. Nature 1977;268:442-443.

[17] Kitamura Y, Yokoyama M, Matsuda H, Ohno T, Mori KJ: Spleen colony-forming cell as common precursor for tissue mast cells and granulocytes. Nature 1981;291:159-160.

[18] Ginsburg H, Lagunoff D: The in vitro differentiation of mast cells: cultures of cells from immunized mouse lymph nodes and thoracic duct lymph on fibroblast monolayers. J Cell Biol 1967;35:685-697.

[19] Ishizaka T, Okudaira H, Mauser LE, Ishizaka K: Development of rat mast cells in vitro. 1. Differentiation of mast cells from thymus cells. J Immunol 1976;116:747-754.

[20] Denburg JA, Davison M, Bienenstock J: Basophil production. J Clin Invest 1980;65:390-399.

[21] Schrader JW, Lewis SJ, Clark-Lewis I, Culvenor JG: The persisting (P) cell: histamine content, regulation by a T cell-derived factor, origin from a bone marrow precursor, and relationship to mast cells. Proc Natl Acad Sci USA 1981;78:323-327.

[22] Ihle JN, Keller J, Oroszlan S, Henderson LE, Copeland TD, Fitch F, Prystowsky MB, Goldwasser E, Schrader JW, Palaszynski E, Dy M, Lebel B: Biologic properties of homogeneous interleukin 3. 1. Demonstration of WEHI-3 growth factor activity, mast cell growth factor activity, p cell-stimulating factor activity, colony-stimulating factor activity, and histamine-producing cell-stimulating factor activity. J Immunol 1983;131:282-287.

[23] Razin E, Rifkind AB, Cordon-Cardo C, Good RA: Selective growth of a population of human basophil cells in vitro. Proc Natl Acad Sci USA 1981;78:5793-5796.

[24] Saito H, Hatake K, Dvorak AM, Leiferman KM, Donnenberg AD, Arai N, Ishizaka K, Ishizaka T: Selective differentiation and proliferation of hematopoietic cells induced by recombinant human interleukins. Proc Natl Acad Sci USA 1988;85:2288-2292.

[25] Miyajima A: Molecular structure of the IL-3, GM-CSF and IL-5 receptors. Int J Cell Cloning 1992;10:126-134.

[26] Levi-Schaffer F, Austen KF, Caulfield JP, Hein A, Gravallese PM, Stevens RL: Co-culture of human lung-derived mast cells with mouse 3T3 fibroblasts: morphology and IgE-mediated release of histamine, prostaglandin D2, and leukotrienes. J Immunol 1987;139:494-500.

[27] Furitsu T, Saito H, Dvorak AM, Schwartz LB, Irani AM, Burdick JF, Ishizaka K, Ishizaka T: Development of human mast cells in vitro. Proc Natl Acad Sci USA 1989;86:10039-10043.

[28] Martin FH, Suggs SV, Langley KE, Lu HS, Ting J, Okino KH, Morris CF, McNiece IK, Jacobsen

FW，Mendiaz EA，Birkett NC，Smith KA，Johnson MJ，Parker VP，Flores JC，Patel AC，Fisher EF，Erjavec HO，Herrera CJ，Wypych J，Sachdev RK，Pope JA，Leslie I，Wen D，Lin CH，Cupples RL，Zsebo KM：Primary structure and functional expression of rat and human stem cell factor DNAs. Cell 1990；63：203-211.

[29] Van Damme J，Cayphas S，Van Snick J，Conings R，Put W，Lenaerts JP，Simpson RJ，Billiau A：Purification and characterization of human fibroblast-derived hybridoma growth factor identical to T-cell-derived B-cell stimulatory factor-2(interleukin-6). Eur J Biochem 1987；168：543-550.

[30] Saito H，Ebisawa M，Tachimoto H，Shichijo M，Fukagawa K，Matsumoto K，Iikura Y，Awaji T，Tsujimoto G，Yanagida M，Uzumaki H，Takahashi G，Tsuji K，Nakahata T：Selective growth of human mast cells induced by Steel factor，IL-6，and prostaglandin E_2 from cord blood mononuclear cells. J Immunol 1996；157：343-350.

[31] Saito H，Kato A，Matsumoto K，Okayama Y：Culture of human mast cells from peripheral blood progenitors. Nat Protoc 2006；1：2178-2183.

[32] Kirshenbaum AS，Goff JP，Semere T，Foster B，Scott LM，Metcalfe DD：Demonstration that human mast cells arise from a progenitor cell population that is $CD34^+$，c-kit^+，and expresses aminopeptidase N(CD13). Blood 1999；94：2333-2342.

[33] Enerbäck L：Mast cells in rat gastrointestinal mucosa. 1. Effects of fixation. Acta Pathol Microbiol Scand 1966；66：289-302.

[34] Irani AMA，Schecter NM，Craig SS，DeBlois G，Schwartz LB：Two types of human mast cells that have distinct neutral protease compositions. Proc Natl Acad Sci USA 1986；83：4464-4469.

[35] Dougherty RH，Sidhu SS，Raman K，Solon M，Solberg OD，Caughey GH，Woodruff PG，Fahy JV：Accumulation of intraepithelial mast cells with a unique protease phenotype in T_H2-high asthma. J Allergy Clin Immunol 2010；125：1046-1053.

[36] Kashiwakura J，Yokoi H，Saito H，Okayama Y：T cell proliferation by direct cross-talk between OX40 ligand on human mast cells and OX40 on human T cells：comparison of gene expression profiles between human tonsillar and lung-cultured mast cells. J Immunol 2004；173：5247-5257.

[37] Young JD，Liu CC，Butler G，Cohn ZA，Galli SJ：Identification，purification，and characterization of a mast cell-associated cytolytic factor related to tumor necrosis factor. Proc Natl Acad Sci USA 1987；84：9175-9179.

[38] Bischoff SC：Role of mast cells in allergic and non-allergic immune responses：comparison of human and murine data. Nat Rev Immunol 2007；7：93-104.

[39] Nakajima T，Inagaki N，Tanaka H，Tanaka A，Yoshikawa M，Tamari M，Hasegawa K，Matsumoto K，Tachimoto H，Ebisawa M，Tsujimoto G，Matsuda H，Nagai H，Saito H：Marked increase in CC chemokine gene expression in both human and mouse mast cell transcriptomes following Fcε receptor I cross-linking：an interspecies comparison. Blood 2002；100：3861-3868.

嗜碱性粒细胞的历史回顾与多视角

Gianni Marone

Francesco Borriello

Gilda Varricchi

Arturo Genovese

Francescopaolo Granata

意大利那不勒斯费德里克二世大学医学院转化医学及基础与临床免疫学研究中心(CISI)

摘要

Paul Ehrlich 在 1879 年发现了嗜碱性粒细胞(basophils)。这类细胞占血液中白细胞的比例低于 1%,提示嗜碱性粒细胞受到严格调控。自然界大部分动物都有嗜碱性粒细胞,这意味着它在先天性免疫和适应性免疫中起作用,而不是多余的。在 20 世纪 90 年代早期,人们证实了小鼠和人类的嗜碱性粒细胞能合成 IL-4 和 IL-13,从而表明这些细胞对 Th2 细胞极化和 IgE 的合成都很重要。人类嗜碱性粒细胞也合成 IL-3、VEGFs 和其他促血管生成分子。最近,多个团队已经通过使用相关抗体来降低嗜碱性粒细胞水平,或开发出缺乏嗜碱性粒细胞达 90% 以上的转基因小鼠。通过研究这些模型,发现了嗜碱性粒细胞之前未被认识到的作用,而且与肥大细胞在先天免疫和适应性免疫中的作用不同。尽管嗜碱性粒细胞的生理作用尚不清楚,但现在有令人信服的证据表明,虽然其在外周血和炎症组织中的数量很少,但嗜碱性粒细胞在多种免疫性疾病(过敏反应、自身免疫性和感染性疾病、免疫缺陷病和癌症)的过程中发挥重要的作用。不难想象,未来在治疗这些疾病时,嗜碱性粒细胞和(或)它们的产物可能成为重要的治疗靶点。

Paul Ehrlich 于 1879 年在人类外周血中发现了嗜碱性粒细胞,并对其命名。它们在血液白细胞中占比不足 1%,提示嗜碱性粒细胞受到了严格调控。嗜碱性粒细胞在动物界中广泛存在,意味着它们对先天性免疫和适应性免疫有作用,而并非多余。然而,嗜碱性粒细胞的生理作用仍尚不清楚。

嗜碱性粒细胞的特征是其表面能表达针对 IgE 的高亲和力受体(Fc ε RI)和释放炎症介质如组胺和半胱氨酸白三烯。组织固有肥大细胞也具有这些特征,因而,人们长期以来都错误地认为,嗜碱性粒细胞是肥大细胞的替代。而事实是,尽管肥大细胞和嗜碱性粒细胞有一些相似之处,但两者在先天性免疫与适应性免疫中有显著差异。此外,嗜碱性粒细胞在骨髓中成熟,而肥大细胞在祖细胞阶段就离开骨髓,在外周组织成熟,可能在外周组织度过整个生命周期。相比而言,血液循环中的嗜碱性粒细胞的寿命更短(几天),待它们成熟后就不再增殖了。在某些病理条件下,嗜碱性粒细胞会向外周组织聚集。在人类组织中很难检测嗜碱性粒细胞,因为其数量少,而且活化之后易脱颗粒。嗜碱性颗粒体蛋白(BB1)、胞质蛋白(2D7)或主要基础蛋白 1(J175-7D4)的单克隆抗体可用于人体组织嗜碱性粒细胞的染色。人类和小鼠嗜碱性粒细胞的研究受阻,一方面是由于嗜碱性粒细胞数量少,另一方面由于研究工具不足,直到最近才开发了缺乏嗜碱性粒细胞的小鼠模型。

嗜碱性粒细胞生物学的不同时期

嗜碱性粒细胞生物学的历史可以初步分为三个不同时期。嗜碱性粒细胞生物学第一个时期,即起始时期,大约始于 20 世纪 70 年代。当时,发现了过敏性疾病的效应免疫球蛋白的 IgE,IgE 对人类嗜碱性粒细胞具有高亲和力,并使这些高亲和力受体与抗原或抗 IgE 抗体发生交联,诱导组胺的释放。Lichtenstein 的团队充分研究了这个简单的体外反应,将嗜碱性粒细胞释放组胺与过敏性疾病病人的症状建立联系,这项发现意义重大。他们还引入了"嗜碱性粒细胞释放能力"这一概念(嗜碱性粒细胞在应答免疫刺激时按一定百分比释放介质的能力),这与许多过敏性和免疫性疾病有关。

在随后的几十年里,嗜碱性粒细胞偶尔才会引起免疫学家的关注,只有少数团队活跃在这一领域并对这些细胞保持着兴趣。国际性免疫学会议上只有少数讲座讨论,也可看出那个时候对这一研究缺乏热情。

对嗜碱性粒细胞的兴趣重新回升的时代开始于如下重要的观察:小鼠嗜碱性粒细胞是 Th2 细胞因子如 IL-4 的重要来源。这一观察结果也被延伸到人类嗜碱性粒细胞,发现它们在应答各种刺激时(包括 Fc ε RI 的信号)能迅速产生大量的 IL-4。后来相关研究发现,人类嗜碱性粒细胞能产生限制性细胞因子,如 IL-4、IL-13 和 IL-3 等。这些结果表明,嗜碱性粒细胞可能参与了过敏性疾病和寄生虫免疫的发病机制。然而,那个时期研究人员开展嗜碱性粒细胞的生物化学研究遇到两个问题:一是很难提纯足够数量的嗜碱性粒细胞;二是缺乏相关细胞系。

嗜碱性粒细胞生物学的第三个时代是一场真正的复兴,始于 2007 年。当时,不同的团队开始使用嗜碱性粒细胞减少型抗体(MAR-1 和 Ba103,分别特异性针对 Fc ε RI α 和 CD200R3)进行研究。此外,基于嗜碱性粒细胞特异性分化标志物或嗜碱性粒细胞特异性 Il4 增强子元件的、条件性嗜碱性粒细胞缺乏的小鼠品系(小鼠肥大细胞蛋白酶 8,mMCP-8,由 mcp8 基因编码)也在最近被开发出来。

随着新工具的使用,最近的研究已在强调嗜碱性粒细胞在先天性和适应性免疫中此前未能发现的作用。利用不同模型来减少小鼠嗜碱性粒细胞,已使得研究结果出现显著差异。不论结果如何,我们对人体和实验模型中嗜碱性粒细胞的作用越发感兴趣,毫无疑问这将是一个非同寻常的时代。下文将讨论嗜碱性粒细胞在先天免疫和适应性免疫中的作用。

人体嗜碱性粒细胞受体的活化

嗜碱性粒细胞能在细胞质表面表达多种受体,从而可以应答大量的免疫和非免疫信号,调节其发育、稳态、效应功能(图 1)。嗜碱性粒细胞能表达一个完整的 Fc ε RI($\alpha\beta\gamma2$)分子,并与游离 IgE 浓度有关。在小鼠和人类嗜碱性粒细胞中,IgE 能上调 Fc ε RI 的表达。通过多价抗原、抗 IgE 抗体或免疫球蛋白超抗原,Fc ε RI 聚集并与 IgE 结合,使嗜碱性粒细胞激活并释放介质。人类嗜碱性粒细胞上 Fc ε RI 的数量为几千甚至一百万,非过敏和过敏性受试者的中位数水平分别接近于 100000 和 250000。受体总数不是调节嗜碱性粒细胞对 IgE 相关刺激敏感度的唯一因素,MacGlashan 已经通过研究证实,人类嗜碱性粒细胞释放能力受一系列复杂的细胞内生物化学环节的影响。

体内和体外的研究指出,IL-3 在嗜碱性粒细胞的发育中起重要作用。在人类和小鼠嗜碱性粒细胞的生命周期中,IL-3 受体(CD123)始终保持着高水平,这解释了 IL-3 是最有效的嗜碱性粒细胞活化因子。IL-3 基本上增强了这些细胞的所有功能,包括介质释放、生存、运动、黏附于内皮、表达活化标志物等。

IL-3 可能不是嗜碱性粒细胞唯一的生长因子。研究显示在缺乏 IL-3 的小鼠体内仍有嗜碱性粒细胞存在,首次提示,除 IL-3 以外的生长因子也可能参与调节嗜碱性粒细胞的发育。尽管胸腺基质淋巴细胞(TSLP)已被认为在小鼠的嗜碱性粒细胞发育中发挥作用,但除 IL-3 以外,人类和小鼠中调节嗜碱性粒细胞的细胞因子确切作用仍有待确定。TSLP 直接作用于骨髓常驻嗜碱性粒细胞前体(BaPs),诱导它们增殖、成熟和迁移到外周血,在 IL-3/IL-3R 充足或 IL-3/IL-3R 缺乏的环境中皆是如此。然而,在缺乏 IL-3R 和 TSLPR,但仍保持内环境稳态的小鼠体内,嗜碱性粒细胞的发育也不会受损,这就意味 IL-3 和 TSLP 都不是嗜碱性粒细胞发育严格必需的。TSLP 诱导型嗜碱性粒细胞在表型和功能上都不同于 IL-3 诱导型嗜碱性粒细胞。TSLP 诱导型嗜碱性粒细胞表达更高水平的 CD123、IL-33R、IL-18Rα,在应答 IL-3、IL-33、IL-18 时产生更多的细胞因子和趋化因子。IL-3 诱导型嗜碱性粒细胞呈现出 CD11b 和 CD62L 的表达增高,在应答 IgE 交联时,释放较高水平的 β-氨基己糖苷酶。此外,转录组学分析显示出 TSLP 诱导和 IL-3 诱导的嗜碱性粒细胞在基因表达谱方面不同。TSLP 诱导的嗜碱性粒细胞,被认为在寄生虫感染及特应性皮炎动物模型中的由 Th2 细胞因子介导的炎症发展中起主要作用。

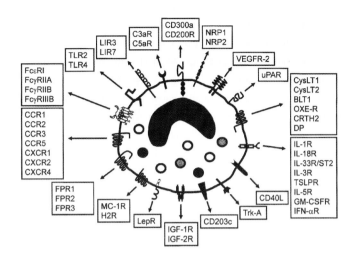

图 1　人类嗜碱性粒细胞表面表达的受体。嗜碱性粒细胞表面表达 IgE 的四聚体高亲和力受体 FcεRI、活化型 FcγRIIA、抑制性 FcγRIIB 以及微量 GPI-锚定型低亲和力受体 FcγRIIIB。TLR2 和 TLR4，以及各种趋化因子受体（CCR1、CCR2、CCR3、CCR5、CXCR1、CXCR2、CXCR4）和细胞因子（IL-1R、IL-18R、IL-33R/ST2、IL-3R、IL-5R、GM-CSFR、TSLPR、IFN-αR、Trk-A、LepR），激活后调节趋化作用和（或）介质的释放。嗜碱性粒细胞表达 PGD2、DP 受体和 CRTH2，至少两种 cysLTs 的受体（CysLT1 和 CysLT2）、LTB4 受体（BLT1）、5-oxo-HETE 受体（OXE-R）和三种甲酸基肽受体（FPR1、FPR2、FPR3）。嗜碱性粒细胞表达过敏毒素受体（C3aR 和 C5aR）、IGF-1R 和 IGF-2R。嗜碱性粒细胞表达血管内皮生长因子受体（VEGFR-2）和促血管生成因子的共受体（NRP1 和 NRP2）VEGF-A。uPA 通过结合 uPA 受体（uPAR）诱导趋化作用。人类组胺受体 H₂R 的激活抑制了介质的释放。低水平 LIR3 和 LIR7：LIR7 的交联诱导介质的分泌，而 LIR3 和 FcεRI 的共绑定抑制介质的释放。嗜碱性粒细胞表达 MC-1R、神经肽 α-黑色素细胞-刺激激素受体，活化链接标志物 CD203c。CD40 表达型 B 细胞和配体 CD40L 结合，能诱导嗜碱性粒细胞生成和 B 细胞中 IgE 类别转换，生成 IL-4。基于酪氨酸的免疫受体抑制模式包含抑制因子受体 CD300a 和 CD200R，它们能在人类嗜碱性粒细胞中被检测到

也有学者提出，小鼠嗜碱性粒细胞的异质性也适用于人类嗜碱性粒细胞。超过 70% 的人类嗜碱性粒细胞受 IL-3 刺激后会表达 TSLPR，从嗜酸性粒细胞性食管炎病人的外周血中分离出的嗜碱性粒细胞中显示，IL-33R 表现出较高水平。不过，TSLP 调节人类嗜碱性粒细胞功能的能力，需要进一步研究解释。除此之外，我们还需要确定，TSLP 诱导和 IL-3 诱导的嗜碱性粒细胞，是嗜碱性粒细胞的不同亚型，还是仅仅代表活化的不同阶段。

IL-1 的家族成员 IL-5 和 GM-CSF 及一些趋化因子，在调节平衡和调节 IgE 依赖及非 IgE 依赖的嗜碱性粒细胞效应功能上，都起到了重要作用。IL-33 作为 IL-1 家族的成员之一，通过 ST2 受体激活嗜碱性粒细胞，能产生 IL-4、IL-8、IL-13，增强 IgE 介导的脱颗粒作用。此外，IL-33 能诱导人类嗜碱性粒细胞上 CD11b 的表达，从而增强其迁移到组织的能力。人类嗜碱性粒细胞表达 IL-1 和 IL-18 的受体，但不能被这些细胞因子激活，而在小鼠骨髓源性嗜碱性粒细胞中，IL-18 能诱导产生 IL-4 和 IL-13，并促进它们的存活。

嗜碱性粒细胞能表达 C3aR 和 C5aR，也能被它们的配体 C3a 和 C5a 激活。IL-3-诱导型人类嗜碱性粒细胞容易与 C3a 产生应答，并释放组胺，产生 LTC4。C5a 即使在 IL-3 缺乏的情况下也能诱导组胺释放，而 C5a 应答产生 LTC4 需由 IL-3 触发。此外，IL-3-诱导型人类嗜碱性粒细胞在应答 C5a 时，能分泌 IL-13 和少量的 IL-4。

瘦素是 IL-6 细胞因子家族的一员，作为脂肪细胞因子有调节代谢的作用，也能在免疫应答的一些方面起调节作用。人类嗜碱性粒细胞表达瘦素受体 LepR，IL-33 能使其表达上调。瘦素能增强生存力，诱导脱颗粒、细胞因子合成和人类嗜碱性粒细胞迁移。有意思的是，在过敏性疾病病人中，血清里瘦素水平增高，而肥胖能增加瘦素的含量。

神经生长因子（NGF）是一个神经营养细胞因子，由 Rita Levi-Montalcini 发现，它能调节神经细胞的生存和功能。人类嗜碱性粒细胞表达功能性 Trk-A，它是 NGF 的高亲和力受体，而不表达其他的神经营养因

子受体(LNGFR、Trk-B、Trk-C)。像 IL-3 一样,NGF 在人类嗜碱性粒细胞中起触发作用,通过应答各种刺激(包括抗 IgE)后的组胺分泌和产生细胞因子(IL-4 和 IL-13)来起作用。在高浓度情况下,单独的 NGF 或有 IL-3 参与时,都能释放细胞因子,但几乎不释放组胺。

人类嗜碱性粒细胞表面可以表达 LIR7,这是白细胞免疫球蛋白样受体(LIR)家族的一个活化成员。不论有无 IL-3,LIR7 交联都能引起组胺、LTC4、IL-4 的释放。

人类嗜碱性粒细胞表达多种细菌产物的相应受体,在 mRNA 和蛋白质水平表达 Toll 样受体(TLR)2 和 TLR4,但只有 TLR2 配体(如肽聚糖)能诱导产生 IL-4,增强 IgE 和非 IgE 诱导的活化。人类嗜碱性粒细胞表达低水平的 TLR9 和 TLR10 mRNAs,但它们在调节嗜碱性粒细胞功能方面的作用仍然不清楚。N-甲基-甲硫-亮氨酰-苯丙氨酸(fMLP)的所有三个受体(FPR1、FPR2、FPR3),都在人类嗜碱性粒细胞中以 mRNA 水平表达。fMLP 通过与 fMLP 受体结合来诱导人类嗜碱性粒细胞迁移和脱颗粒。

人类嗜碱性粒细胞表面存在大量的趋化因子受体,其中一些能诱导介质的释放(CCR2),其他多种能引起嗜碱性粒细胞的趋化作用(CXCR1、CXCR2、CXCR4、CCR1、CCR3、CCR5)。此外,人类嗜碱性粒细胞表达一些 α 整合素和 β 整合素,它们能调节嗜碱性粒细胞向内皮细胞黏附和溢出。一些因子能够调节整合素和趋化因子受体的表达。例如,IL-3 能够上调 β_2 整合素的表达,因而能增强 β_2 整合素介导的、嗜碱性粒细胞向内皮细胞的黏附作用。此外,在新鲜全血嗜碱性粒细胞中未检测到表面 CXCR4 的表达,但它在短期的培养中逐渐出现。IL-3 能完全终止 CXCR4 的表达,IL-5、GM-CSF 和 IL-4 能够使其表达下调。

SDF-1/CXCL12 是 CXCR4 的一个特异性配体,在培养了 24 h 的嗜碱性粒细胞中,该配体能诱导强烈的迁移反应。细胞因子、整合素和趋化因子受体短暂的或诱导式的表达,显著地改变了炎症部位嗜碱性粒细胞的募集情况。

除了这些趋化因子外,其他几种受体在嗜碱性粒细胞趋化作用效应上也发挥作用。尿激酶纤溶酶原激活物(uPA)与特异性高亲和力 GPI 锚定表面受体(uPAR)结合。人类嗜碱性粒细胞在 mRNA 和蛋白质水平均表达 uPAR。uPA 通过暴露 uPAR 的趋化性表位 uPAR84-95(FPR2 和 FPR3 的内源性配体)来诱导嗜碱性粒细胞的趋化作用。

VEGF-A 是一个关键的血管生长调节因子,其通过内皮细胞上表达的酪氨酸蛋白激酶受体 VEGFR-1 和 VEGFR-2 来进行信号转导。人类嗜碱性粒细胞表达 VEGFR-2、神经纤毛蛋白(NRP)1 和 NRP2,VEGF-A 通过结合 VEGFR-2 来诱导趋化作用。

胰岛素样生长因子(IGF)-2 刺激嗜碱性粒细胞的趋化运动,还与嗜酸性粒细胞-1/CCL11 协同增强嗜碱性粒细胞趋化作用。重组 IGF-1 展现出与 IGF-2 类似的嗜碱性粒细胞选择性作用,在人类鼻息肉提取物中都能检测出这两种生长因子。此外,IGF-1 能增强组胺的释放,这是由 IgE 或某些非 IgE 介导的刺激所诱导的。IGF-2 和胰岛素与 IGF-1 氨基酸序列具有高度的同源性,也能激发嗜碱性粒细胞。

嗜碱性粒细胞表达几种脂质介质受体。具体而言,人类嗜碱性粒细胞能够针对 PGD2、DP 和 CRTH2 的受体表达转录模板。CRTH2 是一个在 Th2 细胞、嗜碱性粒细胞和嗜酸性粒细胞上高表达的 7-跨膜 G 蛋白耦联受体。PGD2 通过激活 CRTH2 来诱导 Th2 细胞、嗜酸性粒细胞、嗜碱性粒细胞的趋化作用。CRTH2 负责人类嗜碱性粒细胞上 PGD2 的促炎症作用(CD11b 上调、趋化作用和增强脱颗粒),在这些细胞中,DP 受体的活化释放负信号,对抗 CRTH2 的作用。

人类嗜碱性粒细胞表达半胱氨酸白三烯(LTC4/LTD4/LTE4)的相应受体(cysLT1 和 cysLT2),还表达 LTB4 的受体 BLT1。LTD4 和 LTB4 可以诱导胞质钙离子的瞬时增加,而 LTB4 可刺激 IL-3 诱导型嗜碱性粒细胞的脱颗粒。

OXE-R 是一个由 5-oxo-ETE 激活的 7-跨膜 G 蛋白耦联受体,5-oxo-ETE 是 5-脂氧合酶途径的产物。5-oxo-ETE 由炎症细胞产生,它是有效的嗜碱性粒细胞趋化因子。

人类嗜碱性粒细胞上的抑制性受体

除了高亲和力 IgE 受体外,人类嗜碱性粒细胞还表达激活(Fcγ R II A)和抑制(Fcγ R II B)低亲和力

IgG 受体。人类嗜碱性粒细胞也表达微量的 GPI-锚定低亲和力 IgG 受体 FcγRⅢB，其生物学性质并不清楚。它们既不表达 FcγRⅢA，也不表达高亲和力 IgG 受体（FcγRI），与人类肥大细胞不同的是，人类嗜碱性粒细胞中的 IFN-γ 不能诱导 FcγRI。双功能分子（将 FcεRI 和 FcγRⅡ 有限连接）对 IgE 诱导的嗜碱性粒细胞活化有抑制作用，这意味着 FcγRs 对人类嗜碱性粒细胞的活化可能有负向调控作用。

如上所述，DP-选择性激动剂在应答嗜酸性粒细胞趋化因子或 DKPGD2（一种 CRTH2 选择性激动剂）时能抑制嗜碱性粒细胞的迁移，也能减少 IgE 依赖的组胺释放，这可能是由于细胞内 cAMP 水平增高引起的。

人类嗜碱性粒细胞表达 LIR3，是 LIR 家族的一个抑制性成员。LIR3 与 LIR7 或 FcεRI 的有限连接能明显抑制组胺释放、cysLTs 生成、IL-4 的产生。

一些研究团队已经报道，人体嗜碱性粒细胞能表达含有免疫受体酪氨酸抑制序列的抑制性受体 CD300a 和 CD200R。病毒 CD200 同系物和人类 CD200 在应答抗-FcεRI 抗体时能下调嗜碱性粒细胞的活化，但对 IL-3 无作用。此外，IgE 介导的人类嗜碱性粒细胞的活化使 CD300a 和 CD200R 的表达量都迅速增加。抗-CD300a/c 和抗-CD200R 单克隆抗体能够诱导这些受体的活化，从而抑制 IgE 依赖的组胺释放和 CD63 的表达（嗜碱性粒细胞活化过程中颗粒膜与质膜相融合时表达的一种颗粒相关蛋白）。有意思的是，过敏性疾病病人的嗜碱性粒细胞表达的 CD300a 要低于非过敏性疾病的病人，提示此通路在机体内也有相关性。

最近有研究显示，黑皮质素受体 MC-R1 在人类嗜碱性粒细胞上表达，α-黑色素细胞刺激激素能抑制嗜碱性粒细胞（被 fMLP 活化）释放细胞因子。从进行特异性昆虫毒液免疫治疗（VIT）的病人体内提取纯化的嗜碱性粒细胞能迅速上调组胺 H2 受体（H2R）和 H4R mRNA。H2R 激动剂（dimaprit）刺激嗜碱性粒细胞可抑制其 IgE 介导的组胺、LTC4、IL-4 的释放。后续的发现拓展了原先 Lichtenstein 和 Gillespie 的观察并证实了 H2R 与组胺结合后，抑制了人类嗜碱性粒细胞释放介质。因此，活化的嗜碱性粒细胞释放自分泌型组胺，可能是体内一种相关负反馈途径。

介质

人类嗜碱性粒细胞产生的介质分为如下几类：预形成的促炎症介质、新合成的脂质介质、细胞因子、趋化因子、血管生成分子（图 2）。在嗜碱性粒细胞胞质颗粒中，主要的预先形成的介质是组胺（每个细胞中含量约为 1 pg）。这些颗粒中的组胺能和硫酸软骨素形成复合物，而离子交换和 pH 值的改变导致的胞吐作用能够分离组胺。人类嗜碱性粒细胞分泌的颗粒中也含有 BB1，它被单克隆抗体 BB1 识别。活化的嗜碱性粒细胞迅速生成 LTC4；这一点特别重要，因为 cysLTs 是强效的支气管收缩剂并能增加血管通透性。活化的人类嗜碱性粒细胞能合成血小板活化因子（PAF）和其 1-酰基类似物，即 1-酰基-2-乙酰-锡-甘油-3-磷酸胆碱（AAGPC）。

小鼠和人类嗜碱性粒细胞被 IgE 介导的刺激激活后，能迅速合成 IL-4。嗜碱性粒细胞表达 IL-4 和 CD40L，我们认为这对于增加 IgE 的合成很重要。随后的研究证实，人类嗜碱性粒细胞分泌的 IL-13 在分泌后 20 h 左右时达峰值，相对而言，IL-4 基本上是在产生后 4～6 h 就结束了。Schroeder 等人证实，人类嗜碱性粒细胞在 IgE 依赖的活化后能产生 IL-3。IL-3 是人类嗜碱性粒细胞中最重要的生长因子，它能增强介质和细胞因子（来自活化的嗜碱性粒细胞）的释放。正常人群和特应性患者的嗜碱性粒细胞能分泌 IL-25（IL-17E），能增强记忆 Th2 细胞的功能。然而，有研究已证实小鼠嗜碱性粒细胞能生成其他 Th2 样细胞因子，但关于人类嗜碱性粒细胞的证据却很少。

最近有证据表明，活化的人类嗜碱性粒细胞释放 VEGF-A、血管生成素-1 和双调蛋白，提示嗜碱性粒细胞有促进血管生成和组织重塑作用。人类嗜碱性粒细胞在受到抗 IgE 抗体刺激时能释放几种趋化因子，即 IL-8/CXCL8、RANTES/CCL5 和 MIP-1α/CCL3。IL-3 能促进 IgE 依赖的 MIP-1α/CCL3 的分泌。

IgD 介导的人类嗜碱性粒细胞活化，能诱导 IL-4、IL-13、BAFF、IL-8/CXCL8 和 IP-10/CXCL10 释放，但不能诱导组胺释放。有意思的是，BAFF 的分泌不受抗 IgE 抗体的诱导。此外，抗 IgD 抗体能诱导抗微生物因子如 β-防御素 3、抗菌肽 LL-37 和 PTX3 的表达。

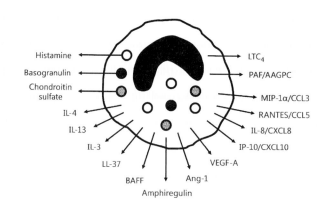

图 2　人类嗜碱性粒细胞合成的介质。嗜碱性粒细胞内含有组胺(约 1 pg/细胞),其储存在混合有硫酸软骨素的分泌颗粒
中。分泌颗粒含有 BB1,是被单克隆抗体 BB1 识别的一个特异性蛋白,其类胰蛋白酶水平不足肥大细胞的 1%。IgE
介导和非 IgE 介导的嗜碱性粒细胞活化导致了组胺、BB1 的释放,及导致半胱氨酸白三烯(LTC4、LTD4、LTE4)、
IL-3、IL-4 和 IL-13 的生成。活化的嗜碱性粒细胞也合成 PAF 及其 1-酰基类似物 AAGPC。IgD 介导的人类嗜碱性粒
细胞的活化能诱导 IL-4、IL-13、BAFF、IL-8/CXCL8 和 IP-10/CXCL10 的释放,而不能诱导组胺释放。抗 IgE 抗体不
能诱导 BAFF 的分泌。此外,抗 IgD 抗体诱导抗微生物因子的表达,如抗菌肽 LL-37。嗜碱性粒细胞产生和释放一些
促血管生成分子(VEGF-A 和 Ang -1)和组织重构因子(双调蛋白)。一些证据显示,来源于正常和过敏性受试者的嗜碱
性粒细胞能表达 IL-25(IL-17E)mRNA,IL-3 单用或 IL-3 加抗 IgE 抗体能激活嗜碱性粒细胞生成 IL-25,IL-25 能促进哮
喘病人的血管生成

组胺释放因子

自从 Grant 及其团队描述了从人工培养的外周血单个核细胞中的嗜碱性粒细胞诱导出了组胺释放活
动之后,关于组胺释放活动的研究已进行了 30 多年。除了与释放活动相关的几种细胞因子/促进因子之外,
另外一种称作组胺释放因子(HRF)的蛋白质也于 1995 年被提纯,并且被分子克隆。HRF,也被称作翻译控
制肿瘤蛋白(TCTP)和 fortilin,是一种高度保守的蛋白质,具有胞内和胞外双重作用。HRF 由巨噬细胞和
其他类型细胞分泌,能够促进组胺的释放、促进 IgE 致敏的嗜碱性粒细胞和肥大细胞分泌 IL-4 和 IL-13。
HRF 被指涉及过敏反应的晚期阶段和慢性过敏炎症反应。尽管研究者付出了巨大的努力,几十年来还是没
能确定 HRF 的受体。最近,在多个研究团队的共同努力下,证明了 HRF 通过 N 端和内环与免疫球蛋白
Fab 段的相互反应,可与免疫球蛋白结合并二聚化,他们还证明在小鼠模型中,HRF 的促炎症作用,提示
HRF 可能是一种潜在的治疗靶点。

嗜碱性粒细胞是 2 型免疫反应的潜在诱导者

人和小鼠的活化嗜碱性粒细胞快速而强烈的产生大量的 IL-4,导致了这样一个假说:这些细胞提供最
初的 IL-4 爆发,使 CD4+ T 细胞分化为 Th2 表型。与这种可能性一致的是,体外的幼稚 CD4+ T 细胞在嗜
碱性粒细胞的刺激下更倾向于分化为产生 IL-4 的 Th2 细胞,即便是在缺乏外源性 IL-4 的参与的情况下也
是如此。另外,健康个体的嗜碱性粒细胞在血吸虫虫卵抗原的刺激下分泌 IL-4。这表明,活化的嗜碱性粒
细胞产生的 IL-4,诱导了寄生虫特异性幼稚 T 细胞分化为 Th2 细胞。嗜碱性粒细胞也有可能在免疫球蛋白
类型转换为 IgE 的体外过程中发挥了重要作用。然而,嗜碱性粒细胞是否在体内 Th2 细胞表型分化或者免
疫球蛋白类型转换中发挥作用,仍然有待充分论证。事实上,Voehringer 和他的同事有一项简洁的实验,使
用了缺少嗜碱性粒细胞达 90% 的 Mcpt8C 小鼠和正常小鼠对照组,结果表明 Th2 细胞的分化和积累、嗜酸
性粒细胞的诱导、寄生虫感染或过敏原刺激引起的血清中 IgE 或者 IgG1 的增加,都与嗜碱性粒细胞无关。

嗜碱性粒细胞作为抗原提呈细胞：未解决的争议

　　2009 年夏天，《自然·免疫学》杂志连续发表三篇突破性的文章，描述嗜碱性粒细胞作为抗原提呈细胞的作用。Sokol 等人的研究表明，被木瓜蛋白酶活化的嗜碱性粒细胞，比树突状细胞表达的 MHC-Ⅱ要少，但和巨噬细胞一样。他们发现，在接触和内吞木瓜蛋白酶之后，嗜碱性粒细胞迅速进入了淋巴结，处理并呈现可溶性抗原。他们得出结论：嗜碱性粒细胞在向 Th2 细胞方向分化的过程中起类似抗原提呈细胞的作用。Perrigoue 等人研究由鼠鞭虫感染引起的 Th2 细胞反应，他们的研究结果显示嗜碱性粒细胞给幼稚 T 细胞提呈了抗原肽。通过抗 FcεRI 抗体（MAP-1）使嗜碱性粒细胞减少后，就会损害抗寄生虫感染的免疫功能。最后，Yoshimoto 等人的研究认为，嗜碱性粒细胞摄取和加工卵清蛋白，并诱导体内 Th2 细胞的分化。通过使用 MAR-1 使嗜碱性粒细胞大部分耗尽（约 90％）之后会降低 Th2 细胞的发育。

　　Tang 等人研究了树突状细胞和嗜碱性粒细胞在启动 Th2 细胞对木瓜蛋白酶的免疫应答中的作用。使用木瓜蛋白酶结合抗原进行皮下免疫时，可诱导淋巴结树突状细胞、真皮树突状细胞和皮肤上皮细胞中活性氧（ROS）的产生。活性氧诱导上皮细胞产生 TSLP、树突状细胞分泌趋化因子 CCL7，CCL7 介导 IL-4$^+$ 嗜碱性粒细胞募集到淋巴结。有趣的是，仅靠树突状细胞或者嗜碱性粒细胞不足以极化由木瓜蛋白酶引起的 Th2 细胞反应。虽然树突状细胞"精通"于诱导 T 细胞增殖，但嗜碱性粒细胞是木瓜蛋白酶反应向 Th2 细胞方向分化时所需的 IL-4 的重要来源。作者得出结论：对于木瓜蛋白酶的 Th2 细胞反应，需要树突状细胞和嗜碱性粒细胞通过 ROS 的生物信号进行联合作用。

　　最近的两项研究挑战了嗜碱性粒细胞是基本的抗原提呈细胞的假说。MacDonald 和他的同事用感染曼氏血吸虫的小鼠模型实验表明，树突状细胞的减少，显著削弱了 T 细胞 Th2 型细胞因子的产生，而使用 MAR-1 抗体消耗嗜碱性粒细胞，却对 Th2 细胞的诱导没有影响。Lambrecht 和他的同事使用另一个吸入屋尘螨的小鼠模型，发现嗜碱性粒细胞的消耗只使得 Th2 细胞免疫部分减少。另外，嗜碱性粒细胞并没有将这些吸入性抗原摄取和呈递给 T 细胞，或者表达抗原呈递机制，而 FcεRI$^+$ 的树突状细胞能很容易地完成。

　　这些表面看起来彼此矛盾的结果，暗示着抗体介导的嗜碱性粒细胞的消耗，可能带来了旁观者效应，这包括表达 FcεRI 的树突状细胞和单核细胞的消耗，肥大细胞和巨噬细胞的活化，免疫补体的形成，补体系统的激活。为了解决这些问题，Voehringer 和他的同事建立了一个新的小鼠模型（Mcpt8Cre 小鼠），这个模型中，小鼠的嗜碱性粒细胞不是被单克隆抗体所耗竭，而是本质缺失。他们观察到 Mcpt8Cre 小鼠在对木瓜蛋白酶卵清蛋白、明矾乳清蛋白发生免疫反应的过程中，或巴西诺卡菌感染中，发生了正常的 Th2 细胞反应，而本质上缺失树突状细胞的小鼠，在同样的情况下虽然嗜碱性粒细胞能正常回归淋巴结，产生的 Th2 细胞反应却受到削弱。因此，在这个实验条件下，Th2 细胞极化取决于树突状细胞而不是嗜碱性粒细胞。

　　Locksley 和他的合作者们开发了 Basoph8 × DTα 小鼠品系，这种品系的小鼠的嗜碱性粒细胞表达基因编码白喉毒素 α 链，因而，嗜碱性粒细胞可以被选择性地消耗。但是，当这些小鼠被曼氏血吸虫卵或木瓜蛋白酶激发时，他们没有发现 Th2 细胞反应有缺陷。另外，运用 Basoph8 小鼠品系，他们证实嗜碱性粒细胞能够进入发炎的淋巴结，对可溶性颗粒刺激做出反应。然而，他们发现，嗜碱性粒细胞似乎没有在淋巴组织中释放 IL-4，与 CD4 的反应方式似乎也与他们之前认为的抗原提呈细胞方式不同。

　　通过另一种途径，Kubo 和他的合作者通过表达人类白喉毒素受体基因来实现对嗜碱性粒细胞的选择性消耗，同时控制 IL-4 特异性嗜碱性粒细胞的增强因素（Bas-TRECK 小鼠）。在与木瓜蛋白酶卵清蛋白发生免疫反应之后，嗜碱性粒细胞对产生 IL-4 的 CD4 细胞分型虽然并非必要，但在嗜碱性粒细胞耗竭的小鼠中，Th2 细胞反应还是显著下降。后一个结果被 Artis 和他的合作者用 Bas-TRECK 小鼠所拓展。他们发现，嗜碱性粒细胞对于旋毛虫感染之后的 Th2 细胞因子起优化作用。总的来说，虽然不同小鼠模型的结果，都倾向于否认嗜碱性粒细胞是基础的抗原提呈细胞，但这些细胞对于 Th2 细胞极化的作用（可能是作为 IL-4 或者其他极化因子的来源）仍没有被彻底排除，仍然需要更多的研究。

　　最近的两个研究已经研究了在过敏性疾病病人中嗜碱性粒细胞作为抗原提呈细胞的作用。Bohle 团队证实，来自患有过敏性疾病捐赠者的嗜碱性粒细胞不会使特异性过敏原内化。此外，人类嗜碱性粒细胞只能限制性表达 MHC-Ⅱ 和共刺激分子。他们证实,人类嗜碱性粒细胞不会激活过敏原反应性 CD4⁺ 效应 T 细胞。来自同一机构的其他作者得出类似的结论:过敏性疾病病人中,嗜碱性粒细胞不是关键的抗原提呈细胞。另外,用 Aspf1(一种烟曲霉过敏原)和 TLR2 配体刺激过的嗜碱性粒细胞不会下调 HLA-DR,受 Aspf1 脉冲刺激后的嗜碱性粒细胞不会促使 Th2 细胞分化。这三篇文章显示,人类血液循环中的嗜碱性粒细胞可能不是主要的抗原提呈细胞。

一些技术上的原因至少能部分解释这些差异。首先,外周血中纯化的嗜碱性粒细胞在行为上有别于组织中的嗜碱性粒细胞。此外,外周血中嗜碱性粒细胞的纯化能够诱发嗜碱性粒细胞亚型的选择性丢失。不论结果如何,嗜碱性粒细胞在调节小鼠和人类 Th2 细胞应答的不同方面都发挥作用,这些作用仍然对我们有很强的吸引力,并需要更多实验来证实。

人类嗜碱性粒细胞与血管生成

"血管生成"和"淋巴管生成"分别指新血管、新淋巴管的形成方式,是肿瘤生长和炎症疾病的关键方面。血管生成和淋巴管生成都依赖血管内皮生长因子(VEGFs)的产生。VEGF 家族包括 VEGF-A、-B、-C、-D 和 PIGF。VEGF-A 和 VEGF-B 是血管生长因子的关键调节因子,而 VEGF-C 和 VEGF-D 主要调节淋巴管生成。VEGFs 信号经过三种酪氨酸激酶 VEGF 受体:VEGFR-1、VEGFR-2、VEGFR-3。

人类嗜碱性粒细胞表达 VEGF-A 的三种同工型 mRNAs、VEGF-B 的两种同工型 mRNAs。VEGF-A 局限在嗜碱性粒细胞胞质颗粒,嗜碱性粒细胞的免疫学活化能够诱导 VEGF-A 的迅速释放。这些细胞也在其表面表达 VEGFR-2 和共受体 NRP1、NRP2。VEGF-A 激活 VEGFR-2,可诱导嗜碱性粒细胞的趋化作用。后续的观察显示,VEGF-A 可能发挥双向作用,它能调节炎症,调节肿瘤血管生成,并在嗜碱性粒细胞中发挥着趋化作用,这可能通过 VEGFR-2 与 NRP1、NRP2 结合而实现。此外,可以想象,其他的常驻免疫细胞,如巨噬细胞和肥大细胞,能生成 VEGFs,或者,在各种慢性炎症和肿瘤性疾病中,肿瘤细胞可能有助于嗜碱性粒细胞的浸润。这些体外的研究结果应该被拓展到体内,不过已经有结果证实嗜碱性粒细胞浸润性鼻息肉可以用 VEGF-A 来染色。

一些证据表明,正常受试者的嗜碱性粒细胞能组成性表达 IL-25(IL-17E)mRNA,而过敏性受试者的嗜碱性粒细胞则更为明显。嗜碱性粒细胞能被 IL-3 单独激活,IL-3 联合抗 IgE 抗体也能使之激活,激活的嗜碱性粒细胞能产生 IL-25,后者能增强记忆 Th2 细胞功能。应该指出,IL-25 是 IL-17 细胞因子家族的一个单独的成员,在哮喘病人中有潜在的促血管生成作用。

血管生成素是一个生长因子家族,对内皮细胞生存和血管成熟都至关重要。Ang-1 和 Ang-2 是人类血管生成素中被研究得最充分的两类。血管生成素受体系统由两种 1 型酪氨酸激酶受体(Tie1 和 Tie2)组成,主要在内皮细胞表达。Ang-1 是 Tie2 的激动剂,是血管成熟所必需的,而 Ang-2 最初被认为是 Tie2 的拮抗剂。Tie1 仍是一个孤儿受体,它与 Tie2 结合并调节其活性。血管生成素不仅参与肿瘤的血管生成,还参与人类炎症性疾病。最近,我们发现人类嗜碱性粒细胞组成性表达 Ang-1 和 Ang-2 的 mRNAs。免疫电镜分析表明:Ang-1 驻留在嗜碱性粒细胞的细胞质小泡。有趣的是,蛋白激酶 C 活化因子刺激嗜碱性粒细胞释放 Ang-1,它通过与 Tie2 结合诱导人类肥大细胞的迁移。这些结果确定了人类嗜碱性粒细胞和肥大细胞之间存在新的相互沟通机制,由 Ang-1/Tie2 系统所介导,该系统可能在炎症和肿瘤血管生成方面有相关性。

抗寄生虫免疫中的嗜碱性粒细胞

蜱是吸血寄生节肢动物,在人类和动物间能引起严重的传染性疾病。Karasuyama 及其同事证明,Mcpt8^DTR 小鼠嗜碱性粒细胞的选择性消除表明,它们在蜱二重感染中起到必要作用。利用抗-mMCP-8 单克隆抗体,他们在蜱口器二次插入皮肤的周围发现了一簇嗜碱性粒细胞,但在首次感染时并未发现。

在发展中国家,蠕虫是人类最常见的感染源。蠕虫感染主要诱导 Th2 细胞型免疫应答,其特点是 IgE 和嗜酸性粒细胞水平高,T 细胞产生 Th2 细胞因子。此外,在一些蠕虫感染动物模型中嗜碱性粒细胞计数也增加了。嗜碱性粒细胞在应答寄生虫源性抗原时很容易产生大量的 IL-4。然而，嗜碱性粒细胞在体内诱导 Th2 细胞型应答反应和驱逐蠕虫时的作用到目前还不确定。利用嗜碱性粒细胞缺乏的小鼠模型，针对不同蠕虫的原发感染和继发感染，这些细胞在保护性免疫中的作用已经部分阐明。

一项针对组成性嗜碱性粒细胞消除型 Mcpt8Cre 小鼠的研究表明：嗜碱性粒细胞在初次免疫应答巴西诺卡菌时不是必需的，但在防止继发感染时是必须的。Locksley 及其合作者通过使用 Basoph8 小鼠证实，在初次感染时将肠道巴西诺卡菌排除，不单独需要 CD4$^+$ T 细胞或嗜碱性粒细胞分泌的 IL-4 和 IL-13，但上述二者细胞分泌的 IL-4 和 IL-13 同时缺失，会导致应答不足。这些结果与以下假设相契合，即嗜碱性粒细胞源性细胞因子参与到了这一过程。他们发现，嗜碱性粒细胞缺乏型小鼠患巴西诺卡菌继发感染时，没有出现免疫力低下。Artis 及其同事利用旋毛虫胃肠道感染模型，发现 TSLP 能迅速激发 TSLP 依赖性、IL-3 非依赖性嗜碱性粒细胞扩增。TSLP 依赖性嗜碱性粒细胞被迅速募集到引流淋巴结，嗜碱性粒细胞的消竭导致了感染后 Th2 细胞极化受损。在过去的几年里，尽管我们对嗜碱性粒细胞在体内抗蠕虫的保护性免疫增进了不少了解，但应牢记，有些嗜碱性粒细胞缺乏的小鼠模型可能存在内源性不足（如嗜碱性粒细胞的不完全耗竭、其他免疫细胞的激活/耗竭、补体的激活及免疫复合物的出现等），并且寄生虫感染不同的组织会激发独特的免疫应答。

细菌和嗜碱性粒细胞的双向作用

人类的肠道、皮肤、肺中充斥着 100 M 个微生物，这里面属细菌最多。一些研究已经把细菌及其产物之间、嗜碱性粒细胞及其介质之间的双向作用的复杂性放在了很重要的位置。

Philippa Marrack 和 John Kappler 创造了"超抗原"这一术语，以描述金黄色葡萄球菌肠毒素诱导 T 细胞大规模扩增的能力。不同感染性微生物（细菌和病毒）及不同的内源性蛋白（蛋白 Fv）不仅能模仿，还能超越常规抗原活性；它们合成的外源性蛋白现在叫作超抗原。

自身免疫病、过敏性疾病、瘤样病变、免疫缺陷都与超抗原有关。有两种类型的超抗原：T 细胞超抗原和 B 细胞超抗原。T 细胞超抗原通过介导 T 细胞与抗原提呈细胞之间的相互作用来激发常规抗原的活性。B 细胞超抗原结合免疫球蛋白保守区内的可变域（V）中的 H 链或 L 链，能使 B 细胞大量增殖。

蛋白 Fv 是人类肝细胞中合成的一类内源性蛋白，它能作为免疫球蛋白超抗原与 IgEVH3$^+$ 结合，能激活人类嗜碱性粒细胞和肥大细胞。同样，HIV-1 的 gp120 和金黄色葡萄球菌蛋白 A（SpA）也分别是细菌和病毒超抗原，因为它们能与 IgE VH3$^+$ 相互作用。此外，大消化链球菌的蛋白 L 结合于免疫球蛋白可变域的 κ 轻链。后续的结果表明，内源性的、病毒、细菌的产物能活化人类嗜碱性粒细胞，从而释放促炎症介质和细胞因子（IL-4 和 IL-13），这些作为免疫球蛋白超抗原发挥作用。在这一背景中，免疫球蛋白超抗原的定义可以理解成"超过敏原"。超抗原/超过敏原在体内嗜碱性粒细胞激活中的作用，及其在过敏性疾病和自身免疫病进展中的作用还有待进一步的研究。

嗜碱性粒细胞能向特定外周组织募集，有研究显示其激活与细菌感染有关。例如，在幽门螺杆菌感染病人的胃黏膜中检测出有嗜碱性粒细胞的渗入。炎症组分在胃癌的进展中发挥着基础性作用。幽门螺杆菌源性肽 Hp(2-20) 是嗜碱性粒细胞的趋化因子，细菌衍生性 N-甲酰肽能与 FPR2 和 FPR3 结合，发挥同样的趋化因子作用。此外，Hp(2-20) 在体外能促进胃上皮细胞的迁移和增殖，在体内能加速胃黏膜的愈合。嗜碱性粒细胞及其介质在针对幽门螺杆菌的保护性免疫或炎症性应答中的作用，仍是我们感兴趣的地方，需要进一步研究。

据 Cerutti 及其团队报告，来自上呼吸道黏膜的人类 B 细胞能产生 IgD$^+$IgM$^-$ 的浆母细胞，后者能产生 IgD。人类嗜碱性粒细胞能通过未识别的受体，将 IgD 结合于其表面。结合了微珠的单克隆抗 IgD 抗体可以诱导 IL-4、IL-13、BAFF、IL-8/CXCL8、IP-10/CXCL10 的释放，但不能诱导组胺释放。有趣的是，抗 IgE 抗体不能诱导 BAFF 的分泌。此外，在诱导抗菌因子如 β-防御素 3、抗菌肽 LL-37 和 PTX3 时，抗 IgD 抗体比 IgE 交联更有效。笔者认为，人类 B 细胞可以产生 IgD，指导嗜碱性粒细胞监测气传病原体的系统性入侵。

最近，Artis 及其团队提供的证据表明，细菌的共生衍生信号，限制了血清 IgE 浓度的稳态、血液循环中的嗜碱性粒细胞数量、嗜碱性粒细胞相关性炎症。经口服抗生素治疗的小鼠血清 IgE 浓度升高。IgE 浓度的升高能诱导无菌、经抗生素治疗后的 BaPs 型小鼠中 CD123（IL-3R）的过表达。因此，无菌、经抗生素治疗后的 BaPs 型小鼠，相比于常规饲养的 BaPs 型小鼠，其对 IL-3 的敏感性更高。有意思的是，在高 IgE 综合征受试者中，血清 IgE 与血液循环中的嗜碱性粒细胞数量有关。最后，他们证实，抗生素治疗小鼠应答 Th2 细胞诱导的刺激时，观察到嗜碱性粒细胞有助于该刺激的过量免疫应答。这些结果表明，共生衍生信号可以影响 IgE 合成、嗜碱性粒细胞发育及 Th2 细胞依赖性炎症的敏感性。总之，这些研究结果显示，嗜碱性粒细胞作为效应细胞在抗细菌感染的和抗微生物免疫传感器失调的保护性免疫当中发挥着双重作用。

嗜碱性粒细胞与病毒感染

不同病毒可通过多种机制调节嗜碱性粒细胞的趋化作用、活化以及促炎症介质和趋化因子的生成。一些传染性或能被 UV 灭活的病毒（如 HSV-1、甲型流感病毒、腺病毒-1 等）不能诱导人类嗜碱性粒细胞释放组胺。然而，这些病毒却能增强 IgE 介导的组胺分泌，可能是通过释放干扰素而发挥作用。此外，干扰素能在体外增强人类嗜碱性粒细胞的趋化作用。嗜碱性粒细胞组成性表达 1 型 IFN 受体的 mRNA，IFN-α 能抑制 IL-3 触发的人类嗜碱性粒细胞的细胞因子的生成，但不能抑制组胺的释放。人类疱疹病毒（HHV）-6、HHV-7、HHV-8 通过结合 CD200R，下调嗜碱性粒细胞的活化。感染呼吸道合胞病毒的 STAT1 小鼠的肺中，嗜碱性粒细胞是表达 IL-4 的主要细胞。

感染 HIV-1 的成人和儿童 IgE 水平增高，这被认为是转向 Th2 细胞因子模式。几种 HIV 产物能调节人类嗜碱性粒细胞功能（图 3）。gp120 的不同分支通过与 IgEVH3$^+$ 相互作用，可诱导人类嗜碱性粒细胞生成 IL-4 和 IL-13。Tat 是另外一种病毒产物，通过与 CCR3 受体相互作用，能诱导嗜碱性粒细胞和肥大细胞的趋化作用。HIV-1 衣壳 gp41 多肽能促进人类嗜碱性粒细胞迁移，其通过与 FPR2 的相互作用可抑制 IL-13 的合成。此外，Nef 是一个 HIV-1 蛋白，也是病毒复制的关键，它通过结合 CXCR4 来诱导嗜碱性粒细胞的趋化作用（de Paulis 等人，未发表数据）。最后，有证据表明，在患过敏性疾病献血者的外周血中，存在一定数量的嗜碱性粒细胞/肥大细胞前体，这些前体能在体外感染 HIV-1。尽管这些体外结果必须拓展其评估范围，即这些发现是否适用于体内，但它们对 HIV-1 的病理生理学有潜在影响。

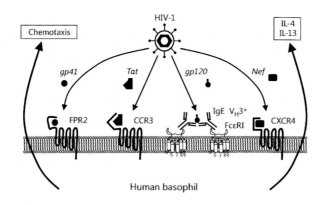

图 3 一些 HIV-1 的产物能调节人类嗜碱性粒细胞功能。来自不同分支的 HIV-1 包膜糖蛋白 gp120 能通过与 IgEVH3$^+$ 相互作用，诱导人类嗜碱性粒细胞产生 IL-4 和 IL-13。Tat 蛋白能增强 HIV-1 转录效率，还能与 CCR3 受体相互作用，促进嗜碱性粒细胞的趋化作用。此外，HIV-1 包膜糖蛋白 gp41 能促进人类嗜碱性粒细胞迁移，能与 FPR2 作用而抑制 IL-13 的合成。最后，Nef 是 HIV-1 病毒复制的关键蛋白，能通过与 CXCR4 结合来诱导嗜碱性粒细胞的趋化作用

嗜碱性粒细胞与自身免疫病

多项研究已经提出,嗜碱性粒细胞和它们的介质,与某些自身免疫病的病理生理学有直接或间接的关联。Charles 等人研究发现,在缺乏酪氨酸激酶 Lyn 的小鼠中,自身反应性 IgE 使嗜碱性粒细胞活化,导致细胞返回淋巴结,促进 Th2 细胞分化和增强自身反应性抗体的产生,这些抗体能够导致小鼠发生狼疮肾炎。此外,他们发现系统性红斑狼疮病人的 IgE、自身反应性 IgE、活化的嗜碱性粒细胞(表达 CD62 配体 CD62L 和 HLA-DR)会增高。有意思的是,系统性红斑狼疮病人的淋巴结和脾脏也发现有嗜碱性粒细胞。这些发现支持以下假说:由包含自身反应性 IgE 的免疫复合物导致的嗜碱性粒细胞活化,能增加自身抗体的生成,有助于 SLE 的发病机理的研究。然而,另一支团队未能从健康受试者或 SLE 病人分离出的嗜碱性粒细胞中发现 HLA-DR 的表达。即便经过一个晚上的 IL-3 刺激,嗜碱性粒细胞也不会上调 HLA-DR。有研究表明,在分离嗜碱性粒细胞期间,该细胞可能被 HLA-DR$^+$ CD123$^+$ FcεRI$^+$ 浆细胞样树突状细胞污染,这可以解释这些差异。

类风湿关节炎(RA)是一个与抗瓜氨酸蛋白抗体(ACPAs)有关的系统性自身免疫病。IgE-ACPAs 存在于大部分类风湿关节炎病人体内,这些病人的嗜碱性粒细胞在体外能被瓜氨酸蛋白激活。此外,ACPA 阳性的类风湿关节炎病人的滑膜液中组胺水平增高。有意思的是,在幼年类风湿关节炎病人中已经发现了血液循环中嗜碱性粒细胞的增加。

总之,尽管自身免疫病研究有一些进展,但我们现在对嗜碱性粒细胞的免疫调节和效应功能还有很多的未知。将来通过对嗜碱性粒细胞缺乏小鼠和(或)易发自身免疫小鼠模型的研究,可能会重点发现嗜碱性粒细胞在自身免疫病中的作用。

过敏性疾病中的嗜碱性粒细胞

嗜碱性粒细胞释放预合成的组胺、新合成的 LTC4、PAF 和 Th2 细胞因子(IL-4、IL-13、IL-3),所有这些都参与过敏反应。在严重哮喘和致命哮喘病人体内,嗜碱性粒细胞会募集于肺部的过敏性炎症位点;在应答抗原攻击后期阶段的鼻腔冲洗物中也有此募集现象。在患有荨麻疹、类天疱疮、特应性皮炎及其他炎症性皮肤疾病病人的皮损中,都可以检测出嗜碱性粒细胞。此外,在过敏性受试者的过敏原诱导的后期皮肤反应中,发现存在嗜碱性粒细胞的募集。

嗜碱性粒细胞的一些表型标记和功能特征与人类过敏性疾病有关。一些开拓性研究已经证实,体外观察嗜碱性粒细胞组胺释放,在花粉季能预测出过敏性鼻炎和哮喘的过敏症状。嗜碱性粒细胞上表达的 CD203c(激活链接标志),在哮喘病人病情加重时是增高的。相反,在这些受试者中的嗜碱性粒细胞上没有发现有 CD63 的表达。此外,在哮喘病人中,IgE 介导的嗜碱性粒细胞释放能力得到增强。

人类嗜碱性粒细胞既是促血管生成因子的来源,也是其作用靶点,血管生成是支气管哮喘中过敏性炎症的重要特征。此外,在患哮喘病儿童和成人的肺组织活检标本中也出现气道血管增生。最后,哮喘的严重程度,与 VEGF-A 的表达和血管分布有关。

总之,这些结果表明,嗜碱性粒细胞在人类过敏性疾病的发病机制中发挥着作用。然而,从 Mcpt8Cre 小鼠组成性缺乏嗜碱性粒细胞获得的研究结果表明,嗜碱性粒细胞不是急性卵白蛋白-明矾诱导的肺部过敏性炎症的必要环节。此外还发现,在白喉毒素诱导的嗜碱性粒细胞减少模型中(BAS-TRECK 小鼠),系统性卵白蛋白免疫诱导的气道高反应性的发展和 IgE 生成,并不一定需要嗜碱性粒细胞。这一现象和临床哮喘观察的关系仍然有待思考。

一些研究人员利用不同的嗜碱性粒细胞减少的小鼠模型,已经证实,嗜碱性粒细胞在 IgE-CAI 模型中发挥必要作用。有报告已经指出特应性皮炎的严重程度和血清 IgE 水平之间存在关联。然而,IgE-CAI 型机制是否能转化为人类皮肤过敏疾病,还尚未确定。

Karasuyama 及其同事证实,嗜碱性粒细胞在 IgG 介导的严重过敏反应中是最重要的细胞,而肥大细胞不是。这种模型中,嗜碱性粒细胞受 IgG-抗原免疫复合物的刺激后释放 PAF;PAF 能增加血管壁通透性,比组胺的效果更高。我们应该记住的是,活化的人类嗜碱性粒细胞能合成 PAF,人类血清中 PAF 的浓度与严重过敏反应的严重程度有关。因此,上述 PAF 介导的严重过敏反应途径是否也适用于人类,这一问题值得研究。

结论和观点

自从嗜碱性粒细胞首次被 Paul Ehrlich 在 1879 年发现后,其生物学研究经历了几段不同的时期。20 世纪 70 年代前后发现,IgE 能与人类嗜碱性粒细胞高亲和性结合,它们与抗原或者抗 IgE 抗体交联后能诱导促炎症介质的释放。嗜碱性粒细胞在这段令人瞩目的时期过后,许多免疫学家便不再关注它,仅有少数几个团队坚持了对嗜碱性粒细胞的研究。对嗜碱性粒细胞的兴趣热潮重新回归,出现于 90 年代初期,当时的研究显示,小鼠和人类嗜碱性粒细胞能产生大量的 IL-4 和 IL-13,因此意味这些细胞参与了过敏性疾病和抗寄生虫免疫的发病机制。嗜碱性粒细胞的复兴时期开始于 2007 年,当时几个研究团队报道了用不同模型减少小鼠体内嗜碱性粒细胞。尽管与预期一样,不同的实验模型得出的结果不一致,嗜碱性粒细胞在先天和适应性免疫中的作用至今仍未确定,但通过这些工具手段已经将这类作用突显出来。然而,体内、外的研究仍然存在许多开放性问题,即在如下方面嗜碱性粒细胞有潜在作用:组织重构、血管再生/淋巴管再生、自身免疫、代谢、自身免疫病及癌症。

最近,转录因子 P1-Runxl 被证明在小鼠嗜碱性粒细胞的发育中发挥着重要作用。更好地了解可选择性调节人类或小鼠嗜碱性粒细胞发育的转录网络,能为识别特异性基因工具(能减少体内嗜碱性粒细胞)做好基础研究。

嗜碱性粒细胞可能展现出表型和功能的异质性,而这需要用现代方法研究。外周血嗜碱性粒细胞,可能与募集于炎症组织的嗜碱性粒细胞或淋巴结内的嗜碱性粒细胞存在差异。提高炎症组织局部的细胞因子/趋化因子浓度,可能会产生双重作用,即可以吸引嗜碱性粒细胞,调节它们的反应性。利用双光子成像和 IL-4 标记小鼠,人们已可以研究淋巴结和肺组织中嗜碱性粒细胞和抗体特异性 CD4$^+$ T 细胞之间的相互作用。小鼠及人类的迁移至不同组织的嗜碱性粒细胞,其表型可塑性仍然有很多地方值得研究。此外,嗜碱性粒细胞亚群或者不同成熟阶段的嗜碱性粒细胞,某些情况下,在不同疾病的发病机制中可能发挥着抗炎症的作用或保护作用。

长期以来,小鼠及人类嗜碱性粒细胞稀少难识别,这成为研究它们的阻碍。人类和小鼠的嗜碱性粒细胞特异性单克隆抗体,现在可用于组织学检测,可以检测出组织中浸润的嗜碱性粒细胞。此外,嗜碱性粒细胞表面的特异性标志物能使其被流式细胞仪识别。重要的是,在过去的几年中,几个体内嗜碱性粒细胞减少的小鼠模型已经获得了改进,制造方法利用了嗜碱性粒细胞减少抗体或者基因工程小鼠。由这些模型得出的结果有助于发现以前未认识到的嗜碱性粒细胞作用,有别于肥大细胞在先天免疫和适应性免疫中的作用。不过,各种小鼠模型获得的结果已经产生了众多争议,其中至少有一部分源自实验方法的不同。

自从现代免疫学创始人 Paul Ehrlich 发现了嗜碱性粒细胞,这种细胞就已经成为免疫学家中有识之士的挑战。最近的技术进步,已经为嗜碱性粒细胞的研究开启了全新的、令人激动的时代。尽管嗜碱性粒细胞在外周血和炎症组织中含量少,但在各类小鼠或人类免疫性疾病模型中,嗜碱性粒细胞广泛参与,这一点毫无疑问。鉴于这种情况,在某些免疫性疾病的治疗中,嗜碱性粒细胞和(或)它们的产物很可能成为治疗靶点。

致谢

对这项工作的部分资金支持来自以下机构:Ministero dell'Istruzione、Università e Ricerca(MIUR)、the Istituto Superiore di Sanità AIDS 项目"嗜碱性粒细胞在 HIV-1 感染中的作用"、the Regione Campania "CISI-实验室项目"、CREME 项目、TIMING 计划。

参 考 文 献

[1] Ehrlich P:Beiträge zur Kenntniss der granulirten Bindegewebszellen und der eosinophilen Leukocythen. Arch Anat Physiol(Leipzig)1879;3:166.

[2] Canfield PJ:Comparative cell morphology in the peripheral blood film from exotic and native animals. Aust Vet J 1998;76:793.

[3] Marone G,Triggiani M,Genovese A,De Paulis A:Role of human mast cells and basophils in bronchial asthma. Adv Immunol 2005;88:97.

[4] Karasuyama H,Mukai K,Obata K,Tsujimura Y,Wada T:Nonredundant roles of basophils in immunity. Annu Rev Immunol 2011;29:45.

[5] Crivellato E,Nico B,Ribatti D:The history of the controversial relationship between mast cells and basophils. Immunol Lett 2011;141:10.

[6] Gurish MF,Austen KF:Developmental origin and functional specialization of mast cell subsets. Immunity 2012;37:25.

[7] Schroeder JT:Basophils:emerging roles in the pathogenesis of allergic disease. Immunol Rev 2011; 242:144.

[8] Plager DA,Weiss EA,Kephart GM,Mocharla RM,Matsumoto R,Checkel JL,Schwartz LB,Gleich GJ,Leiferman KM:Identification of basophils by a mAb directed against pro-major basic protein 1. J Allergy Clin Immunol 2006;117:626.

[9] Kepley CL,Craig SS,Schwartz LB:Identification and partial characterization of a unique marker for human basophils. J Immunol 1995;154:6548.

[10] McEuen AR,Buckley MG,Compton SJ,Walls AF:Development and characterization of a monoclonal antibody specific for human basophils and the identification of a unique secretory product of basophil activation. Lab Invest 1999;79:27.

[11] Ishizaka T,Ishizaka K,Johansson SG,Bennich H:Histamine release from human leukocytes by anti-γE antibodies. J Immunol 1969;102:884.

[12] Ishizaka K,Tomioka H,Ishizaka T:Mechanisms of passive sensitization. 1. Presence of IgE and IgG molecules on human leukocytes. J Immunol 1970;105:1459.

[13] Ishizaka T,De Bernardo R,Tomioka H,Lichtenstein LM,Ishizaka K:Identification of basophil granulocytes as a site of allergic histamine release. J Immunol 1972;108:1000.

[14] Lichtenstein LM,Osier AG:Studies on the mechanisms of hypersensitivity phenomena. 9. Histamine release from human leukocytes by ragweed pollen antigen. J Exp Med 1964;120:507.

[15] Marone G,Spadaro G,Patella V,Genovese A:The clinical relevance of basophil releas-ability. J Allergy Clin Immunol 1994;94:1293.

[16] Seder RA,Paul WE,Dvorak AM,Sharkis SJ,Kagey-Sobotka A,Niv Y,Finkelman FD,Barbieri SA,Galli SJ,Plaut M:Mouse splenic and bone marrow cell populations that express high-affinity Fcε receptors and produce interleukin 4 are highly enriched in basophils. Proc Natl Acad Sci USA 1991;88:2835.

[17] Brunner T,Heusser CH,Dahinden CA:Human peripheral blood basophils primed by interleukin 3(IL-3)produce IL-4 in response to immunoglobulin E receptor stimulation. J Exp Med 1993;177:605.

[18] Schroeder JT,MacGlashan DW Jr,Kagey-Sobotka A,White JM,Lichtenstein LM:IgE-dependent IL-4 secretion by human basophils. The relationship between cytokine production and histamine release in

mixed leukocyte cultures. J Immunol 1994;153;1808.

[19] MacGlashan D Jr,White JM,Huang SK,Ono SJ,Schroeder JT,Lichtenstein LM;Secretion of IL-4 from human basophils;the relationship between IL-4 mRNA and protein in resting and stimulated basophils. J Immunol 1994;152;3006.

[20] Gibbs BF,Haas H,Falcone FH,Albrecht C,Vollrath IB,Noll T,Wolff HH,Amon U;Purified human peripheral blood basophils release interleukin-13 and preformed interleukin-4 following immunological activation. Eur J Immunol 1996;26;2493.

[21] Li H,Sim TC,Alam R;IL-13 released by and localized in human basophils. J Immunol 1996;156;4833.

[22] Ochensberger B,Daepp GC,Rihs S,Dahinden CA;Human blood basophils produce interleukin-13 in response to IgE-receptor-dependent and -independent activation. Blood 1996;88;3028.

[23] Redrup AC,Howard BP,MacGlashan DW Jr,Kagey-Sobotka A,Lichtenstein LM,Schroeder JT;Differential regulation of IL-4 and IL-13 secretion by human basophils;their relationship to histamine release in mixed leukocyte cultures. J Immunol 1998;160;1957.

[24] Schroeder JT,Chichester KL,Bieneman AP;Human basophils secrete IL-3;evidence of autocrine priming for phenotypic and functional responses in allergic disease. J Immunol 2009;182;2432.

[25] Obata K,Mukai K,Tsujimura Y,Ishiwata K,Kawano Y,Minegishi Y,Watanabe N,Karasuyama H;Basophils are essential initiators of a novel type of chronic allergic inflammation. Blood 2007;110;913.

[26] Sokol CL,Barton GM,Farr AG,Medzhitov R;A mechanism for the initiation of allergen-induced T helper type 2 responses. Nat Immunol 2008;9;310.

[27] Ohnmacht C,Schwartz C,Panzer M,Schiedewitz I,Naumann R,Voehringer D;Basophils orchestrate chronic allergic dermatitis and protective immunity against helminths. Immunity 2010;33;364.

[28] Sullivan BM,Liang HE,Bando JK,Wu D,Cheng LE,McKerrow JK,Allen CD,Locksley RM;Genetic analysis of basophil function in vivo. Nat Immunol 2011;12;527.

[29] Wada T,Ishiwata K,Koseki H,Ishikura T,Ugajin T,Ohnuma N,Obata K,Ishikawa R,Yoshikawa S,Mukai K,Kawano Y,Minegishi Y,Yokozeki H,Watanabe N,Karasuyama H;Selective ablation of basophils in mice reveals their nonredundant role in acquired immunity against ticks. J Clin Invest 2010;120;2867.

[30] Sawaguchi M,Tanaka S,Nakatani Y,Harada Y,Mukai K,Matsunaga Y,Ishiwata K,Oboki K,Kambayashi T,Watanabe N,Karasuyama H,Nakae S,Inoue H,Kubo M;Role of mast cells and basophils in IgE responses and in allergic airway hyperresponsiveness. J Immunol 2012;188;1809.

[31] Malveaux FJ,Conroy MC,Adkinson NF Jr,Lichtenstein LM;IgE receptors on human basophils;relationship to serum IgE concentration. J Clin Invest 1978;62;176.

[32] MacGlashan D Jr,McKenzie-White J,Chichester K,Bochner BS,Davis FM,Schroeder JT,Lichtenstein LM;In vitro regulation of FcεRIα expression on human basophils by IgE antibody. Blood 1998;91;1633.

[33] Lantz CS,Yamaguchi M,Oettgen HC,Katona IM,Miyajima I,Kinet Jp,Galli SJ;IgE regulates mouse basophil Fc epsilon RI expression in vivo. J Immunol 1997;158;2517.

[34] Florio G,Petraroli A,Patella V,Triggiani M,Marone G;The immunoglobulin superantigen-binding site of HIV-1 gpl20 activates human basophils. AIDS 2000;14;931.

[35] Genovese A,Borgia G,Bjorck L,Petraroli A,de Paulis A,Piazza M,Marone G;Immunoglobulin superantigen protein L induces IL-4 and IL-13 secretion from human FcεRI$^+$ cells through interaction with the κ light chains of IgE. J Immunol 2003;170;1854.

［36］ Conroy MC，Adkinson NF Jr，Lichtenstein LM：Measurement of IgE on human basophils：relation to serum IgE and anti-IgE-induced histamine release. J Immunol 1977；118：1317.

［37］ MacGlashan DW Jr：Relationship between spleen tyrosine kinase and phosphati-dylinositol 5′ phosphatase expression and secretion from human basophils in the general population. J Allergy Clin Immunol 2007；119：626.

［38］ Dvorak AM，Monahan-Earley RA，Estrella P，Kissell S，Donahue RE：Ultrastructure of monkey peripheral blood basophils stimulated to develop in vivo by recombinant human interleukin 3. Lab Invest 1989；61：677.

［39］ Dvorak AM，Saito H，Estrella P，Kissell S，Arai N，Ishizaka T：Ultrastructure of eosinophils and basophils stimulated to develop in human cord blood mononuclear cell cultures containing recombinant human interleukin-5 or interleukin-3. Lab Invest 1989；61：116.

［40］ Lantz CS，Boesiger J，Song CH，Mach N，Kobayashi T，Mulligan RC，Nawa Y，Dranoff G，Galli SJ：Role for interleukin-3 in mast-cell and basophil development and in immunity to parasites. Nature 1998；392：90.

［41］ Hirai K，Morita Y，Misaki Y，Ohta K，Takaishi T，Suzuki S，Motoyoshi K，Miyamoto T：Modulation of human basophil histamine release by hemopoietic growth factors. J Immunol 1988；141：3958.

［42］ Kurimoto Y，de Weck AL，Dahinden CA：Interleukin 3-dependent mediator release in basophils triggered by C5a. J Exp Med 1989；170：467.

［43］ Miura K，Saini SS，Gauvreau G，MacGlashan DW Jr：Differences in functional consequences and signal transduction induced by IL-3，IL-5，and nerve growth factor in human basophils. J Immunol 2001；167：2282.

［44］ Yamaguchi M，Hirai K，Shoji S，Takaishi T，Ohta K，Morita Y，Suzuki S，Ito K：Haemopoietic growth factors induce human basophil migration in vitro. Clin Exp Allergy 1992；22：379.

［45］ Bochner BS，McKelvey AA，Sterbinsky SA，Hildreth JE，Derse CP，Klunk DA，Lichtenstein LM，Schleimer RP：IL-3 augments adhesiveness for endothelium and CD11b expression in human basophils but not neutrophils. J Immunol 1990；145：1832.

［46］ perrigoue JG，Saenz SA，Siracusa MC，A1 lenspach EJ，Taylor BC，Giacomin PR，Nair MG，Du Y，Zaph C，van Rooijen N，Comeau MR，Pearce EJ，Laufer TM，Artis D：MHC class Ⅱ-dependent basophil-CD4+ T cell interactions promote TH2 cytokine-dependent immunity. Nat Immunol 2009；10：697.

［47］ Giacomin PR，Siracusa MC，Walsh KP，Grencis RK，Kubo M，Comeau MR，Artis D：Thymic stromal lymphopoietin-dependent basophils promote Th2 cytokine responses following intestinal helminth infection. J Immunol 2012；189：4371.

［48］ Siracusa MC，Saenz SA，Hill DA，Kim BS，Headley MB，Doering TA，Wherry EJ，Jessup HK，Siegel LA，Kambayashi T，Dudek EC，Kubo M，Cianferoni A，Spergel JM，Ziegler SF，Comeau MR，Artis D：TSLP promotes interleukin-3-independent basophil haematopoiesis and type 2 inflammation. Nature 2011；477：229.

［49］ Siracusa MC，Wojno ED，Artis D：Functional heterogeneity in the basophil cell lineage. Adv Immunol 2012；115：141.

［50］ Voehringer D：Basophil modulation by cytokine instruction. Eur J Immunol 2012；42：2544.

［51］ Pecaric-Petkovic T，Didichenko SA，Kaempfer S，Spiegl N，Dahinden CA：Human basophils and eosinophils are the direct target leukocytes of the novel IL-1 family member IL-33. Blood 2009；113：1526.

［52］ Suzukawa M，Iikura M，Koketsu R，Nagase H，Tamura C，Komiya A，Nakae S，Matsushima K，Ohta K，Yamamoto K，Yamaguchi M：An IL-1 cytokine member，IL-33，induces human basophil activation via its ST2 receptor. J Immunol 2008;181;5981.

[53] Ali H:Regulation of human mast cell and basophil function by anaphylatoxins C3a and C5a. Immunol Lett 2010;128;36.

[54] Bischoff SC、de Weck AL、Dahinden CA: Interleukin 3 and granulocyte/macrophage-colony-stimulating factor render human basophils responsive to low concentrations of complement component C3a. Proc Natl Acad Sci USA 1990;87;6813.

[55] Procaccini C,Jirillo E,Matarese G:Leptin as an immunomodulator. Mol Aspects Med 2012;33;35.

[56] Suzukawa M,Nagase H,Ogahara I,Han K,Tashimo H,Shibui A,Koketsu R,Nakae S,Yamaguchi M,Ohta K:Leptin enhances survival and induces migration,degranulation,and cytokine synthesis of human basophils. J Immunol 2011;186;5254.

[57] Shore SA:Obesity,airway hyperresponsiveness,and inflammation. J Appl Physiol 2010;108;735.

[58] Levi-Montalcini R:The nerve growth factor 35 years later. Science 1987;237;1154.

[59] Skaper SD:The neurotrophin family of neurotrophic factors:an overview. Methods Mol Biol 2012;846;1.

[60] Bischoff SC,Dahinden CA:Effect of nerve growth factor on the release of inflammatory mediators by mature human basophils. Blood 1992;79;2662.

[61] Burgi B,Otten UH,Ochensberger B,Rihs S,Heese K,Ehrhard PB,Ibanez CF,Dahinden CA:Basophil priming by neurotrophic factors:activation through the trk receptor. J Immunol 1996;157;5582.

[62] Sin AZ,Roche EM,Togias A,Lichtenstein LM,Schroeder JT:Nerve growth factor or IL-3 induces more IL-13 production from basophils of allergic subjects than from basophils of nonallergic subjects. J Allergy Clin Immunol 2001;108;387.

[63] Gibbs BF、Zillikens D、Grabbe J: Nerve growth factor influences IgE-mediated human basophil activation:functional properties and intracellular mechanisms compared with IL-3. Int Immunopharmacol 2005;5;735.

[64] Sloane DE,Tedla N,Awoniyi M,Macglashan DW Jr,Borges L,Austen KF,Arm Jp:Leukocyte immunoglobulin-like receptors:novel innate receptors for human basophil activation and inhibition. Blood 2004;104;2832.

[65] Bieneman AP,Chichester KL,Chen YH,Schroeder JT:Toll-like receptor 2 ligands activate human basophils for both IgE-dependent and IgE-independent secretion. J Allergy Clin Immunol 2005;115;295.

[66] Komiya A,Nagase H,Okugawa S,Ota Y,Suzukawa M,Kawakami A,Sekiya T,Matsushima K,Ohta K,Hirai K,Yamamoto K,Yamaguchi M:Expression and function of Toll-like receptors in human basophils. Int Arch Allergy Immunol 2006;140(suppl 1);23.

[67] de Paulis A,Montuori N,Prevete N,Fiorentino I,Rossi FW,Visconte V,Rossi G,Marone G,Ragno P:Urokinase induces basophil chemotaxis through a urokinase receptor epitope that is an endogenous ligand for formyl peptide receptor-like 1 and-like 2. J Immunol 2004;173;5739.

[68] Yamaguchi M,Koketsu R,Suzukawa M,Kawakami A,Iikura M:Human basophils and cytokines/chemokines. Allergol Int 2009;58;1.

[69] Iikura M,Miyamasu M,Yamaguchi M,Kawasaki H,Matsushima K,Kitaura M,Morita Y,Yoshie O,Yamamoto K,Hirai K:Chemokine receptors in human basophils:inducible expression of functional CXCR4. J Leukoc Biol 2001;70;113.

[70] Blasi F,Carmeliet P:uPAR:a versatile signalling orchestrator. Nat Rev Mol Cell Biol 2002;3;932.

[71] Carmeliet P:Angiogenesis in life,disease and medicine. Nature 2005;438;932.

[72] Ferrara N,Gerber HP,LeCouter J:The biology of VEGF and its receptors. Nat Med 2003;9;669.

［73］de Paulis A，Prevete N，Fiorentino I，Rossi FW，Staibano S，Montuori N，Ragno P，Longobardi A，Liccardo B，Genovese A，Ribatti D，Walls AF，Marone G：Expression and functions of the vascular endothelial growth factors and their receptors in human basophils. J Immunol 2006；177：7322.

［74］Hartnell A，Heinemann A，Conroy DM，Wait R，Sturm GJ，Caversaccio M，Jose PJ，Williams TJ：Identification of selective basophil chemoattractants in human nasal polyps as insulin-like growth factor-1 and insulin-like growth factor-2. J Immunol 2004；173：6448.

［75］Hirai K，Miyamasu M，Yamaguchi M，Nakajima K，Ohtoshi T，Koshino T，Takaishi T，Morita Y，Ito K：Modulation of human basophil histamine release by insulin-like growth factors. J Immunol 1993；150：1503.

［76］Boie Y，Sawyer N，Slipetz DM，Metters KM，Abramovitz M：Molecular cloning and characterization of the human prostanoid DP receptor. J Biol Chem 1995；270：18910.

［77］Nagata K，Hirai H，Tanaka K，Ogawa K，Aso T，Sugamura K，Nakamura M，Takano S：CRTH2，an orphan receptor of T-helper-2-cells，is expressed on basophils and eosinophils and responds to mast cell-derived factor(s). FEBS Lett 1999；459：195.

［78］Nagata K，Tanaka K，Ogawa K，Kemmotsu K，Imai T，Yoshie O，Abe H，Tada K，Nakamura M，Sugamura K，Takano S：Selective expression of a novel surface molecule by human Th2 cells in vivo. J Immunol 1999；162：1278.

［79］Hirai H，Tanaka K，Yoshie O，Ogawa K，Kenmotsu K，Takamori Y，Ichimasa M，Sugamura K，Nakamura M，Takano S，Nagata K：Prostaglandin D2 selectively induces chemotaxis in T helper type 2 cells，eosinophils，and basophils via seven-transmembrane receptor CRTH2. J Exp Med 2001；193：255.

［80］Yoshimura-Uchiyama C，Iikura M，Yamaguchi M，Nagase H，Ishii A，Matsushima K，Yamamoto K，Shichijo M，Bacon KB，Hirai K：Differential modulation of human basophil functions through prostaglandin D2 receptors DP and chemoattractant receptorhomologous molecule expressed on Th2 cells/DP2. Clin Exp Allergy 2004；34：1283.

［81］Gauvreau GM，Plitt JR，Baatjes A，MacGlashan DW：Expression of functional cysteinyl leukotriene receptors by human basophils. J Allergy Clin Immunol 2005；116：80.

［82］Iikura M，Suzukawa M，Yamaguchi M，Sekiya T，Komiya A，Yoshimura-Uchiyama C，Nagase H，Matsushima K，Yamamoto K，Hirai K：5-Lipoxygenase products regulate basophil functions：5-Oxo-ETE elicits migration，and leukotriene B$_4$ induces degranulation. J Allergy Clin Immunol 2005；116：578.

［83］Grant GE，Rokach J，Powell WS：5-Oxo-ETE and the OXE receptor. Prostaglandins Other Lipid Mediat 2009；89：98.

［84］Sturm GJ，Schuligoi R，Sturm EM，Royer JF，Lang-Loidolt D，Stammberger H，Amann R，Peskar BA，Heinemann A：5-Oxo-6，8，11，14-eicosatetraenoic acid is a potent chemoattractant for human basophils. J Allergy Clin Immunol 2005；116：1014.

［85］Suzukawa M，Komiya A，Iikura M，Nagase H，Yoshimura-Uchiyama C，Yamada H，Kawasaki H，Ohta K，Matsushima K，Hirai K，Yamamoto K，Yamaguchi M：Trans-basement membrane migration of human basophils：role of matrix metalloproteinase-9. Int Immunol 2006；18：1575.

［86］Meknache N，Jonsson F，Laurent J，Guinnepain MT，Daeron M：Human basophils express the glycosylphosphatidylinositol-anchored low-affinity IgG receptor FcγRⅢB(CD16B). J Immunol 2009；182：2542.

［87］Okayama Y，Kirshenbaum AS，Metcalfe DD：Expression of a functional high-affinity IgG receptor，FcγRI，on human mast cells：up-regulation by IFN-γ. J Immunol 2000；164：4332.

［88］ Anselmino LM，Perussia B，Thomas LL：Human basophils selectively express the FcγR Ⅱ（CDw32）subtype of IgG receptor. J Allergy Clin Immunol 1989；84；907.

［89］ Zhu D，Kepley CL，Zhang K，Terada T，Yamada T，Saxon A：A chimeric human-catfusion protein blocks cat-induced allergy. Nat Med 2005；11；446.

［90］ Gibbs BF，Sabato V，Bridts CH，Ebo DG，Ben-Zimra M，LeviSchaffer F：Expressions and inhibitory functions of CD300a receptors on purified human basophils. Exp Dermatol 2012；21；884.

［91］ Sabato V，Verweij MM，Bridts CH，Levi-Schaffer F，Gibbs BF，De Clerck LS，Schiavino D，Ebo DG：CD300a is expressed on human basophils and seems to inhibit IgE/FcεRI-dependent anaphylactic degranulation. Cytometry B Clin Cytom 2012；82；132.

［92］ Shiratori I，Yamaguchi M，Suzukawa M，Yamamoto K，Lanier LL，Saito T，Arase H：Down-regulation of basophil function by human CD200 and human herpesvirus-8 CD200. J Immunol 2005；175；4441.

［93］ MacGlashan D Jr：Expression of CD203c and CD63 in human basophils：relationship to differential regulation of piecemeal and anaphylactic degranulation processes. Clin Exp Allergy 2010；40；1365.

［94］ Bohm M，Apel M，Sugawara K，Brehler R，Jurk K，Luger TA，Haas H，Paus R，EizVesper B，Walls AF，Ponimaskin E，Gehring M，Kapp A，Raap U：Modulation of basophil activity：a novel function of the neuropeptide α-melanocyte-stimulating hormone. J Allergy Clin Immunol 2012；129；1085.

［95］ Novak N，Mete N，Bussmann C，Maintz L，Bieber T，Akdis M，Zumkehr J，Jutel M，Akdis C：Early suppression of basophil activation during allergen-specific immunotherapy by histamine receptor 2. J Allergy Clin Immunol 2012；130；1153.

［96］ Lichtenstein LM，Gillespie E：Inhibition of histamine release by histamine controlled by H2 receptor. Nature 1973；244；287.

［97］ MacGlashan DW Jr，Peters SP，Warner J，Lichtenstein LM：Characteristics of human basophil sulfidopeptide leukotriene release：releasability defined as the ability of the basophil to respond to dimeric cross-links. J Immunol 1986；136；2231.

［98］ Austen KF：The cysteinyl leukotrienes：where do they come from? What are they? Where are they going? Nat Immunol 2008；9；113.

［99］ Triggiani M，Schleimer RP，Warner JA，Chilton FH：Differential synthesis of 1-acyl-2-acetyl-sn-glycero-3-phosphocholine and platelet-activating factor by human inflammatory cells. J Immunol 1991；147；660.

［100］ Schroeder JT，Lichtenstein LM，MacDonald SM：An immunoglobulin E-dependent recombinant histamine-releasing factor induces interleukin-4 secretion from human basophils. J Exp Med 1996；183；1265.

［101］ Gauchat JF，Henchoz S，Mazzei G，Aubry JP，Brunner T，Blasey H，Life P，Talabot D，Flores-Romo L，Thompson J，et al：Induction of human IgE synthesis in B cells by mast cells and basophils. Nature 1993；365；340.

［102］ Yanagihara Y，Kajiwara K，Basaki Y，Ikizawa K，Ebisawa M，Ra C，Tachimoto H，Saito H：Cultured basophils but not cultured mast cells induce human IgE synthesis in B cells after immunologic stimulation. Clin Exp Immunol 1998；111；136.

［103］ Wang YH，Angkasekwinai P，Lu N，Voo KS，Arima K，Hanabuchi S，Hippe A，Corrigan CJ，Dong C，Homey B，Yao Z，Ying S，Huston DP，Liu YJ：IL-25 augments type 2 immune responses by enhancing the expansion and functions of TSLP-DC-activated Th2 memory cells. J Exp Med 2007；204；1837.

［104］ Qi Y，Operario DJ，Oberholzer CM，Kobie JJ，Looney RJ，Georas SN，Mosmann TR：Human basophils express amphiregulin in response to T cell-derived IL-3. J Allergy Clin Immunol 2010；

126:1260.

[105] Li H,Sim TC,Grant JA,Alam R:The production of macrophage inflammatory protein-1 alpha by human basophils. J Immunol 1996;157:1207.

[106] Oliver JM,Tarleton CA,Gilmartin L,Archibeque T,Qualls CR,Diehl L,Wilson BS,Schuyler M:Reduced FcεRI-mediated release of asthma-promoting cytokines and chemokines from human basophils during omalizumab therapy. Int Arch Allergy Immunol 2010;151:275.

[107] Chen K,Xu W,Wilson M,He B,Miller NW,Bengten E,Edholm ES,Santini PA,Rath P,Chiu A,Cattalini M,Litzman J,Bussel JB,Huang B,Meini A,Riesbeck K,Cunningham-Rundles C,Plebani A,Cerutti A:Immunoglobulin D enhances im-mune surveillance by activating antimicrobial, proinflammatory and B cell-stimulating programs in basophils. Nat Immunol 2009;10:889.

[108] Thueson DO,Speck LS,Lett-Brown MA,Grant JA:Histamine-releasing activity(HRA). 1. Production by mitogen-or antigen-stimulated human mononuclear cells. J Immunol 1979;123:626.

[109] MacDonald SM:Histamine-releasing factors. Curr Opin Immunol 1996;8:778.

[110] MacDonald SM,Rafnar T,Langdon J,Lichtenstein LM:Molecular identification of an IgE-dependent histamine-releasing factor. Science 1995;269:688.

[111] Schroeder JT,Lichtenstein LM,MacDonald SM:Recombinant histamine-releasing factor enhances IgE-dependent IL-4 and IL-13 secretion by human basophils. J Immunol 1997;159:447.

[112] MacDonald SM:Potential role of histamine releasing factor(HRF)as a therapeutic target for treating asthma and allergy. J Asthma Allergy 2012;5:51.

[113] Kashiwakura JC,Ando T,Matsumoto K,Kimura M,Kitaura J,Matho MH,Zajonc DM,Ozeki T,Ra C,MacDonald SM,Siraganian RP,Broide DH,Kawakami Y,Kawakami T:Histamine-releasing factor has a proinflammatory role in mouse models of asthma and allergy. J Clin Invest 2012;122:218.

[114] Falcone FH,Zillikens D,Gibbs BF:The 21st century renaissance of the basophil? Current insights into its role in allergic responses and innate immunity. Exp Dermatol 2006;15:855.

[115] Oh K,Shen T,Le Gros G,Min B:Induction of Th2 type immunity in a mouse system reveals a novel immunoregulatory role of basophils. Blood 2007;109:2921.

[116] Falcone FH,Dahinden CA,Gibbs BF,Noll T,Amon U,Hebestreit H,Abrahamsen O,Klaucke J,Schlaak M,Haas H:Human basophils release interleukin-4 after stimulation with *Schistosoma mansoni* egg antigen. Eur J Immunol 1996;26:1147.

[117] Sokol CL,Chu NQ,Yu S,Nish SA,Laufer TM,Medzhitov R:Basophils function as antigen-presenting cells for an allergeninduced T helper type 2 response. Nat Immunol 2009;10:713.

[118] Yoshimoto T,Yasuda K,Tanaka H,Nakahira M,Imai Y,Fujimori Y,Nakanishi K:Basophils contribute to TH2-IgE responses in vivo via IL-4 production and presentation of peptide-MHC class Ⅱ complexes to CD4$^+$ T cells. Nat Immunol 2009;10:706.

[119] Tang H,Cao W,Kasturi SP,Ravindran R,Nakaya HI,Kundu K,Murthy N,Kepler TB,Malissen B,Pulendran B:The T helper type 2 response to cysteine proteases requires dendritic cell-basophil cooperation via ROS-mediated signaling. Nat Immunol 2010;11:608.

[120] Phythian-Adams AT,Cook PC,Lundie RJ,Jones LH,Smith KA,Barr TA,Hochweller K,Anderton SM,Hammerling GJ,Maizels RM,MacDonald AS:CD11c depletion severely disrupts Th2 induction and development in vivo. J Exp Med 2010;207:2089.

[121] Hammad H,Plantinga M,Deswarte K,Pouliot P,Willart MA,Kool M,Muskens F,Lambrecht BN:Inflammatory dendritic cells-not basophils-are necessary and sufficient for induction of Th2 immunity to inhaled house dust mite allergen. J Exp Med 2010;207:2097.

[122] Kitzmuller C,Nagl B,Deifl S,Waiterskirchen C,Jahn-Schmid B,Zlabinger GJ,Bohle B:Human blood

basophils do not act as antigen-presenting cells for the major birch pollen allergen Bet v 1. Allergy 2012;67:593.

[123] Eckl-Dorna J,Ellinger A,Blatt K,Ghanim V,Steiner I,Pavelka M,Valent P,Valenta R,Niederberger V:Basophils are not the key antigen-presenting cells in allergic patients. Allergy 2012;67:601.

[124] Sharma M,Hegde P,Aimanianda V,Beau R,Senechal H,Poncet P,Latge Jp,Kaveri SV,Bayry J:Circulating human basophils lack the features of professional antigen presenting cells. Sci Rep 2013;3:1188.

[125] Karpanen T,Alitalo K:Molecular biology and pathology of lymphangiogenesis. Annu Rev Pathol 2008;3:367.

[126] Granata F,Frattini A,Loffredo S,Staiano RI,Petraroli A,Ribatti D,Oslund R,Gelb MH,Lambeau G,Marone G,Triggiani M:Production of vascular endothelial growth factors from human lung macrophages induced by group ⅡA and group X secreted phospholipases A2. J Immunol 2010;184:5232.

[127] Detoraki A,Staiano RI,Granata F,Giannattasio G,Prevete N,de Paulis A,Ribatti D,Genovese A,Triggiani M,Marone G:Vascular endothelial growth factors synthesized by human lung mast cells exert angiogenic effects. J Allergy Clin Immunol 2009;123:1142.

[128] Melillo RM,Guarino V,Avilla E,Galdiero MR,Liotti F,Prevete N,Rossi FW,Basolo F,Ugolini C,de Paulis A,Santoro M,Marone G:Mast cells have a protumorigenic role in human thyroid cancer. Oncogene 2010;29:6203.

[129] Corrigan CJ,Wang W,Meng Q,Fang C,Wu H,Reay V,Lv Z,Fan Y,An Y,Wang YH,Liu YJ,Lee TH,Ying S:T-helper cell type 2(Th2)memory T cell-potentiating cytokine IL-25 has the potential to promote angiogenesis in asthma. Proc Natl Acad Sci USA 2011;108:1579.

[130] Thomas M,Augustin HG:The role of the Angiopoietins in vascular morphogenesis. Angiogenesis 2009;12:125.

[131] Thurston G,Suri C,Smith K,McClain J,Sato TN,Yancopoulos GD,McDonald DM:Leakage-resistant blood vessels in mice transgenically overexpressing angiopoietin-1. Science 1999;286:2511.

[132] Maisonpierre PC,Suri C,Jones PF,Bartunkova S,Wiegand SJ,Radziejewski C,Compton D,McClain J,Aldrich TH,Papadopoulos N,Daly TJ,Davis S,Sato TN,Yancopoulos GD:Angiopoietin-2,a natural antagonist for Tie2 that disrupts in vivo angiogenesis. Science 1997;277:55.

[133] Milner CS,Hansen TM,Singh H,Brindle NP:Roles of the receptor tyrosine kinases Tie1 and Tie2 in mediating the effects of angiopoietin-1 on endothelial permeability and apoptosis. Microvasc Res 2009;77:187.

[134] Huang H,Bhat A,Woodnutt G,Lappe R:Targeting the ANGPT-TIE2 pathway in malignancy. Nat Rev Cancer 2010;10:575.

[135] Kanazawa H,Tochino Y,Asai K:Angiopoietin-2 as a contributing factor of exercise-induced bronchoconstriction in asthmatic patients receiving inhaled corticosteroid therapy. J Allergy Clin Immunol 2008;121:390.

[136] Kumpers P,David S,Haubitz M,Hellpap J,Horn R,Brocker V,Schiffer M,Haller H,Witte T:The Tie2 receptor antagonist angiopoietin 2 facilitates vascular inflammation in systemic lupus erythematosus. Ann Rheum Dis 2009;68:1638.

[137] Prevete N,Staiano RI,Granata F,Detoraki A,Necchi V,Ricci V,Triggiani M,De Paulis A,Marone G,Genovese A:Expression and function of Angiopoietins and their tie receptors in human basophils and mast cells. J Biol Regul Homeost Agents 2013;27:827-839.

［138］de la Fuente J，Estrada-Pena A，Venzal JM，Kocan KM，Sonenshine DE：Overview：ticks as vectors of pathogens that cause disease in humans and animals. Front Biosci 2008；13：6938.

［139］Voehringer D：The role of basophils in helminth infection. Trends Parasitol 2009；25：551.

［140］Falcone FH，Pritchard DI，Gibbs BF：Do basophils play a role in immunity against parasites? Trends Parasitol 2001；17：126.

［141］Mitre E，Nutman TB：Basophils，basophilia and helminth infections. Chem Immunol Allergy 2006；90：141.

［142］Min B，Prout M，Hu-Li J，Zhu J，Jankovic D，Morgan ES，Urban JF Jr，Dvorak AM，Finkelman FD，LeGros G，Paul WE：Basophils produce IL-4 and accumulate in tissues after infection with a Th2-inducing parasite. J Exp Med 2004；200：507.

［143］Mitre E，Taylor RT，Kubofcik J，Nutman TB：Parasite antigen-driven basophils are a major source of IL-4 in human filarial infections. J Immunol 2004；172：2439.

［144］van Panhuys N，Prout M，Forbes E，Min B，Paul WE，Le Gros G：Basophils are the major producers of IL-4 during primary helminth infection. J Immunol 2011；186：2719.

［145］White J，Herman A，Pullen AM，Kubo R，Kappler JW，Marrack P：The Vβ-specific superantigen staphylococcal enterotoxin B：stimulation of mature T cells and clonal deletion in neonatal mice. Cell 1989；56：27.

［146］Bouvet JP，Pires R，Lunel-Fabiani F，Crescenzo-Chaigne B，Maillard P，Valla D，Opolon P，Pillot J：Protein F：a novel F(ab)-binding factor，present in normal liver，and largely released in the digestive tract during hepatitis. J Immunol 1990；145：1176.

［147］Kotzin BL，Leung DY，Kappler J，Marrack P：Superantigens and their potential role in human disease. Adv Immunol 1993；54：99.

［148］Marone G，Rossi FW，Detoraki A，Granata F，Genovese A，Spadaro G：Role of superallergens in allergic disorders. Chem Immunol Allergy 2007；93：195.

［149］Marrack P，Kappler J：The staphylococcal enterotoxins and their relatives. Science 1990；248：705.

［150］Bachert C，Gevaert P，Zhang N，van Zele T，Perez-Novo C：Role of staphylococcal superantigens in airway disease. Chem Immunol Allergy 2007；93：214.

［151］Goodyear CS，Silverman GJ：B cell superantigens：a microbe's answer to innatelike B cells and natural antibodies. Springer Semin Immunopathol 2005；26：463.

［152］Pastacaldi C，Lewis P，Howarth P：Staphylococci and staphylococcal superantigens in asthma and rhinitis：a systematic review and meta-analysis. Allergy 2011；66：549.

［153］Viau M，Zouali M：B-lymphocytes，innate immunity，and autoimmunity. Clin Immunol 2005；114：17.

［154］Pascual V，Capra JD：B-cell superantigens? Curr Biol 1991；1：315.

［155］Silverman GJ，Goodyear CS：A model B-cell superantigen and the immunobiology of B lymphocytes. Clin Immunol 2002；102：117.

［156］Zouali M：B-cell superantigens：implications for selection of the human antibody repertoire. Immunol Today 1995；16：399.

［157］Silverman GJ，Roben P，Bouvet JP，Sasano M：Superantigen properties of a human sialoprotein involved in gut-associated immunity. J Clin Invest 1995；96：417.

［158］Patella V，Bouvet JP，Marone G：Protein Fv produced during vital hepatitis is a novel activator of human basophils and mast cells. J Immunol 1993；151：5685.

［159］Patella V，Giuliano A，Bouvet Jp，Marone G：Endogenous superallergen protein Fv induces IL-4 secretion from human FcεRI$^+$ cells through interaction with the VH3 region of IgE. J Immunol 1998；161：5647.

［160］Marone G，Tamburini M，Giudizi MG，Biagiotti R，Almerigogna F，Romagnani S：Mechanism of activation of human basophils by *Staphylococcus aureus* Cowan 1. Infect Immun 1987；55：803.

［161］Patella V，Florio G，Petraroli A，Marone G：HIV-1 gpl20 induces IL-4 and IL-13 release from human FcεRI$^+$ cells through interaction with the VH3 region of IgE. J Immunol 2000；164：589.

［162］Patella V，Casolaro V，Bjorck L，Marone G：Protein L：a bacterial Ig-binding protein that activates human basophils and mast cells. J Immunol 1990；145：3054.

［163］Genovese A，Bouvet Jp，Florio G，Lamparter-Schummert B，Bjorck L，Marone G：Bacterial immunoglobulin superantigen proteins A and L activate human heart mast cells by interacting with immunoglobulin E. Infect Immun 2000；68：5517.

［164］de Paulis A，Prevete N，Fiorentino I，Walls AF，Curto M，Petraroli A，Castaldo V，Ceppa P，Fiocca R，Marone G：Basophils infiltrate human gastric mucosa at sites of *Helicobacter pylori* infection，and exhibit chemotaxis in response to H. *pylori*-derived peptide Hp(2-20). J Immunol 2004；172：7734.

［165］Polk DB，Peek RM Jr：*Helicobacter pylori*：gastric cancer and beyond. Nat Rev Cancer 2010；10：403.

［166］de Paulis A，Prevete N，Rossi FW，Rivellese F，Salerno F，Delfino G，Liccardo B，Avilla E，Montuori N，Mascolo M，Staibano S，Melillo RM，D'Argenio G，Ricci V，Romano M，Marone G：*Helicobacter pylori* Hp(2-20)promotes migration and proliferation of gastric epithelial cells by interacting with formyl peptide receptors in vitro and accelerates gastric mucosal healing in vivo. J Immunol 2009；183：3761.

［167］Hill DA，Siracusa MC，Abt MC，Kim BS，Kobuley D，Kubo M，Kambayashi T，Larosa DF，Renner ED，Orange JS，Bushman FD，Artis D：Commensal bacteria-derived signals regulate basophil hematopoiesis and allergic inflammation. Nat Med 2012；18：538.

［168］Hill DA，Artis D：The influence of commensal bacteria-derived signals on basophil-associated allergic inflammation. Gut Microbes 2013；4：76.

［169］Ida S，Hooks JJ，Siraganian RP，Notkins AL：Enhancement of IgE-mediated histamine release from human basophils by viruses：role of interferon. J Exp Med 1977；145：892.

［170］Busse WW，Swenson CA，Borden EC，Treuhaft MW，Dick EC：Effect of influenza A virus on leukocyte histamine release. J Allergy Clin Immunol 1983；71：382.

［171］Lett-Brown MA，Aelvoet M，Hooks JJ，Georgiades JA，Thueson DO，Grant JA：Enhancement of basophil chemotaxis in vitro by virus-induced interferon. J Clin Invest 1981；67：547.

［172］Chen YH，Bieneman AP，Creticos PS，Chichester KL，Schroeder JT：IFN-α inhibits IL-3 priming of human basophil cytokine secretion but not leukotriene C4 and histamine release. J Allergy Clin Immunol 2003；112：944.

［173］Moore ML，Newcomb DC，Parekh VV，Van Kaer L，Collins RD，Zhou W，Goleniewska K，Chi MH，Mitchell D，Boyce JA，Durbin JE，Sturkie C，Peebles RS Jr：STAT 1 negatively regulates lung basophil IL-4 expression induced by respiratory syncytial virus infection. J Immunol 2009；183：2016.

［174］Clerici M，Shearer GM：A TH1→TH2 switch is a critical step in the etiology of HIV infection. Immunol Today 1993；14：107.

［175］Vigano A，Principi N，Crupi L，Onorato J，Vincenzo ZG，Salvaggio A：Elevation of IgE in HIV-infected children and its correlation with the progression of disease. J Allergy Clin Immunol 1995；95：627.

［176］de Paulis A，De Palma R，Di Gioia L，Carfora M，Prevete N，Tosi G，Accolla RS，Marone G：Tat protein is an HIV-1-encoded β-chemokine homolog that promotes migration and up-regulates CCR3 expression on human FcεRI$^+$ cells. J Immunol 2000；165：7171.

［177］de Paulis A，Florio G，Prevete N，Triggiani M，Fiorentino I，Genovese A，Marone G：HIV-1 envelope gp41 peptides promote migration of human FcεRI⁺ cells and inhibit IL-13 synthesis through interaction with formyl peptide receptors. J Immunol 2002;169:4559.

[178] Li Y, Li L, Wadley R, Reddel SW, Qi JC, Archis C, Collins A, Clark E, Cooley M, Kouts S, Naif HM, Alali M, Cunningham A, Wong GW, Stevens RL, Krilis SA: Mast cells/basophils in the peripheral blood of allergic individuals who are HIV-1 susceptible due to their surface expression of CD4 and the chemokine receptors CCR3, CCR5, and CXCR4. Blood 2001;97:3484.

[179] Charles N, Hardwick D, Daugas E, Illei GG, Rivera J: Basophils and the T helper 2 environment can promote the development of lupus nephritis. Nat Med 2010;16:701.

[180] Charles N, Rivera J: Basophils and autoreactive IgE in the pathogenesis of systemic lupus erythematosus. Curr Allergy Asthma Rep 2011;11:378.

[181] Dijkstra D, Hennig C, Witte T, Hansen G: Basophils from humans with systemic lupus erythematosus do not express MHC-II. Nat Med 2012;18:488.

[182] Schuerwegh AJ, Ioan-Facsinay A, Dorjee AL, Roos J, Bajema IM, van der Voort EI, Huizinga TW, Toes RE: Evidence for a functional role of IgE anticitrullinated protein antibodies in rheumatoid arthritis. Proc Natl Acad Sci USA 2010;107:2586.

[183] Athreya BH, Moser G, Raghavan TE: Increased circulating basophils in juvenile rheumatoid arthritis: a preliminary report. Am J Dis Child 1975;129:935.

[184] Nouri-Aria KT, Irani AM, Jacobson MR, O'Brien F, Varga EM, Till SJ, Durham SR, Schwartz LB: Basophil recruitment and IL-4 production during human allergeninduced late asthma. J Allergy Clin Immunol 2001;108:205.

[185] Kepley CL, McFeeley PJ, Oliver JM, Lipscomb MF: Immunohistochemical detection of human basophils in postmortem cases of fatal asthma. Am J Respir Crit Care Med 2001;164:1053.

[186] Guo CB, Liu MC, Galli SJ, Bochner BS, Kagey-Sobotka A, Lichtenstein LM: Identification of IgE-bearing cells in the latephase response to antigen in the lung as basophils. Am J Respir Cell Mol Biol 1994;10:384.

[187] Bascom R, Pipkorn U, Lichtenstein LM, Naclerio RM: The influx of inflammatory cells into nasal washings during the late response to antigen challenge: effect of systemic steroid pretreatment. Am Rev Respir Dis 1988;138:406.

[188] Ito Y, Satoh T, Takayama K, Miyagishi C, Walls AF, Yokozeki H: Basophil recruitment and activation in inflammatory skin diseases. Allergy 2011;66:1107.

[189] Xia HZ, Zweiman B, Schwartz LB: Levels of tryptase, chymase, and FcεRIα messenger RNA in human skin are unchanged after IgE-dependent stimulation of cutaneous mast cells in vivo. J Allergy Clin Immunol 1997;99:224.

[190] Ying S, Robinson DS, Meng Q, Barata LT, McEuen AR, Buckley MG, Walls AF, Askenase PW, Kay AB: C-C chemokines in allergen-induced late-phase cutaneous responses in atopic subjects: association of eotaxin with early 6-hour eosinophils, and of eotaxin-2 and monocyte chemoattractant protein-4 with the later 24-hour tissue eosinophilia, and relationship to basophils and other C-C chemokines(monocyte chemoattractant protein-3 and RANTES). J Immunol 1999;163:3976.

[191] Lichtenstein LM, Norman PS, Winkenwerder WL: Clinical and in vitro studies on the role of immunotherapy in ragweed hay fever. Am J Med 1968;44:514.

[192] Ebo DG, Bridts CH, Hagendorens MM, Aerts NE, De Clerck LS, Stevens WJ: Basophil activation test by flow cytometry: present and future applications in allergology. Cytometry B Clin Cytom 2008;74:201.

[193] Gernez Y, Tirouvanziam R, Yu G, Ghosn EE, Reshamwala N, Nguyen T, Tsai M, Galli SJ,

Herzenberg LA,Nadeau KC:Basophil CD203c levels are increased at baseline and can be used to monitor omalizumab treatment in subjects with nut allergy. Int Arch Allergy Immunol 2011;154：318.

[194] Ono E,Taniguchi M,Higashi N,Mita H,Kajiwara K,Yamaguchi H,Tatsuno S,Fukutomi Y, Tanimoto H,Sekiya K,Oshikata C,Tsuburai T,Tsurikisawa N,Otomo M,Maeda Y,Hasegawa M, Miyazaki E,Kumamoto T,Akiyama K:CD203c expression on human basophils is associated with asthma exacerbation. J Allergy Clin Immunol 2010;125;483.

[195] Casolaro V,Spadaro G,Marone G:Human basophil releasability. 6. Changes in basophil releasability in patients with allergic rhinitis or bronchial asthma. Am Rev Respir Dis 1990;142;1108.

[196] Detoraki A, Granata F, Staibano S, Rossi FW, Marone G, Genovese A：Angiogenesis and lymphangiogenesis in bronchial asthma. Allergy 2010;65;946.

[197] Barbato A,Turato G,Baraldo S,Bazzan E,Calabrese F,Panizzolo C,Zanin ME,Zuin R,Maestrelli P, Fabbri LM,Saetta M:Epithelial damage and angiogenesis in the airways of children with asthma. Am J Respir Crit Care Med 2006;174;975.

[198] Chetta A,Zanini A,Foresi A,D'Ippolito R,Tipa A,Castagnaro A,Baraldo S,Neri M,Saetta M, Olivieri D:Vascular endothelial growth factor up-regulation and bronchial wall remodelling in asthma. Clin Exp Allergy 2005;35;1437.

[199] Mukai K,Matsuoka K,Taya C,Suzuki H,Yokozeki H,Nishioka K,Hirokawa K,Etori M, Yamashita M,Kubota T,Minegishi Y,Yonekawa H,Karasuyama H:Basophils play a critical role in the development of IgE-mediated chronic allergic inflammation independently of T cells and mast cells. Immunity 2005;23;191.

[200] Schafer T,Heinrich J,Wjst M,Adam H,Ring J,Wichmann HE:Association between severity of atopic eczema and degree of sensitization to aeroallergens in school children. J Allergy Clin Immunol 1999;104;1280.

[201] Tsujimura Y,Obata K,Mukai K,Shindou H,Yoshida M,Nishikado H,Kawano Y,Minegishi Y, Shimizu T,Karasuyama H:Basophils play a pivotal role in immunoglobulin-G-mediated but not immunoglobulin-E-mediated systemic anaphylaxis. Immunity 2008;28;581.

[202] Vadas P,Gold M,Perelman B,Liss GM,Lack G,Blyth T,Simons FE,Simons KJ,Cass D,Yeung J： Platelet-activating factor,PAF acetylhydrolase,and severe anaphylaxis. N Engl J Med 2008;358;28.

[203] Mukai K,BenBarak MJ,Tachibana M,Nishida K,Karasuyama H,Taniuchi I,Galli SJ:Critical role of Pl-Runxl in mouse basophil development. Blood 2012;120;76.

[204] Anthony RM, Kobayashi T, Wermeling F, Ravetch JV: Intravenous gammaglobulin suppresses inflammation through a novel TH2 pathway. Nature 2011;475;110.

[205] Ugajin T,Kojima T,Mukai K,Obata K,Kawano Y,Minegishi Y,Eishi Y,Yokozeki H,Karasuyama H:Basophils preferentially express mouse mast cell protease 11 among the mast cell tryptase family in contrast to mast cells. J Leukoc Biol 2009;86;1417.

嗜酸性粒细胞

Susanne Radonjic-Hösli •

Hans-Uwe Simon

瑞士伯尔尼大学药理学研究所

摘要

1846 年,T. Wharton-Jones 发现,动物和人类血液中的粒细胞发育存在一个粗颗粒阶段。此后不久,Max Schultze 把粗颗粒细胞重新定义为一种有别于细颗粒细胞的类型,而不仅仅是一个发育阶段。1879 年,Paul Ehrlich 引入了一种方法来区分颗粒细胞,方法是分辨颗粒细胞中的颗粒染色性质,这使得分类成为可能。该细胞在苯胺染料中对曙红(eosin)强着色,而曙红有嗜酸性,因此粗颗粒细胞就被命名为嗜酸性粒细胞(eosinophils)。19 世纪后期,在许多疾病当中都观察到嗜酸性粒细胞增多的现象。然而,这些细胞的作用,直至目前仍有很多让人猜测和值得研究的地方。多年来,嗜酸性粒细胞被认为具备多种功能,这与颗粒和胞质组分知识的增长息息相关。更好地了解嗜酸性粒细胞的调节机制,有助于基因敲除小鼠品系的发展,还能帮助减少病人嗜酸性粒细胞的堆积。这些治疗效果及基因敲除表型特点的描述,使人们对嗜酸性粒细胞在疾病中的作用认知大大增加。现在,我们认为嗜酸性粒细胞是一类多功能细胞,它们参与到宿主防御、组织损伤与重构、免疫调节的过程当中。

嗜酸性粒细胞的发现

嗜酸性粒细胞从发现开始,几乎所有方面都遭到质疑争论。一些历史学家把它的发现归功于 T. Wharton-Jones,而另外一部分人则认为功劳完全归 Paul Ehrlich。

1864 年,T. Wharton-Jones 描述了血液中的不同的小体(图 1):

首次提及的小体由一个团聚颗粒围绕细胞膜组成……依据现在对小体结构的描述,我建议将其命名为颗粒血细胞。

几年后,Max Schultze 利用显微镜描述了白细胞的特征,并根据它们的吞噬和迁移行为,进一步划分类别。T. Wharton-Jones 将细小颗粒和粗颗粒描述为同一细胞型的不同阶段,但 Schultze 于 1865 年认定它们是两个独立的细胞类型(图 2)。原文如下:

遵循 Wharton-Jones 的术语,为区别之前描述的"细小颗粒",我将这些细胞称之为"粗颗粒"。我在自己和其他人的血液中发现了少许白细胞,并它们有数量庞大、小且具有强折光性的圆形颗粒(有透亮的小脂肪滴),能清楚地将它们与其他细胞区分。

正当 T. Wharton-Jones 和 Max Schultze 研究白细胞形态学特征时,Paul Ehrlich(图 3)引入了一套基于细胞颗粒染色性质的、可行的细胞分类方法。α-颗粒在用酸性染料(如曙红)处理时表现出很强的着色性,而碱性染料根本不会着色。有很明显 α-颗粒的白细胞从这时起就被称为"嗜酸性粒细胞"。

嗜酸性粒细胞及其颗粒的起源:不同时期的不同观点

嗜酸性粒细胞的着色识别,为不同疾病的研究开拓了无限的可能。19 世纪后期,在白血病、支气管哮喘、某些皮肤病、寄生虫感染,甚至注射结核菌素后的病人中已经发现,存在嗜酸性粒细胞。由于不同疾病的

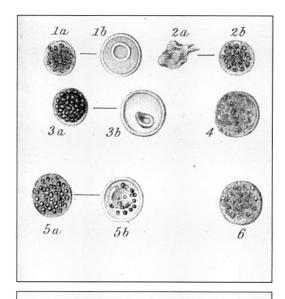

图 1　人类和哺乳动物颗粒细胞的第一阶段,表示的是 T. Wharton-Jones 提及的粗颗粒(1a,1b;3a,3b;5a,5b)和细小颗粒(2,4,6)。人类(1,2),马(3,4)和大象(5,6)细胞。为了更方便观察,他在细胞中加了水(1a,2b)或乙酸(1b,3b,5b)

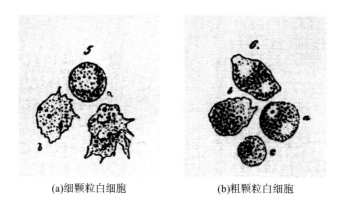

(a)细颗粒白细胞　　　　　　　　　(b)粗颗粒白细胞

图 2　Schultze 对细颗粒白细胞和粗颗粒白细胞的不同阶段观察(图片经修饰)

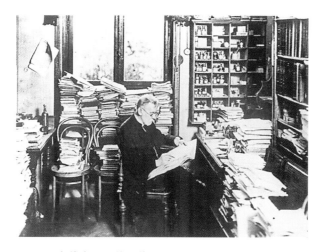

图 3　Paul Ehrlich 在他办公室的照片,由 Waldemar Titzen-thaler 于 1910 年拍摄

异质性,对嗜酸性粒细胞的起源问题存在很大的争议。当时提出了许多理论,主要集中于颗粒的起源,而根

据颗粒的特性可以将嗜酸性粒细胞与其他细胞区分开来。Biggart 在 1933 年讨论过这些假设，其观点分为以下三类：颗粒是外源性起源的、是经质转化的，或是内源性起源的。

嗜酸性粒细胞颗粒：外源性起源

一方面，人们分析了嗜酸性粒细胞颗粒和红细胞的染色性质的相关性；另一方面，人们对兔子做实验，将豚鼠血注入其腹腔内，观察到局部出现嗜酸性粒细胞增多。研究者假设：嗜酸性粒细胞颗粒可能包含有被降解的血红蛋白。极富想象力的科学家甚至认为，出现在白血病病人的肝脏和哮喘病人痰标本中的 Charcot-Leydwn 晶体，来源于嗜酸性粒细胞，是红细胞死亡的标志。

Biggart 和 Ehrlich 都不赞同外源性起源的观点，因为嗜酸性粒细胞和红细胞可根据染色方法区分开来。此外，在注入其他物质后，局部可以发现嗜酸性粒细胞增多。

嗜酸性粒细胞颗粒：质的转化——由中性粒细胞颗粒转型

19 世纪晚期，"嗜酸性粒细胞由中性粒细胞经成熟过程转型而来"这一观点被广泛接受。然而，究竟是在骨髓还是血液发生转型，仍存在很大争议。Brown 基于对旋毛虫病病人的观察，改进了这一观点。他在肌肉组织活检中观察到的细胞形态如下：

……这些细胞中，一些是普通脓细胞、中性粒细胞；其他的是含高折光性嗜酸性颗粒的细胞体，即嗜酸性粒细胞；在另外一些中，原生质尽管是细小颗粒，但对曙红染色表现出独特的亲和力；换句话说，这些细胞一半表现出中性粒细胞特性，另一半表现出嗜酸性粒细胞特性。

由于这一现象，加上在病人血中中性粒细胞减少的同时，嗜酸性粒细胞是增加的，使得他认为转型可能发生在组织中。

正如上文所述，嗜酸性粒细胞的起源还不是很清楚。大量的假设必然使得嗜酸性粒细胞研究领域产生一堆混乱。下文是 Paul Ehrlich 的论文集中部分手稿的随性翻译，可以例证当时的讨论状况：

在我前面的发言人（Grawitz）陈述道，我们推荐的细胞群的划分方案是导致目前文献中出现许多混乱的原因。

如果这位血液学家给出的观点未受到挑战，那么我就应该放弃并表示遗憾，因为我引入染色和鉴别方面的新技术，使我们对血液知识产生了混乱。如果 Grawitz 先生的假设成立，即不同类型的白细胞来自一个单一细胞；成熟的中性粒细胞能转变为嗜酸性粒细胞；脓液可以解释为是脓细胞在脓肿处的增生；嗜酸性粒细胞可能让人感兴趣，但不重要。那么，我们也可能回归黄金时代，那时……白细胞就像是休闲乘客的通用汽车……或许染色技术是恶魔的启迪，应该被视为非法；有谁需要用染色来确定白血病是单一细胞的还是混合细胞的？如果这一过时的趋势流行开来，我们就该放弃现代科学：而科学的尸体倒是会成为一景。

嗜酸性粒细胞颗粒：内源性起源

这一类别中的各种假设都认为 α-颗粒是由单个细胞自己产生的。有些学者提出该颗粒来源于改变线粒体。而 Biggart 认为该颗粒就是胞质的内源性产物：

当骨髓受到刺激（蛋白质的反复注入）后会产生嗜酸性粒细胞，可以发现嗜酸性粒细胞成熟的各个阶段。它们的发育不仅靠此前存在髓细胞的有丝分裂，还靠非颗粒状骨髓细胞的有丝分裂。在每一个液泡的中央会出现一个小的嗜碱性粒细胞点，然后它逐步扩大。当它扩大后，其着色反应由嗜碱性变为嗜苯胺蓝，再向嗜酸性转变。空泡变性、嗜碱性粒细胞粒化、嗜碱性粒细胞颗粒成熟，这些进程都在同一个细胞内同步发展，一直到透亮折光性颗粒充满原生质，出现成熟嗜伊红白细胞的典型反应。这些组织学改变，似乎唯一可能的解释是，嗜酸性粒细胞颗粒是胞质在应答适当刺激时分泌的一种产物。

嗜酸性球生成：前体和转录因子

引用一段 Paul Ehrlich 在 1904 年写下的内容如下：

在人体中，嗜酸性粒细胞仅占白细胞的一小部分。在正常血液中，它们总是以多形核细胞的形式出现，它们移动性很高、非常活跃，且参与到迁移的进程中。……嗜酸性粒细胞在骨髓中发育，中性粒细胞也是如此，它们由单型核前体发育而来，它们现在被称为嗜酸性粒细胞髓细胞。……嗜酸性粒细胞和中性粒细胞髓细胞类似于另一种亲密关系，有人说，它们可称为表亲。

1960 年，Rytömaa 在大鼠中嗜酸性粒细胞分布的研究中，证实了 Paul Ehrlich 的观察，即在骨髓中嗜酸性粒细胞的密度很高。Paul Ehrlich 已经报告了几类细胞形态学上的相似性，加上不可能在嗜酸性粒细胞、中性粒细胞、嗜碱性粒细胞的早期前体中对它们区分，所以只有假设它们起源于同一前体。不过，直到现在还未识别出这一前体。1980 年，一些作者反对共同前体假说，因为有些论点似乎驳斥了这种假说：①中性粒细胞减少症病人中，嗜酸性粒细胞数量正常；②中性粒细胞过氧化物酶缺乏的病人体内，嗜酸性粒细胞过氧化物酶水平正常，反之亦然；③在表面标志物、酶含量、形态学方面，这两种细胞类型存在异质性；④两种类型的群落（体外）的发展速率不同；⑤在研究嗜酸性粒细胞生成的实验模型中，嗜酸性粒细胞的动力学生成速率缓慢增加。

Fischkoff 等人的工作于 1984 年发表，他们最终展示出中性粒细胞和嗜酸性粒细胞有一个相同前体。他们证实了早幼粒细胞系 HL-60（几年前已经发表文章证明 HL-60 可发育为中性粒细胞和巨噬细胞样细胞）能在特定培养条件下分化为嗜酸性粒细胞样细胞。

Vadas 在 1982 年识别出了小鼠嗜酸性粒细胞生成的基因调控。1998 年，对 eos47 基因（骨髓嗜酸性粒细胞特异性表达的一个基因）的分析，揭示了一个启动子区，由针对 Myb-、Ets-、c/EBP 及 GATA-型的转录因子结合位点构成，负责家系协议。最近几年的研究结果认为，转录因子至少分三个类别：GATA-1、PU.1（Ets 家族成员）、c/EBP 家族成员，它们在家系中起协同作用。dblGATA 小鼠的产生，突出显示了 GATA-1 在嗜酸性粒细胞协议中的重要性：GATA-1 启动子上的高亲和力 GATA-1 结合位点的缺失，导致了嗜酸性粒细胞家系的缺失。

嗜酸性粒细胞增多：细胞因子及其受体

调节嗜酸性粒细胞增多及这一现象本身都得到了深入研究。Mahmoud 等人在 1977 年确定了促进嗜酸性粒细胞增多的因素之一。用抗嗜酸性粒细胞血清预处理后小鼠，其血清注射入未经治疗的受体小鼠后，导致了受体血液和骨髓中嗜酸性粒细胞的增加。这些研究者认为这种嗜酸性粒细胞活性与低相对分子质量物质的存在有联系，此后称这一物质为嗜酸性粒细胞生成素。

在 1970 年，人们进行了一些动力学研究，被注射了旋毛虫的大鼠表现出血液滞后的嗜酸性粒细胞增多反应。20 天后再次注射，出现了嗜酸性粒细胞增多反应。对这一反应有两个观点：这一反应与抗原再刺激出现的"记忆性的抗体应答"相似；用免疫抑制药物可抑制嗜酸性粒细胞增多。这使得 Boyer 等人及 Basten 和 Beeson 得出结论，嗜酸性粒细胞增多具有免疫学现象的特点。嗜酸性粒细胞增多症的体液介质和细胞介质随后被研究。研究者证明，通过不同的方法，如新生儿胸腺切除术、过继转移抗淋巴细胞血清等，在寄生虫感染的外周血中的嗜酸性粒细胞数目增加与免疫淋巴细胞有关。Dumonde 等人在此之前已引入了"淋巴因子"概念，即由抗原激活的淋巴细胞所分泌、不同于抗体的可溶性介质。这些淋巴因子的命名来自他们在不同生物测定中的活性。因此，今天所称的 IL-3 曾有过十几个不同的名字，就一点也不奇怪了。其中，一种被鉴定的淋巴因子能够替代"T 细胞对分泌免疫球蛋白的正常 B 细胞的辅助功能"，被称为 T 细胞替代因子（TRF）。仅产生 TRF 的 T 细胞克隆的建立，使这种淋巴因子与 IL-1、IL-2、IL-3、IL-4 和干扰素-γ 相区别。此后，它被重新命名为"IL-5"。

同时，嗜酸性粒细胞增多症的调节得到研究：

嗜酸性粒细胞的发生是有选择性的，表明一定存在某种机制调节这些细胞的产生，这一机制与产生粒细胞-巨噬细胞系其他成员的机制不同。

粒细胞-巨噬细胞集落刺激因子（GM-CSF）对中性粒细胞、巨噬细胞、嗜酸性粒细胞生长的刺激在 1979 年被描述，但没有解释嗜酸性粒细胞计数选择性增加的原因。1984 年，一种由 T 细胞克隆产生的淋巴因子被确认，这种淋巴因子选择性刺激嗜酸性粒细胞的分化。它被命名为"嗜酸性粒细胞"分化因子（EDF）。两年后，Sanderson 等人证明在生物测定中，EDF 与名为 B 细胞生长因子Ⅱ（BCGFⅡ）的淋巴因子活性相同。1986 年的克隆实验显示，TRF/IL-5 和 BCGFⅡ 是同一蛋白质。

IL-5 介导功能的机制也得到研究；因此，描述 IL-5 受体（IL-5R）变得特别有意义。使用不同的交联策略和鼠 IL-5 依赖细胞系，60 和 130 kDa 这两个膜蛋白可以被识别为假定的受体亚基。此外，功能性 IL-5 高亲和力受体，可以通过 cDNA 编码 60 kDa 蛋白（p60 IL-5RcDNA），转染鼠 IL-3 依赖性细胞系，进行重构。

1989 年，报告称一种抑制 IL-5、与鼠 IL-5 依赖性细胞系结合的抗体(R52.120 mAb)，能够识别一种不同于 p60 的、130～140 kDa 的膜蛋白。在 1991 年，Takaki 等人基于以下论点，提出了 IL-5R 与 IL-3R 系统之间的紧密联系：①在几个 IL-5 依赖性细胞系中可以观察到对 IL-3 的反应，如 T88M 和 B13；②IL-3 和 IL-5 可刺激诱导 T88M 细胞磷酸化相似的组蛋白；③在 IL-3 依赖性细胞系中表达 p60 IL-5R cDNA，使其对 IL-5 刺激产生反应；④IL-3 驱动的 B13 的增殖被 R52.120mAb 抑制；⑤IL-3 依赖性细胞系对 IL-5 无反应，也表达 R52.120 抗原。事实上，R52.120mAb 能够识别 AIC2 抗原(AIC2A 和 AIC2B)。AIC2B 已经被证明等同于 GM-CSFR 的 β 链。高亲和力的 IL-5R 可以通过 p60(今天的 IL-5Rα)和 AIC2B 进行重构。因此，这证明了 IL-5R 的第二个亚基与 GM-CSFR 和 IL-3R 的 β 链同源。

IL-5 在体内的功能意义，突出表现在促进了 IL-5 敲除、IL-5 转基因小鼠品系的建立，以及用于治疗人类疾病的抗 IL-5 抗体疗法。IL-5 的过量产生导致嗜酸性粒细胞增多，而当过敏原入侵时，缺失该基因则能减少血液和肺中的嗜酸性粒细胞数量。

嗜酸性粒细胞介导的疾病

嗜酸性粒细胞增多症的机制

在十九世纪末，人们已经描述了许多疾病中存在嗜酸性粒细胞增多症。多年来，人们对嗜酸性粒细胞增多症在血液和组织中的发展构思了一个解释。有人提出细胞数量的增多源于细胞产生和死亡不平衡，该病增强了细胞分化和/或促进了细胞存活。体内和体外研究都表明，嗜酸性粒细胞生成素，如 IL-5 和 GM-CSF 都参与到这两个过程中。例如，在鼻息肉病人中，可以证明由 IL-5 介导的促生存作用，至少部分来自抑制细胞凋亡。

在 2007 年，提出了一套嗜酸性粒细胞增多症的分类方法，方法基于细胞分化/生存增多的原因：嗜酸性粒细胞谱系内(内源性形式)或是由细胞因子所介导(外源性形式)。内源性形式发生于嗜酸性粒细胞谱系的前体突变/基因融合后，因此，可以进一步细分为多能造血中或多能骨髓干细胞的突变/基因融合。在外源性嗜酸性粒细胞性疾病中，促进嗜酸性粒细胞分化和存活的细胞因子，可起源于 T 细胞(如在过敏性疾病中)或肿瘤细胞(如霍奇金淋巴瘤或甲状腺、胃、肝、膀胱等实体瘤中)。

在 1968 年，哈迪和安德森最先提出了高嗜酸性粒细胞综合征(HES)，其特征为血液和外周组织中嗜酸性粒细胞增多，原因未知，并伴随各类临床表现。1975 年，Chusid 等人首先提出，HES 可细分为两组，即"白血病"和"某种类型的超敏反应"。随着对 HES 特性的了解越来越多，分类方法变化也发生着，更趋向于以发病机制为主分类。主要的两类被提出，分别包含不同的特定主体，即淋巴细胞和骨髓增生。前者的特点是至少有一种嗜酸性粒细胞造血素的产生增加，导致继发性多克隆血液嗜酸性粒细胞增多。在一些病人中，具有异常免疫表型的 T 细胞被认为是大量 IL-5 的来源。功能基因融合(FIP1L1-PDGFRA)引起酪氨酸激酶的组成性激活，被确定为骨髓增生形式 HES 亚组的根本原因。

治疗策略的发展

目前，HES 的一线疗法仍然是应用糖皮质激素。1970 年，Basten 等人证明泼尼松龙对感染旋毛虫幼虫的大鼠血液中嗜酸性粒细胞的水平有明显影响。一些已知的影响机制包括：抑制 IL-5、IL-3 及 IL-4 基因转录，破坏 mRNA 的稳定，缩短细胞因子(如嗜酸性粒细胞趋化因子)半衰期的抑制细胞因子依赖的嗜酸性粒细胞存活。

有部分病人不适用皮质类固醇，而应接受其他治疗剂；随着 HES 的发病机制特征描述，这类病人的诊断方法不断完善。例如，带有 FIP1L1-PDGFRA 融合基因的病人，接受酪氨酸激酶抑制剂伊马替尼治疗的效果非常好。在淋巴细胞形式 HES 及 IL-5 水平升高的病人中，用 IL-5 单克隆抗体美泊利单抗靶向 IL-5，可以使这些病人血液中的嗜酸性粒细胞在 48 h 内降至正常。但是，组织中的嗜酸性粒细胞并未完全被消除。

在某些确定的嗜酸性粒细胞性疾病中(如嗜酸性粒细胞性食管炎、哮喘、特应性皮炎)，抗 IL-5 抗体治疗的效果已经得到进一步检测。在哮喘病人中，单剂治疗可以减少外周血和痰液中的嗜酸性粒细胞。但是，它对晚期哮喘反应，或组胺的高反应性，却没有这样的效果。一项多中心、安慰剂对照研究已经证实，重复注射美泊利单抗，对患有严重嗜酸性粒细胞性哮喘的病人的急性哮喘发作率有影响，其疗效的增加与痰液嗜酸性粒细胞基数相关。然而，这些好处却与治疗后主观的生活质量提高没有联系。另外两项研究中取得了生活质量的提高，这两项研究对两组患有严重哮喘的病人应用美泊利单抗，这两组病人痰液中的嗜酸性粒细胞计数都超过 3%，即便两组病人都接受过至少一次的泼尼松治疗。在所有"应用 IL-5 抗体治疗后痰和血液中嗜酸性粒细胞计数明显减少"的研究中，黏膜嗜酸性粒细胞只下降了约 50%。此外，嗜酸性粒细胞食管炎病人使用美泊利单抗后，血液嗜酸性粒细胞迅速减少，但是组织嗜酸性粒细胞持续在约 50%。

嗜酸性粒细胞的功能：各时期的不同观点

我们现在将再次回到嗜酸性粒细胞研究的初始阶段，讨论这些年来人们认为嗜酸性粒细胞的功能有哪些。特别是在最初，人们认为这些细胞有哪些功能，其实反映了对颗粒有多少认识。直到二十世纪 60 年代，颗粒的性质一直是不断争论的主题。显微镜技术的进步，如电子显微镜，使人们能识别出由均质基质包围的晶体核。组织化学分析表明，嗜酸性粒细胞过氧化物酶存在。对粒细胞混合物的酶研究显示芳基硫酸酯酶和 β-葡糖苷酸酶的存在。由于人们能分离颗粒，可以进一步鉴定酶组分。

研究人员在那段时期面临的最大困难之一，是他们无法分离出纯的嗜酸性粒细胞。1963 年，Archer 和 Hirsch 展示了一种方法，从剩余的粒细胞中分离出马和大鼠的嗜酸性粒细胞，这种方法使得人们可以对嗜酸性粒细胞功能得出更准确的结论。1991 年，Hansel 等人描述了一种免疫磁性技术，这种技术可以基于阴性选择，将血液嗜酸性粒细胞纯化至 99%。在随后的几年，这种技术大大地增加了嗜酸性粒细胞的研究论文数目。

嗜酸性粒细胞的抗炎作用

二十世纪的前几年，嗜酸性粒细胞在血液或组织中的动力学研究是文献中的主导研究方向。在寄生虫感染模型中，以及荨麻疹病变中用特异抗原重新刺激，导致系统性的或局部嗜酸性粒细胞增多。但是，嗜酸性粒细胞数的增加总有一定程度上的时间滞后。这一时间因素被归于嗜酸性粒细胞的清除功能。

细胞酶成分分析进一步支持这一假设。许多被鉴定的酶（组氨酸酶、激酶、芳基硫酸酯酶、磷脂酶 D）有抗炎效果，在嗜酸性粒细胞中的表达水平高于中性粒细胞中的。另外，与中性粒细胞芳基硫酸酯酶相比，嗜酸性粒细胞芳基硫酸酶能够钝化涉及严重过敏反应的物质。

嗜酸性粒细胞的抗炎作用与嗜碱性粒细胞-肥大细胞系统尤为相关。于是，人们提出以下机制：肥大细胞介质是嗜酸性粒细胞的趋化剂，但相应地，它们含有能够分解肥大细胞的物质。嗜酸性粒细胞能够吞噬整个肥大细胞颗粒这一事实支持了这种假说。嗜酸性粒细胞吞噬免疫复合物的能力，进一步支持这些细胞有免疫调节功能的假说。今天我们知道，嗜酸性粒细胞能够在体内条件下表达 IL-10，这一点指出嗜酸性粒细胞可能确实具有抗炎性质。

嗜酸性粒细胞的效应作用

1898 年，Brown 认为寄生虫感染是嗜酸性粒细胞增多的原因之一。然而，直到 1974 年，嗜酸性粒细胞在寄生虫感染中的作用都存在争议。1975 年，Mahmoud 发明了针对不同炎症细胞特异性的抗血清，确定了嗜酸性粒细胞在抵抗曼氏血吸虫感染中的作用。

人嗜酸性粒细胞最初黏附于完整的血吸虫，然后，当存在抗体时，其变平并在寄生虫表面非常密集地延展。随后，类似于嗜酸性粒细胞溶酶体颗粒的密集物质出现在嗜酸性粒细胞和血吸虫之间的细胞外间隙中，这可能发生于颗粒与细胞质膜的融合之后，颗粒状物质的释放，使血吸虫的结构改变。

除抗体诱导的细胞毒作用外，补体包被也可诱导嗜酸性粒细胞介导的对寄生虫的杀伤作用，但是这一过程的确切机制还模糊不清。

1973 年，Gleich 等人证明，从豚鼠嗜酸性粒细胞中提取的颗粒在 SDS-PAGE 中有明显的条带，并显示其相对分子质量为 11000。由于其突出性及其基本性质，它被称为嗜酸性粒细胞主要基础蛋白（MBP）。仅在几年之后，这种在嗜酸性粒细胞中被新鉴定的蛋白，对肠、脾、皮肤、外周血的细胞毒作用都得到了确认。

此外，在体外实验中，人们在嗜酸性粒细胞增多病人的血液中，已发现 MBP 浓度可以导致细胞毒作用。

这些考虑指出了一种可能性：在疾病状态下，嗜酸性粒细胞可能损伤细胞并损害器官功能。

同一年 Durack 等人发表了嗜酸性粒细胞神经毒性的观察结果。这使得人们对嗜酸性粒细胞的功能看法发生了巨大转变。Durack 等人确定了一种相对分子质量为 15000 的物质——这一相对分子质量不同于 MBP 和嗜酸性粒细胞过氧化物酶（这种酶可诱导戈登现象）。1933 年，研究者戈登描述了戈登现象，将其视为霍奇金病的新检测方式。把病人脾脏和淋巴结的提取物注射到兔的体内后，出现了不平衡的麻痹症状，组织学特征为小脑缺少浦肯野细胞，以及小脑的白质、脑桥等发生变化。这种毒素蛋白被称为嗜酸性粒细胞-衍生神经毒素（EDN）。大概同一时间，Peterson 和 Venge 描述了一种蛋白质，称其为嗜酸性粒细胞蛋白-X，并证明它能诱导戈登现象，在其他方面都与 EDN 相似。因此，有人提出这两种蛋白质可能完全相同。

1974 年，Olssen 和 Venge 首次描述了嗜酸性粒细胞阳离子蛋白。在很多年之前，嗜酸性粒细胞过氧化物酶（EPO）的存在已为世人所知。然而，EPO 的生物重要性一直未知，直到 Motojima 等人证明，EPO 通过自身或与 H_2O_2 及卤化物结合，能够诱发豚鼠气管上皮损伤。

除了自身的细胞毒活性之外，嗜酸性粒细胞与其他免疫细胞的相互作用，进一步使人们认为它有促炎作用。可以证明，MBP 可诱导肥大细胞和嗜碱性粒细胞释放组胺。此外，EPO 与 H_2O_2 和卤化物的结合可以诱导肥大细胞分泌。

近年来，进一步的证据表明，嗜酸性粒细胞参与防御真菌、病毒、细菌的过程。2008 年，Yoon 等人描述了使用链格孢作为抗真菌防御的疾病模型。真菌的免疫识别依赖于其细胞壁组分 β-多聚糖，并由 CD11b 介导；CD11b 是一个整合素亚基和嗜酸性粒细胞表面的补体受体。CD11b 的参与导致了向真菌表面释放细胞毒性颗粒蛋白，这将破坏真菌表面。据研究报告，嗜酸性粒细胞介导的免疫力可杀死蠕虫、抗真菌，这种免疫力是以接触依赖的方式实现的。

由病毒引起的嗜酸性粒细胞增多并不常见。然而，在哮喘病人和 IL-5 转基因小鼠中，呼吸道合胞病毒（RSV）感染能导致肺部 IL-5 依赖性嗜酸性粒细胞增加。此外，在 IL-5 过表达转基因小鼠中清除 RSV 的能力比野生型小鼠更强，表明嗜酸性粒细胞在 RSV 清除中起有益作用。嗜酸性粒细胞介导的病毒防御机制与细胞的组成型表达 Toll 样受体 7 有关，这种受体能识别单链 RNA。敲除作用于 Toll 样受体 7 的下游蛋白的 MyD88，可以减少 RSV 清除率，这也支持了上述发现。此外，嗜酸性粒细胞阳离子蛋白和 EDN 的 RNase 活性，也与嗜酸性粒细胞介导的抗病毒防御有关。

细菌感染很少与嗜酸性粒细胞增多相关。不过，体外研究突出显示了嗜酸性粒细胞介导的细菌杀伤。对于腹膜内铜绿假单胞菌，IL-5 转基因小鼠表现出很强的清除能力，而先天性嗜酸性粒细胞缺陷的小鼠的清除能力受损。2008 年，Yousefi 等人证实了通过嗜酸性粒细胞杀伤细菌的机制，引人注目。LPS 诱发、来自嗜酸性粒细胞、弹射样释放的线粒体 DN，与颗粒蛋白一起形成细胞外网状结构。这些所谓的"嗜酸性粒细胞外 TRAP"在体内外捕获和杀死细菌。

嗜酸性粒细胞的免疫调节作用

鉴定促炎和抗炎细胞因子和趋化因子的产生和分泌，暗示了嗜酸性粒细胞起免疫调节的作用。在 20 世纪 90 年代初，证实了嗜酸性粒细胞分泌肿瘤生长因子（TGF）-α，表达 IL-3、IL-6、IL-8、GMCSF、TGF-β。在过敏刺激部位，IL-5 和 GM-CSF 的 mRNA 可以在嗜酸性粒细胞中检测到，这表明了其自分泌/旁分泌的活性。除了已经被描述过的 PGE2，其他脂质介质的分泌（如 PAF 和 LTC4）可归因于嗜酸性粒细胞。嗜酸性粒细胞脂质介质分泌（不包括钙离子载体治疗之后）的研究，引入了驱动现象。当嗜酸性粒细胞用事先与 fMLF、C5a 或 PAF 培养过的 IL-5 或 IL-3 进行预处理后，相比单独应用这些药物中的任一种，可以观察到 LTC4 分泌量急剧增加。嗜酸性粒细胞的反应可塑性、产生促炎和抗炎细胞因子的能力，最近在皮肤病中已能显示出来。这至少部分证明，嗜酸性粒细胞因子存在不同表达模式。

嗜酸性粒细胞在组织重构中的作用

已经在两个小鼠模型中证实嗜酸性粒细胞参与组织重构，即 Δdbl GATA 和 IL-5 缺陷模型。在 IL-5 缺陷小鼠模型中，潜在机制被认为是 TGF-β 表达降低。然而，Humbles 等人在 Δdbl GATA 模型的肺部没有发现 TGF-β 表达水平的变化。在轻度过敏性哮喘病人中，经过美泊利单抗治疗后，可以观察到纤维化标志物的减少,并伴随着肺泡灌洗液中 TGF-β,以及嗜酸性粒细胞中表达 TGF-β 的 mRNA 水平的降低。嗜酸性粒细胞性食管炎以及特应性皮炎病人经过美泊利单抗治疗后,也证实了纤维化标志物的减少。

随着时间的推移,关于嗜酸性粒细胞功能存在不同假说,目前我们认为,嗜酸性粒细胞是多功能的效应细胞和免疫调节细胞,能够促使组织损伤和重构(图 4)。

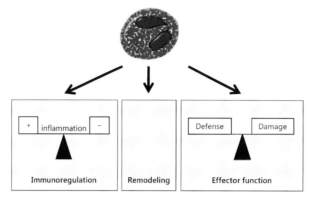

图 4

结论

一个多世纪以来,嗜酸性粒细胞一直是许多科学研究争议的焦点。尽管如此,认识嗜酸性粒细胞的发展、调节以及在疾病中的功能,促进了多种治疗方法的发展,这些方法可以用于治疗患嗜酸性粒细胞相关疾病的病人。多年来对嗜酸性粒细胞的不断研究,相应地增强了对这种细胞在疾病中作用的理解,并将进一步优化未来治疗策略。

参 考 文 献

[1] Samter M:Eosinophils:the first 90 years;in Mahmoud AAF,Austen KF(eds):The Eosinophil in Health and Disease. New York,Grune and Stratton,1980,pp 25-43.

[2] Wharton-Jones T:The blood-corpuscle considered in its different phases of development in the animal series. Memoir I. Vertebrata. Philos Trans R Soc Lond 1846;136:63-87.

[3] Brewer DB:Max Schultze and the living,moving,phagocytosing leucocytes:1865. Med Hist 1994;38:91-101.

[4] Ehrlich P:Methodologische Beiträge zur Physiologie und Pathologie der verschiedenen Formen der Leukocyten. Z Klin Med 1880;1:553-560.

[5] Brown TR:Studies on trichinosis,with especial reference to the increase of the eosinophilic cells in the blood and muscle,the origin of these cells and their diagnostic importance. J Exp Med 1898;3:315-347.

[6] Biggart JH:The origin of the eosinophil granule. Ulster Med J 1933;2:47-52.

[7] Ehrlich P:Ueber die specifischen Granulationen des Blutes. Arch Anat Physiol(Physiol Abt),1879,pp 571-579.

[8] Hirsch JG,Hirsch BI:Paul Ehrlich and the discovery of the eosinophil;in Mahmoud AAF,Austen KF (eds):The Eosinophil in Health and Disease. New York,Grune and Stratton,1980,chapt 1,pp 3-23.

[9] Rytömaa T:Organ distribution and histochemical properties of eosinophil granulocytes in rat. Acta Pathol Microbiol Scand 1960;50(suppl 140):1-118.

[10] Tavassoli M:Eosinophil,eosinophilia,and eosinophilic disorders. Crit Rev Clin Lab Sci 1981;16:35-

83.

［11］Weller PF,Goetzl EJ:The human eosinophil. Am J Pathol 1980;100:791-820.

［12］Fischkoff SA,Pollak A,Gleich GJ,Testa JR,Misawa S,Reber TJ:Eosinophilic differentiation of the human promyelocytic leukemia cell line,HL-60. J Exp Med 1984;160:179-196.

［13］Vadas MA:Genetic control of eosinophilia in mice:gene(s)expressed in bone marrowderived cells control high responsiveness. J Immunol 1982;128:691-695.

［14］McNagny KM,Sieweke MH,Döderlein G,Graf T,Nerlov C:Regulation of eosinophilspecific gene expression by a c/EBP-Ets complex and GATA-1. EMBO J 1998;17:3669-3680.

［15］Yu C,Cantor AB,Yang H,Browne C,Wells RA,Fujiwara Y,Orkin SH:Targeted deletion of a high-affinity GATA-binding site in the GATA-1 promoter leads to selective loss of the eosinophil lineage in vivo. J Exp Med 2002;195:1387-1395.

［16］Mahmoud AAF,Stone MK,Kellermeyer RW:Eosinophilopoietin:a circulating low molecular weight peptide-like substance which stimulates the production of eosinophils in mice. J Clin Invest 1977;60:675-682.

［17］Basten A,Boyer MH,Beeson PB:Mechanism of eosinophilia. 1. Factors affecting the eosinophil response of rats to *Trichinella spiralis*. J Exp Med 1970;131:1271-1287.

［18］Boyer MH,Basten A,Beeson PB:Mechanism of eosinophilia. 3. Suppression of eosinophilia by agents known to modify immune response. Blood 1970;36:458-469.

［19］Basten A,Beeson PB:Mechanism of eosinophilia. 2. Role of the lymphocyte. J Exp Med 1970;131:1288-1305.

［20］Dumonde DC,Wolstencroft RA,Panayi GS,Matthew M,Morley J,Howson WT:'Lymphokines':non-antibody mediators of cellular immunity generated by lymphocyte activation. Nature 1969;224:38-42.

［21］Sanderson CJ,O'Garra A,Warren DJ,Klaus GGB:Eosinophil differentiation factor also has B-cell growth factor activity:proposed name interleukin 4. Proc Natl Acad Sci USA 1986;83:437-440.

［22］Azuma C,Tanabe T,Konishi M,Kinashi T,Noma T,Matsuda F,Yaoita Y,Takatsu K,Hammerström L,Smith CIE,Severinson E,Honjo T:Cloning of cDNA for human T-cell replacing factor(interleukin-5)and comparison with murine homologue. Nucleic Acids Res 1986;14:9149-9158.

［23］Takatsu K,Tominaga A,Harada N,Mita S,Matsumoto M,Takahashi T,Kikuchi Y,Yamaguchi N:T cell-replacing factor(TRF)/interleukin 5(IL-5):molecular and functional properties. Immunol Rev 1988;102:107-135.

［24］Yamaguchi Y,Hayashi Y,Sugama Y,Miura Y,Kasahara T,Kitamura S,Torisu M,Mita S,Tominaga A,Takatsu K,Suda T:Highly purified murine interleukin 5(IL-5)stimulates eosinophil function and prolongs in vitro survival:IL-5 as an eosinophil chemotactic factor. J Exp Med 1988;167:1737-1742.

［25］Lopez AF,Begley CG,Williamson DJ,Warren DJ,Vadas MA,Sanderson C:Murine eosinophil differentiation factor:an eosinophil-specific colony-stimulating factor with activity for human cells. J Exp Med 1986;163:1085-1099.

［26］Kinashi T,Harada N,Severinson E,Tanabe T,Sideras P,Konishi M,Azuma C,Tominaga A,Bergstedt-Lindqvist S,Takahashi M,Matsuda F,Yaoita Y,Takatsu K,Honjo T:Cloning of complementary DNA encoding T-cell replacing factor and identity with B-cell growth factor Ⅱ. Nature 1986;324:70-73.

［27］Mita S,Tominaga A,Hitoshi Y,Sakamoto K,Honjo T,Akagi M,Kikuchi Y,Yamaguchi N,Takatsu K:Characterization of high-affinity receptors for interleukin 5 on interleukin 5-dependent cell lines. Proc Natl Acad Sci USA 1989;86:2311-2315.

［28］ Takaki S,Tominaga A,Hitoshi Y,Mita S,Sonada E,Yamaguchi N,Takatsu K:Molecular cloning and expression of the murine interleukin-5 receptor. EMBO J 1990;9:4367-4374.

［29］ Rolink AG,Melchers F,Palacios R:Monoclonal antibodies reactive with the mouse interleukin 5 receptor. J Exp Med 1989;169:1693-1701.

［30］ Takaki S,Mita S,Kitamura T,Yonehara S,Yamaguchi N,Tominaga A,Miyajima A,Takatsu K: Identification of the second subunit of the murine interleukin-5 receptor:interleukin-3 receptor-like protein,AIC2B is a component of the high affinity interleukin-5 receptor. EMBO J 1991;10:2833-2838.

［31］ Dent LA,Strath M,Mellor AL,Sanderson CJ:Eosinophilia in transgenic mice expressing interleukin 5. J Exp Med 1990;172:1425-1431.

［32］ Foster PS,Hogan SP,Ramsay AJ,Matthaei KI,Young IG:Interleukin 5 deficiency abolishes eosinophilia,airway hyperreactivity,and lung damage in a mouse asthma model. J Exp Med 1996;183:195-201.

［33］ Simon HU,Yousefi S,Schranz C,Schapowal A,Bachert C,Blaser K:Direct demonstration of delayed eosinophil apoptosis as a mechanism causing tissue eosinophilia. J Immunol 1997;158:3902-3908.

［34］ Simon D,Simon HU:Eosinophilic disorders. J Allergy Clin Immunol 2007;119:1291-1300.

［35］ Hardy WR,Anderson RE:The hypereosinophilic syndromes. Ann Intern Med 1968;68:1220-1229.

［36］ Chusid MJ,Dale DC,West BC,Wolff SM:The hypereosinophilic syndrome:analysis of fourteen cases with review of the literature. Medicine 1975;54:1-27.

［37］ Simon HU,Rothenberg ME,Bochner BS,Weller PF,Wardlaw AJ,Wechsler ME,Rosenwasser LJ,Roufosse F,Gleich GJ,Klion AD:Refining the definition of hypereosinophilic syndrome. J Allergy Clin Immunol 2010;126:45-49.

［38］ Simon HU,Plötz SG,Dummer R,Blaser K:Abnormal clones of T cells producing interleukin-5 in idiopathic eosinophilia. N Engl J Med 1999;341:1112-1120.

［39］ Cools J,DeAngelo DJ,Gotlib J,Stover EH,Legare RD,Cortes J,Kutok J,Clark J,Galinsky I,Griffin JD,Cross NCP,Tefferi A,Malone J,Alam R,Schrier SL,Schmid J,Rose M,Vandenberghe P,Verhoef G,Boogaerts M,Wlodarska I,Kantarjian H,Marynen P,Coutre SE,Stone R,Gilliland DG:A tyrosine kinase created by fusion of the PDGFRA and FIP1L1 genes as a therapeutic target of imatinib in idiopathic hypereosinophilic syndromes. N Engl J Med 2003;348:1201-1214.

［40］ Simon HU,Klion A:Therapeutic approaches to patients with hypereosinophilic syndromes. Semin Hematol 2012;49:160-170.

［41］ Rothenberg ME,Hogan SP:The eosinophil. Annu Rev Immunol 2006;24:147-174.

［42］ Plötz SG,Simon HU,Darsow U,Simon D,Vassina E,Yousefi S,Hein R,Smith T,Behrendt H,Ring J:Use of anti-interleukin-5 antibody in the hypereosinophilic syndrome with eosinophilic dermatitis. N Engl J Med 2003;349:2334-2339.

［43］ Leckie MJ,Ten Brinke A,Khan J,Diamant Z,O'Connor BJ,Walls CM,Mathur AK,Cowley HC,Chung KF,Djukanovic R,Hansel TT,Holgate ST,Sterk PJ,Barnes PJ:Effects of an interleukin-5 blocking monoclonal antibody on eosinophils,airway hyperresponsiveness,and the late asthmatic response. Lancet 2000;356:2144-2148.

［44］ Pavord ID,Korn S,Howarth P,Bleecker ER,Buhl R,Keene ON,Ortega H,Chanez P:Mepolizumab for severe eosinophilic asthma(DREAM):a multicentre,double-blind,placebo-controlled trial. Lancet 2012;380:651-659.

［45］ Haldar P,Brightling CE,Hargadon B,Gupta S,Monteiro W,Sousa A,Marshall RP,Bradding P,Green RH,Wardlaw AJ,Pavord ID:Mepolizumab and exacerbations of refractory eosinophilic asthma. N Engl J Med 2009;360;973-984.

[46] Nair P,Pizzichini MMM,Kjarsgaard M,Inman MD,Efthimiadis A,Pizzichini E,Hargreave FE,O'Bryne PM;Mepolizumab for prednisone-dependent asthma with sputum eosinophilia. N Engl J Med 2009;360;985-993.

[47] Flood-Page PT,Menzies-Gow AN,Kay AB,Robinson DS;Eosinophil's role remains uncertain as anti-interleukin-5 only partially depletes numbers in asthmatic airway. Am J Respir Crit Care Med 2003;167;199-204.

[48] Straumann A,Conus S,Grzonka P,Kita H,Kephart G,Bussmann C,Beglinger C,Smith DA,Patel J,Byrne M,Simon HU; Anti-interleukin-5 antibody treatment (mepolizumab) in active eosinophilic oesophagitis;a randomized,placebo-controlled,doubleblind trial. Gut 2010;59;21-30.

[49] Archer GT,Hirsch JG; Isolation of granules from eosinophil leucocytes and study of their enzyme content. J Exp Med 1963;118;227-286.

[50] Hansel TT,De Vries IJ,Iff T,Rihs S,Wandzilak M,Betz S,Blaser K,Walker C; An improved immunomagnetic procedure for the isolation of highly purified human eosinophils. J Immunol Methods 1991;145;105-110.

[51] Roth N,Städler S,Lemann M,Hösli S,Simon HU,Simon D;Distinct eosinophil cytokine expression patterns in skin diseases;the possible existence of functionally different eosinophil subpopulations. Allergy 2011;66;1477-1486.

[52] Mahmoud AAF,Warren KS,Peters PA; A role for the eosinophil in acquired resistance to *Schistosoma mansoni* infection as determined by antieosinophil serum. J Exp Med 1975;142;805-813.

[53] Glaubert AM,Butterworth AE,Sturrock RF,Houba V; The mechanism of antibody-dependent,eosinophil-mediated damage to schistosomula of *Schistosoma mansoni* in vitro;a study by phase-contrast and electron microscopy. J Cell Sci 1978;34;173-192.

[54] Gleich GJ,Loegering DA,Maldonado JE; Identification of a major basic protein in guinea pig eosinophil granules. J Exp Med 1973;137;1459-1471.

[55] Gleich GJ,Loegering DA,Adolphson CR;Eosinophils and brochial inflammation. Chest 1985;87;10S-13S.

[56] Gleich GJ,Frigas E,Loegering DA,Wassom DL,Steinmuller D;Cytotoxic properties of the eosinophil major basic protein. J Immunol 1979;123;2925-2927.

[57] Durack DT,Sumi SM,Klebanoff SJ;Neurotoxicity of human eosinophils. Proc Natl Acad Sci USA 1979;76;1443-1447.

[58] Peterson CG,Venge P;Purification and characterization of a new cationic protein-eosinophil protein-X (EPX)-from granules of human eosinophils. Immunol 1983;50;19-26.

[59] Olssen I,Venge P;Cationic proteins of human granulocytes. 2. Seperation of the cationic proteins of the granules of leukemic myeloid cells. Blood 1974;44;235-246.

[60] Motojima S,Frigas E,Loegering DA,Gleich GJ;Toxicity of eosinophil cationic proteins for guinea pig tracheal epithelium in vitro. Am Rev Respir Dis 1989;139;801-805.

[61] O'Donnell MC,Ackerman SJ,Gleich GJ,Thomas LJ;Activation of basophil and mast cell histamine release by eosinophil granule major basic protein. J Exp Med 1983;157;1981-1991.

[62] Henderson WR,Chi EY,Klebanoff SJ;Eosinophil peroxidase-induced mast cell secretion. J Exp Med 1980;152;265-279.

[63] Yoon J,Ponikau JU,Lawrence C,Kita H;Innate anti-fungal immunity of human eosinophils mediated by a β2-integrin,CD 11 b. J Immunol 2008;181;2907-2915.

[64] Stevens RL;Viral infections;beneficial role of eosinophils. Blood 2007;110;1406.

[65] Adamko DJ，Yost BL，Gleich GJ，Fryer AD，Jacoby DB：Ovalbumin sensitization changes the inflammatory response to subsequent parainfluenza infection：eosinophils mediate airway hyperresponsiveness，M₂ muscarinic receptor dysfunction，and antiviral effects. J Exp Med 1999；190：1465-1477.

[66] Linch SN，Kelly AM，Danielson ET，Pero R，Lee JJ，Gold JA：Mouse eosinophils possess potent antibacterial properties in vivo. Infect Immun 2009；77：4976-4982.

[67] Yousefi S，Gold JA，Andina N，Lee JJ，Kelly AM，Kozlowski E，Schmid I，Straumann A，Reichenbach J，Gleich GJ，Simon HU：Catapult-like release of mitochondrial DNA by eosinophils contributes to antibacterial defense. Nat Med 2008；14：949-953.

[68] Wardlaw AJ：Eosinphils in the 1990s：New perspectives on their role in health and disease. Postgrad Med J 1994；70：536-552.

[69] Takafuji S，Bischoff SC，DeWeck AL，Dahinden CA：IL-3 and IL-5 prime normal human eosinophils to produce leukotriene C4 in response to soluble agonists. J Immunol 1991；147：3855-3861.

[70] Humbles AA，Lloyd CM，McMillan SJ，Friend DS，Xanthou G，McKenna EE，Ghiran S，Gerard NP，Yu C，Orkin SH，Gerard C：A critical role for eosinophils in allergic airways remodeling. Science 2004；305：1776-1779.

[71] Cho JY，Miller M，Baek KJ，Han JW，Nayar J，Lee SY，McElwain K，McElwain S，Friedman S，Broide DH：Inhibition of airway remodeling in IL-5-deficient mice. J Clin Invest 2004；113：551-560.

[72] Flood-Page P，Menzies-Gow A，Phipps S，Ying S，Wangoo A，Ludwig MS，Barnes N，Robinson D，Kay AB：Anti-IL-5 treatment reduces deposition of ECM proteins in the bronchial subepithelial basement membrane of mild atopic asthmatics. J Clin Invest 2003；112：1029-1036.

[73] Phipps S，Flood-Page P，Menzies-Gow A，Ong YE，Kay AB：Intravenous anti-IL-5 monocloncal antibody reduces eosinophils and tenascin deposition in allergen-challenged human atopic skin. J Invest Dermatol 2004；122：1406-1412.

缓激肽级联的形成:历史视角

Allen P. Kaplan

美国南卡罗来纳州查尔斯顿市南卡罗来纳医科大学医学院

摘要

血浆中缓激肽(bradykinin)的形成,需要三种蛋白质的相互作用,即凝血因子XII(Hageman 因子)、前激肽释放酶、高分子量激肽原(HK)。前激肽释放酶和高分子量激肽原(HK)以双分子复合物形式在血液中循环。级联的启动始于与负电荷(或大分子)表面结合,这依赖于凝血因子XII的自动激活,前激肽释放酶转化为激肽释放酶,以及激肽释放酶反应激活凝血因子XII。最后一种反应比凝血因子XII自动激活快很多。然后,激肽释放酶消化 HK、释放缓激肽。这种天然的表面是由血管内皮细胞(具有凝血因子XII和 HK 的结合蛋白)形成而来,因此这些因子的活化可沿细胞表面进行。最近的研究结果表明,前激肽释放酶的酶活性与激肽释放酶不同,它能以化学计量的方式结合和裂解 HK 以释放缓激肽。通常,等离子体 C_1 抑制剂能防止它这样做。即使在没有凝血因子XII的情况下,内皮细胞释放热休克蛋白 90(HSP-90)也可将前激肽释放酶-HK 复合物中的前激肽释放酶转化为激肽释放酶(化学计量),如果存在磷酸盐缓冲离子,则前激肽释放酶-HK 复合物可自动激活产生激肽释放酶。磷酸根离子和 HSP-90 的作用是叠加的。因此,前激肽释放酶与 HK 结合似乎能诱导活性部位,并且在凝血因子XII激活之前,所有上述反应均可通过 HK-PK 复合物的自动激活而产生激肽释放酶。本章简要地回顾了过去 50 年来的主要发现,这些发现构成了目前激活血浆缓激肽形成级联成分和机制的概念。

产生缓激肽的血浆途径称为"接触激活",因为导致缓激肽生成的反应序列是通过接触带负电的表面而引发的。大多数人都知道将血液吸入玻璃管后会发生凝块,因此了解这种现象。玻璃管硅酸盐表面的负电荷,是启动固有凝血级联反应的"接触",同时形成缓激肽。三种血浆蛋白质在血浆中相互作用以产生缓激肽,这三者是凝血因子XII(Hageman 因子)、前激肽释放酶、高分子量激肽原(HK)。虽然它们之间的相互作用相当复杂,但可以将它们作为整体对待,被认作内源性凝血启动的代表性步骤。因此,这三种蛋白质相互作用,导致凝血因子XII向凝血因子XIIa 的最佳转化,同时产生副产物缓激肽。由凝血因子XIIa 将凝血因子XI转化为凝血因子XIa,代表该凝血级联中的第二步,但凝血 XI 因子在缓激肽形成中没有作用。

凝血因子XII

从历史角度看,一个不错的起点是 Oscar Ratnoff 发现血浆中缺乏凝血因子XII(Hageman 因子缺乏症),而在更早些时候,人们知晓 Hageman 因子在凝血、纤维蛋白溶解、缓激肽形成中起作用。人们证明,激肽释放酶的功能来自于它能裂解激肽原、产生缓激肽。Marion Webster 写过一篇开创性论文,她试图通过离子交换层析,在血清(或活化血浆)中分离出产生缓激肽所需的因子,γ-球蛋白部分(主要是 IgG)具有激肽释放酶活性;她还定义了另外 4 个与 EDTA-血浆缓激肽一起培养时能产生缓激肽的活性峰,但与激肽原一起培养时则不起作用。因此,这些活性峰代表激肽释放酶裂解酶原之前的酶促步骤,HK 和低分子量激肽原(LK)之间的区别尚不明确,它们与凝血因子XII的关系尚不清楚,而前激肽释放酶还不是一个确定的实体。笔者自己研究缓激肽形成级联,始于试图确定所有这些活性峰。结果表明,4 个活性峰代表活化因子XII的不同形式;最大的活性峰现在被称为XIIa 因子;最小的活性峰,也是唯一以稳定形式存在的"片段",是约 30 kDa

的ⅩⅡf因子。灭活血浆的分馏显示,通过与凝血因子ⅩⅡa或凝血因子ⅩⅡf离子交换色谱法可获得初始γ球蛋白峰,经培养后产生激肽释放酶活性,因此,它含有激肽释放酶前体,被命名为"前激肽释放酶"。

Cochrane和Wuepper在纯化并描述凝血因子ⅩⅡ的活化形式后,又纯化未激活的凝血因子ⅩⅡ。该因子的激活机制存在争议,因为Revak等提出凝血因子ⅩⅡa和凝血因子ⅩⅡf代表凝血因子ⅩⅡ激活的两条不同途径;凝血因子ⅩⅡa的形成需要裂解关键二硫键,使得还原产生50 kDa的重链和30 kDa的轻链,而凝血因子ⅩⅡf是二硫键外部裂解的产物。这些活化凝血因子ⅩⅡ的形式被重新命名为α因子ⅩⅡa和β因子ⅩⅡa,这些术语现在仍有学者在使用。然而,原始机制首先需要形成凝血因子ⅩⅡa(即在二硫键内首先裂解是活性酶工作的绝对要求),而凝血因子ⅩⅡf代表凝血因子ⅩⅡa的后期裂解产物。动力学和黏合裂解机制被建立后,上述陈述被证明是正确的。凝血因子ⅩⅡa与凝血因子的术语(如凝血因子ⅩⅡa、Ⅸa、Ⅶa等)一致,而凝血因子ⅩⅡf不一致(它仅保留凝血因子ⅩⅡa凝血酶活性的4%),但凝血因子ⅩⅡf很容易激活前激肽释放酶(图1),直到被C1抑制剂(INH)灭活。

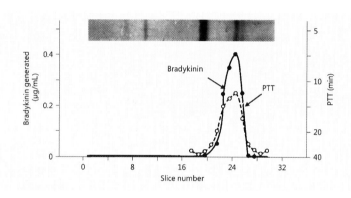

图1 凝血因子ⅩⅡf具有缓激肽形成活性并保留凝血活性。凝血因子ⅩⅡf可通过离子交换层析和凝胶电泳从血浆中纯化。将缓激肽形成活性的浓缩物进行SDS凝胶电泳。将SDS凝胶切成32份,每个切片溶解,并测定缓激肽形成以及校正凝血因子ⅩⅡ缺陷血浆(PTT)凝血异常的能力。切片20～26处具有这两种活性,且SDS凝胶的前白蛋白区域中切片25处有活性峰,其中包含两条很近的谱带

凝血因子ⅩⅡ裂解被证明是活化所必需的,当此因子结合到带负电荷的表面或大分子时有助于裂解;因此,"接触激活"表面将凝血因子ⅩⅡa形成底物。先前有想法称,凝血因子ⅩⅡ与导致活性位点表达的表面结合之后出现构象变化,这一想法此后遭到否定。然而,用一种凝血因子ⅩⅡ活化时变黄的合成底物,培养纯化凝血因子ⅩⅡ时,显示出凝血因子ⅩⅡ似乎会自发激活(图2)。当检查反应产物时,它完全裂解。最终的解释为,由于自动激活,凝血因子ⅩⅡ制剂中的痕量(trace amounts)(小于0.01%,即在10000分子中小于1分子)凝血因子ⅩⅡa足以导致这一结果。换句话说,凝血因子ⅩⅡa激活表面结合凝血因子ⅩⅡ以产生更多凝血因子ⅩⅡa,然后产生凝血因子ⅩⅡf。反应速度最初是非常慢的,然后连续增加,因为酶的浓度不是恒定的(酶/底物反应中浓度通常恒定),而是连续增加。血浆中假定的痕量凝血因子ⅩⅡa来源未知,浓度太低使得我们无法测量,不过下文中还是会讨论一些可能性。Tankersley和Finlayson计算出,如果1分子的活化凝血因子ⅩⅡ和激肽释放酶在血浆浓度下,存在于凝血因子ⅩⅡ和前激肽释放酶的混合物中,在13 s内即可将50%的凝血因子ⅩⅡ激活。这个计算中,活性酶浓度为5×10^{-13} M。细胞表面似乎在连续流体相中产生局部环境,大大增加了反应物的局部浓度,从而增加了所有成分的反应速率。

前激肽释放酶

从4 L人血浆中纯化提取前激肽释放酶,并证实SDS凝胶电泳上有2条谱带,其碳水化合物接触不同,但其他功能相同,并且每个人都有。通过凝血因子ⅩⅡa或凝血因子ⅩⅡf转换成激素释放因子,反应方式是在关键二硫键结合下裂解,使得50 kDa的重链以二硫键形式链接至30 kDa或33 kDa(与起始物质相对应)的

轻链(图 3)。此后不久,发现了前血管舒缓素先天不足的血浆,而且如预期那样,这种血浆接触激活后不能产生缓激肽,但在血液凝固方面有独特的性质。以标准方式进行的部分凝血活酶时间显著延长;然而,在钙化之前,随着表面预培养的时间增加,凝血缺陷被逐渐改正。相比之下,凝血因子Ⅻ缺陷血浆的异常 PTT 不受影响。这使人们发现,一旦激肽释放酶产生,凝血因子Ⅻ能显著地反馈激活因子Ⅻa 和凝血因子Ⅻf,而大幅增加了接触激活的速率。通过这种方式,凝血因子Ⅻa(由凝血因子Ⅻ的自动激活产生)将前激肽释放酶改变为激肽释放酶,而激肽释放酶快速激活凝血因子Ⅻ。以定量而论,凝血因子Ⅻ的主要激活因子是激肽释放酶。前激肽释放酶缺乏型血浆(Fletcher 因子缺乏症)的自动校正,是由于在表面培养的额外时间内,凝血因子Ⅻ自动激活,在重新钙化之前激活凝血因子Ⅺ。通过这种方式,激肽释放酶反馈的需要被绕过了。该结果还证实,凝血因子Ⅻ激活首先发生,并且凝血因子Ⅻ的激肽释放酶活化,不是接触激活进行的绝对要求。替代途径,即没有凝血因子Ⅻ仍可能激活前激肽释放酶,似乎直至最近仍不可能存在。

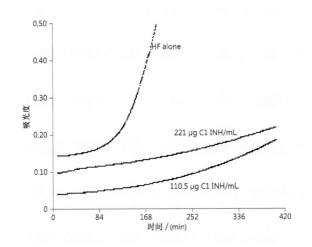 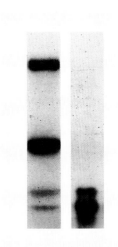

图 2 通过裂解 Pro-Phe-Arg 对硝基胍,来评估凝血因子Ⅻ的自动激活以释放对硝基苯酚。图中显示了 250 nm 的 OD,产生一条凹向上升的曲线,然而,滞后时间接近 1 h(60 min)。图中显示了半正常水平的 C1 INH(110.5 μg/mL)和正常的 C1 INH(221 μg/mL)对曲率(自动激活)的抑制

图 3 前激肽释放酶转化激肽释放酶。还原 SDS 凝胶电泳(左凝胶),然后进行 H3-前激肽释放酶(顶部谱带 82~84 kDa)的放射自显影,并且通过与凝血因子Ⅻf 培养,将大约 50% 的前激肽释放酶转换成激肽释放酶。激肽释放酶重链在凝胶的中间(50 kDa),32 kDa 和 34 kDa 的两条轻链在下部。与 D^4-DFP 进一步培养,[14]C 射线照片(右凝胶)显示了 DFP 纳入轻链中,轻链包括了激肽释放酶活性位点

激肽原

20 世纪 60 年代末,提出了可能存在两类激肽原,即 HK 和 LK。它们的区别不仅在于大小不同,而且动力学分析还表明,存在(当时并不清楚数量)更容易被血浆激肽释放酶裂解(K_m 和 V_{max} 与之相符)的激肽原,也存在更容易被组织激肽释放酶而不是血浆激肽释放酶裂解的激肽原。然后,有人疑问,低分子形式是否为高分子的裂解产物,还是高分子是低分子的聚集体。发现缺乏一种或多种激肽原的血浆,非常有助于识别实际情况是哪种。缺乏弗洛雅克(Flaujeac)的血浆含有 LK,但没有 HK。它几乎与凝血因子Ⅻ缺乏血浆一样异常,接触激活不产生缓激肽,并且存在明显的内源性凝血和纤维蛋白溶解异常。同时发现的 Williams 血浆,有相同的功能异常,但根本没有激肽原。当时我们与 Jack Pierce 博士合作用 HK 和 LK 重建这种血浆,而他可以通过离子交换色谱分离出 HK 和 LK。两者都有多种分子形式。不过,一些更容易被 HK 裂解,一些相对地难以裂解。当我们用任何含有 HK 的部分重建 Williams 血浆时,所有异常得到纠正,而使用 LK 部分没有影响。因此,这两种激肽原的关系似乎是一种起源于另一种,而在所有凝血因子Ⅻ依赖性过程中,

HK 似乎都有特殊作用。

这促使人们进一步研究 HK 的结构,以及 HK 与前激肽释放酶的相互作用。其中关键的发现之一,是前激肽释放酶和 HK 作为生物分子复合物在血液中循环(HK 和凝血因子 XI 也作为双分子复合物循环),并且在血浆平衡条件下,75%~80%的前激肽释放酶以结合形式循环。随后,对 HK 结构研究表明,血浆激肽释放酶裂解、释放缓激肽,导致形成了无激肽 HK,它的 62 kDa 的重链与二硫键连接至 56 kDa 的轻链,轻链进一步降解至 42 kDa。采用免疫学抗体方法检测 HK 的重链和轻链,人们可以证明 HK 和 LK 共享重链,但两者的轻链完全不同。当蛋白质测序以及 HK 和 LK 的 c-DNA 和基因组克隆完成,很明显,它们是通过选择性剪接产生的,开始于缓激肽序列前的 9 个氨基酸,各自轻链上有独立的外显子。正如预期的那样,HK 中负责所有 HK 动力学影响、接触活化的部分是轻链(HK 的功能域 5 和 6),功能域 5 与起始表面结合,而功能域 6 结合前激肽释放酶或凝血因子 XI(但不能同时进行,图 4)。HK 存在足够的摩尔过量,95%的凝血因子 XI 以结合方式循环,而如上所述,前激肽释放酶的结合比例为 75%~80%。LK 没有接触活化作用,而组织激肽释放酶不与 HK 结合。

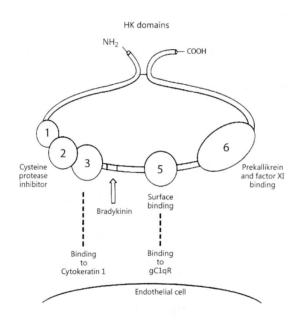

图 4 HK 的域名结构。功能域 1~3 在重链中,而功能域 5 和 6 是轻链的一部分。功能域 2 和 3 具有半胱氨酸蛋白酶抑制活性,例如,可以消除疼痛。功能域 5 是富含组氨酸的区域,其结合带负电的表面(与凝血因子 XII 一样),并且功能域 6 具有用于前激肽释放酶和凝血因子 XII 的重叠结合位点。与内皮细胞的结合是分别结合细胞角蛋白 1 和 gC1qR 的功能域 3 和 5

与内皮细胞结合

虽然已知许多物质(如玻璃管、玻璃珠、内毒素、尿酸、焦磷酸盐晶体)可作为接触活化的起始表面,但"生理"表面需具备哪些性质,相当长的时间内仍然是一个谜。1979 年,研究者们发表了一系列文献,表明 HK 结合内皮细胞和血小板,这种结合是锌依赖性的。这导致人们搜索可在内皮细胞表面上结合的蛋白质。一种方法是用 HK 制备亲和柱,在含锌缓冲液中溶解内皮细胞膜,允许与 HK 柱相互作用,洗脱结合蛋白,并通过氨基酸测序和/或免疫学方法进行鉴定。该方法获得的第一种蛋白质是 gC1qR,是第一补体成分的球形头受体。Herwald 和 Joseph 等首次分离和报告了这种蛋白质。Joseph 还注意到凝血因子 XII 与 gC1qR 的锌依赖性位点结合,凝血因子 XII 和 HK 在结合中有竞争,表明它们与相同或相似的结合蛋白相互作用,亲和力相当。因此,如果这两种蛋白质的其中任一种与细胞结合,该蛋白都可能被具有大量摩尔过剩状态的另一种蛋白所完全置换。HK 的细胞表面结合功能域包括功能域 3(重链的 C 末端部分)和轻链的功能域 5,但是与 gC1qR 的相互作用取决于轻链(即功能域 5),并且由于其与功能域 6 的结合,可以将前激肽释放酶引入细胞表面。事实上,尚未发现前激肽释放酶的单独结合位点。不过,有人怀疑存在第二种 HK 细胞表面结合蛋白,因为可以定义功能域 3 处的锌依赖性位点。这就是 Hasan 等人首先发现的细胞角蛋白 1。由于 HK 亲和柱导致 gC1qR 的分离,我们制备了一个连接 HK 重链的亲和柱,然后从溶解的内皮细胞膜制备物中分离细胞角蛋白 1。使用抗血清 gC1qR 和细胞角蛋白 1,我们可以演示逐渐增加抑制 HK 与内皮细胞的结合。凝血因子 XII 被证明能与细胞角蛋白 1 和 gC1qR 相互作用;然而,与 gC1qR 的结合更容易演示。这些结果没有解释凝血因子 XII 如何竞争性地去除所有结合的 HK 分子,特别是,当 HK 的一些分子与细胞角蛋白 1 结合时,或者当 HK 同时结合细胞角蛋白 1 和 gC1qR(即"双重结合")时,即重链功能域 3 与细胞角蛋白 1 结合、轻链功能域 5 与 gC1qR 结合。

　　不久之后,第三个结合分子,即 u-PAR(尿激酶纤溶酶原激活物受体)被发现能与 HK 结合。然而,该分子更容易和裂解、不含激肽的 HK 结合,甚于和天然的 HK 结合。同时,使用 HK 作为配体的亲和层析不能分离 u-PAR,这两项观察是一致的。然而,可以很容易地证明凝血因子 XII 与 u-PAR 的结合。现在已证明,三个血浆单位(HK 重链、HK 轻链、凝血因子 XII)可以结合 3 种细胞膜蛋白(gC1qR、细胞角蛋白 1 和 u-PAR),研究者考虑 3 种细胞膜蛋白可能以三分子复合物的形式存在。人们研究了这些蛋白质之间的相互作用后,发现情况并不是这样。约瑟夫等人证明,细胞角蛋白 1 可以结合 u-PAR 或 gC1qR,但 u-PAR 和 gC1qR 不会彼此结合。然后,当使用抗血清将蛋白质与溶解的细胞膜分离时,对 gC1qR 的抗体能够分离出没有 u-PAR、gC1qR 和细胞角蛋白 1 的复合物,而对细胞角蛋白 1 的抗体能够分离出 u-PAR 和 gC1qR。很明显,在细胞膜中,这些蛋白质以两种双分子复合物的形式存在:gC1qR-细胞角蛋白 1 和 u-PAR-细胞角蛋白 1。后一种复合物通过免疫电子显微镜已被证实在内皮细胞表面表达。此外,gC1qR 过量存在。因此,可以发现,HK 或凝血因子 XII 的分子能与 3 种不同的细胞表面结合位点结合,即游离的 gC1qR、gC1qR-细胞角蛋白 1、或 u-PAR 细胞角蛋白 1 的复合物。凝血因子 XII 和 HK 将竞争 gC1qR 位点,而凝血因子 XII 将优先结合 u-PAR-细胞角蛋白 1,HK 将优先结合 gC1qR-细胞角蛋白 1。HK 或凝血因子 XII 在不同蛋白质的血浆浓度下,在每种细胞膜组分中的实际分布是未知的(图 5)。

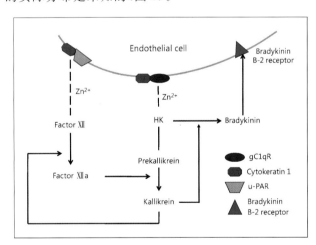

图 5　沿着血管内皮细胞表面激活形成缓激肽的级联。图中显示凝血因子 XII 和 HK 的锌依赖性位点结合,并且显示出主要的表面结合部分

　　沿着细胞表面的激活可以将缓激肽定位到特定位点,然而,内皮细胞以"表面"的方式引发活化的扰动尚未得到证实。令人感兴趣的是,与传统的起始表面相比,凝血因子 XII 与 gC1qR 的结合可以导致凝血因子 XII 的自动激活较慢,与细胞角蛋白 1 结合并不是这样,而与 u-PAR 结合还没有被验证。然而,人血浆内皮细胞的培养,导致前激肽释放酶转变为激肽释放酶,而凝血因子 XII 缺乏的血浆,前激肽释放酶或 HK 不能激活(1 h 内),这表明了接触激活所需的所有成分是哪些。但是,进一步培养多个小时可导致凝血因子 XII 缺乏血浆的活化,而前激肽释放酶或 HK 缺乏的血浆不能活化。当 Schmaier 等人利用与内皮细胞结合的纯化蛋白质测试这一点时,他们也发现在凝血因子 XII 缺乏的情况下前激肽释放酶可以激活,可能由一些内皮细胞成分激活。他们质疑,凝血因子 XII 是否可以在内皮细胞表面自动激活。然而,我们自己的实验,如上所述得出了不同的结论。无论哪种方式,不依赖凝血因子Ⅻ的激肽释放酶生成途径明显存在。

当分离内皮细胞因子时,我们纯化了热休克蛋白90(HSP-90),它通过化学当量反映激活前激肽释放酶-HK 复合物,需要锌离子;而 Shariat-Madar 等人分离出一种脯氨酰羧肽酶,可能有同样功效。需要注意的是,凝血因子Ⅻa 或凝血因子Ⅻf 是前激肽释放酶的活化因子,但 HSP-90 不是活化因子,脯氨酰羧肽酶也可能不是,这两者需要前激肽释放酶与 HK 结合形成复合物。这些观察结果表明,可以首先通过形成激肽释放酶,然后激活凝血因子Ⅻ,从而启动级联。然后,反应动力学将从缓激肽形成相对低效的化学当量动力学,转换为经典的 Michaelis Menton 动力学,伴随依赖凝血因子Ⅻ的活性突变。

惊奇:前激肽释放酶是一种酶

在研究 HSP-90 依赖性前激肽释放酶转换时,对照组之一是去除 HSP-90,并在缓冲液中培养前激肽释放酶-HK 复合物。尽管重复观察到 HK 裂解释放缓激肽,但仍没有转化为激肽释放酶(图 6)。在过量的 HK 中按比例加入前激肽释放酶直至 1:1 的摩尔比例,发现缓激肽与前激肽释放酶成比例,表明 HK 按化学式计量裂解。玉米胰蛋白酶抑制剂是凝血因子Ⅻa 和凝血因子Ⅻf 的一个已知抑制剂,能够抑制 HK 的裂解,但不能抑制血浆激肽释放酶。这可以用来区分激肽释放酶活性位点和前激肽释放酶活性位点。前激肽释放酶裂解 HK 的反应通常被 C1INH 抑制(与遗传性血管性水肿的讨论有关)。在含锌缓冲液中加入 HSP-90 导致前激肽释放酶转换成激肽释放酶。由于 HSP-90 没有已知的蛋白水解活性,因此我们推测,当与 HK-HSP-90 结合时,前激肽释放酶可以自动激活。

应该指出,凝血因子Ⅻ和 HK 与内皮细胞表面结合,以及 HSP-90 与前激肽释放酶-HK 复合物相互作用时,锌是绝不可缺少的条件,但前激肽释放酶裂解 HK 不需要锌。接触激活(凝血因子Ⅻ+前激肽释放酶+HK)没有离子需求,但是锌离子和磷酸根离子的存在(均存在于血浆中)能增加激活的动力学。

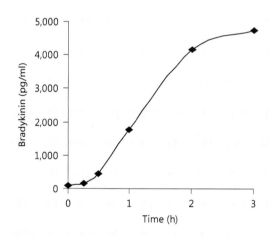

图 6 将前激肽释放酶与等摩尔量的 **HK** 一起培养,缓激肽生成的时间过程。实验结束时,**HK** 完全裂解,而前激肽释放酶没有转换为激肽释放酶。该反应被玉米胰蛋白酶抑制剂完全抑制,但该抑制剂对血浆激肽释放酶没有作用

结束语

关于血浆缓激肽形成途径,关键而未被解答的问题,都与有关级联在体内被激活的分子机制,特别是缓激肽介导的疾病相关问题有关。凝血因子Ⅻa 是否可以因为能与内皮细胞的结合,而在体内少量产生?我们体内是否总有痕量的激肽释放酶存在?因为即使在存在 C1INH 的情况下,前激肽释放酶-HK 复合物可以在含磷酸盐的环境中自动激活。也许内皮细胞活化可以释放 HSP-90,以增加前激肽释放酶与激肽释放酶的局部转化,使得动力学有利于凝血因子Ⅻ的激肽释放酶活化。虽然凝血因子Ⅻ自动激活是一个相对较

慢的过程，但凝血因子Ⅻ和前激肽释放酶的混合物，能被迅速激活。原因是否为每种类型的活性酶都有痕量的存在？由于这种情况可以在没有 HK 的情况下发生，所以不能将前激肽释放酶中的酶促位点当作可能的引发因素，而且凝血因子Ⅻ和前激肽释放因子之间的稳定复合物从未被证实存在。这些问题具有理论意义，答案可能对于了解缓激肽介导的疾病（如遗传性血管性水肿）至关重要。

参 考 文 献

［1］ Kaplan AP，Joseph K，Silverberg M：Pathways for bradykinin formation and inflammatory disease. J Allergy Clin Immunol 2002；109：195-209.

［2］ Ratnoff O，Colopy J：A familial hemorrhagic trait associated with a deficiency of a clotpromoting fraction of plasma. J Clin Invest 1955；34：602-612.

［3］ Webster M：Human plasma kallikrein，its activation and pathological role. Fed Proc 1968；27：84-89.

［4］ Kaplan AP，Austen KF：A pre-albumin activator of prekallikrein. J Immunol 1970；105：802-811.

［5］ Cochrane C，Wuepper K：The first component of the kinin-forming system in human and rabbit plasma：its relationship to clotting factor Ⅻ（Hageman factor）. J Exp Med 1971；134：986-1004.

［6］ Kaplan AP，Austen KF：A prealbumin activator of prekallikrein. 2. Derivation of activators of prekallikrein from active Hageman factor by digestion with plasmin. J Exp Med 1971；133：696-712.

［7］ Revak S，Cochrane C，Bouma B，et al：Surface and fluid phase activities of two forms of activated Hageman factor produced during contact activation of plasma. J Exp Med 1978；147：719-729.

［8］ Dunn JT，Kaplan AP：Formation and structure of human Hageman factor fragments. J Clin Invest 1982；70：627-631.

［9］ Griffin JH：Role of surface in surface-dependent activation of Hageman factor（blood coagulation factor Ⅻ）. Proc Natl Acad Sci USA 1978；75：1998-2002.

［10］ Silverberg M，Dunn J，Garen L，et al：Autoactivation of human Hageman factor：demonstration utilizing a synthetic substrate. J Biol Chem 1980；255：7281-7286.

［11］ Tankersley DL，Finlayson JS：Kinetics of activation and autoactivation of human factor Ⅻ. Biochemistry 1984；23：273-279.

［12］ Griffin JH，Cochrane CG：Mechanisms for the involvement of high molecular weight kininogen in surface-dependent reactions of Hageman factor. Proc Natl Acad Sci USA 1976；73：2554-2558.

［13］ Mandle RJ，Kaplan A：Hageman factor substrates：human plasma prekallikrein：mechanism of activation by Hageman factor and participation in Hageman factor-dependent fibrinolysis. J Biol Chem 1977；252：6097-6104.

［14］ Wuepper KD：Prekallikrein deficiency in man. J Exp Med 1973；138：1345-1355.

［15］ Cochrane CG，Revak SD，Wuepper KD：Activation of Hageman factor in solid and fluid phases：a critical role of kallikrein. J Exp Med 1973；138：1564-1583.

［16］ Meier H，Pierce J，Colman R，et al：Activation and function of human Hageman factor：the role of high molecular weight kininogen and prekallikrein. J Clin Invest 1977；60：18-31.

［17］ Jacobson S，Kritz M：Some data on two purified kininogens from human plasma. Br J Pharmacol 1967；29：25-36.

［18］ Pierce J：Structural features of plasma kinins and kininogens. Fed Proc 1968；27：52-57.

［19］ Wuepper KD，Miller DR，Lacombe MJ：Flaujeac trait：deficiency of human plasma kininogen. J Clin Invest 1975；56：1663-1672.

［20］ Colman RW，Bagdasarian A，Talamo RC，et al：Williams trait：human kininogen deficiency with diminished levels of plasminogen proactivator and prekallikrein associated with abnormalities of the Hageman factor-dependent pathways. J Clin Invest 1975;56:1650-1662.

[21] Mandle R,Colman R,Kaplan A:Identification of prekallikrein and high-molecular-weight kininogen as a complex in human plasma. Proc Natl Acad Sci USA 1976;73:4179-4183.

[22] Thompson RE,Mandle R Jr,Kaplan AP:Characterization of human high molecular weight kininogen: procoagulant activity associated with the light chain of kinin-free high molecular weight kininogen. J Exp Med 1978;147:488-499.

[23] Kitamura N,Kitagawa H,Fukushima D,et al:Structural organization of the human kininogen gene and a model for its evolution. J Biol Chem 1985;260:8610-8617.

[24] Kellermann J,Lottspeich F,Henschen A,et al:Completion of the primary structure of human high-molecular-mass kininogen: the amino acid sequence of the entire heavy chain and evidence for its evolution by gene triplication. Eur J Biochem 1986;154:471-478.

[25] Takagaki Y,Kitamura N,Nakanishi S:Cloning and sequence analysis of cDNAs for human high molecular weight and low molecular weight prekininogens: primary structures of two human prekininogens. J Biol Chem 1985;260:8601-8609.

[26] Thompson RE,Mandle R Jr,Kaplan AP:Studies of binding of prekallikrein and factor XI to high molecular weight kininogen and its light chain. Proc Natl Acad Sci USA 1979;76:4862-4866.

[27] Schmaier AH,Kuo A,Lundberg D,et al:The expression of high molecular weight kininogen on human umbilical vein endothelial cells. J Biol Chem 1988;263:16327-16333.

[28] Herwald H,Dedio J,Kellner R,et al:Isolation and characterization of the kininogenbinding protein p33 from endothelial cells:identity with the gC1q receptor. J Biol Chem 1996;271:13040-13047.

[29] Joseph K,Ghebrehiwet B,Peerschke EI,et al:Identification of the zinc-dependent endothelial cell binding protein for high molecular weight kininogen and factor XII:identity with the receptor that binds to the globular 'heads' of C1q(gC1q-R). Proc Natl Acad Sci USA 1996;93:8552-8557.

[30] Hasan AA,Zisman T,Schmaier AH:Identification of cytokeratin 1 as a binding protein and presentation receptor for kininogens on endothelial cells. Proc Natl Acad Sci USA 1998;95:3615-3620.

[31] Joseph K,Tholanikunnel B,Ghebrehiwet B,et al:Interaction of high molecular weight kininogen biding proteins on endothelial cells. Thromb Haemost 2004;91:61-70.

[32] Mahdi F,Shariat-Madar Z,Todd RF 3rd,et al:Expression and colocalization of cytokeratin 1 and urokinase plasminogen activator receptor on endothelial cells. Blood 2001;97:2342-2350.

[33] Joseph K,Tholanikunnel B,Kaplan A:Heat shock protein 90 catalyzes activation of the prekallikrein-kininogen complex in the absence of factor XII. Proc Natl Acad Sci USA 2002;99:896-900.

[34] Shariat-Madar Z,Mahdi F,Schmaier A:Identification and characterization of prolylcarboxypeptidase as an endothelial cell prekallikrein activator. J Biol Chem 2002;277:17962-17969.

[35] Joseph K,Tholanikunnel B,Kaplan A:Factor XII-independent cleavage of high molecular weight kininogen by prekallikrein and inhibition by C1 inhibitor. J Allergy Clin Immunol 2009;124:143-149.

组胺受体和抗组胺药：从发现到临床应用

Mauro Cataldi[a]

Francesco Borriello[b]

Francescopaolo Granata[b]

Lucio Annunziato[a]

Gianni Marone[b]

a. 意大利那不勒斯费德里克二世大学医学院神经科学、生殖和牙科医学部
b. 意大利那不勒斯费德里克二世大学医学院转化医学以及基础与临床免疫学研究中心（CISI）

摘要

组胺（histamine）的合成和发现是药理学和免疫学研究的里程碑。从 1910 年 Henry Dale 爵士和 Patrick Laidlaw 爵士描述组胺在体内的部分生理效应开始，组胺已被证明在调控胃酸分泌和过敏性疾病中起到关键作用。人们借助选择性激动剂、拮抗剂，以及分子生物学工具，发现了四种组胺受体（H_1R、H_2R、H_3R、H_4R）。1957 年及 1988 年的诺贝尔生理学或医学奖分别授予了抗组胺药（H_1R 拮抗剂）的发现者 Daniel Bovet 和 H_2R 拮抗剂的鉴定者 James Black 爵士。H_1R 和 H_2R 拮抗剂，彻底革新了某些过敏性疾病和胃酸相关疾病的治疗。最近，H_3R 拮抗剂在肥胖和多种神经系统疾病中的应用，已经进入了早期临床试验阶段。H_4R 在几种免疫细胞的优势表达，以及它在过敏性炎症发展中的作用，为它在过敏和其他免疫相关疾病当中的应用提供了理论基础。

组胺及其受体和相应阻断剂的发现和鉴定是医学史上最神奇的篇章之一。多位药理学家、药物化学家、分子生物学家、临床免疫学家对一些史上最成功、广泛使用的药物的合成与临床应用做出了贡献。许多优秀科学家致力于这个领域的研究，其中两位因发现 H_1R 拮抗剂（Daniel Bovet，1957 年）和 H_2R 拮抗剂（James Black 爵士，1988 年）被授予诺贝尔奖。尽管组胺在 20 世纪初已被合成与鉴定，但这个介质及药理学特性的新知识仍在不断累积。在本文中，我们将回顾这个特别的故事，尤其将突出组胺在过敏和临床免疫学中的应用。

组胺的发现

1907 年，Windaus 和 Vogt 通过化学方法合成了组胺。而在 1910 年，Ackermann 从细菌组氨酸发酵的代谢物中分离出组胺。伦敦 Wellcome 爵士实验室的年轻药理学家 Henry Dale 当时正在研究用麦角菌提取物治疗产后出血。Henry Dale 的任务是鉴定起效的主要活性成分。Henry Dale 认为，存在一种新物质，它对子宫的收缩活性比已知的所有物质都高。他观看德国产科医生 Kehrer 开发的子宫收缩体外试验时，意识到 Wernich 所谓的"麦角龙提取液"（ergotinum dialysatum）比麦角本身更有效。在化学家 George Barger 的帮助下，Henry Dale 从麦角菌提取液中分离出一种新的碱性物质，可以复制提取液对猫子宫的效应。

在 1910 年，Henry Dale 和 Laidlaw 第一次报告了 β-咪唑基乙胺（组胺的化学式）的生理学特征。这个实验成果方法详尽，对未来研究产生了巨大影响，一直被认为是药理学的里程碑。他们通过给动物注射，证明该分子可引起血管舒张，气道、子宫、肠的平滑肌收缩，刺激心脏收缩，并诱发休克样综合征。

在接下来的十年中，组胺的效应得到了深入研究。Popielski 报告在狗的动物实验中，组胺会通过强烈刺激胃酸分泌来影响胃的活动。Lewis 和 Grant 描述了由皮下注射组胺引起经典的"三重反应"，包括血管

扩张引起的红斑、渗透性增加而产生风团、轴突反射引起红晕。

  在组胺合成后 20 年里，这个介质是否有任何生理作用仍然不被人所知。1927 年，C. H. Best 等从肝脏和肺分离出结晶组胺，这是组胺以生理状态存在于人体的正式证据。随后，费尔德伯格及其同事提供了有说服力的证据，表明组胺是实验引发的严重过敏反应的介质。1952 年，J. F. Riley 和 G. B. West 证明肥大细胞是组胺主要的细胞来源。随后，嗜碱性粒细胞被鉴定为组胺在血细胞中的主要来源。

第一个抗组胺药物的合成和 H_1R 的鉴定

  1937 年，在巴黎巴斯德研究所欧内斯特富尔诺实验室工作的 Daniel Bovet 开始了一项新的研究计划，旨在研发具有阻断组胺作用的新药物。Bovet 测试了之前富尔诺合成的众多分子中的数种化合物。他描述了两种苯并二氧杂环己烷（化合物 883 F 和化合物 933 F），它们能预防组胺诱导的豚鼠轻度休克。在这些结果的基础上，合成了二十种这些化合物的同类物，并在 1937 年成功地鉴定出第一种强效的组胺拮抗剂，胸腺氧乙基二乙胺（929 F）和 N,N'-二乙基-N'-苯基-N'-乙基乙二胺（1571 F）。不幸的是这些化合物毒性过强，而无法应用于临床。修正化学结构后，合成了更有效、耐受性更好的化合物。Bernard Halpern 首先使用 N'-二甲基乙二胺，其安全性和有效性符合人的临床药物研发要求。罗纳·普朗克（Rhone-Poulenc）化工集团于 1942 年将该药上市，并命名为 Antergan（安特甘）品牌。这种化合物很快就被其衍生物甲基吡啶替代，并以 Neo-Antergan（美吡拉敏）命名，此后多年时间内一直被认为是 H_1R 拮抗剂的金标准。

H_2R 的鉴定及其第一个 H_2R 阻断剂的合成

  在 20 世纪 40 年代后期，人们逐渐发现经典的抗组胺药难以抑制组胺的某些活性。特别是，甲吡胺不能阻断组胺对心率和胃酸分泌的影响。1948 年，Folkow 等首先提出应该存在两个不同类型的组胺受体，因为抗组胺药阻断剂 Benadryl 可以抑制低浓度组胺的血管扩张作用，而对高浓度的组胺无效。这些研究的局限性是没有用数学模型分析随着激动剂浓度增加，激动剂（如组胺）和拮抗剂（如抗组胺药）之间的相互作用。1947 年，Hans Schild 描述了一种用于评估药物拮抗作用的数学方法（pA2 值）。具体而言，他评估了两种抗组胺药（Neo-Antergan 和 Benadryl）对组胺诱导的回肠收缩的影响。通过应用 pA2 方法，Ash 和 Schild 证明，哌替啶和苯海拉明拮抗的 H_1R 可介导组胺对肠道和子宫肌层运动。尽管在 1966 年的文章中没有具体说明，研究结果表明，其他受体可能导致对经典抗组胺药物不敏感。

  H_2R 的发现与诺贝尔奖得主 James Black 爵士的名字相关。他假设抗 H_2 药物应该更类似于组胺，因为抗 H_1 化合物与组胺明显不同。因此，他的研究想法是修改组胺分子。应用这种方法，鉴定了安非他明能阻断组胺对豚鼠心房跳动和大鼠胃酸分泌的效应。1972 年，这些研究结果发表于《自然》杂志的一篇经典论文中，首次提供了 H_1R 与 H_2R 不同的药理学证据。在安非他明后，又研制出其他几种 H_2R 拮抗剂，彻底改善了消化性溃疡的治疗。

  在不同的组织和细胞制备中，证明组胺能通过 H_2R，诱导细胞内 Gs 依赖性 cAMP 浓度增加、Gq 依赖性 $[Ca^{2+}]_i$ 增加；这些组织和细胞包括胃黏膜细胞、血管平滑肌细胞、脑切片、脂肪细胞。在 1973 年，Lichtenstein 和 Gillespie 报告 H_2R 功能存在于人类嗜碱性粒细胞中。随后，在啮齿动物肥大细胞、人类嗜酸性粒细胞、人类中性粒细胞里也发现了 H_2R。

大脑中的组胺

  当 Antergan（安特甘）进入临床应用时，有报告称它诱导了明显的镇静作用。人们逐渐发现，这是所有第一代抗 H_1 药物的典型特征。1943 年，Kwatatkowski 在脑的不同区域发现少量的组胺。随着针对组氨酸脱羧酶的抗体的发展，许多研究团队描绘了组胺能神经元及其在脑中的映射。组氨能神经元位于下丘脑的结节细胞核中，投射到大脑的所有主要区域，并且参与多种功能，包括调节睡眠/觉醒、进食和记忆过程。大脑中存在组胺能神经元和 H_1R,是经典 H_1 拮抗剂镇静作用的基础。大脑中也有 H_2R,但与 H_1R 和 H_3R 相比,它们的功能有限。

1983 年,Jean-Charles Schwartz 及其同事报告,组胺在分离的大鼠脑皮层中抑制其自身的释放。两种对 H_1R 和 H_2R 起微弱作用的化合物 N^{α}-和 N^{α},N^{α}-甲基组胺能模拟出更高强度的组胺抑制活性;此外,H_1R 或 H_2R 激动剂,以及 H_1R 拮抗剂均无效。相反,几类 H_2 阻滞剂,如布立马胺和 H_2R 部分激动剂(吲哚胺),能拮抗组胺释放的自身抑制。在比阻断 H_2R 所需的浓度高得多的浓度下,才能观察到这些效应。重要的是,Schild 描点分析表明,这些效应不能被解释为对 H_2R 的影响。基于这些发现,他们提出大脑中可能存在 H_3R。这一团队选择性地为 H_3R 合成了配体,包括激动剂(R)-α-甲基组胺和拮抗剂硫代胺。使用选择性 H_3R 激动剂和拮抗剂,可显示 H_3R 的信号转导通过(对百日咳毒素敏感的)G_i/G_o 蛋白介导,导致细胞内 cAMP 浓度降低,并减少神经细胞外 Ca^{2+} 的涌入。

来自 Manfred Göthert 的团队证明 H_3R 还抑制其他神经递质的释放,包括去甲肾上腺素和 5-羟色胺。因此,组胺 H_3R 作为突触前自身受体或异源受体,可调节神经递质的释放。

有令人信服的证据表明,H_3R 可能参与几种神经疾病,如睡眠障碍、阿尔茨海默病和认知障碍、肥胖。已经合成了几种 H_3R 激动剂和反向激动剂/拮抗剂,其中部分药剂在神经障碍和肥胖症中的治疗作用正在研究中。

H_1R、H_2R、H_3R 的克隆,以及组胺受体敲除小鼠的构建

在 20 世纪 90 年代,随着克隆组胺受体和组胺受体敲除小鼠的产生,分子生物学进入了组胺药理学领域。1991 年,Gantz 等克隆了犬 H_2R 基因。不同实验室的分子生物学家从其他物种(包括人类、大鼠、豚鼠)成功克隆出 H_2R 基因。一旦克隆了 H_2R cDNA,就可以对这些受体的组织分布进行详细的研究,证实并扩展了以前的功能数据,表明这些受体在多种组织和免疫细胞中高度表达。

异源表达的克隆 H_2R 可被用于信号转导和结构活性研究。Henk Timmerman 的团队证实,在 CHO 细胞中异源表达的重组大鼠 H_2R,具有可被 H_2 拮抗剂抑制的自发活性。当 Robert Lefkowitz 等人完成了突变型肾上腺素能受体的突破性研究后,受体活性的变构理论迅速普及时发现这一结果。在 Timmerman 的论文发表之后,H_2 拮抗剂成为药理学中反向激动剂的范例。应该注意的是,与 Schild 描点分析类似,药理学中的另一个基本概念在组胺研究中得以应用。

2000 年,Kobayashi 及其同事构建了 H_2R 敲除小鼠。纯合突变体小鼠表型正常,但他们意外发现,小鼠的基础胃 pH 值正常。在这些小鼠中表现出明显的胃黏膜肥大和高胃泌素循环水平,这表明当盐酸分泌的组胺依赖性主要调节系统被基因破坏时,代偿机制被激活以维持正常的胃分泌。有趣的是,这些小鼠的 T 淋巴细胞活性失调。与野生型和 H_1R 敲除小鼠相比,H_2R 敲除小鼠 Th1 和 Th2 细胞因子都上调,OVA 特异性 IgE 的产生降低。

非过敏性养蜂人接触蜂毒后,人类白细胞介素(IL)-4$^+$ T 细胞中 H_2R 基因表达增加;接触超敏毒素免疫治疗后几个小时内,嗜碱性粒细胞也出现了同一现象。H_2R 上调导致 IL-4$^+$ T 细胞 IL-4 的分泌抑制、IL-10 的分泌增加,以及抑制嗜碱性粒细胞的组胺释放和细胞因子分泌。此外,H_2R 的激活抑制啮齿动物肥大细胞释放组胺、抑制中性粒细胞活化、抑制嗜酸性粒细胞趋化性和脱颗粒,抑制 γδT 细胞介导的细胞毒性,并减少树突状细胞对微生物配体的炎症反应。

由于 H_2R 对几种免疫细胞起抑制作用,它可能在过敏反应和其他可能的免疫相关功能障碍的发展中发挥作用。有趣的是,有学者提出用组胺二盐酸盐(组胺盐)与低剂量 IL-2 联合作为急性髓性白血病病人预防复发免疫治疗。骨髓细胞来源的活性氧类被认为可抑制自然杀伤(NK)细胞介导的对人类急性骨髓性白血病细胞的杀伤。组胺通过 H_2R 保护 NK 细胞免受骨髓细胞依赖性失活,其机制可能是通过抑制活性氧产生。

1991 年,Yamashita 及其同事克隆了 H_1R 基因。由于 H_1R cDNA 被克隆,能通过 Northern 印迹分析来研究这些受体的组织分布。H_1R 被发现在肺和小肠中高水平表达,在肾上腺髓质和子宫中度表达,在大脑皮质和脾脏低水平表达。其他物种的 H_1R 后也被克隆,包括小鼠、大鼠、人类。异源表达 H_1R 通过 Gq

蛋白引发磷脂酶 C 的激活、IP_3 的积累、$[Ca^{2+}]_i$ 的增加。

关于重组 H_1R 的研究也有助于解释,自 20 世纪 70 年代末以来报告中的矛盾:不同的天然制剂中,H_1 阻断剂所致的细胞内 cAMP 浓度增加。Maruko 等人通过研究 CHO 细胞中异源表达人类 H_1R,证明 H_1 活化能 R 通过从 Gq 蛋白释放的 $G_{\beta\gamma}$ 亚基,间接活化腺苷酸环化酶。

1996 年,Inoue 等构建了 H_1R 敲除小鼠。这些动物的研究证实并扩展了以前对 H_1 介导组胺效应的生理作用的认识。H_1R 敲除小鼠在运动能力和探索行为方面有障碍,并且攻击性和焦虑水平降低。研究 H_1R 对行为的影响,也引起了精神病研究者极大的兴趣,因为抗精神病药物对 H_1R 起反应,故其药理活性可能受到 H_1R 的影响。此外,对这些敲除小鼠进行的研究,提供证据证明组胺可能通过 H_1R 参与引起神经降压素厌食症。H_1R 敲除小鼠也显示出痛觉的受损对吗啡镇痛作用敏感性增强,证实了这些受体在疼痛感知中的作用。

与野生型小鼠相比,H_1R 敲除小鼠产生 IFN-γ 的 T 细胞百分比较低,并产生更多的 OVA 特异性 IgG_1 和 IgE。有趣的是,尽管 H_1R 敲除小鼠的过敏原刺激 T 细胞产生更多的 Th2 细胞因子,但是变应原激发的 H_1R 敲除小鼠产生了更少的与下呼吸道炎症、杯状细胞化生、气道高反应性相关的肺 Th2 细胞因子。这些矛盾的结果至少可部分解释组胺促进 T 细胞趋化性。因此,有缺陷的 T 细胞运输,可能导致了遭过敏原攻击的 H_1R 敲除小鼠肺部炎症降低。

组胺通过 H_1R 对免疫系统产生的作用,远远超出了这里描述的针对 T 细胞的那些。与前体单核细胞相比,人肺巨噬细胞(HLM)、单核细胞衍生的巨噬细胞(MDM)、单核细胞衍生的树突状细胞表达更高水平的 H_1R。组胺通过激活 H_1R,诱导 MDM 和 HLM 释放促炎介质(β-葡糖苷酸酶、IL-8 和 IL-6)。

有趣的是,H_1R 的基因变异可以影响发生特定疾病的风险。Bphs 是小鼠模型中,与自身免疫性疾病易感性相关的、第一个非主要组织相容性复合物连锁基因,被鉴定为 H_1R。此外,H_1R 的多态性与发生帕金森病的风险有关。

尽管几个实验室不断努力,H_3R 克隆依旧是一项艰巨的任务。直到 1999 年,Lovenberg 等人通过反向的方法获得了这一重要成果。他们在 R. W. Johnson 药物研究所研究孤儿 GPCR 的鉴定。在近 30 种不同的孤儿受体中,他们鉴定了在脑中高度表达并且显示出与生物胺受体超家族的几个成员有显著结构同源性的 GPCR97。当在不同的细胞系中异源表达时,该受体赋予组胺对腺苷酸环化酶活性的抑制作用的高反应性,因此表现为新的组胺受体,并被称为 H_3R。重组 H_3R 的药理学特征与 H_3R 没有明显区别。重要的是,正如对 H_2R 所观察到的,H_3R 在异源表达系统中也显示出相关的组成性活性。这些受体也可以在没有组胺的情况下调节神经递质释放。

在人类和啮齿动物中都鉴定出不同亚型的 H_3R。据报告,信号转导中存在特异性差异,但不包括全部异构体;有些异构体能激活 MAPK 级联并引起花生四烯酸释放。一旦 H_3 基因被克隆,该受体的组织分布就可以通过 RT-PCR 和原位杂交确定。这些研究证实了 H_3R 主要分布在脑中,在其他组织,包括胃、肠、皮肤、胸腺中有少量表达。

2002 年,Toyota 等报告了 H_3R 敲除小鼠的构建。意外的是,这些小鼠表现出运动功能减弱、跑轮运动减少、体温降低,这被解释为代偿机制的结果,例如由突触中活性组胺增加引起的 H_1R 下调。类似地,这些小鼠表现出了轻度肥胖和焦虑减轻。

H_4R 的鉴定和克隆

2000 年底,Oda 等人和 Nakamura 等人报告,他们克隆出了命名为 H_4R 的新组胺受体。他们筛选人类基因组数据库中类似于 H_3R 的序列,取得该成果。新克隆的受体与所有已知的组胺受体有非常有限的同源性(H_3R 约 31%,H_1R 和 H_2R 分别为 23% 和 22%)。在其他动物物种,包括小鼠、大鼠、猴、猪、豚鼠中也证实了类似受体的存在。随着 H_4R 基因的发现,这些受体的药理学特性可以在异源表达系统中被准确定义。H_4R 的药理学特性与 H_1R 和 H_2R 不同,但与 H_3R 存在一些重叠。具体来说,硫代酰胺是 H_3R 和 H_4R 的反向激动剂,(R)-α-甲基组胺,immepip 和 imetit 都能激活这两类受体。相反,clobenpropit 和 burimamide(丁咪胺)阻断 H_3R 并激活 H_4R。

这些初步药理学资料显示,现有的药物不能区分 H_4R 和 H_3R,也因此促进了选择性作用于 H_4R 药物的发展。为此,Jablonowski 等在强生药物研究实验室开始了一项研究,通过高通量筛选程序筛选公司化合物库中作用于重组 H_4R 的新分子。这一努力导致了几种吲哚基哌嗪的鉴定,其 SAR 分析提供了有用信息,帮助合成了第一个选择性 H_4R 拮抗剂化合物 JNJ 7777120。

H_4R 在免疫细胞上优先表达,如嗜酸性粒细胞、嗜碱性粒细胞、肥大细胞、NK 细胞、树突状细胞、单核细胞、T 细胞。这种受体的激活被认为是趋化性和这些细胞其他功能调节的重要机制。

Hofstra 等人证明,H_4R 通过 $G_{i/o}$ 依赖性 PTX 敏感机制,调节肥大细胞的趋化性。野生型小鼠和 H_3R 缺失小鼠的肥大细胞对组胺响应而迁移,而来自 H_4R 敲除小鼠的肥大细胞则不会。相反,在依赖 IgE 的肥大细胞脱粒中,没有发现 H_4R 的作用。在小鼠吸入组胺后,化合物 JNJ7777120 可减轻组胺诱导的 $[Ca^{2+}]_i$、肥大细胞趋化及黏膜下肥大细胞在气管中积聚。Godot 等人使用针对 H_4R 的 siRNA,表明组胺通过 H_4R 增强了 CXCL12 诱导的肥大细胞前体的趋化性,但对成熟的肥大细胞不起作用。也证实 H_4R 在嗜酸性粒细胞趋化性调节中起作用。最近,在过敏性鼻炎的小鼠模型中显示,肥大细胞释放的组胺将表达 H_4R 的嗜碱性粒细胞募集到鼻腔,这是在过敏原攻击后,发展早期或晚期鼻反应所需的前提条件。

基于 H_4R 阻断剂能阻止人类 CD8 T 细胞被组胺诱导释放 IL-16,提出了 H_4R 能控制淋巴细胞活性,这可能是特别重要的,因为 IL-16 诱导几种免疫细胞(CD4T 细胞、嗜酸性粒细胞、树突状细胞)的趋化性,并且已经发现存在于过敏原或组胺激发的哮喘病人的支气管肺泡液中。此外,这种细胞因子在特应性哮喘病人的支气管黏膜中的嗜酸性粒细胞和肥大细胞高度表达。在过敏性哮喘的鼠模型中,H_4R 也由 CD4 T 细胞表达,而使用 H_4R 激动剂可缓解气道炎症。这种抗炎作用与支气管肺泡灌洗液中 IL-10 和 IFN-γ 的增加、IL-13 的减少,以及 $FoxP3^+$ T 细胞的募集有关。体外数据证实,在 T 细胞中,特异性 H_4R 激动剂优先诱导 $CD4^+CD25^+FoxP3^+$ 细胞的趋化性。

尽管后来的一项研究表明 H_4 受体活化可以防止过敏性气道炎症,但应注意的是,实验中 H_4R 激动剂在气管内使用,早于抗原刺激。此外,应考虑人和小鼠细胞之间可能存在的差异。例如,与小鼠观察到的相反,H_4R 在 IL-4 刺激的人类 Th2 细胞或 CD4 T 细胞中高度表达。此外,多克隆活化的外周血单核细胞或 H_4R 激动剂刺激的 Th2 细胞,上调 IL-31mRNA 的表达,这一细胞因子参与皮肤过敏性炎症、诱导瘙痒。已经证明,特异性 H_4 激动剂能诱导瘙痒,而用 H_4R 拮抗剂预处理,能够降低对 H_4 激动剂或组胺的瘙痒反应。有趣的是,同时阻断 H_1R 时,H_4R 拮抗剂对瘙痒的作用增强了。因此,H_4R 可能通过激活 Th2 细胞并通过 IL-31 诱导瘙痒,导致皮肤过敏性炎症。

总之,尽管 H_4R 的促炎和抗炎作用之间的平衡需要充分阐明,需要进一步研究,但这些发现表明,H_4R 可以在过敏性炎症中发挥作用,因此可能成为药物介入的潜在靶标。

H_4R 也参与非过敏性疾病的发病机制。在腹膜炎和胸膜炎实验模型中,H_4R 阻断能减少中性粒细胞的积聚。此外,H_4R 激活诱导 IL-2 激活的 NK 细胞、树突状细胞、THP-1 细胞(人类急性单核细胞白血病细胞系)、γδT 细胞的趋化性,并增加 iNKT 细胞的细胞因子分泌(图 1)。最近,在糖尿病、癌症、神经性疼痛、前庭疾病中,也提出 H_4R 有作用。

总而言之,这些结果为开发新一代 H_4R 选择性拮抗剂提供了依据。首个口服 H_4R 拮抗剂是帕劳制药公司合成的化合物 UR-63325,已进入临床试验。此外,双重 H_1R/H_4R 拮抗剂和/或 H_1R 和 H_4R 拮抗剂的组合,可为开发某些炎性和免疫性疾病的新治疗策略铺平了道路。

结束语

自从一百年前发现组胺以来,这一研究领域有几项重大的突破(图 2)。迄今为止,已经发现了四种组胺受体(H_1R、H_2R、H_3R、H_4R),并且在几种生理和病理反应中已经鉴定出组胺的重要作用。比如,组胺通过 H_1R 或 H_2R 作用,在过敏性疾病和胃酸分泌调节中起着重要的作用。尽管所有组胺受体都在大脑中表达,但 H_3R 在中枢神经系统中的优先表达,使其在调节基础内稳态和高级功能(包括认知、唤醒、昼夜节律、喂养节律)中发挥关键作用。最后,H_4R 在调节免疫反应中的作用现在越来越受到了重视。

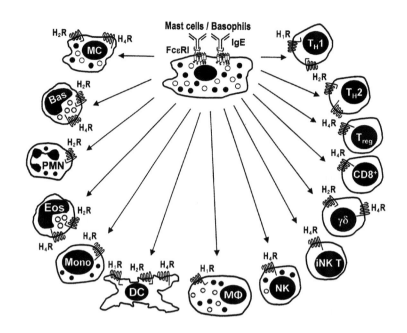

图1 组胺受体在炎症细胞和免疫细胞中的表达的示意图。人类肥大细胞（MC；～3 pg/细胞）和嗜碱性粒细胞（Bas；～1 pg/细胞）含有组胺，经免疫和非免疫刺激可释放。组胺通过 H_4R 诱导几种免疫细胞的趋化性，包括肥大细胞前体、嗜碱性粒细胞、嗜酸性粒细胞（Eos）、单核细胞（Mono）、树突状细胞、IL-2 激活的 NK 细胞、$\gamma\delta T$ 细胞、调节性 T 细胞（Treg）。此外，H_4R 活化分别诱导 CD8T 细胞分泌 IL-16、Th2 细胞分泌 IL-32，并增强 iNKT 细胞的细胞因子分泌。H_2R 主要对免疫细胞产生抑制作用。H_2R 激活抑制人类嗜碱性粒细胞脱粒和细胞因子分泌、啮齿动物肥大细胞释放组胺、中性粒细胞活化、嗜酸性粒细胞趋化性和脱粒、$\gamma\delta T$ 细胞介导的细胞毒性，并减少树突状细胞对微生物配体的促炎反应。H_2R 负调节 Th1 和 Th2 细胞。此外，非过敏性养蜂人接触蜂毒时，人类 IL-4＋T 细胞中 H_2R 基因表达增加，其活化抑制 IL-4 并刺激 IL-10 分泌。组胺通过触发 H_1R 增强 Th1 反应。与前体单核细胞相比，人肺巨噬细胞（HLM）、单核细胞衍生的巨噬细胞（MDM）、单核细胞衍生的树突状细胞表达更高水平的 H_1R。组胺通过激活 H_1R，诱导 HLM 和 MDM 释放促炎介质（β-葡糖苷酸酶、IL-8 和 IL-6）

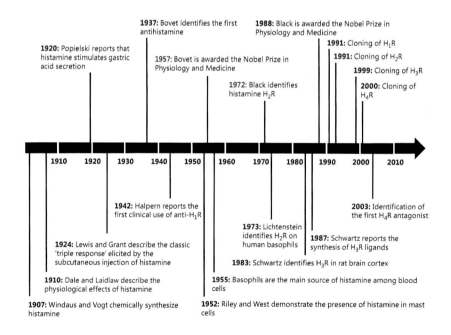

图2 展现组胺研究重大突破的时间轴

在 20 世纪，我们已经合成了几种组胺受体拮抗剂/激动剂，其中一些已被用于治疗过敏性疾病和胃酸相关疾病（分别为抗 H_1R 和抗 H_2R），其他已用于神经和免疫介导疾病的临床试验（分别为抗 H_3R 和抗 H_4R）。

尽管目前已经取得了巨大的进步，但仍有几个问题尚未解答。首先，我们不能排除，除目前已知的四种以外，就不存在其他组胺受体。此外，免疫细胞上组胺受体的激活顺序，及其在慢性炎性疾病中的作用以及治疗方法（如疫苗和毒液免疫治疗），仍有待完全阐明。进一步探索这一重要的免疫调节网络，可能有助于我们对免疫介导障碍的理解取得新进展，并且可以为更全面的临床开发组胺受体激动剂/拮抗剂铺平道路。

参 考 文 献

[1] Windaus A，Vogt W：Synthese des Imidazolyl-äthylamins. Ber Dtsch Chem Ges 1907；40；3691-3695.

[2] Ackermann D：Über den bakteriellen Abbau des Histidins. Zeitschr Physiol Chem 1910；65；504-510.

[3] Barger G，Dale HH：Ergotoxine and some other constituents of ergot. Biochem J 1907；2；240-299.

[4] Barger G，Dale HH：The presence in ergot and physiological activity of β-imidazolylethylamine. J Physiol 1910；Supp 40：xxxviii-xl.

[5] Barger G，Dale HH：Chemical structure and sympathomimetic action of amines. J Physiol 1910；41；19-59.

[6] Dale HH，Laidlaw PP：The physiological action of β-iminazolylethylamine. J Physiol 1910；41；318-344.

[7] Popielski L：β-Imidazolyäthylamin und die Organextrakte Erster Teil：β-Imidazolyläthylamin als mächtiger Erreger der Magendrüsen. Pfluegers Arch 1920；178；214-236.

[8] Lewis T，Grant RT：Vascular reactions of the skin to injury. 11. The liberation of histamine-like substance in the injured skin，the underlying cause of factitious urticaria and of wheals produced by burning；and observations upon the nervous control of certain skin reactions. Heart 1924；11；209-265.

[9] Best CH，Dale HH，Dudley HW，Thorpe WV：The nature of the vaso-dilator constituents of certain tissue extracts. J Physiol 1927；62；397-417.

[10] Feldberg W，O'Connor WJ：The liberation of histamine from the perfused lung by peptone. J Physiol 1937；90；288-295.

[11] Feldberg W，Keogh EV：Liberation of histamine from the perfused lung by staphylococcal toxin. J Physiol 1937；90；280-287.

[12] Feldberg W，Kellaway CH：Liberation of histtamine from the perfused lung by snake venoms. J Physiol 1937；90；257-279.

[13] Riley JF，West GB：The presence of histamine in tissue mast cells. J Physiol 1953；120；528-537.

[14] Riley JF，West GB：Histamine in tissue mast cells. J Physiol 1952；117；72P-73P.

[15] Graham HT，Lowry OH，Wheelwright F，Lenz MA，Parish HH Jr：Distribution of histamine among leukocytes and platelets. Blood 1955；10；467-481.

[16] Fourneau E，Maderni P，de Lestrange Y：Bases hétérocycliques provenant des coumaranes et du phényldioxane. J Pharm Chim 1933；18；185-191.

[17] Fourneau E，Bovet D：Recherches sur l'action sympathicolytique d'un nouveau dérivé du dioxane. Arch Int Pharmacodyn 1933；46；178-191.

[18] Fourneau E，Bovet D：Recherches sur l'action sympatholytique de nouveaux dérivés du dioxane. CR Soc Biol Paris 1933；113；388-390.

[19] Ungar G，Parrot JL，Bovet D：Inhibition des effets de l'histamine sur l'intestin isolé du cobaye par quelques substances sympathicomimetiques et sympathicolitiques. CR Soc Biol Paris 1937；124；445-

446.

[20] Bovet D,Staub AM:Action protectrice des éthers phénoliques au cours del'intoxication histaminique. CR Soc Biol Paris 1937;124:547-549.

[21] Staub AM:Recherches sur quelque bases synthetique antagonistes de I'histamine. Ann Inst Pasteur 1939;63:400-436.

[22] Halpern BN:Etude expérimentale des antihistaminiques de synthèse:essais de chimiothérapie des états allergiques. J Med Lyon 1942;23:409.

[23] Ashford CA,Heller H,Smart GA:The action of histamine on hydrochloric acid and pepsin secretion in man. Br J Pharmacol Chemother 1949;4:153-161.

[24] Parsons ME,Ganellin CR:Histamine and its receptors. Br J Pharmacol 2006;147(suppl 1):S127.

[25] Folkow B,Haeger K,Kahlson G:Observations on reactive hyperaemia as related to histamine on drugs antagonising vasodilatation induced by histamine and the vasodilator properties of adenosine triphosphate. Acta Physiol Scand 1948;15:264-278.

[26] Schild HO:pA,a new scale for the measurement of drug antagonism. Br J Pharmacol Chemother 1947;2:189-206.

[27] Ash AS,Schild HO:Receptors mediating some actions of histamine. Br J Pharmacol Chemother 1966;27:427-439.

[28] Ganellin CR:Personal reflections on Sir James Black(1924-2010)and histamine. Inflamm Res 2011;60:103-110.

[29] Black JW,Duncan WA,Durant CJ,Ganellin CR,Parsons EM:Definition and antagonism of histamine H_2-receptors. Nature 1972;236:385-390.

[30] Jensen KG,Rune S,Wulff HR:Cimetidine and gastric ulcer healing. Br Med J 1977;2:1479.

[31] Bradshaw J,Brittain RT,Clitherow JW,Daly MJ,Jack D,Price BJ,Stables R:Ranitidine(AH 19065):a new potent,selective histamine H_2-receptor antagonist[proceedings]. Br J Pharmacol 1979;66:464P.

[32] Del Valle J,Gantz I:Novel insights into histamine H_2 receptor biology. Am J Physiol 1997;273:G987-G996.

[33] Lichtenstein LM,Gillespie E:Inhibition of histamine release by histamine controlled by H_2 receptor. Nature 1973;244:287-288.

[34] Masini E,Blandina P,Brunelleschi S,Mannaioni PF:Evidence for H_2-receptor-mediated inhibition of histamine release from isolated rat mast cells. Agents Actions 1982;12:85-88.

[35] Clark RA,Gallin JI,Kaplan AP:The selective eosinophil chemotactic activity of histamine. J Exp Med 1975;142:1462-1476.

[36] Ezeamuzie CI,Philips E:Histamine H_2 receptors mediate the inhibitory effect of histamine on human eosinophil degranulation. Br J Pharmacol 2000;131:482-488.

[37] Burde R,Seifert R,Buschauer A,Schultz G:Histamine inhibits activation of human neutrophils and HL-60 leukemic cells via H_2-receptors. Naunyn Schmiedebergs Arch Pharmacol 1989;340:671-678.

[38] Panula P,Yang HY,Costa E:Histaminecontaining neurons in the rat hypothalamus. Proc Natl Acad Sci USA 1984;81:2572-2576.

[39] Steinbusch HW,Sauren Y,Groenewegen H,Watanabe T,Mulder AH:Histaminergic projections from the premammillary and posterior hypothalamic region to the caudate-putamen complex in the rat. Brain Res 1986;368:389-393.

[40] Watanabe T,Taguchi Y,Hayashi H,Tanaka J,Shiosaka S,Tohyama M,Kubota H,Terano Y,Wada H:Evidence for the presence of a histaminergic neuron system in the rat brain:an

immunohistochemical analysis. Neurosci Lett 1983;39:249-254.

[41] Watanabe T, Taguchi Y, Shiosaka S, Tanaka J, Kubota H, Terano Y, Tohyama M, Wada H: Distribution of the histaminergic neuron system in the central nervous system of rats:a fluorescent immunohistochemical analysis with histidine decarboxylase as a marker. Brain Res 1984;295:13-25.

[42] Passani MB, Blandina P: Histamine receptors in the CNS as targets for therapeutic intervention. Trends Pharmacol Sci 2011;32:242-249.

[43] Arrang JM, Garbarg M, Schwartz JC: Autoinhibition of brain histamine release mediated by a novel class(H₃)of histamine receptor. Nature 1983;302:832-837.

[44] Arrang JM, Garbarg M, Lancelot JC, Lecomte JM, Pollard H, Robba M, Schunack W, Schwartz JC: Highly potent and selective ligands for histamine H₃-receptors. Nature 1987;327:117-123.

[45] Clark EA, Hill SJ: Sensitivity of histamine H₃ receptor agonist-stimulated[³⁵S]GTPγ[S] binding to pertussis toxin. Eur J Pharmacol 1996;296:223-225.

[46] Clark MA, Korte A, Egan RW: Guanine nucleotides and pertussis toxin reduce the affinity of histamine H₃ receptors on AtT-20 cells. Agents Actions 1993;40:129-134.

[47] Blandizzi C, Colucci R, Tognetti M, De Paolis B, Del Tacca M: H₃ receptor-mediated inhibition of intestinal acetylcholine release: pharmacological characterization of signal transduction pathways. Naunyn Schmiedebergs Arch Pharmacol 2001;363:193-202.

[48] Fink K, Schlicker E, Neise A, Gothert M: Involvement of presynaptic H₃ receptors in the inhibitory effect of histamine on serotonin release in the rat brain cortex. Naunyn Schmiedebergs Arch Pharmacol 1990;342:513-519.

[49] Schlicker E, Behling A, Lummen G, Gothert M: Histamine H₃ₐ receptor-mediated inhibition of noradrenaline release in the mouse brain cortex. Naunyn Schmiedebergs Arch Pharmacol 1992;345:489-493.

[50] Schlicker E, Betz R, Gothert M: Histamine H₃ receptor-mediated inhibition of serotonin release in the rat brain cortex. Naunyn Schmiedebergs Arch Pharmacol 1988;337:588-590.

[51] Schlicker E, Fink K, Hinterthaner M, Gothert M: Inhibition of noradrenaline release in the rat brain cortex via presynaptic H₃ receptors. Naunyn Schmiedebergs Arch Pharmacol 1989;340:633-638.

[52] Schlicker E, Malinowska B, Kathmann M, Gothert M: Modulation of neurotransmitter release via histamine H₃ heteroreceptors. Fundam Clin Pharmacol 1994;8:128-137.

[53] Leurs R, Bakker RA, Timmerman H, de Esch IJ: The histamine H₃ receptor:from gene cloning to H₃ receptor drugs. Nat Rev Drug Discov 2005;4:107-120.

[54] Sander K, Kottke T, Stark H: Histamine H₃ receptor antagonists go to clinics. Biol Pharm Bull 2008;31:2163-2181.

[55] Gantz I, Schaffer M, DelValle J, Logsdon C, Campbell V, Uhler M, Yamada T: Molecular cloning of a gene encoding the histamine H₂ receptor. Proc Natl Acad Sci USA 1991;88:429-433.

[56] Gantz I, Munzert G, Tashiro T, Schaffer M, Wang L, DelValle J, Yamada T: Molecular cloning of the human histamine H₂ receptor. Biochem Biophys Res Commun 1991;178:1386-1392.

[57] Ruat M, Traiffort E, Arrang JM, Leurs R, Schwartz JC: Cloning and tissue expression of a rat histamine H₂-receptor gene. Biochem Biophys Res Commun 1991;179:1470-1478.

[58] Traiffort E, Vizuete ML, Tardivel-Lacombe J, Souil E, Schwartz JC, Ruat M: The guinea pig histamine H₂ receptor:gene cloning, tissue expression and chromosomal localization of its human counterpart. Biochem Biophys Res Commun 1995;211:570-577.

[59] Ferstl R, Akdis CA, O'Mahony L: Histamine regulation of innate and adaptive immunity. Front Biosci 2012;17:40-53.

［60］ Honrubia MA，Vilaro MT，Palacios JM，Mengod G：Distribution of the histamine H₂ receptor in monkey brain and its mRNA localization in monkey and human brain. Synapse 2000；38：343-354.

［61］ Matsuda N，Jesmin S，Takahashi Y，Hatta E，Kobayashi M，Matsuyama K，Kawakami N，Sakuma I，Gando S，Fukui H，Hattori Y，Levi R：Histamine H₁ and H₂ receptor gene and protein levels are differentially expressed in the hearts of rodents and humans. J Pharmacol Exp Ther 2004；309：786-795.

［62］ Smit MJ，Leurs R，Alewijnse AE，Blauw J，Van Nieuw Amerongen GP，Van De Vrede Y，Roovers E，Timmerman H：Inverse agonism of histamine H₂ antagonist accounts for upregulation of spontaneously active histamine H₂ receptors. Proc Natl Acad Sci USA 1996；93：6802-6807.

［63］ Lefkowitz RJ，Cotecchia S，Samama P，Costa T：Constitutive activity of receptors coupled to guanine nucleotide regulatory proteins. Trends Pharmacol Sci 1993；14：303-307.

［64］ Kobayashi T，Tonai S，Ishihara Y，Koga R，Okabe S，Watanabe T：Abnormal functional and morphological regulation of the gastric mucosa in histamine H₂ receptor-deficient mice. J Clin Invest 2000；105：1741-1749.

［65］ Jutel M，Watanabe T，Klunker S，Akdis M，Thomet OA，Malolepszy J，Zak-Nejmark T，Koga R，Kobayashi T，Blaser K，Akdis CA：Histamine regulates T-cell and antibody responses by differential expression of H₁ and H₂ receptors. Nature 2001；413：420-425.

［66］ Meiler F，Zumkehr J，Klunker S，Ruckert B，Akdis CA，Akdis M：In vivo switch to IL-10-secreting T regulatory cells in high dose allergen exposure. J Exp Med 2008；205：2887-2898.

［67］ Novak N，Mete N，Bussmann C，Maintz L，Bieber T，Akdis M，Zumkehr J，Jutel M，Akdis C：Early suppression of basophil activation during allergen-specific immunotherapy by histamine receptor 2. J Allergy Clin Immunol 2012；130：1153-1158.

［68］ Truta-Feles K，Lagadari M，Lehmann K，Berod L，Cubillos S，Piehler S，Herouy Y，Barz D，Kamradt T，Maghazachi A，Norgauer J：Histamine modulates γδ-T lymphocyte migration and cytotoxicity，via Gi and Gs protein-coupled signalling pathways. Br J Pharmacol 2010；161：1291-1300.

［69］ Frei R，Ferstl R，Konieczna P，Ziegler M，Simon T，Rugeles TM，Mailand S，Watanabe T，Lauener R，Akdis CA，O'Mahony L：Histamine receptor 2 modifies dendritic cell responses to microbial ligands. J Allergy Clin Immunol 2013；132：194-204.

［70］ Mazzoni A，Leifer CA，Mullen GE，Kennedy MN，Klinman DM，Segal DM：Cutting edge：histamine inhibits IFN-α release from plasmacytoid dendritic cells. J Immunol 2003；170：2269-2273.

［71］ Thoren FB，Romero AI，Brune M，Hellstrand K：Histamine dihydrochloride and low-dose interleukin-2 as post-consolidation immunotherapy in acute myeloid leukemia. Expert Opin Biol Ther 2009；9：1217-1223.

［72］ Brune M，Castaigne S，Catalano J，Gehlsen K，Ho AD，Hofmann WK，Hogge DE，Nilsson B，Or R，Romero AI，Rowe JM，Simonsson B，Spearing R，Stadtmauer EA，Szer J，Wallhult E，Hellstrand K：Improved leukemia-free survival after postconsolidation immunotherapy with histamine dihydrochloride and interleukin-2 in acute myeloid leukemia：results of a randomized phase 3 trial. Blood 2006；108：88-96.

［73］ Brune M，Hansson M，Mellqvist UH，Hermodsson S，Hellstrand K：NK cell-mediated killing of AML blasts：role of histamine，monocytes and reactive oxygen metabolites. Eur J Haematol 1996；57：312-319.

［74］ Yamashita M，Fukui H，Sugama K，Horio Y，Ito S，Mizuguchi H，Wada H：Expression cloning of a cDNA encoding the bovine histamine H₁ receptor. Proc Natl Acad Sci USA 1991；88：11515-11519.

［75］ Inoue I，Taniuchi I，Kitamura D，Jenkins NA，Gilbert DJ，Copeland NG，Watanabe T：Characteristics of the mouse genomic histamine H_1 receptor gene. Genomics 1996；36：178-181.

[76] Fujimoto K，Horio Y，Sugama K，Ito S，Liu YQ，Fukui H：Genomic cloning of the rat histamine H_1 receptor. Biochem Biophys Res Commun 1993；190：294-301.

[77] Fukui H，Fujimoto K，Mizuguchi H，Sakamoto K，Horio Y，Takai S，Yamada K，Ito S：Molecular cloning of the human histamine H_1 receptor gene. Biochem Biophys Res Commun 1994；201：894-901.

[78] De Backer MD，Gommeren W，Moereels H，Nobels G，Van Gompel P，Leysen JE，Luyten WH：Genomic cloning，heterologous expression and pharmacological characterization of a human histamine H_1 receptor. Biochem Biophys Res Commun 1993；197：1601-1608.

[79] Booth RG，Moniri NH，Bakker RA，Choksi NY，Nix WB，Timmerman H，Leurs R：A novel phenylaminotetralin radioligand reveals a subpopulation of histamine H_1 receptors. J Pharmacol Exp Ther 2002；302：328-336.

[80] Dismukes RK，Daly JW：Adaptive responses of brain cyclic AMP-generating systems to alterations in synaptic input. J Cyclic Nucleotide Res 1976；2：321-336.

[81] Marley PD，Thomson KA，Jachno K，Johnston MJ：Histamine-induced increases in cyclic AMP levels in bovine adrenal medullary cells. Br J Pharmacol 1991；104：839-846.

[82] Maruko T，Nakahara T，Sakamoto K，Saito M，Sugimoto N，Takuwa Y，Ishii K：Involvement of the $\beta\gamma$ subunits of G proteins in the cAMP response induced by stimulation of the histamine H_1 receptor. Naunyn Schmiedebergs Arch Pharmacol 2005；372：153-159.

[83] Yanai K，Son LZ，Endou M，Sakurai E，Nakagawasai O，Tadano T，Kisara K，Inoue I，Watanabe T：Behavioural characterization and amounts of brain monoamines and their metabolites in mice lacking histamine H_1 receptors. Neuroscience 1998；87：479-487.

[84] Dai H，Okuda T，Sakurai E，Kuramasu A，Kato M，Jia F，Xu AJ，Iinuma K，Sato I，Yanai K：Blockage of histamine H_1 receptor attenuates social isolation-induced disruption of prepulse inhibition：a study in H_1 receptor gene knockout mice. Psychopharmacology(Berl)2005；183：285-293.

[85] Ohinata K，Shimano T，Yamauchi R，Sakurada S，Yanai K，Yoshikawa M：The anorectic effect of neurotensin is mediated via a histamine H_1 receptor in mice. Peptides 2004；25：2135-2138.

[86] Mobarakeh JI，Sakurada S，Katsuyama S，Kutsuwa M，Kuramasu A，Lin ZY，Watanabe T，Hashimoto Y，Yanai K：Role of histamine H_1 receptor in pain perception：a study of the receptor gene knockout mice. Eur J Pharmacol 2000；391：81-89.

[87] Mobarakeh JI，Sakurada S，Hayashi T，Orito T，Okuyama K，Sakurada T，Kuramasu A，Watanabe T，Yanai K：Enhanced antinociception by intrathecally-administered morphine in histamine H_1 receptor gene knockout mice. Neuropharmacology 2002；42：1079-1088.

[88] Bryce PJ，Mathias CB，Harrison KL，Watanabe T，Geha RS，Oettgen HC：The H_1 histamine receptor regulates allergic lung responses. J Clin Invest 2006；116：1624-1632.

[89] Triggiani M，Petraroli A，Loffredo S，Frattini A，Granata F，Morabito P，Staiano RI，Secondo A，Annunziato L，Marone G：Differentiation of monocytes into macrophages induces the upregulation of histamine H_1 receptor. J Allergy Clin Immunol 2007；119：472-481.

[90] Marone G，Gentile M，Petraroli A，De Rosa N，Triggiani M：Histamine-induced activation of human lung macrophages. Int Arch Allergy Immunol 2001；124：249-252.

[91] Triggiani M，Gentile M，Secondo A，Granata F，Oriente A，Taglialatela M，Annunziato L，Marone G：Histamine induces exocytosis and IL-6 production from human lung macrophages through interaction with H_1 receptors. J Immunol 2001；166：4083-4091.

[92] Ma RZ，Gao J，Meeker ND，Fillmore PD，Tung KS，Watanabe T，Zachary JF，Offner H，Blankenhorn EP，Teuscher C：Identification of Bphs，an autoimmune disease locus，as histamine receptor H_1，

Science 2002;297;620-623.

［93］Garcia-Martin E，Ayuso P，Luengo A，Martinez C，Agundez JA：Genetic variability of histamine receptors in patients with Parkinson's disease. BMC Med Genet 2008;9;15.

［94］Lovenberg TW，Roland BL，Wilson SJ，Jiang X，Pyati J，Huvar A，Jackson MR，Erlander MG：Cloning and functional expression of the human histamine H_3 receptor. Mol Pharmacol 1999;55;1101-1107.

［95］Drutel G，Peitsaro N，Karlstedt K，Wieland K，Smit MJ，Timmerman H，Panula P，Leurs R：Identification of rat H_3 receptor isoforms with different brain expression and signaling properties. Mol Pharmacol 2001;59;1-8.

［96］Wieland K，Bongers G，Yamamoto Y，Hashimoto T，Yamatodani A，Menge WM，Timmerman H，Lovenberg TW，Leurs R：Constitutive activity of histamine H_3 receptors stably expressed in SK-N-MC cells：display of agonism and inverse agonism by H_3 antagonists. J Pharmacol Exp Ther 2001;299;908-914.

［97］Rouleau A，Ligneau X，Tardivel-Lacombe J，Morisset S，Gbahou F，Schwartz JC，Arrang JM：Histamine H_3-receptor-mediated$[^{35}S]$GTP gamma$[S]$binding：evidence for constitutive activity of the recombinant and native rat and human H_3 receptors. Br J Pharmacol 2002;135;383-392.

［98］Morisset S，Rouleau A，Ligneau X，Gbahou F，Tardivel-Lacombe J，Stark H，Schunack W，Ganellin CR，Schwartz JC，Arrang JM：High constitutive activity of native H_3 receptors regulates histamine neurons in brain. Nature 2000;408;860-864.

［99］Coge F，Guenin SP，Audinot V，Renouard-Try A，Beauverger P，Macia C，Ouvry C，Nagel N，Rique H，Boutin JA，Galizzi JP：Genomic organization and characterization of splice variants of the human histamine H_3 receptor. Biochem J 2001;355;279-288.

［100］Morisset S，Sasse A，Gbahou F，Heron A，Ligneau X，Tardivel-Lacombe J，Schwartz JC，Arrang JM：The rat H_3 receptor：gene organization and multiple isoforms. Biochem Biophys Res Commun 2001;280;75-80.

［101］Heron A，Rouleau A，Cochois V，Pillot C，Schwartz JC，Arrang JM：Expression analysis of the histamine H_3 receptor in developing rat tissues. Mech Dev 2001;105;167-173.

［102］Toyota H，Dugovic C，Koehl M，Laposky AD，Weber C，Ngo K，Wu Y，Lee DH，Yanai K，Sakurai E，Watanabe T，Liu C，Chen J，Barbier AJ，Turek FW，Fung-Leung WP，Lovenberg TW：Behavioral characterization of mice lacking histamine H_3 receptors. Mol Pharmacol 2002;62;389-397.

［103］Takahashi K，Suwa H，Ishikawa T，Kotani H：Targeted disruption of H_3 receptors resuits in changes in brain histamine tone leading to an obese phenotype. J Clin Invest 2002;110;1791-1799.

［104］Rizk A，Curley J，Robertson J，Raber J：Anxiety and cognition in histamine H_3 receptor$^{-/-}$ mice. Eur J Neurosci 2004;19;1992-1296.

［105］Oda T，Morikawa N，Saito Y，Masuho Y，Matsumoto S：Molecular cloning and characterization of a novel type of histamine receptor preferentially expressed in leukocytes. J Biol Chem 2000;275;36781-36786.

［106］Nakamura T，Itadani H，Hidaka Y，Ohta M，Tanaka K：Molecular cloning and characterization of a new human histamine receptor，HH_4R. Biochem Biophys Res Commun 2000;279;615-620.

［107］Liu C，Wilson SJ，Kuei C，Lovenberg TW：Comparison of human，mouse，rat，and guinea pig histamine H_4 receptors reveals substantial pharmacological species variation. J Pharmacol Exp Ther 2001;299;121-130.

［108］Oda T，Matsumoto S，Masuho Y，Takasaki J，Matsumoto M，Kamohara M，Saito T，Ohishi T，Soga T，Hiyama H，Matsushime H，Furuichi K：cDNA cloning and characterization of porcine histamine H_4 receptor. Biochim Biophys Acta 2002;1575;135-138.

[109] Oda T,Matsumoto S,Matsumoto M,Takasaki J,Kamohara M,Soga T,Hiyama H,Kobori M,Katoh M:Molecular cloning of monkey histamine H_4 receptor. J Pharmacol Sci 2005;98;319-322.

[110] Jablonowski JA,Grice CA,Chai W,Dvorak CA,Venable JD,Kwok AK,Ly KS,Wei J,Baker SM,Desai pJ,Jiang W,Wilson SJ,Thurmond RL,Karlsson L,Edwards JP,Lovenberg TW,Carruthers NI:The first potent and selective non-imidazole human histamine H_4 receptor antagonists. J Med Chem 2003;46;3957-3960.

[111] Lim HD,van Rijn RM,Ling P,Bakker RA,Thurmond RL,Leurs R:Evaluation of histamine H_1-,H_2-,and H_3-receptor ligands at the human histamine H_4 receptor;identification of 4-methylhistamine as the first potent and selective H_4 receptor agonist. J Pharmacol Exp Ther 2005;314;1310-1321.

[112] Thurmond RL,Desai pJ,Dunford PJ,Fung-Leung WP,Hofstra CL,Jiang W,Nguyen S,Riley JP,Sun S,Williams KN,Edwards JP,Karlsson L: A potent and selective histamine H_4 receptor antagonist with anti-inflammatory properties. J Pharmacol Exp Ther 2004;309;404-413.

[113] Buckland KF,Williams TJ,Conroy DM:Histamine induces cytoskeletal changes in human eosinophils via the H_4 receptor. Br J Pharmacol 2003;140;1117-1127.

[114] O'Reilly M,Alpert R,Jenkinson S,Gladue RP,Foo S,Trim S,Peter B,Trevethick M,Fidock M:Identification of a histamine H_4 receptor on human eosinophils-role in eosinophil chemotaxis. J Recept Signal Transduct Res 2002;22;431.

[115] Shiraishi Y,Jia Y,Domenico J,Joetham A,Karasuyama H,Takeda K,Gelfand EW:Sequential engagement of FcεRI on mast cells and basophil histamine H_4 receptor and FcεRI in allergic rhinitis. J Immunol 2013;190;539-548.

[116] Godot V,Arock M,Garcia G,Capel F,Flys C,Dy M,Emilie D,Humbert M:H_4 histamine receptor mediates optimal migration of mast cell precursors to CXCL12. J Allergy Clin Immunol 2007;120;827-834.

[117] Hofstra CL,Desai PJ,Thurmond RL,Fung-Leung WP:Histamine H_4 receptor mediates chemotaxis and calcium mobilization of mast cells. J Pharmacol Exp Ther 2003;305;1212-1221.

[118] Damaj BB,Becerra CB,Esber HJ,Wen Y,Maghazachi AA:Functional expression of H_4 histamine receptor in human natural killer cells,monocytes,and dendritic cells. J Immunol 2007;179;7907-7915.

[119] Gantner F,Sakai K,Tusche MW,Cruikshank WW,Center DM,Bacon KB:Histamine H_4 and H_2 receptors control histamine-induced interleukin-16 release from human $CD8^+$ T cells. J Pharmacol Exp Ther 2002;303;300-307.

[120] Gutzmer R,Mommert S,Gschwandtner M,Zwingmann K,Stark H,Werfel T:The histamine H_4 receptor is functionally expressed on TH2 cells. J Allergy Clin Immunol 2009;123;619-625.

[121] Leite-de-Moraes MC,Diem S,Michel ML,Ohtsu H,Thurmond RL,Schneider E,Dy M:Cutting edge:histamine receptor H_4 activation positively regulates in vivo IL-4 and IFN-γ production by invariant NKT cells. J Immunol 2009;182;1233-1236.

[122] Morgan RK,McAllister B,Cross L,Green DS,Kornfeld H,Center DM,Cruikshank WW:Histamine 4 receptor activation induces recruitment of $FoxP3^+$ T cells and inhibits allergic asthma in a murine model. J Immunol 2007;178;8081-8089.

[123] Center DM,Cruikshank W:Modulation of lymphocyte migration by human lymphokines. 1. Identification and characterization of chemoattractant activity for lymphocytes from mitogen-stimulated mononuclear cells. J Immunol 1982;128;2563-2568.

[124] Kaser A,Dunzendorfer S,Offner FA,Ryan T,Schwabegger A,Cruikshank WW,Wiedermann CJ,Tilg H:A role for IL-16 in the cross-talk between dendritic cells and T cells. J Immunol 1999;163;

3232-3238.

［125］Rand TH，Cruikshank WW，Center DM，Weller PF：CD4-mediated stimulation of human eosinophils：lymphocyte chemoattractant factor and other CD4-binding ligands elicit eosinophil migration. J Exp Med 1991；173；1521-1528.

［126］Lim KG，Wan HC，Resnick M，Wong DT，Cruikshank WW，Kornfeld H，Center DM，Weller PF：Human eosinophils release the lymphocyte and eosinophil active cytokines，RANTES and lymphocyte chemoattractant factor. Int Arch Allergy Immunol 1995；107；342.

［127］Mashikian MV，Tarpy RE，Saukkonen JJ，Lim KG，Fine GD，Cruikshank WW，Center DM：Identification of IlL-16 as the lymphocyte chemotactic activity in the bronchoalveolar lavage fluid of histaminechallenged asthmatic patients. J Allergy Clin Immunol 1998；101；786-792.

［128］Krug N，Cruikshank WW，Tschernig T，Erpenbeck VJ，Balke K，Hohlfeld JM，Center DM，Fabel H：Interleukin 16 and T-cell chemoattractant activity in bronchoalveolar lavage 24 h after allergen challenge in asthma. Am J Respir Crit Care Med 2000；162；105-111.

［129］Laberge S，Pinsonneault S，Ernst P，Olivenstein R，Ghaffar O，Center DM，Hamid Q：Phenotype of IL-16-producing cells in bronchial mucosa：evidence for the human eosinophil and mast cell as cellular sources of IL-16 in asthma. Int Arch Allergy Immunol 1999；119；120-125.

［130］Laberge S，Ernst P，Ghaffar O，Cruikshank WW，Kornfeld H，Center DM，Hamid Q：Increased expression of interleukin-16 in bronchial mucosa of subjects with atopic asthma. Am J Respir Cell Mol Biol 1997；17；193-202.

［131］Dunford PJ，Williams KN，Desai PJ，Karlsson L，McQueen D，Thurmond RL：Histamine H_4 receptor antagonists are superior to traditional antihistamines in the attenuation of experimental pruritus. J Allergy Clin Immunol 2007；119；176-183.

［132］Marson CM：Targeting the histamine H_4 receptor. Chem Rev 2011；111；7121-7156.

［133］Yamaura K，Oda M，Suwa E，Suzuki M，Sato H，Ueno K：Expression of histamine H_4 receptor in human epidermal tissues and attenuation of experimental pruritus using H_4 receptor antagonist. J Toxicol Sci 2009；34；427-431.

［134］Takeshita K，Sakai K，Bacon KB，Gantner F：Critical role of histamine H_4 receptor in leukotriene B_4 production and mast celldependent neutrophil recruitment induced by zymosan in vivo. J Pharmacol Exp Ther 2003；307；1072-1078.

［135］Kiss R，Keseru GM：Histamine H_4 receptor ligands and their potential therapeutic applications：an update. Expert Opin Ther Pat 2012；22；205-221.

［136］Thurmond RL，Gelfand EW，Dunford PJ：The role of histamine H_1 and H_4 receptors in allergic inflammation：the search for new antihistamines. Nat Rev Drug Discov 2008；7；41-53.

［137］Salcedo C，Pontes C，Merlos M：Is the H_4 receptor a new drug target for allergies and asthma？Front Biosci（Elite Ed）2013；5；178-187.

第四章　环境影响和过敏原的发现

花粉及花粉症

Matt Smith[a]

Uwe Berger[a]

Heidrun Behrendt[b]

Karl-Christian Bergmann[c]

a. 奥地利维也纳医科大学 Oto-鼻喉科研究单位,航空生物学和花粉信息研究单位

b. 德国慕尼黑 Helmholtz 中心,慕尼黑工业大学 ZAUM —— 过敏与环境中心

c. 德国柏林大学附属 Charité 医院过敏症中心

摘要

花粉粒(pollens)仅占空气中可见生物性颗粒的一小部分,但是,花粉是户外环境中最重要的气传过敏原。传统上,用显微镜对花粉进行研究可以追溯到 17 世纪。现代分子研究提高了过敏性疾病病人及医护人员对过敏原的认识。花粉过敏(花粉症(pollinosis))在 19 世纪首次被描述。20 世纪下半叶,呼吸系统疾病的发病率显著增加,目前有数百万人受到影响。科学家们在 19 世纪设计了检测空气中生物颗粒的设备,但是直到 20 世纪才对有氧生物监测进行标准化。世界上很多地方,比如北美及欧洲,都在常规检测气传花粉,并已建立了气传花粉浓度监测网络。环境检测通常基于实验测量及模型数据两者的结合。基于来源的模型可增加我们对气传花粉的了解,因为它可以解释仅凭观察无法理解的情况及过程。

花粉粒仅占空气中可见生物性颗粒的一小部分。但是,花粉是户外环境中最重要的气传过敏原。它们是种子植物的雄配子体,可分为两大类:裸子植物(来自希腊语"裸露种子")及更高级的被子植物(来自希腊语"种子果皮")。被子植物在大约 1 亿年前的白垩纪时期首次变得丰富。种子保护胚胎免受不良生存环境的影响,并赋予胚胎离开母体植物的能力。这使得被子植物成为最成功的陆生植物,因为它们能够定植并适应广泛的不同环境。

花粉粒产生雄配子,并在繁殖期转移至雌配子。这个过程绝大多数都借由昆虫施行(虫媒),但也可借助其他动物来传粉,比如鸟或蝙蝠(动物媒)。在 250000 多种产花粉植物中,仅有 10% 依靠风来传粉(风媒),但这种受精过程对过敏而言最为重要。

风媒植物通常被认为是从虫媒植物进化来的。风媒植物减少了吸引动物传媒的手段,比如蜂蜜、颜色或者气味;相反,为了解决弥补很多花粉粒不能达到目标这一问题,它们产生大量花粉。这些花粉粒通常都很干燥、光滑,且体积较小($20\sim60~\mu m$),很容易经由空气传播。然而,也有例外情况。例如,风媒植物可产生外壳坚硬的花粉粒(例如豚草属),或是产生较大并且带有气囊的花粉粒,降低密度以便于在空气中传播(比如,松科花粉的直径可$>80~\mu m$)。

花粉粒携带着导致过敏性疾病的抗原物质。尽管多糖、糖蛋白及脂蛋白也可作为过敏原,但最重要的过敏原是蛋白质或者多肽。花粉衍生的过敏原也与花粉粒、淀粉粒及其他非蛋白质物质一起释放。脂质是花粉外壁及渗出物的主要成分,比如所谓的花粉相关脂质介质(PALMs),它们可帮助花粉管穿透柱头,这对于植物受精过程极为重要。

气传花粉及花粉过敏原的分析

花粉粒可以依据形态学来进行分类和区分,比如形状、大小、数量、开口特征及外壁的结构(图1)。传统上用显微镜对花粉进行分析,比如光学显微镜或扫描电子显微镜。

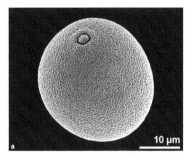
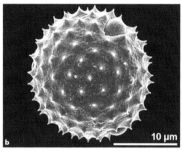

图1 鸭茅(乔本科;a)及豚草(菊科;b)的花粉粒。注意到两者的不同形态可以作为区分的依据。例如,鸭茅花粉粒中等大小(26~50 μm)、外壁(花粉粒的外界面)光滑、有环形的单一小孔(单孔)及盖壳。相比之下,豚草花粉粒较小(10~25 μm),表面有小棘突覆盖,有三条带有气孔的皱褶(三孔沟)

显微镜的使用可以追溯到17世纪的自然哲学家。那个时期最伟大的科学家可能是Robert Hooke(1635—1703年)。Hooke沉迷于显微镜的研究,他发明了第一台实用性的复式显微镜,并以开创性的著作《显微图谱》(1665年)创立了显微生物学。Hooke的著作包含精确的显微观察及细节绘图。他在描述从一小段软木塞切片上看到的角形空间时,创造了"cell"这个单词,因为这使他想起了修道院中的小屋。

与Hooke同时代的人物是Anton van Leeuwenhoek(1632—1723年),一位来自荷兰代尔夫特的商人及科学家,他使用自己研制的显微镜研究自然界。1673—1683年间,他首次描述了微生物,比如细菌、原生生物以及一些酵母和真菌。Anton van Leeuwenhoek使用的仪器是单片双面凸透镜,安装在两个金属铁板上,放大倍数是50~200倍。被检测的物体通过一个粗平头螺钉上升、下降或者旋转。由于焦距很短(大约1 mm),眼睛需要紧密接近玻璃镜。

意大利人Marcello Malpighi(1628—1694年,图2)是一位显微镜学家,他被认为是第一个看到毛细血管的人,同时他还是胚胎学、比较解剖学、组织学及植物解剖学的创始人。英国科学家Nehemiah Grew(1641—1712年,图3)和Malpighi是植物解剖学的联合创始人,他们一起对植物的显微结构进行了系统性的研究。Malpighi将《植物解剖学》分成两部分,分别在1675年和1679年发表。Nehemiah Grew在1682年发表了他的作品《植物解剖学》(图4),书中包含了首次对花粉的描述(图5)。

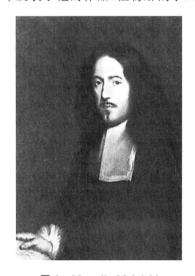
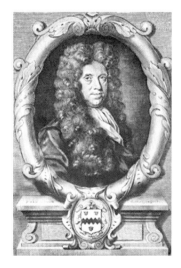
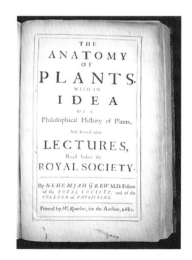

图2　**Marcello Malpighi**
　　　(1628—1694年)

图3　**Nehemiah Grew**
　　　(1641—1712年)

图4　植物解剖学

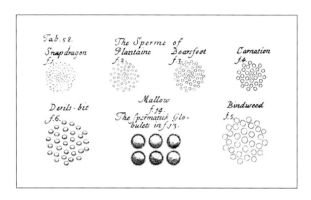

图 5 Nehemiah Grew 绘制的第一幅花粉的图片

很多从空气中收集的花粉粒可以鉴定到种属水平(比如桦木属),但是有些仅可以辨别到科的水平(比如乔木科),另有一些仅能识别到"类"(比如紫杉/柏类)。目前,空气样品中可以识别到种属水平的花粉粒相对较少(比如荨麻膜)。1869 年,瑞士化学家 Friedrich Miescher(1844—1895 年)发现了人类白细胞核内的物质,他称之为"核蛋白"。"核蛋白"最终被证实为脱氧核糖核酸,即 DNA。DNA 测序技术现在已成为研究植物种系发生的重要工具,也可用来鉴定花粉粒到种属水平。

花粉所包含的过敏原数量在不同空间及时间上有所差异,因此如果要调查花粉过敏相关信息就需要监测环境空气中过敏原的浓度。大量的花粉过敏原已经被不同的学者识别、分离及分类,比如 David Marsh 及其同事在 1960—1970 年就研究过多年生的黑麦草属。此外,世界上很多实验室现在能利用酶免疫法(EIA)及酶联免疫法(ELISA)来进行免疫分析。这两种方法在 1971 年由不同的研究组织相继研发出来:瑞典的斯德哥尔摩大学的 Peter Perlmann 和 Eva Engvall,以及荷兰的 Anton Schuurs 和 Bauke van Weemen。

对疾病的首次描述

花粉过敏(花粉症)在 19 世纪初期被首次描述。在 20 世纪后半叶,呼吸道过敏性疾病,比如哮喘及过敏性鼻炎的发病率显著升高,目前成千上万的群体受到影响。第一位对这种疾病进行临床描述的是 John Bostock(1773—1846 年),他是伦敦 Guy 医院的一位内科医生。Bostock 在 1819 年 3 月 16 日向皇家医学会描述了"这种周期性影响眼睛及肺部的疾病"。他描述了"一系列不同寻常的症状",每年 6 月上旬或中旬出现,发作症状或轻或重。他自己就经历了这样的症状:眼睛发红、鼻痒、打喷嚏、胸闷、呼吸困难、乏力。

John Bostock 之后使用"枯草热"或"夏季黏膜炎"来描述这种不适,但是却找不到因果解释。这个难题留给了 John Elliotson(1791—1868 年)。John Elliotson 于 1831 年 3 月 31 日在 St. Thomas 医院进行临床讲座时,将枯草热归因于"草花粉的气味"。在那次讲座中,John Elliotson 还反驳了 John Brostock 的观点。John Brostock 认为这种疾病仅限于上层社会,但 John Elliotson 指出这种疾病在底层社会的发病率被低估了,因为穷苦人民并不会因为这种症状而就诊于内科医师,他们仅在药房拿取药物缓解症状。

1873 年,Charles H. Blackley 是第一位通过"系统的实验过程"证明枯草热"自然致病模式"的学者。他在自己身上做实验,并记录在他具有影响力的著作《枯草热的发病及性质的实验研究》中。有趣的是,第一例豚草(豚草属于菊科)过敏,被美国的 W. M. Wyman(1812—1903 年)描述为"秋季枯草热",这与 Charles H. Blackley 在英国发现草花粉在枯草热中的作用几乎处于同一时期。

Charles H. Blackley 的实验之所以闻名,是因为使用了系统性的方法评估并排除枯草热的其他可能原因,但是他的研究并没有很快被他的同行普遍接受。1903 年,William P. Dunbar 证实了 Blackley 关于花粉致病的理论;1906 年,Alfred Wolff-Eisner 在枯草热发病及其治疗的研究中认识到,是花粉中的蛋白质激发了症状。花粉引起的过敏现在被证实为一种 IgE 介导的过敏症,尽管我们对于花粉诱导过敏机制的一般理解仍需要通过研究诸如 PALMs 等物质来进一步证实。

监控及监控网络

Charles H. Blackley 在其著作中描述了他收集、测量、检测气传花粉的新方法,并随季节变化而变化。这些研究使他认识到环境因素对大气中花粉数量的影响。他指出降雨几乎可完全清除空气中的花粉。花粉监测中心的工作人员现在仍在进行着类似的工作,他们努力去了解花粉,并预报环境中致敏花粉的浓度。

Charles H. Blackley 并不是 19 世纪唯一研究气传花粉的学者,许多其他学者也制作了仪器进行大气生物学的研究。其中最著名的仪器包括 Pouchet(1959 年)发明的尘埃计、Maddox(1870 年)和 Cunningham(1873 年)发明的空气测尘仪。Pierre Miquel(1850—1922 年)在巴黎的蒙苏里观测台工作超过 25 年,他是第一位使用改良的尘埃计、利用体积测量法对环境中的微生物进行长期研究的人。

首次尝试将大气微生物检测标准化是在 20 世纪。重力式达勒姆采样器被美国过敏协会的花粉及真菌委员会所采用。这种采样器使用简单,价格便宜,而且不需要移动部件或电力。最主要的缺点是无法得知空气样品的体积,因此无法计算浓度及效能。

Jim Hirst 在 1952 年设计了定容式孢子捕捉器。Hirst 型捕捉器是一种携带有真空泵的采样器,它是现代 Burkard 捕捉器(http://www.burkard.co.uk/ and http://www.burkardscientific.co.uk/)及 Lanzoni 捕捉器(http://www.lanzoni.it/home.html)的先驱。Hirst 型捕捉器现在仍为世界上大多数监测中心使用。然而,它们也使用旋转嵌入式捕捉器,第一台由 W. A. Perkins 于 1957 年设计。

在北美地区,国家过敏委员会对气传花粉进行监测,经由美国过敏、哮喘及免疫协会(AAAAI)认证。在欧洲,花粉监测数据被传送到欧洲气传过敏原网络(EAN)的数据库,该数据库于 20 世纪 80 年代后期建立,由维也纳医科大学管理。除了对花粉进行监测外,气传过敏原的健康影响信息网络(HIALINE;http://www.hialine.com/)是第一个监测气传过敏原浓度的有限网络。

当今,环境监测通常基于测量数据及模型结果两者的结合。基于来源的预报模型包括释放来源数据、排放变化描述、大气传输模型系统。这些模型可以提高我们对花粉水平的了解,因为它们解释了仅凭观察几乎无法理解的状况及过程。

致谢

作者要感谢奥地利促进孢粉学研究协会(http://www.paldat.org/)许可本文使用这些图表,特别要感谢 Martina Weber 和 Ursula Schachner 的帮助和支持。

参 考 文 献

[1] Rantio Lehtimaki A:Aerobiology of pollen and pollen antigens;in Cox CS,Wathes CM(eds):Bioaerosols Handbook. Florida,CRC Press,1995,pp 387-406.

[2] Zeiger T:Plant Physiology. Sunderland,Sinauer Associates,1998.

[3] Emberlin J:Aerobiology;in Busse WW,Holgate ST(eds):Asthma and Rhinitis. Hoboken,Blackwell Science,2000,vol 2,pp 1083-1105.

[4] Gilles S,Mariani V,Bryce M,Mueller M,Ring J,Behrendt H,Jakob T,Traidl-Hoffmann C. Pollen allergens do not come alone:pollen associated lipid mediators(PALMS)shift the human immune systems towards a TH2-dominated response. Allergy Asthma Clin Immunol 2009;5:3.

[5] Gale Biography in Context:Robert Hooke. Gale Document Number:GALE K1631003108.

[6] Scheifinger H,Belmonte J,Buters J,Celenk S,Damialis A,Dechamp C,García-Mozo H,Gehrig R,Grewling L,Halley JM,Hogda K-A,Jäger S,Karatzas K,Karlsen S-R,Koch E,Pauling A,Peel R,

Sikoparija B,Smith M,Galán-Soldevilla C,Thibaudon M,Vokou D,Weger LA:Monitoring,modelling and forecasting of the pollen season;in Sofiev M,Bergmann K-C(eds):Allergenic Pollen. Dordrecht,Springer,2013,pp 71-126.

[7] Gale Biography in Context:Leeuwenhoek,Anton van(1632-1723). Gale Document Number:GALE A148472101.

[8] Gale Biography in Context: Malpighi, Marcello (1628-1694). Gale Document Number:GALE A148478013.

[9] Pray L:Discovery of DNA structure and function:Watson and crick. Nat Ed 2008;1:100.

[10] Kraaijeveld K,Ventayol-Garcia M,van Schadewijk A,van der Steen L,Hiemstra P,den Dunnen J,De Weger LA:Efficient characterization and quantification of airborne pollen using DNA sequencing:a progress report. Allergol Immunol 2012;9:187.

[11] Buters JTM,Kasche A,Weichenmeier I,Schober W,Klaus S,Traidl-Hoffmann C,Menzel A,Huss-Marp J,Krämer U,Behrendt H:Year-to-year variation in release of bet v 1 allergen from birch pollen:evidence for geographical differences between west and south Germany. Int Arch Allergy Immunol 2008;145:122-130.

[12] Esch RE:Grass pollen allergens;in Lockey RF,Bukantz SC,Bousqet J(eds):Allergens and Allergen Immunotherapy. New York,Marcel Dekker,2004.

[13] Lequin RM:Enzyme immunoassay(EIA)/enzyme-linked immunosorbent assay(ELISA). Clin Chem 2005;51:2415-2418.

[14] Bostock J:Case of a periodical affection of the eyes and chest. Med Chir Trans 1819;10:161-165.

[15] D'Amato G,Cecchi L:Effects of climate change on environmental factors in respiratory allergic diseases. Clin Exp Allergy 2008;38:1264-1274.

[16] Jackson M:Allergy:The History of a Modern Malady. London,Reaktion,2007.

[17] Elliotson J:St. Thomas's hospital:clinical lecture delivered by Dr. Elliotson,18 June 1831. Lancet 1831;16:366-376.

[18] Blackley CH:Experimental Researches on the Causes and Nature of Catarrhus Aestivus(Hay-Fever or Hay-Asthma). Oxford,Oxford Historical Books,1873.

[19] Wyman M:Autumnal catarrh. Boston Med Surg J 1875;93:209-212.

[20] Ring J,Gutermuth J: 100 years of hyposensitization:history of allergen-specific immunotherapy (ASIT). Allergy 2011;66:713-724.

[21] Smith M,Skjøth CA,Jäger S,Berger UE:Modelling and forecasting:methods in aerobiology. Allergol Immunol 2012;9:75-79.

[22] Erdtman G:An Introduction to Pollen Analysis. Waltham,Chronica Botanica,1943.

[23] Gregory PH:The Microbiology of the Atmosphere. London,Leonard Hill,1961.

[24] Durham OC: The volumetric incidence of atmospheric allergens;a proposed standard method of gravity sampling,counting,and volumetric interpolation of results. J Allergy 1946;17:79-86.

[25] Ogden EC,Raynor GS,Hayes JV,Lewis DM,Haines JH:Manual for Sampling Airborne Pollen. New York,Hafner Press,1976.

[26] Hirst JM:An automatic volumetric spore trap. Ann Appl Biol 1952;39:257-265.

螨与过敏

Enrique Fernández-Caldas[a,b]

Leonardo Puerta[c]

Luis Caraballo[c]

a. 西班牙马德里 Inmunotek SL 医药公司

b. 佛罗里达州坦帕市南佛罗里达大学医学院过敏症与免疫学部门

c. 哥伦比亚卡塔赫纳市卡塔赫纳大学免疫研究学会

摘要

由螨虫(mites)引起的过敏性疾病包括过敏性鼻结膜炎、支气管哮喘、特应性皮炎及其他皮肤病。20 世纪 60 年代中期,人们发现尘螨属螨虫的致敏性后,已经发现了大量可致敏的螨虫种类,这些螨虫携带的过敏原能使因遗传而易过敏的人体产生过敏症状。世界上,室内尘土过敏原的主要来源是螨虫的粪粒,这些螨虫包括室尘螨、粉尘螨、嗜霉螨等,以及仓储螨类,如热带无爪螨、害嗜磷螨、腐食酸螨等。组 1 及组 2 过敏原是主要的室尘螨过敏原。主要的仓储螨过敏原包括脂肪酸结合蛋白、原肌球蛋白、副肌球蛋白、载脂蛋白样蛋白、α-微管蛋白及其他类型,包括第 2、5、7 组过敏原。螨虫之间的交叉反应是一种重要而常见的免疫特性。目前,评估交叉反应的方法包括纯化原始或重组的过敏原、表位定位、蛋白质组学、T 淋巴细胞(简称 T 细胞)增殖等技术。螨虫体内含有强效的酶,可以降解很多基质。大多数螨虫过敏原是酶。基因组学及分子生物学的进展将使我们更好地在遗传学上认识对螨虫的特定 IgE 反应。针对特定的过敏原治疗螨虫引起的呼吸道及皮肤病,只有接触螨虫过敏原、免疫治疗这两种方法。

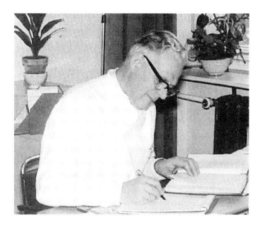

图 1　Willem Storm van Leeuwen

1922 年,Giocomo R. Ancona(1886—1976 年)研究了 21 位在磨坊工作而患哮喘的工人。他意识到,这种疾病是由谷物里的螨虫,即蒲团虫引起的。在当时,认识到螨虫可能诱导产生哮喘,并将其识别为潜在新型重要过敏原,是新颖的提法。之后,科学家、内科医生 Willem Storm van Leeuwen(1882—1933 年,图 1)受到美国一些研究论文的启发,对"室尘螨哮喘"产生了兴趣。Cooke 在 1922 年提出,某种特定的过敏原可能是室内尘土致敏的原因。室尘问题的难点之一在于,测试其中是否含有其他过敏原提取物的皮肤试验常常得出阴性结果,但是尘土却能诱导哮喘的发作。Willem Storm van Leeuwen 提出,"皮肤内反应可以诊断是否处于过敏状态,但是不能以此作特定的诊断……毫无疑问,出现过敏症状时,皮肤试验也可以是阴性……在测试诱发疾病的过敏原提取物时。"1923 年,Willem Storm van Leeuwen 进行了一项非常特别的试验。他同三位哮喘病人从荷兰出发,前往瑞士圣莫里茨山附近的高山地区。几天后,哮喘病人的症状完全消失。但是,当这些病人在圣莫里茨山的高山地区吸入取自他们住所的尘土取样时,他们的哮喘变得更严重了。

多年来,我们一直知道哮喘病人在高山地区发作很少,但是现在才发现其中的原因。1931 年,Peipers 认为房间尘土中存在大量的过敏原。但是,直到 1964 年,由 R. Voorhorst(图 2)、F. T. Spieksma 及 M. I. Spieksma-Boezeman 夫妇组成的荷兰小组(图 3),才证明了从荷兰莱顿市朱丽安娜街的平房中收集的尘土样品中存在室尘螨(图 4)。M. I. Spieksma-Boezeman 也证实了螨虫是室尘中的主要过敏原。她还确定,潮湿的房子里有更多的螨虫,其中过敏原浓度也更高。Jack Pepys 是最初赞赏将螨虫视为室尘过敏原观点的人,其他的一些团队也发表了确证报告。同时,日本生物学家 Shiro Oshima 尝试鉴定横滨儿童身上寄生虫引发皮肤病的病原体,他报告了在榻榻米上发现的表皮螨属。这也是第一篇来自欧洲以外地区的确证报告。还有许多其他科学家及内科医师进行合作研究,发现室尘螨并将其确认为一种重要过敏原,让我们向他们表示诚挚的敬意。

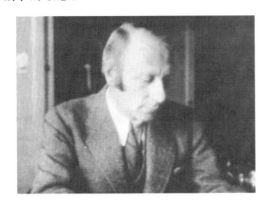

图 2　R. Voorhorst

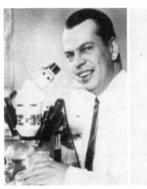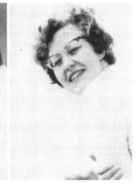

图 3　Spieksma 夫妇

自从证实尘螨是室内尘土致敏的来源之后,大量的螨虫种类被认作致敏过敏原,它们能引起敏感及有遗传倾向个体的过敏性症状。治疗这类螨虫过敏病人的主要方法主要集中在教育、减少过敏原接触、减轻过敏炎症的药物、支气管扩张剂和免疫治疗上。病人接触到大量螨虫过敏原后 $PD_{20}FEV1$ 下降。这个事实与慢性炎症及肺部重塑相符,也在其他动物模型中得到过阐述,其中包括猕猴、山羊及小鼠。有充分的证据表明,持续接触到螨虫是致敏、呼吸道过敏性疾病及肺部慢性炎症的重要危险因素。室尘螨过敏是所有有利于螨虫生长地区引发哮喘的独立危险因素。接触到螨虫过敏原与随后的致敏存在显著的剂量相关性。接触到室尘螨抗原甚至可能诱发低嗜酸性细胞浸润的气道上皮脱落,这也证实了一种观点,即对尘螨过敏的哮喘病人气道上皮发生损害可能是因为螨虫致敏原的蛋白水解活性。

被研究最多的种属为室尘螨、粉尘螨和噬霉螨。室尘螨在人类住所最常见,床垫、沙发、地毯及毛毯中尤其多。许多螨虫过敏原已被纯化、测序、克隆。一种称为"仓储螨"的重要螨类,主要由生活在储存食物及谷物中的粉螨科及食甜螨科组成。所有存在于家庭环境中可以诱导 IgE 介导的过敏的螨类被称为"家庭螨"。目前已知的仓储螨大约有 150 种,有 20 种从经济学及卫生学角度来看非常重要。被研究最多的种类是热带无爪螨,因为它在热带及亚热带数量极多,还有害嗜磷螨,因为它在谷仓中经常出现。厨房地板、碗柜及食品柜会出现仓储螨。在潮湿的家庭中,还可以在床垫灰

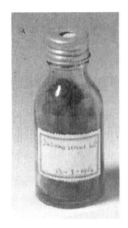

图 4　1964 年收集灰尘样品的瓶子,M. I. Spieksma-Boezeman 和 F. T. Spieksma 检测到其中的螨虫。小瓶子里装的是 1964 年 10 月 13 日用真空吸尘器在莱顿市一间小房子收集的 2 瓶 5 g 地板灰尘样品混合物的一部分。它是三间不同湿度房间取样系列的一部分。地址是 Julianastraat 48 号,那里是三间房屋中最潮湿的一间。每 3 周取样一次。这间房子因为质量问题已被拆除,不复存在。从 2 瓶原始的 5 g 样品中分离出了螨虫,在 2 篇发表文章,以及 Frits Spieksma 写给 K. C. Bergmann 的个人通信中有相关描述。从样品中辨别出了大约 1600 只尘螨属的螨虫,几乎全都是室尘螨

尘中找到仓储螨。它们可能会导致经济后果,会导致农民和其他职业接触者出现职业性呼吸道过敏症状。最主要的种属为螨属(家庭食甜螨科)、食甜螨属(家庭食甜螨科)、腐食螨属(家庭粉螨科)、食粉螨属(家庭粉螨科)、皱皮螨属(家庭皱皮螨科)以及肉食螨属(肉食螨科)。

室尘螨过敏原

螨过敏原存在于螨虫的身体、分泌物及排泄物中。粪便颗粒中含有最多的螨虫过敏原成分。房屋内很多地方都可以检测到螨虫过敏原,包括床、地毯、软垫家具及衣橱,而皮具沙发、木质家具、地板中含量较少。床是螨虫最理想的寄居地,因为那里为螨虫的繁殖提供了理想的温度、食物及湿度。螨虫产生的过敏原聚集并深藏在床垫、枕头中,尤其是当这些物品变得陈旧时。室尘螨的分布信息为设计环境控制策略提供了有价值的信息。空气中也可以检测到尘螨过敏原,利用固定装置定容取样器进行研究发现,螨虫过敏原可以短时间内在空气中传输。在小于 $1~\mu m$ 及大于 $10~\mu m$ 的颗粒中可检测到有致敏活性的过敏原。据称螨虫粪便有时可进入肺部导致炎症及支气管阻塞。

大多数分离的过敏原依据它们的时序性特征和/或之前纯化过敏原的同源性进行分类。纯化的过敏原以类的前三个字母、种的第一个字母以及分组的序号进行命名。因此,室尘螨的第一个过敏原被命名为 Der p 1,属于第 1 组。当存在数个同系物时,需要在名称上进行区分,如 Der p 1.0101 和 Der p 1.0201。研究得最为彻底的是第 1 组(Der p 1 及 Der f 1)和第 2 组(Der p 2 及 Der f 2)。基于过敏病人出现的频率及特异性 IgE 的数量,它们是最主要的过敏原。在欧洲,超过 95% 的螨虫过敏病人对 Der p 1 及 Der p 2 敏感。Der p 1 是一种具有序列同源性和硫醇蛋白酶功能的糖蛋白,其功能类似于木瓜蛋白酶、奇异酵素、菠萝蛋白酶、组织蛋白酶 B 和 H。Der p 1 可以通过切割人类 B 细胞表面低亲和力 IgE 受体(CD23)来上调 IgE 的合成。Der p 1 也可以从人类外周血 T 细胞表面切割 IL-2 受体(IL-2R 或者 CD25)的 α 亚基,使 T 细胞的增殖及干扰素 γ 的分泌显著减弱,从而调节免疫朝着 Th2 细胞方向发展。研究发现,Der p 1 的半胱氨酸蛋白酶似乎选择性地增强 IgE 反应,并且 Der p 1 蛋白水解酶活性作用于 T 细胞能产生更多的 IL-4 及更少的干扰素 γ。Der p 1 及其他螨过敏原的酶活性通过增加黏膜渗透性来增强它们的免疫原性。Der p 1 和 Der f 1 也能切割对过敏反应起保护作用的 SP-A 和 SP-D 肺胶原凝集素。切割 SP-A 和 SP-D 并使之失活,可能是解释 Der p 1 和 Der f 1 有效免疫原性的一种新机制。鉴于其在室尘中的普遍存在及世界性分布,第一组过敏原是估算室内环境中尘螨接触的标准。

Der p 2 和 Der f 2 是 14 kDa 大小的热稳定蛋白和酸稳定蛋白。这两种过敏原有 88% 的相似基因序列。在它们的原生阶段表达为一种融合蛋白,两者都有 83% 的概率被特异性 IgE 识别。晶体学研究表明 Der p 2 是一种脂结合蛋白。Der f 2 以类似于 MD-2 结合的方式结合脂多糖(LPS)。所有第二组过敏原序列中疏水性 LPS 结合残基均相似。考虑到 MD-2 将 LPS 加载至 Toll 样受体(TLR)4 上,这表明第二组过敏原的作用可被相似的反应所增强。已经证明 rDer p 2 可以直接作用于激活 TLR2 信号传导途径的气道平滑肌细胞,但不能作用于 TLR4。表 1 列出了一系列最具相关性及特征性的螨过敏原。

表 1　一些螨过敏原的生物学功能、分子大小、特异性 IgE 结合率

组	生物学功能	分子大小/kDa	螨种属	特异性 IgE 结合率/(%)
1	半胱氨酸蛋白酶	25	Dp,Df,Dm,Ds,Em,Bt,As,Ao,Sm,Tp	70~100
2	尼曼-匹克型 C2 蛋白,识别和脂结合,与 MD-2 相似	14	Dp,Df,Dm,Ds,Em,Gd,Bt,As,Sm,Tp	80~100
3	胰蛋白酶	28~30	Dp,Df,Dm,Ds,Em,Gd,Bt,As,Ao,Sm,Tp	16~100
4	α-淀粉酶	57	Dp,Df,Em,Bt,As,Sm,Tp	25~46
5	未知	15	Dp,Df,Ds,Ld,Gd,Bt,Ao,Sm,Tp	50~70
6	糜蛋白酶	25	Dp,Df,Ds,Bt,Ao,Sm	40
7	脂结合蛋白,与 TLR 途径的蛋白类似	22~31	Dp,Df,Ld,Gd,Bt,As,Ao,Sm,Tp	50
8	谷胱甘肽 s 转移酶	26	Dp,Df,Ld,Gd,Bt,As,Ao,Sm	40
9	溶胶原丝氨酸蛋白酶	30	Dp,Df,Dm,Bt,Ao,Sm	90

组	生物学功能	分子大小/kDa	螨种属	特异性 IgE 结合率/(%)
10	原肌球蛋白	33～37	Dp,Df,Ld,Gd,Bt,As,Ao,Sm,Tp,Ca	50～95
11	副肌球蛋白	92～100	Dp,Df,Dm,Bt	80
12	未知	14	Bt	50
13	脂肪酸结合蛋白	14～15	Dp,Df,Ld,Gd,Bt,As,Ao,Sm,Tp	10～23
14	脂结合载脂蛋白	177	Dp,Df,Dm,Em,Bt	90
15	壳质酶	98～109	Dp,Df,Dm,Bt	70
16	凝胶样蛋白/绒毛蛋白	53	Df	35
17	EF-针钙结合蛋白	53	Df	35
18	60 kDa 壳质酶	60	Dp,Df	50～60
19	抗菌肽	7.2	Bt	10
20	精氨酸激酶	40	Dp,Df,Ao	?
21	未知	13.2	Dp,Bt	?
22	未知	14	Dp,Df,Ao,As,Tp	?
23	围食膜因子-A 域同源	14	Dp	74
24	肌钙蛋白 C	18	Tp	10.6

注:Ao＝卵形螨;As＝粗足螨;Bt＝热带假丝酵母螨;Ca＝弓形螨;Df＝粉螨;Dm＝微角螨;Dp＝室尘螨;Em＝梅奈螨;Gd＝织物螨;Ld＝瓦螨;Tp＝腐嗜酪螨;Sm＝棉兰皱皮螨。

仓储螨过敏原

已对几种仓储螨过敏原进行了纯化、克隆及测序。其中一些过敏原可被认为是泛过敏原,可在热带假丝酵母螨、瓦螨、织物螨、腐嗜酪螨、粗足螨、卵形螨、棉兰皱皮螨及粉侠螨等螨虫中发现。表2列出了有致敏性的仓储螨的主要类及种属。其中一些过敏原和前文所述的尘螨属有类似的序列同源性和生物学功能(表1)。仓储螨主要过敏原包括脂肪酸结合蛋白、载脂蛋白样蛋白、α-微观蛋白及其他,比如2、5、7组过敏原。表3列出了致敏性螨的其他螨类及种属,不包括室尘螨及仓储螨。

表 2　有致敏性的仓储螨的主要类及种属

类	种属
食甜螨科	家食甜螨
	不死食甜螨
	福斯卡食甜螨
垫螨科	热带无爪螨
	Kulagini 无爪螨
	Tjibodas 无爪螨
嗜草螨科	拱殖嗜草螨
爱培螨科	棉兰皱皮螨
粉螨科	腐食酪螨
	长食酪螨
	赛洛坊粉螨
	法洛斯粉螨

类	种属
	食虫侠螨
	椭圆食粉螨
肉食螨科	普通肉食螨
	毛油单肉食螨
	马六甲肉食螨

表 3　致敏性螨的其他螨类及种属，不包括室尘螨及仓储螨

	类	种属
植物寄生虫	叶螨科	二斑叶螨
		苹果全爪螨
		桔全爪螨
捕食者	植缨螨科	戴维斯螨
		胡瓜钝绥螨
		智利捕植螨
	半疥螨科	兵下盾螨
		科勒曼半疥螨
动物寄生虫	瓦螨科	瓦螨
	疥螨科	疥螨
	鸽螨科	鸽螨
	硬蜱科	太平洋硬蜱
		蓖子硬蜱
	软蜱科	锐缘蜱

螨过敏原的交叉反应

　　螨过敏原的交叉反应十分普遍，特别是那些在分类学上相近的种属。交叉反应也是螨多重致敏的原因，在一些螨过敏的病人中出现。第 2 组过敏原中，仓储螨、破坏者螨、腐食酪螨及执事螨的交叉反应性很高，然而 Der p 2 和非室尘螨过敏原之间仅有交叉抑制。Der p 2 与第 2 组仓储螨之间缺乏交叉反应，是由于它们表面有多个替换的氨基酸。其他研究显示，室尘螨、破坏者螨、腐食酪螨之间的交叉反应较少，但也有报告称室尘螨与腐食酪螨之间存在较强的交叉反应。一项研究显示，室尘螨、赛洛坊粉螨、腐食酪螨之间的交叉反应较低，但破坏者螨与赛洛坊粉螨之间的交叉反应却较强。对粉螨过敏的病人可能在吃甲壳类和软体类食物后也会产生过敏症状。Der f 10 和 Der p 10 以及与各种动物的原肌球蛋白具有同源性的蛋白质，参与了尘螨属、软体动物及甲壳类之间的交叉反应。这种 36 kDa 的交叉反应性原肌球蛋白存在于螨、各种昆虫（摇蚊、蚊及蟑螂）及虾中，这也是不同节肢动物之间有交叉反应的原因。免疫化学研究证明，蜗牛、甲壳类、蟑螂、摇蚊的过敏原与室尘螨的过敏原存在交叉反应性，但是，室尘螨常常是致敏原的首要来源。

　　原肌球蛋白也与螨虫及寄生虫交叉反应有关。室尘螨与蛔虫之间已证实存在高度的交叉反应。一些过敏原牵涉其中，比如原肌球蛋白、谷胱甘肽 s 转移酶。蛔虫肌球蛋白（Ascl3）与螨的肌球蛋白存在交叉反应。哮喘病人及对蛔虫敏感的健康人对这种过敏原的 IgE 反应很强。丝虫和螨的原肌球蛋白很相似，在氨基酸水平及重叠 3D 结构上有 72% 的相同。丝虫感染诱导了强烈的交叉反应性抗肌球蛋白抗体，这可能影响过敏反应的致敏和调节。

寄生虫感染对螨虫过敏的影响

在发现 IgE 之前就已经认识到蠕虫感染与过敏的关联。但是,能够检测血液中这种抗体的浓度使人们发现了蛔虫与哮喘之间的相似之处:高浓度 IgE 水平。这种 IgE 水平的升高提示了过敏与抗寄生虫免疫反应有相似之处;此外,寄生虫感染可增强过敏的症状。然而,后来的研究发现,在蛔虫感染流行的地区,螨虫过敏及皮试阳性率却较低(包括螨虫),这表明慢性的、高荷载寄生虫感染诱导免疫耐受。这种观点被普遍接受,但其具体机制仍不完全清楚。同理,在寄生虫感染仅为轻-中度且除虫治疗彻底的地区,过敏性疾病比如支气管哮喘更为常见。这是一个重要的历史性观点,因为它涉及世界半数人口的过敏症状。第一,随着世界卫生状况显著改善,寄生虫感染的严重程度正在减轻,过敏性疾病的发病率却在上升,尤其是在城区。螨及蛔虫过敏原之间交叉反应的研究取得了重要进展。有几种情况应该可用来解释螨与寄生虫之间的免疫学相互作用。首先,儿童接触螨、抗原及蛔虫过敏原的机会很多。在热带地区的儿童中已经观察到了这种现象。第二,欠发达热带国家的学龄前及学龄儿童,在大规模驱虫计划期间接受了常规的抗蠕虫药物治疗。这种感染由于社会经济基础原因,并没有彻底清除,儿童会多次重复感染,这种调节后的二级免疫反应产生大量活性 IgE 以抵抗其他交叉反应性的过敏原(比如螨)。第三,热带地区常年并大量接触螨过敏原。因此,蛔虫感染的人群(当前感染或既往感染)易患哮喘,这可能是过敏原交叉反应性使 IgE 升高的另一个原因。为了更好地理解过敏症中蛔虫对免疫的反应,识别诱导过敏症状分子十分重要,也就是那些产生保护性 IgE 免疫反应及促进双向反应的分子。我们需要一种系统性的方法来鉴别蛔虫的抗原及过敏原,诱导人体免疫反应。

环境控制

过去 30 年间,减少室尘螨过敏原的方法几乎没有发生改变。这些方法的实施并没有给临床带来相应的收益,尤其是在纵向预防研究上。但是,一些采取严格措施的研究取得了良好结果。有证据表明,螨虫过敏在一些特定的国家更加常见,这说明有关键环境因素可影响螨虫过敏的流行、发生以及螨过敏哮喘的严重程度。最主要的问题在于,我们能否控制或影响这些条件。现在很明确的是,环境的湿度和温度是螨过敏发展的重要因素。其他因素仍不清楚,比如接触到刺激物、佐剂或与天然免疫系统直接作用的物质。过敏原接触到在致敏及哮喘发病机制中发挥的作用十分复杂。在对很多情况下,避开过敏原是治疗职业性哮喘的一种有效方法,正因如此,应考虑其他职业性或环境性疾病应用此方法。尽管有很多方法可降低过敏原水平,但减少炎症的效果却不明显。扔掉地毯,更换聚集了螨虫的旧床垫、枕头及沙发,增强空气流通都是减少螨虫的有效措施,但在某些情况下不足以产生临床受益。同样显而易见的是,一种成功的策略必须针对螨虫聚集地采取多种方法,仅仅采取一种措施是不够的。控制螨气传过敏原及佐剂因素似乎是必需的。

螨的免疫治疗

致敏及接触高水平螨过敏原是气道高反应发展及持续的重要危险因素。然而,有文献显示应用环境控制措施的效果不尽如人意,用螨提取物进行免疫治疗,已成为治疗螨诱导的过敏性呼吸系统疾病的一种可靠治疗手段。大量研究显示螨舌下及皮下免疫治疗有效。未来螨诱导的过敏性疾病的治疗方法不会发生太大的变化,尽管它会基于更加准确的诊断及更好的免疫治疗方法。很明确的是,现在需要提升用于诊断和治疗的过敏原提取物的质量。

参 考 文 献

[1] Ancona A:Asma bronchiale anafilattico. 2. Asma epidemic da pediculosis ventricosus. Sperimentale

1922;6:270.

[2] Cooke RA:Studies in specific hypersensitiveness. 4. New etiologic factors in bronchial asthma. J Immunol 1922;7:147.

[3] Storm van Leeuwen W:Allergic Diseases:Diagnosis and Treatment of Bronchial Asthma,Hay Fever and Other Allergic Diseases. Philadelphia,Lippincott,1925,pp 41,43.

[4] Storm van Leeuwen W:Bronchial asthma in relation to climate. Proc R Soc Med 1924;17:19-26.

[5] Peipers A:Über die Frage der Identität des Hausstauballergens. Z Immun Forsch 1931;71:359.

[6] Voorhosrt R,Spieksma-Boezeman MI,Spieksma FT:Is a mite(*Dermatophagoides* spp)the producer of the house-dust mite allergen? Allerg Asthma(Leipz)1964;10:329-334.

[7] Pepys J,Chan M,Hargreave FE:Mites and house-dust allergy. Lancet 1968;i:1270-1272.

[8] Brown HM,Filer JL:Role of mites in allergy to house dust. Br Med J 1968;3:646-647.

[9] Oshima S:Observations of floor mites collected in Yokohama. 1. On the mites found in several schools in summer. Jap J San Zool 1964;15:233-244.

[10] Miyamoto T,Oshima S,Ishizaki T,Sato S:Allergenic identity between the common floor mite (*Dermatophagoides farinae*)and house dust as a causative antigen in bronchial asthma. J Allergy 1968;42:14-28.

[11] Voorhosrt R,Spieksma FTM,Varekamp H:House Dust Atopy and the House Dust Mite *Dermatophagoides pteronyssinus*(Trouessart,1897). Leiden,Stafleu's Scientific,1969.

[12] Fernández-Caldas E,Iraola V,Boquete M,Nieto A,Casanovas M:Mite immunotherapy. Curr Allergy Asthma Rep 2006;6:413-419.

[13] Piacentini GL,Vicentini L,Mazzi P,Chilosi M,Martinati L,Boner AL:Mite-antigen avoidance can reduce bronchial epithelial shedding in allergic asthmatic children. Clin Exp Allergy 1998;28:561-567.

[14] Platts-Mills TA,Vervloet D,Thomas WR,et al:Indoor allergens and asthma:report of the Third International Workshop. J Allergy Clin Immunol 1997;100:S2-S24.

[15] Smiley RL:The ordinal and subordinal names of mites with a list of mite pests of stored food products. Proc Int Work Conf Stored Prod Entomol 1983;3:37-43.

[16] Fernández-Caldas E:Mite species of allergologic importance in Europe. Allergy 1997;52:383-387.

[17] Fernández-Caldas E,Lockey RF:*Blomia tropicalis*,a mite whose time has come. Allergy 2004;59:1161-1164.

[18] Tovey ER,Chapman MD,Platts-Mills TAE:Mite feces are a major source of house dust allergens. Nature 1982;289:592-593.

[19] Fergusson P,Broide DH:Environmental and bronchoalveolar lavage *Dermatophagoides pteronyssinus* antigen levels in tropic asthmatics. Am J Respir Crit Care Med 1995;151:71-74.

[20] Chua KY,Stewart GA,Thomas WR,Simpson RJ,Dilworth RJ,Plozza TM,Turner KJ:Sequence analysis of cDNA coding for a major house dust mite allergen,Der p 1 homology with cysteine proteases. J Exp Med 1988;167:175-182.

[21] Hewitt CRA,Brown AP,Hart BJ,et al:A major house dust mite allergen disrupts the immunoglobulin E network by selectively clearing CD23:innate protection by antiproteases. J Exp Med 1995;182:1537-1544.

[22] Gough L,Sewell HF,Shakib F:The proteolytic activity of the major dust mite allergen Der p 1 enhances the IgE antibody response to a bystander antigen. Clin Exp Allergy 2001;31:1594-1598.

[23] Ghaemmaghami AM,Robins A,Gough L,Sewell HF,Shakib F:Human T cell subset commitment determined by the intrinsic property of antigen:the proteolytic activity of the major mite allergen Der

p 1 conditions T cells to produce more IL-4 and less IFN-γ. Eur J Immunol 2001;31:1211-1216.

[24] Deb R,Shakib F,Reid K,Clark H:Major house dust mite allergens Der p 1 and Der f 1 degrade and inactivate lung surfactant proteins-A and-D. J Biol Chem 2007;282:36808-36819.

[25] Ovsyannikova IG,Vailes LD,Li Y,Heymann PW,Chapman MD:Monoclonal antibodies to group Ⅱ *Dermatophagoides* spp allergens:murine immune response,epitope analysis,and development of a twosite ELISA. J Allergy Clin Immunol 1994;94:537-546.

[26] Lombardero M,Heymann PW,Platts-Mills TA,Fox JW,Chapman MD:Conformational stability of B cell epitopes on group Ⅰ and group Ⅱ *Dermatophagoides* spp allergens:effect of thermal and chemical denaturation on the binding of murine IgG and human IgE antibodies. J Immunol 1990;144:1353-1360.

[27] Chua KY,Doyle CR,Simpson RJ,Turner KJ,Stewart GA,Thomas WR:Isolation of cDNA coding for the major mite allergen Der p 2 by IgE plaque immunoassay. Int Arch Allergy Appl Immunol 1990;91:118-123.

[28] Derewenda U,Li J,Derewenda Z,Dauter Z,Mueller GA,Rule GS,Benjamin DC:The crystal structure of a major dust mite allergen Der p 2,and its biological implications. J Mol Biol 2002;318:189-197.

[29] Ichikawa S,Takai T,Yashiki T,Takahashi S,Okumura K,Ogawa H,Kohda D,Hatanaka H:Lipopolysaccharide binding of the mite allergen Der f2. Genes Cells 2009;14:1055-1065.

[30] Fernández-Caldas E,IraolaV,Carnés J:Molecular and biochemical properties of storage mites(except *Blomia* species). Protein Pept Lett 2007;14:954-959.

[31] Fernández-Caldas E,Iraola Calvo V:Mite allergens. Curr Allergy Asthma Rep 2005;5:402-410.

[32] Smith AM,Benjamin DC,Hozic N,Derewenda U,Smith WA,Thomas WR,Gafvelin G,van Hage-Hamsten M,Chapman MD:The molecular basis of antigenic cross-reactivity between the group 2 mite allergens. J Allergy Clin Immunol 2001;107:977-984.

[33] Luczynska CM,Griffin P,Davies RJ,Topping MD:Prevalence of specific IgE to storage mites(*A. siro*,*L. destructor and T. longior*)in an urban population and crossreactivity with the house dust mite (*D. pteronyssinus*). Clin Exp Allergy 1990;20:403-406.

[34] van Hage-Hamsten M,Johansson SG,Johansson E,Wiren A:Lack of allergenic cross-reactivity between storage mites and *Dermatophagoides pteronyssinus*. Clin Allergy 1987;17:23-31.

[35] Park JW,Ko SH,Yong TS,Ree HI,Jeoung BJ,Hong CS:Cross-reactivity of Tyrphagus putrescentiae with *Dermatophagoides farinae* and *Dermatophagoides pteronyssinus* in urban areas. Ann Allergy Asthma Immunol 1999;83:533-539.

[36] Johansson E,Johansson SG,Van HageHamsten M:Allergenic characterization of *Acarus siro* and *Tyrophagus putrescentiae* and their crossreactivity with *Lepidoglyphus destructor* and *Dermatophagoides pteronyssinus*. Clin Exp Allergy 1994;24:743-751.

[37] Witteman AM,Akkerdaas JH,van Leeuwen J,van der Zee JS,Aalberse RC:Identification of a cross-reactive allergen(presumably tropomyosin)in shrimp,mite and insects. Int Arch Allergy Immunol 1994;105:56-61.

[38] van Ree R,Antonicelli L,Akkerdaas JH,Pajno GB,Barberio G,Corbetta L,Ferro G,Zambito M,Garritani MS,Aalberse RC,Bonifazi F:Asthma after consumption of snails in house-dust-mite-allergic patients:a case of IgE cross-reactivity. Allergy 1996;51:387-393.

[39] Acevedo N,Sánchez J,Erler A,Mercado D,Briza P,Kennedy M,Fernandez A,Gutierrez M,Chua KY,Cheong N,Jiménez S,Puerta L,Caraballo L:IgE cross-reactivity between *Ascaris* and domestic mite allergens:the role of tropomyosin and the nematode polyprotein ABA-1. Allergy 2009;64:1635-1643.

［40］Acevedo N，Erler A，Briza P，Puccio F，Ferreira F，Caraballo L：Allergenicity of *Ascaris lumbricoides* tropomyosin and IgE sensitization among asthmatic patients in a tropical environment. Int Arch Allergy Immunol 2011；154；195-206.

［41］Cooper PJ：Interactions between helminth parasites and allergy. Curr Opin Allergy Clin Immunol 2009；9；29-37.

［42］Maizels RM：Parasite immunomodulation and polymorphisms of the immune system. J Biol 2009；8；62.

［43］Caraballo L，Acevedo N：New allergens of relevance in tropical regions：the impact of *Ascaris lumbricoides* infections. WAO J 2011；4；77-84.

［44］Hagel I，Cabrera M，Hurtado MA，Sanchez P，Puccio F，Di Prisco MC，Palenque M：Infection by *Ascaris lumbricoides* and bronchial hyper reactivity：an outstanding association in Venezuelan school children from endemic areas. Acta Trop 2007；103；231-241.

［45］López N，de Barros-Mazon S，Vilela MM，Condino Neto A，Ribeiro JD：Are immunoglobulin E levels associated with early wheezing? A prospective study in Brazilian infants. Eur Respir J 2002；20；640-645.

［46］Tovey E，Ferro A：Time for new methods for avoidance of house dust mite and other allergens. Curr Allergy Asthma Rep 2012；12；465-477.

［47］Tovey ER，Marks GB：It's time to rethink mite allergen avoidance. J Allergy Clin Immunol 2011；128；723-727.

［48］Sears MR，Greene JM，Willan AR，et al：A longitudinal，population-based，cohort study of childhood asthma followed to adulthood. N Engl J Med 2003；349；1414-1422.

［49］Chen KW，Blatt K，Thomas WR，Swoboda I，Valent P，Valenta R，Vrtala S：Hypoallergenic Der p 1/Der p 2 combination vaccines for immunotherapy of house dust mite allergy. J Allergy Clin Immunol 2012；130；435-443.

［50］Spieksma FTM，Spieksma-Boezeman MIA：The mite fauna of house dust with particular reference to the house-dust mite *Dermatophagoides pteronyssinus*（Trouessart，1897）. Acarologia 1967；9；226-241.

［51］Voorhorst R，Spieksma FTM，Varekamp H，Leupen MJ，Lyklema A W：The house-dust mite（*Dermatophagoides pteronyssinus*）and the allergens it produces：identity with the house-dust allergen. J Allergy 1967；39；325-339.

哺乳动物气传过敏原

Rob C. Aalberse

荷兰阿姆斯特丹 Sanquin 血液供应基金会和学术医疗中心

摘要

历史上马的皮屑是一种常见的过敏原来源。但是现在,哺乳动物气传过敏原(airborne allergens)引起的过敏性症状主要由室内接触引发,比如家中、工作的地方甚至是学校。哺乳动物过敏原与室内尘土提取物过敏活性的相关性,曾在另外两个室内尘土过敏原来源中进行了初步讨论:螨和美拉德型赖氨酸糖结合藻。涉及空气中尘土过敏反应的哺乳动物蛋白质主要是 2 类蛋白家族:载脂蛋白和分泌球蛋白(Fel d1 样蛋白质),以及小部分血清白蛋白、胱蛋白和泡沫蛋白。载脂蛋白和分泌球蛋白都十分复杂。在某些情况下,这会导致重要和不太重要的过敏原家族成员的区分模糊。过去 50 年的研究为我们提供了很多这些过敏原的基因组构架及蛋白质结构信息。然而,复杂的家族关系与大量转移后的酶和非酶形式结合,使得对重要哺乳动物室内气传过敏原进行定量及定性描述,这仍然是一项艰巨的蛋白质组学挑战。

长时间以来,马过敏原都是一个重要研究对象,部分原因在于较为容易获得大量马的皮屑。马的血清白蛋白与过敏反应相关,因为可通过血清蛋白质分馏成白蛋白和球蛋白进行检测。但是,随着复杂的生化分级步骤的发展,英国伯明翰过敏原研究领域的先驱 Dennis Stanworth 指出,主要的过敏原活性并不来源于血清。1957 年,他描述了一种分子量为 34 kDa 的糖蛋白(利用蛋白质溶液的渗透压计算得出)。这种描述非常吻合我们目前关于 Equ c 1 的观点,这是一种二聚糖基化载脂蛋白。

哺乳动物过敏原与"室尘过敏原"的鉴别

与动物近距离接触是导致病人发生动物过敏性症状的重要原因。哺乳动物过敏原是室内过敏原的重要来源,也是室内尘土提取物致敏性产生的原因,即使室内没有哺乳类的宠物存在也是如此,这个观点花费了很长时间才被普遍接受。至少有 3 个问题导致这种观点被延迟接受。首先,没有宠物的地方的尘土提取物的皮肤试验反应,并不明显低于普通来源尘土的提取物。第二,Voorhorst 等人鉴定室尘螨是一种重要的新的室内过敏原,使得其他过敏学家认为所有的室内过敏原都是螨虫所致(Fernández-Caldas 等人也是这种观点)。然而,认为螨虫过敏原不那么重要的怀疑论者总是被不同的解释所吸引:美拉德反应产物作为通用的过敏原结构。

美拉德反应产物的可能作用

1966 年,Bleumink 和 Berrens 在《自然》杂志上发表了他们乳球蛋白实验的报告。他们发现,在有利于美拉德反应的条件下,加上一些简单的糖类物质后,乳球蛋白的皮肤试验活性增强。食品工业对这种糖与蛋白质的赖氨酸之间的非酶反应进行了彻底的研究,因为它改变了食物的颜色(呈棕色)和味道。这项观察,结合很多过敏原提取物为棕色(当时也有少数纯化的过敏原),使 Berrens 猜测,过敏原性是由这些赖氨酸糖的产物造成的。过敏原性的不同被认为是由于浓缩产物的定量和定性的不同。依据动物皮屑与其他过敏原(包括室尘提取物)没有本质区别的假设,它们都是一个类型的反应。载体蛋白的类型被认为没有多大关联。Voorhorst 与 Berrens 之间关于螨和赖氨酸糖优点的公开辩论令人难忘。

当放射过敏原吸附实验（RAST）及 RAST 抑制研究显示，IgE 与室尘提取物的结合主要是由于螨提取物中的成分，但也有部分是至少足量的猫过敏原，选择的血清室尘阴性而猫毛阳性，Voorhorst 及 Berrens 两人都不太愿意接受这样的结果。他们都认为，这些结果显示 IgE 与特应性过敏没有关系。直到生化技术的超快发展才使得这场辩论得到解决。第二场室内过敏原国际研讨会后，人们才普遍接受，即使室内没有猫存在，室内的猫过敏原也无处不在。

过敏原分类技术的发展

在基于 IgE 检测技术之前，过敏原的测量依赖于皮肤的滴定实验。尽管在当时（1970 年前）寻找志愿者来检测过敏成分十分容易，但生化学家的工作却很艰难：皮肤试验的高敏感性并不是真正的优势，而过敏原分类精确性差却是主要的障碍。随着 IgE 的出现，诞生了 RAST 及 RAST 抑制方法，基于 IgE 的电泳过程，比如交义放射免疫电泳（CRIE）及免疫印迹法成为强大的分析工具。

哺乳动物抗原的单克隆抗体比如 Fel d 1 在 20 世纪 80 年代中期出现，即抗 Fel d 1。这些单克隆抗体已被证明对于分析和制备过敏原都非常有价值。

最重要的技术发展无疑是通过重组 DNA 技术克隆和表达过敏原。尽管筛选噬菌体库检测螨及花粉过敏原很成功，但这种技术对哺乳动物过敏原没有作用。第一个哺乳动物过敏原是用另一种方法进行克隆的：对纯化过敏原的片段进行化学测序，随后使用这段氨基酸序列信息设计适合于 cDNA PCR 扩增的 DNA 探针。使用纯化的过敏原，应用 X 线晶体学获得高分辨率的结构信息，可以得到这些过敏原的详细信息。早期的例子是 1992 年来自大鼠和小鼠的载脂蛋白。最初，分泌蛋白过敏原 Fel d 1 的 3D 结构有些问题，但很快被同一研究者纠正。

这些技术的发展解决了过敏原领域很多不确定的问题。这可能会使人觉得理解哺乳动物过敏原基本上很简单——载脂蛋白、分泌球蛋白、血清白蛋白，可能还有脱蛋白和泡沫蛋白。如果你知道这些蛋白家族，你可能会认为自己已知道得足够多。然而，现在有了更加精确的信息，提示我们面临着新问题，其中一些问题非常出人意料。

持续存在的污染以及令人难以置信的复杂性

考虑到气传过敏原的生命周期，过敏原最终的变应性终点并不是教科书式的蛋白（抗原递呈细胞，B 细胞或者肥大细胞）。相反，这些过敏原经受了酶和非酶的作用，可能包括接触到攻击性的环境物质中，它还可能遇到各种有可能相结合的分子。试图从现实生活来源的材料（例如室尘）中分离抗原，必须与这些反应相抗衡。尽管难度很大，但这是过敏原表征的一个重要方面。有关自然过敏原变体表征近期发展的综述，请参见 Chapman 和 Briza 的文章。

其中一个问题是污染。一些污染物，例如皮肤来源材料的螨、跳蚤及酵母的蛋白质，从生化学家的角度来看可能微不足道，因为这意味着他们需要检测更多的蛋白质并将其去掉。较大的挑战在于，如何处理那些与过敏原形成复合体的成分。另一个问题是，一些纯化的自然过敏原的酶活性在它们的重组体里失活，Fel d 1 蛋白水解酶活性就是一个很好的例子。基于蛋白质的结构，似乎不具备蛋白水解酶活性，因此，合理的解释是存在一个持续污染的酶。但是，可能有人会认为，这样的持续性污染物是复杂的自然过敏原的一部分。

另一个使过敏原来源复杂化的因素是，存在大量高度相关且难以区分的蛋白质家族，尽管它们的免疫特性可能完全不一样。过敏原领域已有成熟的例子，例如载脂蛋白（来自牛、马、狗和啮齿类动物的过敏原）以及属于分泌球蛋白家族的 Fel d 1 相关蛋白。

载脂蛋白家族

Joan Longbottom 是一位在 Jack Pepys 实验室工作的生化学家，她对啮齿类动物的尿蛋白进行了系统性的研究。她发现了具有不同特性但特性重叠的过敏原变体。这些蛋白质并不是为了过敏原研究而克隆的——它们是信息素的载体,对于啮齿类动物的社交生活非常重要。这些信息素载体的变种可能参与个体气味确定。

当克隆了2种主要的狗过敏原后,人们发现它们属于载脂蛋白家族,但是它们的相关性并不高(序列同源性<30%,极少或没有交叉同源性)。然而,Can f 2与啮齿类动物的尿蛋白有关。Can f 1不是一种尿蛋白或主要内分泌腺的产物,而是一种来源于舌头后部具有味觉的小唾液腺的载脂蛋白。

虽然许多载脂蛋白是分泌性的配体结合蛋白质,但并非所有都是。有些与IgE诱导载脂蛋白有交叉反应性,可能与致敏性或过敏症状无关。

分泌球蛋白家族

1973年,从猫的毛皮中分离出了主要的猫过敏原,起初命名为Cat 1,之后改名为Fel d 1。使用单克隆抗体纯化的Fel d 1进行生物化学分析表明,它是一种大、小链结合的异质二聚体的同源二聚体。在1991年对它进行克隆时发现,这2条链是不同基因的产物,而不是单一链蛋白的切割产物。起初,对每条链分别表达得到重组产物,两条链均有显著的IgE结合活性。目前,它可通过多种单链融合蛋白重组表达获得,可参考Kaiser等人的文献。

在克隆时,只有少数相关蛋白是已知的,2条Fel d 1链被认为不属于同源体。随着小分泌哺乳动物蛋白的分泌球蛋白家族的识别,2条Fel d 1链均考虑为其家族成员。小鼠的雄性激素结合蛋白亚家族已扩展到64个成员("百花齐放"),而人类的仅有6个成员。

展望:从尘土回到尘土

历史的螺旋式阶梯让我们处于一个更高水平的迷惑状态。我们需要考虑过敏原分子的生命周期。晶体过敏原的原始美必须回到现实生活中过敏原接触到的尘埃。我们需要确定哪些过敏原实际存在于空气的尘埃中,以及蛋白质从核糖体分泌出来后,环境将如何改变它们。正如针对花粉过敏原所讨论的那样,需要分子生物学和定量蛋白质组学之间的密切合作,来获得接触现实生活过敏原的定量及定性信息。但是,诸如哺乳动物过敏原相关来源材料、室内尘土等室内过敏原的研究,是比研究花粉更大的挑战。

参 考 文 献

［1］ Stanworth DR：The isolation and identification of horse-dandruff allergen. Biochem J 1957；11：170-191.

［2］ Voorhorst R,Spieksma-Boezeman MI,Spieksma FT：Is a mite(*Dermatophagoides* sp.)the producer of the house-dust allergen? Allerg Asthma(Leipz)1964；10：329-334.

［3］ Bleumink E,Berrens L：Synthetic approaches to the biological activity of β-lactoglobulin in human allergy to cows' milk. Nature 1966；212：541-543.

［4］ Aalberse RC,Hoorweg E,Reerink-Brongers EE：Interactions between IgE and house dust extract as studied by the radioallergosorbent test(RAST). Dev Biol Stand 1975；29：197-207.

［5］ Aalberse RC：Allergens in house dust. Acta Otorhinolaryngol Belg 1978；32：25-31.

［6］ Platts-Mills TA,Thomas WR,Aalberse RC,Vervloet D,Chapman MD：Dust mite allergens and asthma：report of a second international workshop. J Allergy Clin Immunol 1992；89：1046-1060.

［7］ Ponterius G,Brandt R,Hulten E,Yman L：Comparative studies on the allergens of horse dandruff and horse serum. Int Arch Allergy Appl Immunol 1973；44：679-691.

[8] Løwenstein H,Markussen B,Weeke B:Identification of allergens in extract of horse hair and dandruff by means of crossed radioimmunoelectrophoresis. Int Arch Allergy Appl Immunol 1976;51:38-47.

[9] Sutton R,Wrigley CW,Baldo BA:Detection of IgE-and IgG-binding proteins after electrophoretic transfer from polyacrylamide gels. J Immunol Methods 1982;52:183-194.

[10] Aalberse RC:Monoclonal antibodies in allergen standardization. Arb Paul Ehrlich Inst 1983;78:137-140.

[11] Böcskei Z,Groom CR,Flower DR,Wright CE,Phillips SE,Cavaggioni A,Findlay JB,North AC:Pheromone binding to two rodent urinary proteins revealed by X-ray crystallography. Nature 1992;360:186-188.

[12] Kaiser L,Velickovic TC,Badia-Martinez D,Adedoyin J,Thunberg S,Hallen D,Berndt K,Gronlund H,Gafvelin G,van Hage M,Achour A:Structural characterization of the tetrameric form of the major cat allergen Fel d 1. J Mol Biol 2007;370:714-727.

[13] Ichikawa K,Vailes LD,Pomés A,Chapman MD:Molecular cloning,expression and modelling of cat allergen,cystatin(Fel d 3),a cysteine protease inhibitor. Clin Exp Allergy 2001;31:1279-1286.

[14] Goubran-Botros H,Poncet P,Rabillon J,Fontaine T,Laval JM,David B:Biochemical characterization and surfactant properties of horse allergens. Eur J Biochem 2001;268:3126-3136.

[15] Smith W,O'Neil SE,Hales BJ,Chai TL,Hazell LA,Tanyaratsrisakul S,Piboonpocanum S,Thomas WR:Two newly identified cat allergens:the von Ebner gland protein Fel d 7 and the latherin-like protein Fel d 8. Int Arch Allergy Immunol 2011;156:159-170.

[16] Van Milligen FJ,van Swieten P,Aalberse RC:Structure of the major cat allergen Fel d 1 in different allergen sources:an immunoblotting analysis with monoclonal antibodies against denatured Fel d 1 and human IgE. Int Arch Allergy Immunol 1992;99:63-73.

[17] Chapman MD,Briza P:Molecular approaches to allergen standardization. Curr Allergy Asthma Rep 2012;12:478-484.

[18] Ring PC,Wan H,Schou C,Kroll Kristensen A,Roepstorff P,Robinson C:The 18-kDa form of cat allergen *Felis domesticus* 1(Fel d 1)is associated with gelatin-and fibronectin-degrading activity. Clin Exp Allergy 2000;30:1085-1096.

[19] Walls AF,Longbottom JL:Quantitative immunoelectrophoretic analysis of rat allergen extracts. 1. Antigenic characterisation of fur,urine,saliva and other rat-derived materials. Allergy 1983;38:419-431.

[20] Hurst JL,Payne CE,Nevison CM,Marie AD,Humphries RE,Robertson DH,Cavaggioni A,Beynon RJ:Individual recognition in mice mediated by major urinary proteins. Nature 2001;414:631-634.

[21] Flower DR,North AC,Sansom CE:The lipocalin protein family:structural and sequence overview. Biochim Biophys Acta 2000;1482:9-24.

[22] Konieczny A,Morgenstern JP,Bizinkauskas CB,Lilley CH,Brauer AW,Bond JF,Aalberse RC,Wallner BP,Kasaian MT:The major dog allergens,Can f 1 and Can f 2,are salivary lipocalin proteins:cloning and immunological characterization of the recombinant forms. Immunology 1997;92:577-586.

[23] Ohman JL,Lowell FC,Bloch KJ:Allergens of mammalian origin:characterization of allergen extracted from cat pelts. J Allergy Clin Immunol 1973;52:231-241.

[24] Morgenstern JP,Griffith IJ,Brauer AW,Rogers BL,Bond JF,Chapman MD,Kuo MC:Amino acid sequence of Fel d 1,the major allergen of the domestic cat:protein sequence analysis and cDNA cloning. Proc Natl Acad Sci USA 1991;88:9690-9694.

[25] Rogers BL,Morgenstern JP,Garman RD,Bond JF,Kuo MC:Expression,purification,IgE binding and reaction with cat-allergic human T cells. Mol Immunol 1993;30:559-568.

［26］ Jackson BC，Thompson DC，Wright MW，McAndrews M，Bernard A，Nebert DW，Vasiliou V：Update of the human secretoglobin（*SCGB*）gene superfamily and an example of evolutionary bloom of androgen-binding protein genes within the mouse *Scgb* gene superfamily. Hum Genomics 2011；5：691-702.

乳胶的故事

Monika Raulf

德国社会事故保险预防和职业医学研究所

德国波鸿鲁尔大学波鸿分校研究所

摘要

橡胶树乳白色的汁液是天然乳胶(NRL)商业化生产的来源,也是潜在致敏蛋白的来源。天然乳胶材料大约在1840年被引入健康保护领域,因为能用它制造舒适、柔韧的医疗产品,特别是手套。20世纪80年代后期,由于感染性疾病的增加,尤其是HIV感染,天然乳胶手套的使用显著增加。20世纪90年代,天然乳胶成为医务人员和脊柱裂病人手术第一天发生临床相关过敏最重要的因素。对天然乳胶过敏认识的增强,深入研究过敏原特征及致敏机制,对医务人员进行过敏教育,同时推广使用降低蛋白质水平的无粉手套,这些措施都与20世纪90年代后期天然乳胶过敏疑似病例数量下降有关。天然乳胶过敏是一个很好的"新过敏原"的例子,它突然产生了巨大的健康和经济影响,它还以严格的过敏原隔离,作为一种成功的预防策略在相对较短的过敏历史中留下一笔。

乳胶是橡胶及蛋白质的来源

"乳胶"(latex)一词来自于西班牙语,原意指牛奶及白色牛奶样的树液,这种树液由树木的乳管细胞合成,从受伤的树干上分泌。正如Ownby的描述,古代中美洲乳胶物品(橡皮球、木制工具橡胶手柄等)的使用可追溯到公元前1600年。这些橡胶制品的乳胶来源于卡斯蒂利亚橡胶树(巴拿马或墨西哥橡胶树),混合了牵牛花藤(月光花)的汁液以提高材料的质量。超过2000种植物产生这种液体乳胶,但是现在,亚马逊水域的原生树木——巴西橡胶树产生的汁液是商业化生产天然乳胶的来源。大多数橡胶树在热带国家进行商业化种植,包括马来西亚、泰国、印度等。中美洲和南美洲原生地区产量较小。

大约在1770年,干燥的乳胶在英国被称为"橡胶",因为它能很好地擦掉铅笔记号。通过划破橡胶树树干收集到的乳胶以碳氢化合物1,4-顺聚异戊间二烯的聚合体为主要成分。蛋白质仅占橡胶树乳胶鲜重的1%~2%,这些蛋白质异质分布于乳胶树液中,参与聚异戊二烯的生物合成及乳胶的凝集,保护橡胶树抵抗各种疾病。将新鲜的乳胶树液超速离心后,可清楚识别出三种主要组分(橡胶相、C-乳清、底层的B-乳清)。橡胶相由橡胶颗粒及两种主要的不溶蛋白质组成,这种蛋白质可从橡胶颗粒表面提取。大多数C-乳清、B-乳清可溶于水。乳胶C-乳清包含各种蛋白质(超过200种多肽),其中一些是与橡胶生物合成有关的酶。北美及墨西哥的荒漠灌丛、银胶菊灌木(银色橡胶菊)是一种橡胶替代来源,它在植物学上与橡胶无关,并且似乎不含有与橡胶树乳胶过敏原有交叉反应的蛋白质。

大约在1840年,美国的Charles Goodyear和Nathaniel Hayward发明了橡胶的硫化过程,解决了橡胶制品不稳定的问题。使用这种方法,可制造出舒适、柔韧的天然乳胶材料,很快便适用于制造医疗产品,特别是手套。各种化学制品,比如加速剂、活化剂、抗氧化剂、硫化剂,都用于制作医用手套,该手套于1880年开始在外科手术中使用。接下来的100年中,医用手套变得更好、更合手,并使用各种粉末避免橡胶相互粘连,使戴上和取下更加方便。

除了医用手套和家用手套外,大量其他产品也使用天然乳胶制造。例如,导尿管、避孕套、止血带、婴儿奶嘴、玩具、气球,这些物品中可能含有致敏蛋白,能够引起IgE介导的相关过敏,也可能导致接触到的病人致敏。

乳胶过敏的历史——问题始于何时？

　　历史上看，天然乳胶过敏是一种起源于欧洲的疾病。1927 年，德国报告了 2 例速发型乳胶过敏病例。第一例由 Stern 报告，该病人表现为橡胶镶牙后出现荨麻疹及喉头水肿。第二例由 Grimm 报告，病人在吸入橡胶绝缘电线加热后散发出的天然乳胶颗粒后发作。与这些 I 型速发型变态反应相对，内科医生还发现，持续接触乳胶制品的成分可引发接触性皮炎（T 细胞介导的 IV 型反应）。这些反应的触发可归因于手套制作中使用的低分子量化学添加剂及促进剂，如秋兰姆、氨基甲酸酯、硫脲衍生物、苯并噻唑和胺类。临床症状为接触乳胶产品后 12～48 h 内发作，并在 72 h 内恶化（即所谓的渐强反应）。

　　1979 年，速发型乳胶过敏反应研究兴起了热潮。当时，英国《自然》杂志描述一位病人戴上家用乳胶手套后出现了速发型红肿及皮疹反应。随后的几十年中，出现了大量接触各种天然乳胶后出现严重过敏反应的报告，以及其他与天然乳胶相关的文献（图 1）。最初的 2 例是 Turjanmaa 等人报道的护士术中过敏反应，推测是由乳胶手套引起。此外，芬兰团队通过普-科二氏被动转移试验证明天然乳胶过敏是一种 IgE 介导的反应，并发现了天然乳胶特异性 IgE 抗体。北美地区文献中，第一篇乳胶过敏报告出现于 1989 年。Slater 描述了两位脊柱裂儿童曾在接触橡胶材料后出现荨麻疹，他们在后来的手术之中出现了严重过敏反应。

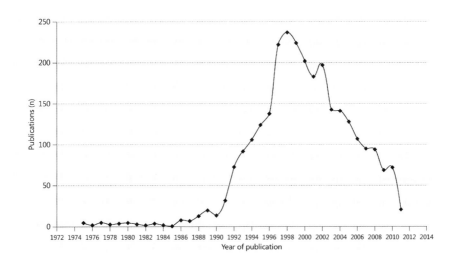

图 1　1975—2011 年乳胶过敏文献的数量

　　20 世纪 80 年代到 90 年代，出现了很多解释乳胶过敏激增的理论。即便我们没有所有的重要信息，而且核心问题难以解答，仍可以考虑几个因素。一个因素是，人们为应对感染性疾病（尤其是艾滋病）提高了卫生标准，天然乳胶产品的使用增长迅速，尤其是天然乳胶手套。手套的需求急剧上升，还导致了缺货问题。商家努力满足市场需求，因此出现了各种不同质量的产品，过敏问题也随即变得严重。这种早期的手套，由于不同的制造工序，可提取蛋白质的成分也不同。据推测，制造工序的改变是天然乳胶过敏迅速增加的一个重要原因（乳胶手套的质量下降），比如减少去除天然乳胶中蛋白质的步骤。随后人们发现，身体各部位接触可提取蛋白质会导致过敏，并且手套上的粉末会促进过敏发展。此外，20 世纪 90 年代早期发现了天然乳胶过敏原结合粉末现象。戴上或脱下手套时，玉米粉末颗粒在空气中传播，附着于粉末的蛋白质可能会变成广泛传播的抗原。乳胶蛋白粉末颗粒展现了医务人员（直接接触的手套使用者）和病人（间接接触，比如手术中）接触到乳胶过敏原及致敏的潜在机制。对乳胶过敏的认识日益增强的第二个重要因素是人们认识到乳胶过敏确实存在，以及在医务人员、脊柱裂病人及公众中传播乳胶过敏的相关信息。自 20 世纪 80 年代中期清晰阐明了过敏的原因以来，IgE 介导的天然乳胶超敏反应已被认为是一种严重的健康问题，对健康和经济有广泛的影响。这激励了科学研究，不仅要建立预防策略，还要提高过敏原来源的识别能力及诊断效率。

谁处于风险之中？危险因素和流行病学

直接接触皮肤/黏膜或者吸入都会接触到天然乳胶。早些时候，医院在手术前不会进行对天然乳胶的初步预防，不会麻醉所有脊柱裂病人，也未使用降低蛋白质水平的无粉手套，脊柱裂儿童、医务工作者以及多次进行手术的病人等都是天然乳胶过敏的高危人群。另外，还有一些非医务人员也是接触高危人群，包括理发师、清洁工、食品工人，以及橡胶厂工人或者有食物过敏史的人。

依据研究分组的定义及评估乳胶过敏的方法不同，观察到的脊柱裂儿童乳胶过敏比例为 $25\% \sim 72\%$，医务工作者的比例为 $0\% \sim 30\%$。两项独立研究报告称，在可检测到乳胶特异性 IgE 抗体的成人献血者中，致敏比例约为 6%。相对而言，普通人群乳胶过敏比例为 $0\% \sim 2.3\%$。对乳胶产品过敏的个体也可能由于交叉反应，对很多新鲜水果、蔬菜、坚果过敏。

相关过敏原的表征

迄今为止，已鉴别出大约 250 种不同的天然乳胶多肽，其中大约 60 种可以与人类 IgE 结合，目前 16 种过敏原已被国际过敏原命名委员会（IUIS）列入最新的命名清单，并得到正式命名（http://www.allergen.org；table 1）。大多数过敏原以重组形式存在。有充足的证据表明，不同的危险人群对不同的天然乳胶过敏原敏感。很明显，过敏蛋白质接触方式对于致敏的发展极为重要。表 1 列出了一些主要的天然乳胶过敏原。

表 1　橡胶树特定乳胶过敏原的免疫及临床特征-IUIS 命名列表

乳胶过敏原	分子量/kDa	蛋白质名称、生物学功能或生理学功能	过敏原意义
Hev b 1	14	橡胶延长因子	脊柱裂病人主要的过敏原
Hev b 2	34	β-1,3-葡聚糖	（主要）过敏原
Hev b 3	24	小橡胶颗粒蛋白	脊柱裂病人主要的过敏原
Hev b 4	$53 \sim 55$	卵磷脂酵素同系物	次要过敏原
Hev b 5	16	酸性结构蛋白	脊柱裂病人及医务人员主要的过敏原
Hev b 6.01	20	橡胶蛋白前体	主要过敏原（主要 IgE 结合表位为 Hev b6.02）
Hev b 6.02	4.7	橡胶蛋白	主要过敏原
Hev b 6.03	14	橡胶蛋白前体 C 结构域	次要过敏原
Hev b 7	44	乳胶 B-血清和 C-血清马铃薯糖蛋白样蛋白（酯酶）	次要过敏原
Hev b 8	14	抑制蛋白（肌动蛋白结合蛋白）	次要过敏原
Hev b	51	烯醇酶	次要过敏原
Hev b	26	锰超氧化物歧化酶	次要过敏原
Hev b	30	Ⅰ 类甲壳质酶	次要过敏原
Hev b	9	非特异性脂质转移蛋白	次要过敏原
Hev b	42	酯酶	（主要）过敏原
Hev b	30	三叶胶原	次要过敏原

注：在括号内过敏原描述为"主要"表示在此次讨论中是重要的。

天然乳胶的第一个主要过敏原"橡胶延长因子"由 Czuppon 等人在 1993 年确定，国际过敏原命名委员会命名为 Hev b 1。Hev b 1 是一种乳胶特异性过敏原，与其他植物蛋白无相关同源性。Hev b 1 和 Hev b 3 是与脊柱裂病人乳胶过敏高度相关的橡胶颗粒蛋白。使用重组 rHev b 1，将 ImmunoCAP 联合作为诊断工具,发现 80.6％的脊柱裂病人($n=31$)血清以及 30％的多次手术过的病人血清对重组 Hev b 1 呈阳性。相比之下,104 位乳胶过敏的医务工作人员仅有 11.5％ Hev b 1 特异性 IgE 阳性。

C-血清中,可检测到最重要的过敏原是 Hev b 5,一种酸性、热稳定、16～24 kDa 的蛋白质,富含谷氨酸及脯氨酸残基。其生理学功能目前还不清楚。原始 Hev b 5 由 Akasawa 等人描述定性,而第一个重组 Hev b 5(rHev b 5)由 Slater 等人描述。数据表明,在所有病人组中(医务工作人员、脊柱裂病人及多次手术的病人),rHev b 5 特异性 IgE 浓度最为显著。

对医务工作者影响最大的天然乳胶过敏原之一似乎是前体橡胶蛋白,这是一种 20 kDa 大小、从 B-血清中分离出的前体蛋白质,世界卫生组织和国际过敏原命名委员会将其命名为 Hev b 6.01。mRNA 的成熟是这一前体蛋白成熟的关键。翻译后的产物被剪切为 2 个蛋白质:4.7 kDa 的橡胶蛋白(Hev b 6.02)及 14 kDa 的 C 端主域 Hev b 6.03。所有三种抗原均在植物中存在,但是 Hev b 6.01 与 Hev b 6.03 的比例为 30：1。橡胶蛋白是前体橡胶蛋白分子中 IgE 结合肽最重要的部分。另外,橡胶蛋白与几个壳质结合凝集素有同源性,并与其他植物及食物的交叉反应性有关。

乳胶-水果/食物综合征——交叉反应性的问题

30％～50％的乳胶过敏的病人对植物来源的食物尤其是水果有过敏症状。这种现象称为乳胶水果综合征。已发现有多种水果能导致这种现象,且种类越来越多,最常见的种类包括牛油果、香蕉、栗子、猕猴桃。一些乳胶过敏原被发现与导致乳胶水果交叉反应有关,比如 Hev b 2、Hev b 6.02、Hev b 7、Hev b 8、Hev b 12(图 2)。致敏的时序进程是悬而未决的讨论题目。在文献中,有报告描述全身性水果(香蕉)过敏在天然乳胶过敏之前出现,也有报告称天然乳胶过敏症状早于香蕉过敏。Mennicken 等人在一项对脊柱裂病人的乳胶及水果抗体的长期随访研究中,发现乳胶致敏往往早于水果致敏。在一些病例中,应用重组单乳胶过敏原来检测乳胶特异性 IgE,有助于辨别乳胶和水果之间的交叉反应性和共同致敏。

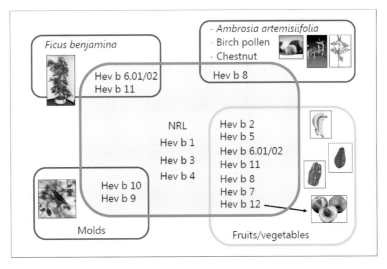

图 2　乳胶-水果/食物综合征的分子关联过敏原可能是导致交叉反应的原因

乳胶的分子过敏反应学模型——如何改良诊断?

过去,诊断乳胶过敏相当困难,一些研究表明,IgE 检测对天然乳胶有过敏表现、皮肤试验阳性的病人时,至少出现了 25％的假阴性。出现这类误差的原因之一是缺少一种过敏原。的确,在乳胶过敏原诊断中加入重组 Hev b 5 后,被明确为乳胶过敏的 16 例中,8 例应用法玛西亚 CAP 系统检测乳胶特异性 IgE 为阴性,而 Hev b 5 的 IgE 水平却显著升高。这些发现表明,在那些出现 IgE 假阴性结果的诊断中,乳胶过敏原 Hev b 5 可能起了特殊的作用。增加重组 Hev b 5 可显著提高 ImmunoCAP 血清诊断效率。这些结果指出了一种新方法：如果相关的过敏原不稳定，可能无法在经历标准化制作中所必需的步骤后存活，那么在生产时，它们可以稳定的重组蛋白质形式加入过敏原制备。与此相反，针对没有症状而乳胶特异性 IgE 检测为假阳性，且基于 IgE 结合 N-聚糖和/或 O-聚糖（经常为植物来源的过敏原的一部分，比如乳胶）皮肤试验也为阴性的情况，可用"交叉反应碳水化合物的决定簇"的抑制实验来鉴别，是蛋白表位（有临床相关性）还是糖表位（临床相关性低）导致了 IgE 结合乳胶。另外，利用微阵列或单一 ImmunoCAP 联合重组或原始过敏原的组分分解法，是诊断乳胶过敏的可靠方法。

预防措施：成功的回避策略

无粉末、低乳胶手套的引入，降低了高危人群乳胶过敏的发生率，这些人群包括医务人员及脊柱裂病人。概括而论，转折点发生在 1994 年左右，当时乳胶过敏的高危人群在无天然乳胶的情况下进行手术。使用无粉末、蛋白质浓度下降的手套，大大降低了气传乳胶过敏原。对所有脊柱裂病人在术前、术中以及麻醉过程中就开始天然乳胶预防策略，对减少天然乳胶过敏产生了积极影响。最近的数据显示，儿童脊柱裂病人从出生后就处于无乳胶环境中，患乳胶过敏的比例为 5%，而之前非无乳胶组的比例为 55%；临床相关的过敏显著下降，从 37% 降到 1%。在德国，1997 及 1998 年在全国范围内对医务人员进行预防宣传，并且在 1997 年12 月修订危险物质强制技术规范，禁止带粉末的天然乳胶手套或者高致敏原的天然乳胶手套使用（劳动和社会事务部，2008 年）。Allmers 等研究了德国预防策略的有效性，他们发现，通过使用无粉末、低蛋白质水平的手套，全国范围内职业性天然乳胶过敏的发生率下降。因此，直截了当、可操作、实施恰当、能保持的干预措施，是成功预防策略的例子。然而，Merget 等于 2010 年发表的研究表明，乳胶过敏流行 10 年后，大量乳胶过敏的人群仍有轻度过敏相关症状，比如眼睛、鼻子或者气道症状，这表明对于乳胶过敏的医务工作者采取进一步预防措施是有必要的。

参 考 文 献

[1] Ownby DR：A history of latex allergy. J Allergy Clin Immunol 2002；110：S27-S32.

[2] Yeang HY，Arif SA，Yusof F，Sunderasan E：Allergenic proteins of natural rubber latex. Methods 2002；27：32-45.

[3] Moir GFJ：Ultracentrifugation and staining of *Hevea* latex. Nature 1959；184：1626-1628.

[4] Siler DJ，Cornish K，Hamilton RG：Absence of cross-reactivity of IgE antibodies from subjects allergic to *Hevea brasiliensis* latex with a new source of natural rubber latex from guayule（*Parthenium argentatum*）. J Allergy Clin Immunol 1996；98：895-902.

[5] Truscott W：Glove powder reduction and alternative approaches. Methods 2002；27：69-76.

[6] Turjanmaa K，Mäkinen-Koljunen S，Reunala T，Alenius H，Palosuo T：Natural rubber latex allergy：the European experience. Immunol Allergy Clin North Am 1995；15：71-88.

[7] Stern G：Überempfindlichkeit gegen Kautschuk als Ursache von Urticaria und Quinckeschem Ödem. Klin Wochensch 1927；6：1096-1097.

[8] Grimm A：Überempfindlichkeit gegen Kautschuk als Ursache von Urticaria und Quinckeschem Ödem. Klinische Wochensch 1927；6：1479.

[9] Nutter AF：Contact urticaria to rubber. Br J Dermatol 1979；101：597-598.

[10] Turjanmaa K，Reunala T，Tuimala R，Karkkainen T：Severe IgE-mediated allergy to surgical gloves. Allergy 1984；39：35.

[11] Köpman A，Hannuksela M：Contact uriticaria to rubber. Duodecim 1983；3：39.

[12] Granady LC，Slater JE：The history and diagnosis of latex allergy. Immunol Allergy Clin North Am

1995;15:21-29.

[13] Slater JE:Rubber anaphylaxis. N Engl J Med 1989;320:1126-1130.

[14] McFadden ER Jr: Natural rubber latex sensitivity seminar: conference summary. J Allergy Clin Immunol 2002;110:S137-S140.

[15] Lagier F,Badier M,Martigny J,Charpin D,Vervloet D:Latex as aeroallergen. Lancet 1990;336:516-517.

[16] Beezhold D,Beck WC:Surgical glove powders bind latex antigens. Arch Surg 1992;127:1354-1357.

[17] Baur X,Ammon J,Chen Z,Beckmann U,Czuppon AB: Health risk in hospitals through airborne allergens for patients presensitised to latex. Lancet 1993;342:1148-1149.

[18] Konz KR,Chia JK,Kurup VP,Resnick A,Kelly KJ,Fink JN:Comparison of latex hypersensitivity among patients with neurologic defects. J Allergy Clin Immunol 1995;95:950-954.

[19] Bernardini R,Novembre E,Lombardi E,Mezzetti P,Cianferoni A,Danti DA,Mercurella A,Vierucci A:Risk factors for latex allergy in patients with spina bifida and latex sensitization. Clin Exp Allergy 1999;29:681-686.

[20] Yassin MS,Sanyurah S,Lierl MB,Fischer TJ,Oppenheimer S,Cross J,O'Brien K,Steinmetz C,Khoury J:Evaluation of latex allergy in patients with meningomyelocele. Ann Allergy 1992;69:207-211.

[21] Yassin MS,Lierl MB,Fischer TJ,O'Brien K,Cross J,Steinmetz C:Latex allergy in hospital employees. Ann Allergy 1994;72:245-249.

[22] Garabrant DH,Schweitzer S:Epidemiology of latex sensitization and allergies in health care workers. J Allergy Clin Immunol 2002;110:S82-S95.

[23] Kanny G,Moneret-Vautrin DA,Flabbee J,Beaudouin E,Morisset M,Thevenin F:Population study of food allergy in France. J Allergy Clin Immunol 2001;108:133-140.

[24] Ownby DR,Ownby HE,McCullough J,Shafer AW:The prevalence of anti-latex IgE antibodies in 1,000 volunteer blood donors. J Allergy Clin Immunol 1996;97:1188-1192.

[25] Porri F,Lemiere C,Birnbaum J,Guilloux L,Didelot R,Vervloet D,Charpin D:Prevalence of latex allergy in atopic and nonatopic subjects from the general population. J Allergy Clin Immunol 1995;95:154.

[26] Turjanmaa K,Alenius H,MäkinenKiljunen S,Reunala T,Palosuo T:Natural rubber latex allergy. Allergy 1996;51:593-602.

[27] Posch A,Chen Z,Raulf-Heimsoth M,Baur X:Latex allergens. Clin Exp Allergy 1998;28:134-140.

[28] Czuppon AB,Chen Z,Rennert S,Engelke T,Meyer HE,Heber M,Baur X: The rubber elongation factor of rubber trees(*Hevea brasiliensis*)is the major allergen in latex. J Allergy Clin Immunol 1993;92:690-697.

[29] Raulf-Heimsoth M,Rihs HP,Rozynek P,Cremer R,Gaspar A,Pires G,Yeang HY,Arif SA,Hamilton RG,Sander I,Lundberg M,Brüning T:Quantitative analysis of immunoglobulin E reactivity profiles in patients allergic or sensitized to natural rubber latex(*Hevea brasiliensis*). Clin Exp Allergy 2007;37:1657-1667.

[30] Akasawa A,Hsieh LS,Martin BM,Liu T,Lin Y:A novel acidic allergen,Hev b 5,in latex:purification,cloning and characterization. J Biol Chem 1996;271:25389-25393.

[31] Slater JE,Vedvick T,Arthur-Smith A,Trybul DE,Kekwick RG:Identification,cloning,and sequence of a major allergen(Hev b 5)from natural rubber latex(*Hevea brasiliensis*). J Biol Chem 1996;271:25394-25399.

[32] Posch A,Chen Z,Wheeler C,Dunn MJ,Raulf-Heimsoth M,Baur X:Characterization and identification

of latex allergens by two-dimensional electrophoresis and protein microsequencing. J Allergy Clin Immunol 1997;99:385-395.

[33] Rozynek P,Posch A,Baur X:Cloning,expression and characterization of the major latex allergen prohevein. Clin Exp Allergy 1998;28:1418-1426.

[34] Radauer C,Adhami F,Fürtler I,Wagner S,Allwardt D,Scala E,Ebner C,Hafner C,Hemmer W,Mari A,Breiteneder H:Latexallergic patients sensitized to the major allergen hevein and hevein-like domains of class I chitinases show no increased frequency of latex-associated plant food allergy. Mol Immunol 2011;48:600-609.

[35] Blanco C:Latex-fruit syndrome. Curr Allergy Asthma Rep 2003;3:47-53.

[36] Wagner S,Breiteneder H:The latex-fruit syndrome. Biochem Soc Trans 2002;30:935-940.

[37] Barre A,Culerrier R,Granier C,Selman L,Peumans WJ,Van Damme EJ,Bienvenu F,Bienvenu J,Rougé P:Mapping of IgE-binding epitopes on the major latex allergen Hev b 2 and the cross-reacting 1,3β-glucanase fruit allergens as a molecular basis for the latex-fruit syndrome. Mol Immunol 2009;46:1595-1604.

[38] Chen Z,Posch A,Cremer R,Raulf-Heimsoth M,Baur X:Identification of hevein(Hev b 6. 02)in *Hevea* latex as a major cross-reacting allergen with avocado fruit in patients with latex allergy. J Allergy Clin Immunol 1998;102:476-481.

[39] Posch A,Wheeler CH,Chen Z,Flagge A,Dunn MJ,Papenfuss F,Raulf-Heimsoth M,Baur X:Class I endochitinase containing a hevein domain is the causative allergen in latex-associated avocado allergy. Clin Exp Allergy 1999;29:667-672.

[40] Raulf-Heimsoth M,Stark R,Sander I,Maryska S,Rihs HP,Brüning T,Voshaar T:Anaphylactic reaction to apple juice containing acerola:cross-reactivity to latex due to prohevein. J Allergy Clin Immunol 2002;109:715-716.

[41] Schmidt MH,Raulf-Heimsoth M,Posch A:Evaluation of patatin as a major cross-reactive allergen in latex-induced potato allergy. Ann Allergy Asthma Immunol 2002;89:613-618.

[42] Raulf-Heimsoth M,Kespohl S,Crespo JF,Rodriguez J,Feliu A,Brüning T,Rihs HP:Natural rubber latex and chestnut allergy:cross-reactivity or co-sensitization? Allergy 2007;62:1277-1281.

[43] Beezhold DH,Hickey VL,Kostyal DA,Puhl H,Zuidmeer L,van Ree R,Sussman GL:Lipid transfer protein from *Hevea brasiliensis*(Hev b 12),a cross-reactive latex protein. Ann Allergy Asthma Immunol 2003;90:439-445.

[44] M'Raihi L,Charpin D,Pons A,Bongrand P,Vervloet D:Cross-reactivity between latex and banana. J Allergy Clin Immunol 1991;88:129-130.

[45] Cinquetti M,Peroni D,Zoppi G:Latex allergy in a child with banana anaphylaxis. Acta Paediatr 1995;84:709-710.

[46] Mennicken O,Cremer R,Weiss M:Followup study on the latex-fruit-syndrome in patients with spina bifida(abstract). Annual Meeting SRSbH,Dublin,2004.

[47] Hamilton RG,Adkinson NF,Mulitcenter Latex Skin Testing Study Task Force:Diagnosis of natural rubber latex allergy:multicenter latex skin testing efficacy study. J Allergy Clin Immunol 1998;102:482-490.

[48] Chen Z,Rihs HP,Slater JE,Paupore EJ,Schneider EM,Baur X:The absence of Hev b 5 in capture antigen may cause false-negative results in serologic assays for latexspecific IgE antibodies. J Allergy Clin Immunol 2000;105:S8.

[49] Lundberg M,Chen Z,Rihs HP,Wrangsjö K:Recombinant spiked allergen extract. Allergy 2001;56:794-795.

[50] Ebo DG, Hagendorens MM, De Knop KJ, Verweij MM, Bridts CH, De Clerck LS, Stevens WJ: Component-resolved diagnosis from latex allergy by microarray. Clin Exp Allergy 2010;40:348-358.

[51] Allmers H, Schmengler J, Skudlik C: Primary prevention of natural rubber latex allergy in the German health care system through education and intervention. J Allergy Clin Immunol 2002;110: 318-323.

[52] Levy DA, Allouche S, Chabane MH, Leynadier F: Powder-free protein-poor rubber latex gloves and latex sensitization. JAMA 1999;281:988.

[53] Niggemann B: IgE-mediated latex allergyan exciting and instructive piece of allergy history. Pediatr Allergy Immunol 2010;21:997-1001.

[54] Cremer R, Kleine-Diepenbruck U, Hoppe A, Bläker F: Latex allergy in spina bifida patients-prevention by primary prophylaxis. Allergy 1998;3:709-711.

[55] Blumchen K, Bayer P, Buck, Michael T, Cremer R, Fricke C, Henne T, Peters H, Hofmann U, Keil T, Schlaud M, Wahn U, Niggemann B: Effects of latex avoidance on latex sensitization, atopic status and allergic diseases in patients with spina bifida. Allergy 2010;65:1585-1593.

[56] Merget R, van Kampen V, Sucker K, Heinze E, Taeger D, Goldscheid N, Haufs MG, Raulf-Heimsoth M, Komak K, Nienhaus A, Bruening T: The German experience 10 years after the latex allergy epidemic:need for further preventive measures in healthcare employees with latex allergy. Int Arch Occup Environ Health 2010;83:895-903.

花生过敏原

Wolf-Meinhard Becker[a]

Uta Jappe[a,b]

a. 德国博斯特尔（Borstel）市德国肺研究中心北方气管研究中心（ARCN），

博斯特尔研究中心临床和分子变态学科

b. 德国吕贝克大学皮肤学、过敏学、性病学部

摘要

有证据证明人们最早在 7600 年前开始种植花生。花生过敏的发病率约为 1％，其诊断和治疗都带有挑战，但也确实是一个研究食物过敏很好的模型，它的分子基础及致病机理都值得研究。因此，理清所有这些问题，其起点是认识花生过敏原及其结构，制备重组或天然过敏原。这是体外诊断试验以及免疫治疗药物的基础。在 I 型食物过敏中，花生过敏的病人群体最大。花生中已经识别了 12 种过敏原，随后将会阐述它们的分子学特征。Ara h 1、Ara h 3.01、Ara h 3.02(此前命名为 Ara h 4)属于 cupin 超家族。蓝豆蛋白 Ara h 2、Ara h 6、Ara h 7 以及非特异性脂质转移蛋白 Ara h 9 属于醇溶谷蛋白超家族。Ara h 5(抑制蛋白)及 Ara h 8(Bet v 1 同源蛋白)可引起 II 型食物过敏，并且在连续和/或构象相似分子方面，与花粉吸入过敏相关。世界卫生组织/国际过敏原命名委员会命名了两种花生油质蛋白 Ara h 10 及 Ara h 11、两种防御素 Ara h 12 及 Ara h 13。上述特异性过敏原的效应还需要结合它们的基质环境及个体的免疫系统来考虑。

花生可引起致敏个体广泛的过敏反应，严重程度从轻度到致命性过敏症状皆有（表 1）。摄入花生后可能出现的胃肠道以及呼吸道症状包括皮肤和黏膜的症状，以及影响全身系统过敏性休克的全部症状。对花生高度敏感的病人甚至可在皮肤接触花生后出现症状，可导致湿疹以及诱发 I 型超敏反应。

表 1 花生过敏在不同器官的表现及症状轻重分级

严重程度	症状		
	轻度	中度	重度
皮肤	荨麻疹及瘙痒	变应性皮炎、荨麻疹	血管性水肿
呼吸道	过敏性鼻炎、喘气	气短、哮喘	急性重症哮喘
胃肠道	腹泻、恶心、呕吐	腹痛	喉头水肿
系统反应			过敏性休克

注：所有症状可单独出现也可合并出现。

诊断该疾病的重要的挑战之一，是花生过敏的临床表现多样及严重程度不一。一个问题是，部分过敏与单一花生过敏原相关，如 Ara h 2 或 Ara h 6，这些是严重症状的标记过敏原。另一个问题是，在复杂食物中，花生蛋白质的过敏原来源难以定量，即所谓的"隐藏"过敏原问题。第三个问题是，目前对花生过敏缺乏有效而安全的治疗方法。因此，花生过敏的诊断和治疗面临着挑战，同时也是研究所有食物过敏的很好的模型，这包括研究它的分子基础及病理机制。

花生过敏的发病率

Sicherer 等人的研究表明，花生过敏的发病率在美国成人中始终保持稳定，为 1.3％，但是在儿童中，发

病率从 1997 年的 0.4％上升到 2008 年的 1.4％。英国 Venter 等人对 3～4 岁儿童的研究结果与此类似，花生过敏的发病率上升，而在 20 世纪 90 年代后期之后似乎比较稳定。这些研究表明，获得花生过敏的发病率数据非常困难，尤其是在欧洲，但是，这些数据足以说明花生过敏所带来的影响之大。

花生的地域性起源

花生的学名为 *Arachis hypogaea*（hypogaea 意即"地下"），它是豆科植物的种子，与大豆、豌豆、扁豆、羽叶都同属于豆科家族。因此，花生或落花生从系统发生学上看实际不同于核桃、榛子一类的坚果，也不同于杏仁一类的核果。在假设哪些食物之间会产生过敏交叉反应时，需注意这一点。

花生起源于南美洲，主要来自巴拉圭及玻利维亚，那里有两种不同二倍体的花生，即蔓花生（*A. duranensis*）、蝶花生（*A. ipaensis*），它们是花生的野生近缘种，直到今天仍有种植。很有可能，异源四倍体矶鹬属花生起源于蔓花生及蝶花生，并进一步发展为家养花生。蔓花生及蝶花生对于异源四倍体落花生的贡献是明显的，因为后者的单一花生过敏原主要为两种亚型，即 Ara h 2.0101（16.5 kDa）和 Ara h 2.0201（18 kDa），其中 Ara h 2.0101 来源于蔓花生，Ara h 2.0201 来源于蝶花生。人类学家 Dillehay 等发现，已知最早的花生种植出现在 7600 年前的秘鲁北部。在花生如何在世界范围内传播这个问题上，说服力最强的假设是葡萄牙人把花生带到非洲，西班牙人通过菲律宾把花生带到马来西亚、日本、中国、印度。2011 年，花生产量最大的国家分别是中国、印度、马来西亚、美国（2013 年 4 月调查结果）。

来自世界不同地方的各种花生含有相似的蛋白质，包括 Ara h 1 及 Ara h 2，并且它们 IgE 结合特性在很大范围上也相似。历史上，分离并鉴定花生蛋白质的方法源自 Osborne，起初这一方法是用来检测小麦蛋白。谷物种子蛋白质依据物理学标准（溶解度）分为四组：白蛋白（水溶性）、球蛋白（盐溶性）、醇溶蛋白（酒精溶性，脯氨酸及谷氨酰胺富集的储存蛋白）、谷蛋白。花生白蛋白组分的成分是凝集素（花生凝集素，PNA）、蛋白酶/α-淀粉酶抑制剂、磷脂酶。这些部分与谷类醇溶蛋白的超家族有重叠，如 2S（Swedberg 单位）白蛋白、脂质转移蛋白及谷类 α-淀粉酶/胰蛋白酶抑制剂，而花生中有相似的结构。球蛋白被进一步细分为两类：花生球蛋白及伴花生球蛋白（主要的储存蛋白）。伴花生球蛋白可通过超速离心法分离为 7S 和 11S 组分，分别属于豌豆球蛋白及豆球蛋白。花生过敏原按不同的属性可进一步分类，见表 2。花生过敏原按不同的标准进一步分类，每一类代表特定的蛋白家族或超家族。Swedberg 单位是进一步分类的标准，这种常量至今仍有效，尽管获取这一常量的方法即蛋白离心分离技术已不再使用。更进一步的分类标准为蛋白质功能，曾在蛋白质组学中用于描述物质名称。

表 2　按物理及生物化学标准对花生过敏原进行分类

过敏原	蛋白家族	沉淀系数	生物学功能	蛋白质组的别名/同义名
Ara h 1	cupin 超家族	7S 豌豆球蛋白	储存蛋白质	伴花生球蛋白
Ara h 3	cupin 超家族	11S 豆球蛋白、大豆球蛋白	储存蛋白质	花生球蛋白
Ara h 2	醇溶蛋白超家族	2S 白蛋白	储存蛋白质，胰蛋白酶抑制剂	蓝豆蛋白
Ara h 6	醇溶蛋白超家族	2S 白蛋白	储存蛋白质	蓝豆蛋白
Ara h 7	醇溶蛋白超家族	2S 白蛋白	储存蛋白质	蓝豆蛋白
Ara h 9	醇溶蛋白超家族		非特异性脂质转移蛋白	
Ara h 5	抑制蛋白			
Ara h 8	Bet v 1-相关蛋白		PR-10	
Ara h 10	油质蛋白		油体形成	
Ara h 11	油质蛋白		油体形成	
Ara h 12	防御素		PR-12	
Ara h 13	防御素		PR-12	

另一种食物过敏原的分类方法是依据它们诱发过敏症状的潜力进行分类，而这一潜力基于它们的主要

致敏途径。一些食物可通过胃肠道作为致敏途径,诱发幼年儿童的过敏反应,包括牛奶、鸡蛋、鱼、贝类、坚果(如核桃、巴西胡桃或榛子)、小麦、豆类(如大豆、羽扇豆或花生(Ⅰ型食物过敏))。与此相反,Ⅱ型食物过敏是由来自植物的食物通过花粉与食物过敏原(比如桦树花粉相关的苹果/榛子)之间交叉反应性所诱发的,而这类过敏反应主要发生在呼吸道。

Ⅰ型食物过敏

Ⅰ型食物过敏是由那些在经受消化道及热处理后仍然稳定的过敏原所诱发的,因此主要通过胃肠道诱发超敏反应并导致系统性临床表现。因此,测试过敏原的胃液及胰液稳定性,是一项研究过敏原致敏效力的标准测试程序。此类过敏原被称为Ⅰ型食物过敏原。它们的特征是线性或稳定构象的IgE反应表位。花生过敏原Ara h 1已被鉴定有23种线性表位,而Ara h 2有10种,Ara h 3有4种。此外,Senet等研究显示,Ara h 2在消化环境中可产生稳定的片段。随着越来越多的花生过敏原被识别及标注,人们发现这些过敏原并不都能定义为Ⅰ型,有一些其实应定义为Ⅱ型。Ⅱ型包括Ara h 5(抑制蛋白)及Ara h 8,Ara h 8是Bet v 1有交叉反应性的致病相关(PR)-10蛋白。Ⅱ型过敏原通常导致轻度或中度的症状,比如口腔过敏综合征(OAS)。但是,研究大豆中与Ara h 8相似的过敏原(甘氨酸极限)Gly m 4(Sam 22)时发现,摄取可能未充分加热、含Gly m 4量高的豆制品,可导致过敏反应。引起严重反应的过敏原包括Ara h 9,这是一种非特异性的脂质转移蛋白(LTP),它引起关注的原因是它有耐受消化的特性。在欧洲南部发现了对Ara h 9过敏的病人,大多数是通过IgE抗体介导的桃子过敏。因为这些病人主要是对桃子过敏,摄入花生后仅有轻微症状,Ara h 9似乎符合Ⅱ型过敏原的定义。原因可能是它在花生中的浓度很低,因为Ara h 9在花生提取物中不能以常规方法被检测出,但是可以通过更为精密的方法检出。

食物过敏路径起于牛奶和鸡蛋过敏。这类过敏与花生过敏不同,大多数人在胃肠道免疫系统发育成熟后痊愈,然而,仅有20%的花生过敏儿能对花生形成耐受。与Ⅰ型食物过敏不一样,成人Ⅱ型食物过敏起源于对树木或草的花粉过敏。

Ⅱ型食物过敏

青少年及成人Ⅱ型食物过敏由吸入性树木或者草的花粉和乳胶过敏的交叉反应性所致。典型的Ⅱ型食物过敏为桦树花粉相关的苹果/榛子过敏、芹菜/香料过敏或者乳胶-水果综合征。Ⅱ型食物过敏的典型临床相关特征之一,是相关过敏原经加热处理及消化过程后不稳定,相关构象表位可被破坏,病人可食用烹饪的水果而不引起症状。在分子水平,桦树来源的交叉反应过敏原Bet v 1(桦木属)是主要的致敏原。Ⅱ型过敏原Mal d 1(苹果)或Cor a 1(榛子)是Bet v 1-同源的过敏原,这类过敏原还包括Dau c 1(胡萝卜)、Pru av 1(樱桃)、Pru p 1(桃子)、Pru ar 1(杏子)、Pyr c 1(梨子)、Gly m 4(大豆)、Api g 1(芹菜)。这解释了为什么一些长期对桦树花粉相关的苹果过敏的病人可发展为胡萝卜和/或樱桃过敏。在花生中,Bet v 1的同源过敏原为Ara h 8。如上所述,Ⅱ型过敏原通常引起轻度或中度的症状,比如口腔过敏综合征。有些时候,Ⅱ型食物过敏病人会有重度过敏反应,例如榛子过敏。原因之一可能是病人对榛子的nsLTP、Cor a 8或一种存储蛋白(Cor a 11)过敏。

总的来说,既包括Ⅰ型过敏原也有Ⅱ型过敏原的食物过敏原,如花生过敏中的Ara h 5、Ara h 8及可能存在的Ara h 9,诱发Ⅰ型食物过敏时会导致轻到中度的症状,如口腔过敏综合征。能诱发Ⅱ型食物过敏反应,也含有Ⅰ型过敏原的食物过敏原,比如榛子含有的Cor a 8,有可能激发严重过敏反应。

相对于在粗制过敏原提取物中检出IgE抗体,用组分分解诊断,包括严重反应过敏原标记物(例如Ara h 2,或Ara h 6)等方法,给变态反应学医生更加可靠的结果,用于指导病人是否需要携带急救盒。其他过敏原标记物的进一步临床研究正在进行。

花生过敏原

在表 3 中总结了至今鉴别及分类的 12 种花生过敏原。需要明确关注的是描述成熟蛋白质（过敏原）的特性，这些与数据库中的记录不同：在数据库中，这些蛋白质基于它们的信号肽列出，以描述它们的分子量和等电点。这并没有反映出提取物中成熟蛋白质的特性。基于尺寸排阻色谱法（复合凝胶 200），将近 90% 的花生提取物蛋白质位于孔隙体积包含 Ara h 1 的三聚体或寡聚物及 Ara h 3 的六聚体，分子量在 200 kDa 以上，这种花生提取物是通过碳酸氢盐缓冲液（pH 8）模拟咀嚼条件下获得的。

Ara h 1 及 Ara h 3

Ara h 1 及 Ara h 3 是种子储存蛋白并属于球蛋白。Ara h 1 是一种 7S 球蛋白或豌豆球蛋白，Ara 3 是一种 11S 球蛋白（大豆素）。两种过敏原都含有两种保守桶状蛋白（cupin），有桶状结构，属于双域双桶状蛋白的桶状蛋白超家族。对于其他豆类或者坚果类中可能存在的交叉反应性成分的预后，这一信息具有价值。据我们所了解，Ara h 1 最初是由 Barnett 及 Howden 描述。

Ara h 1 是一种羧基段 N-天冬酰胺（496N）糖基化位点结合不同寡糖 Man_{5-6} $GlcNAc_2$ 或 Man_{3-4} $XylGlcNAc_2$ 的糖蛋白。这些糖类对凝集素刀豆蛋白 A 有反应，这对于 Ara h 1 的纯化有益。Buschmann 等人发现，在 SDS-PAGE 条件下获得花生提取物中，Ara h 1 包含两种不同长度的异构体。全长异构体用氨基端测序法不能检出，但是当全长异构体的条带改变为稍短异构体的条带形式后，通过 Ara h 1 特异性单克隆抗体却可以检出。稍短异构体起自 G-85，正如 N 末端测序所示，并包含至少一个羟脯氨酸（p）作为翻译后的修饰（见表 3）。这种修饰导致 16Da 的质量偏移，用胰蛋白酶指纹识别方法的蛋白质组学分析蛋白质的时候应当考虑这一点，因为片段的匹配需要进一步完善。是否存在更大的异构体，是一个需要讨论的问题。假设称，在更大异构体的氨基端 35～34、48～57、65～74 位置，描述的 23 存在三种 IgE 反应肽。然而，Wicher 等人证明，这些表现可由片段生成。的确，我们通过氨基端测序及 2D 电泳位置（MW，pI）可发现这些片段。另外，我们在 Ties Latendorf 毕业论文的蛋白质组学数据中，发现了整个分子的氨基端片段。

表 3　花生过敏原的特征

过敏原	MW/kDa（计算得出）	pI	特殊的特征	氨基端	蛋白家族	功能	增加序号
Ara h 1	68757	6.36	糖蛋白	K26SSPYQK	7S 球蛋白	储存蛋白	P43238
	61882	6.03	糖蛋白截断异构体	G85SpPGE	豌豆球蛋白	储存蛋白	
Ara h 2	17993	5.51		R22QQEL	2S 白蛋白	胰蛋白酶抑制剂	AY158467
	16637	5.5		R22QQEL	蓝豆蛋白	胰蛋白酶抑制剂	L77197
Ara h 3	58697	5.58	等过敏原形成六聚体	I21SF RQQa	11S 球蛋白	储存蛋白	AAC63045
iso-Ara h 3	56241	5.35	等过敏原形成六聚体	V19TFRQGG	豆球蛋白	储存蛋白	AAT39430
Ara h 4	58849	5.47	等过敏原形成六聚体	I21SFRQQ			AF086821
Ara h 3/4a	23115	6.58	胰蛋白酶抑制剂	I23SFRQQ			AF487543
Ara h 5	14051	4.58	抑制蛋白	MSWQTYV	抑制蛋白		AF059615

过敏原	MW/kDa（计算得出）	pI	特殊的特征	氨基端	蛋白家族	功能	增加序号
Ara h 6	14491	5.02		M21RRERGR	蓝豆蛋白		AF092846
Ara h 7.0101	16322	5.56		T21RWDPD	蓝豆蛋白		AF091737
Ara h 7.0201	17374	7.49		T21RWDPD			EU046325
Ara h 8.0101	16952	5.03	Bet v 1-同源蛋白，PR-10	MGVFTF		PR-10 蛋白	AY328088
Ara h 8.0201	16281	5.07	Bet v 1-同源蛋白，PR-10	GVHTFEE		PR-10 蛋白	EF436550
Ara h 9.0101	9135	9.45	PR-14	I25SCGQVN		nsLTP	EU159429
Ara h 9.0201	9054	9.25		I25SCGQVN		nsLTP	EU161278
Ara h 10.0101	15595	9.36		MTDRTQP		油质蛋白	AY722694
Ara h 10.0102	17752	9.61		MTDRTQP		油质蛋白	AY722695
Ara h 11.0101	14307	9.08		(M)AEALYY		油质蛋白	DQ097716
Ara h 12	5184		PR-12			防御素	
Ara h 13	5472		PR-12			防御素	
油质蛋白	18435	9.8				油质蛋白	AF325917
油质蛋白 3	16875	8.99	IgE 活性肽，SDQTRTGY	MSDQTRTGY		油质蛋白	AAU21501
花生凝集素	26749	5.03	死聚体	A24ETVSFN		凝集素	S42352

注：版权归属 Dustri-Verlag，数据来源于 Becker 等，有修改，经允许后摘录。MW 及 pI 是基于原始成熟蛋白质的结构进行计算。比如，序号蛋白的结构没有信号肽（信号 4：http://www.cbs.dtu.dk/services/SignalP/）。iso＝异构体。氨基端不完整。

Ara h 3 和 Ara h 4 是两种同源体，它们序列一致性达到 91%。因此，2012 年 WHO/IUIS 过敏原命名委员会，将 Ara h 4 改名为 Ara h 3.02。命名的混乱起于未授权的、将一段 14 kDa 的片段命名为 Ara h 3。Ara h 3/4 过敏原是多种基因家族的产物。应用基本局部对比搜索工具（BLAST；http://blast.ncbi.nlm.nih.gov/Blast.cgi），发现至少存在 12 种亚型。表 3 中描述了三种重要原型亚型：Ara h 3 和 Ara h 4（现为 Ara h 3.02）为最初描述的过敏原，还有异构体 Ara h 3。Ara h 3/4（现为 Ara h 3）的分子量在 58 kDa 以内，pI 为 5.8。这些蛋白质在一种酸性和碱性亚单位中，依据 11S 信号在翻译后通过胱氨酸被酶切（图 1），这提供了种子中紧密储存这些分子的空间。因此，这些分子是异二聚体，在还原 2D 电泳条件中在酸性亚单位上出现 43 kDa 范围内的典型斑点，在碱性亚单位上出现 28 kDa 的典型斑点。酸性亚单位进一步分为片段。有趣的是，对于重组酸性亚单位，Dodo 等显示了其胰蛋白酶抑制特性。抵御消化可能是 Ara h 3/4 导致过敏的原因之一。Rabjohn 等识别了在酸性亚单位上 4 个线性 IgE 的活性表位，其中 3 个可能在所有亚型中存在。在花生过敏儿童的基础亚单位中发现了进一步的 IgE 活性表位。

Ara h 2、Ara h 6 和 Ara h 7

Ara h 2、Ara h 6 和 Ara h 7 是蓝豆蛋白类型的储存蛋白，属于醇溶蛋白超家族。这个家族成员的特点是在位于大约 100 个氨基酸残基序列上存在 6 或 8 个半胱氨酸残基保守序列，形成 3 或 4 个分子内二硫键，并且对热处理和蛋白酶解稳定（图 2）。另外，它们有 α-淀粉酶/胰蛋白酶抑制基序。

Ara h 2 为花生的主要过敏原，以两种分子量不同的异构体形式出现，不同的原因是 12 个氨基酸插入分子量 1414 Da 的序列。花生提取物在 2D 电泳/免疫印迹下均可显现两种异构体，每个等过敏原中有至少 3 个斑点。正如串联质谱技术所展示，这些等过敏原可在位置 46、53、65 由羧基端氨基酸剪切或氨基酸交换，或位点选择脯氨酸羧基化而生成。另外，Li 等人的研究结果与以前的报告不同，他们并没有在低聚糖占据

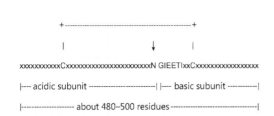

图 1　来自 IPR006044 及 Becker 等的 11S 种子储存蛋白图像（Ara h 3）。版权属于 Dustri-Verlag。经过允许后修改。↓ 表示剪切的位点，x 代表涉及二硫键的任意氨基酸和 C 保守半胱氨酸

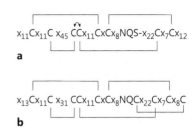

图 2　基于实验数据的蓝豆蛋白的结构特点：Ara h 2 (a) 和 Ara h 6(b) 在二硫键区存在保守半胱氨酸区。二硫键的锚点可能颠倒。x 代表任意氨基酸残基。NQS＝N-糖基化位点

的位置上找到 N-糖基化。实验显示，Ara h 2 有胰蛋白酶抑制属性。这解释了它可抵抗消化的能力。此外，相对于其他所有花生过敏原，Ara h 2 具备对烘焙过程最强的耐受能力。这与 Maillard 反应（一种和糖发生的化学反应）增加 IgE 的活性相一致。原因之一，可能是 10 个线性 IgE 反应表位中的一些，通过 Maillard 反应提高了它们的免疫适应性。

在原始蛋白序列中，Ara h 6 与 Ara h 2 有 53% 是相同的，与 Ara h 2 不同，它含有 10 个半胱氨酸序列而不是 8 个，但没有 N 端糖基化位点。同 Ara h 2 一样，Ara h 6 也对热稳定，特别是对烘培过程稳定。Ara h 6(1W2Q) 的第三位结构已经阐明，至少有 4 个 α-螺旋结构及二硫键位置参数（胱氨酸，图 2）。在 2D 电泳图上，至少 4 个斑点代表了 Ara h 6 等过敏原可被检测。此外，在还原条件下的 SDS-PAGE/免疫印迹 IgE-活性 C-末端片段起自 S-48 及 N 末端的 6 kDa 的片段，仅在 N 末端测序可检出。这与两个研究组的内源性剪切产生的二硫键与异二聚体片段相连的发现一致。在生理条件下的消化试验中，Ara h 2 及 Ara h 6 甚至可在还原条件下形成了稳定的片段。这支持 Ara h 2 及 Ara h 6 之间是通过 IgE 活性构象表位进行交叉反应的观点。这就引出了到底哪一个过敏原是最初的致敏原的问题。因为在免疫印迹中有的病人显示对 Ara h 2 或 Ara h 6 独有的 IgE 活性，这可能是一种独立的致敏途径。发现 Ara h 2 和 Ara h 6 是花生提取物中最大的效应分子尤其有趣。

Ara h 7 起初由噬菌体展示系统发现并被克隆，但是在花生提取物中却没有发现它。Ara h 7.0101 与 Ara h 2 有 42% 的同源性，仅有 6 个半胱氨酸而不是 8 个，并含有 N 端糖基化位点。这些特点与表达序列标签（EST）数据库上的发现相符。但是，Schmidt 等人成功地克隆了含有 8 个半胱氨酸的 Ara h 7.0201。一项研究分子量低于 20 kDa、富含花生蛋白的蛋白质组学项目发现，通过 2D 电泳可在 6 个位点上鉴别天然的 Ara h 7。通过胰蛋白酶指纹识别，Ara h 7.0201 被认定为真实的蛋白质，并被 WHO/IUIS 过敏原命名委员会登记，另外也发现一种等过敏原 Ara h 7.0202 的存在。因为它在花生中的浓度很低，因此它对过敏的影响相对较小。

Ara h 9

第四个属于醇溶蛋白家族的花生过敏原是 nsLTP，Ara h 9。它的首次发现是由 Asero 等人间接描述报告的。通常从弱碱性缓冲液（pH 8）中获得花生提取物，而在这种提取物中鉴别 Aa h 9 很困难。使用酸性缓冲液提取，我们成功地通过抗榛子 LTP 兔血清的交叉反应来鉴别 Ara h 9。通过 Edman 降解可识别花生 nsLTP 的氨基端，并且用花生表达序列标签数据库，我们可以克隆 Ara h 9.0101 及 Ara h 9.0201 两种亚型，它们都被 WHO/IUIS 过敏原命名委员会登记。抗 Ara h 9 IgE 阳性的病人绝大多数来自地中海国家，如意大利或西班牙，并且经常对抗 Pru p 3 IgE 阳性的桃子过敏。因此，Ara h 9 的特点符合 Ⅱ 类致敏原，而 ru p 3 是主要致敏物。支持此观点的事实包括，在那些病人中，无典型花生过敏原（如 Ara h 1、Ara h 2 或者 Ara h 3）的 IgE 活性。很可能食物中的浓度是另一个重要因素，它决定了一种抗原是否具备 Ⅰ 型或 Ⅱ 型过敏原的特征。

Ara h 5 和 Ara h 8

由于它们与吸入性过敏原之间存在交叉反应性，花生提取物中的 Ara h 5 及 Ara h 8 是典型的 Ⅱ 型过敏

原。它们在花生提取物中的浓度可能很低,因为使用蛋白印迹法(如使用墨汁)不能检出这两种蛋白质,但运用免疫染色法则可以。Ara h 5 与桃子花粉抑制蛋白 Bet v 2 有 72% 的相似序列。在蛋白印迹试验中,rBet v 2 不能抑制病人 IgE 对 Ara h 5 的反应活性,但是反向试验却能成功。这些发现可被同源筛选及表位分析所支持,这些研究发现 Ara h 5 具有一个特异性、非交叉反应性表位。Mittag 等人研究了 Ara h 5 及 Ara h 8 的功能。他们研究发现,Ara h 5 作为 II 型过敏原的影响力较低,因为仅有 30% 的桦树花粉过敏病人对 Bet v 2 敏感。在对桦树花粉过敏的病人中,Ara h 8 是主要的过敏原,它主要引起轻到中度花生过敏。正如 Asarnoj 等人所报告的,如果对桦树花粉提取物的 IgE 滴度反应性比对花生提取物的更高,则进食花生后的症状轻微。Riecken 等人成功地克隆了 Ara h 8.0202 的异构体,它的原始结构与天然的 Ara h 8 有 94% 相同。通过胰蛋白酶的指纹法识别分离的 nAra h 8,确认了 Ara h 8.0201 的真实结构。与 Bet v 1 一致,可以通过实验确认 Ara h 8 含有与脂质结合的疏水域,通过初步实验表明其可防止分子被胃肠道消化。所有的这些发现表明脂-蛋白质-过敏原相互作用的重要性。

花生油质蛋白、Ara h 10 及 Ara h 11

油质蛋白是形成油的结构蛋白。在 SDS-PAGE 及免疫印迹中,它们可能表现为二聚体或寡聚体。因为它们与脂质亲和,商业的花生提取物诊断方法可能忽视油质蛋白的重要性,因此,现在并不认为它是重要的过敏原。18 kDa 的花生油质蛋白由 Pons 等人首次报告,认为它是次要的过敏原,但目前还没有被 WHO/IUIS 过敏原命名委员会所注册。另外两种结构不同的花生油质蛋白在 2008 年被 WHO/IUIS 过敏原命名委员会注册,即 Ara h 10 和 Ara h 11,但是直到 2014 年 3 月仍没有相关文章发表。因此,它们作为过敏原的重要性并不明确。另一个可能的花生过敏原为油质蛋白 3(登记号 No. AAU21501),它具备 IgE 活性表位。

Ara h 12 及 Ara h 13

我们的研究组 2012 年通过对花生粉末实施一步油质蛋白提取法,首次将花生防御素作为过敏原报告。用碱水(pH 11)甲醇氯仿混合物,当用免疫印迹法在 8 kDa 处分析,其上清液不仅含有油质蛋白,还有 LTP 甚至防御素等双条带。防御素可能以二聚体形式出现。在 2012 年,WHO/IUIS 过敏原命名委员会将新的花生过敏原命名为 Ara h 12 及 Ara h 13。植物防御素是小型、高度稳定、富含半胱氨酸的多肽,主要针对真菌病原体。

花生凝集素和交叉反应糖类决定簇

PNA 是一个四聚体,由 Burks 等人报告为次要过敏原,但是目前还没有被 WHO/IUIS 过敏原命名委员会接受为一种花生过敏原。在我们的临床中对 PNA 有 IgE 反应性的病人很罕见,因此,似乎它的重要程度较低。

体外糖类决定簇(CCD)反应程度是基于植物(木糖/海藻糖)和昆虫(海藻糖)糖蛋白 N-聚糖存在 α-1,3-海藻糖和/或 β-1,2-木糖残基。这些 IgE 反应决定簇在已知标准的花生过敏原中并不存在。但是,在花生提取物中存在 CCD 糖蛋白,它在临床中不相关,但在 CCD 敏感的病人中是 IgE 的靶标。这些糖类决定簇破坏了 IgE 定量反应的血清试验特异性。解释基于花生提取物 IgE 反应的血清学测试结果时,应当考虑这一点,因为针对粗提的花生提取物的 IgE 浓度可能很高,以至于临床医生认为很危险,但他们并未认识到这是与临床无关的 CCD 敏感所致。

结论

随着单一花生过敏原的鉴别及制备,组分诊断基础已提上日程并已经部分实现。在这一背景下,针对 Ara h 2 的 IgE 已经出现严重的花生过敏。这似乎对其他储存蛋白(Ara h 1、Ara h 6)也成立。另外,随着花生过敏原分子的清除,发展个体化的治疗是有可能进行的。在任何情况下,通过研究单一花生过敏原与胃肠道及免疫系统之间的相互作用,来阐明花生过敏的病理机制,这将进一步解释到底是什么导致花生过敏。

致谢

本综述参照此前以德文发表的多篇综述并大幅更新信息,由 Dustri 出版社提供许可。

参 考 文 献

[1] Tan BM,Sher MR,Good RA,Bahna SL:Severe food allergies by skin contact. Ann Allergy Asthma Immunol 2001;86:583-586.

[2] Asero R,Antonicelli L:Does sensitization to foods in adults occur always in the gut? Int Arch Allergy Immunol 2010;154:6-14.

[3] Nicolaou N,Poorafshar M,Murray C,Simpson A,Winell H,Kerry G,Härlin A,Woodcock A,Ahlstedt S,Custovic A:Allergy or tolerance in children sensitized to peanut:prevalence and differentiation using component-resolved diagnostics. J Allergy Clin Immunol 2010;125:191-197.

[4] Asarnoj A,Glaumann S,Elfström L,Lilja G,Lidholm J,Nilsson C,Wickman M:Anaphylaxis to peanut in a patient predominantly sensitized to Ara h 6. Int Arch Allergy Immunol 2012;159:209-212.

[5] Sicherer SH,Muñoz-Furlong A,Godbold JH,Sampson HA:US prevalence of self-reported peanut,tree nut,and sesame allergy:11-year follow-up. J Allergy Clin Immunol 2010;125:1322-1326.

[6] Venter C,Hasan Arshad S,Grundy J,Pereira B,Bernie Clayton C,Voigt K,Higgins B,Dean T:Time trends in the prevalence of peanut allergy:three cohorts of children from the same geographical location in the UK. Allergy 2010;65:103-108.

[7] Seijo G,Lavia GI,Fernández A,Krapovickas A,Ducasse DA,Bertioli DJ,Moscone EA:Genomic relationships between the cultivated peanut(*Arachis hypogaea*,Leguminosae)and its close relatives revealed by double GISH. Am J Bot 2007;94:1963-1971.

[8] Ramos ML,Fleming G,Chu Y,Akiyama Y,Gallo M,Ozias-Akins P:Chromosomal and phylogenetic context for conglutin genes in *Arachis* based on genomic sequence. Mol Genet Genomics 2006;275:578-592.

[9] Dillehay TD,Rossen J,Andres TC,Williams DE:Preceramic adoption of peanut,squash,and cotton in northern Peru. Science 2007;316:1890-1893.

[10] Phillips SL:The incredible peanut. Ethnobotanical leaflets,1998. http://opensiuc.lib.siu.edu/ebl/vol1998/iss1/.

[11] Purseglove JW:Groundnut;in Purseglove JW(ed):Tropical Crops:Dicotyledons. London,Longmans,Green & Co,1968,pp 228-237.

[12] Koppelman SJ,Vlooswijk RA,Knippels LM,Hessing M,Knol EF,van Reijsen FC,Bruijnzeel-Koomen CA:Quantification of major peanut allergens Ara h 1 and Ara h 2 in the peanut varieties Runner,Spanish,Virginia,and Valencia,bred in different parts of the world. Allergy 2001;56:132-137.

[13] Osborne TB:The Proteins of the Wheat Kernel. Washington,Carnegie Institution,1907.

[14] Branlard G,Bancel E:Protein extraction from cereal seeds. Methods Mol Biol 2007;355:15-25.

[15] Loza C,Brostoff J:Peanut allergy. Clin Exp Allergy 1995;25:493-502.

[16] Mills EN,Jenkins JA,Alcocer MJ,Shewry PR:Structural,biological,and evolutionary relationships of plant food allergens sensitizing via the gastrointestinal tract. Crit Rev Food Sci Nutr 2004;44:379-407.

［17］ Breiteneder H,Ebner C:Molecular and biochemical classification of plant-derived food allergens. J Allergy Clin Immunol 2000;106:27-36.

［18］ Shin DS,Compadre CM,Maleki SJ,Kopper RA,Sampson H,Huang SK,Burks AW,Bannon GA: Biochemical and structural analysis of the IgE binding sites on Ara h 1,an abundant and highly allergenic peanut protein. J Biol Chem 1998;273:13753-13759.

［19］ Stanley JS,King N,Burks AW,Huang SK,Sampson H,Cockrell G,Helm RM,West CM,Bannon GA:Identification and mutational analysis of the immunodominant IgE binding epitopes of the major peanut allergen Ara h 2. Arch Biochem Biophys 1997;342:244-253.

［20］ Rabjohn P,Helm EM,Stanley JS,West CM,Sampson HA,Burks AW,Bannon GA:Molecular cloning and epitope analysis of the peanut allergen Ara h 3. J Clin Invest 1999;103:535-542.

［21］ Sen M,Kopper R,Pons L,Abraham EC,Burks AW,Bannon GA:Protein structure plays a critical role in peanut allergen stability and may determine immunodominant IgE-binding epitopes. J Immunol 2002;169:882-887.

［22］ Kleine-Tebbe J,Vogel L,Crowell DN,Haustein UF,Vieths S:Oral allergy syndrome and anaphylactic reactions caused by a Bet v 1-related PR-10 protein in soybean,SAM22. J Allergy Clin Immunol 2002; 110:797-804.

［23］ Becker WM,Schocker F,Boldt A:Peanut allergens:structure and characteristics. Allergologie 2005; 28:359-366.

［24］ Krause S,Reese G,Randow S,Zennaro D,Quaratino D,Palazzo P,Ciardiello MA,Petersen A,Becker WM,Mari A:Lipid transfer protein(Ara h 9)as a new peanut allergen relevant for a Mediterranean allergic population. J Allergy Clin Immunol 2009;124:771-778.

［25］ Lauer I,Dueringer N,Pokoj S,Rehm S,Zoccatelli G,Reese G,Moncin M,Bahima C,Enrique E, Lidholm J,Vieths S,Scheurer S:The non-specific lipid transfer protein,Ara h 9,is an important allergen in peanut. Clin Exp Allergy 2009;39:1427-1437.

［26］ Javaloyes G,Goikoetxea MJ,García Núñez I,Sanz ML,Blanca M,Scheurer S,Vieths S,Ferrer M: Performance of different in vitro techniques in the molecular diagnosis of peanut allergy. J Investig Allergol Clin Immunol 2012;22:508-513.

［27］ Marshall H:20% of sufferers could outgrow peanut allergy. Trends Immunol 2001;22:183.

［28］ Schocker F,Lüttkopf D,Scheurer S,Petersen A,Cistero-Bahima A,Enrique E,San Miguel-Moncin M,Akkerdaas J,van Ree R,Vieths S,Becker WM:Recombinant lipid transfer protein Cor a 8 from hazelnut:a new tool for in vitro diagnosis of potentially severe hazelnut allergy. J Allergy Clin Immunol 2004;113:141-147.

［29］ Becker WM,Schocker F,Petersen A:Allergene der Erdnuss:Struktur und Charakteristika;in Werfel T,Wüthrich B(eds):Nahrungsmittel und Allergie 3. Munich,Dustri,2010,pp 156-166.

［30］ Petersen TN,Brunak S,von Heijne G,Nielsen H:SignalP 4. 0:discriminating signal peptides from transmembrane regions. Nat Methods 2011;8:785-786.

［31］ Maleki SJ,Kopper RA,Shin DS,Park CW,Compadre CM,Sampson H,Burks AW,Bannon GA: Structure of the major peanut allergen Ara h 1 may protect IgE-binding epitopes from degradation. J Immunol 2000;164:5844-5849.

［32］ van Boxtel EL,van Beers MMC,Koppelman SJ,van den Broek LAM,Gruppen H:Allergen Ara h 1 occurs in peanuts as a large oligomer rather than as a trimer. J Agric Food Chem 2006;54:7180-7186.

［33］ Mills EN,Jenkins J,Marigheto N,Belton PS,Gunning AP,Morris VJ:Allergens of the cupin superfamily. Biochem Soc Trans 2002;30:925-929.

［34］ Becker WM:Characterization of Ara h 1 by two-dimensional electrophoresis,immunoblot and recombinant techniques: new digestion experiments with peanuts imitating the gastrointestinal tract. Int Arch Allergy Immunol 1997;113:118-121.

[35] Barnett D, Howden ME: Partial characterization of an allergenic glycoprotein from peanut (*Arachis hypogaea* L.). Biochem Biophys Acta 1986;882:97-105.

[36] Kolarich D, Altmann F: N-Glycan analysis by matrix-assisted laser desorption/ionization mass spectrometry of electrophoretically separated nonmammalian proteins: application to peanut allergen Ara h 1 and olive pollen allergen Ole e 1. Anal Biochem 2000;285:64-75.

[37] Buschmann L, Petersen A, Schlaak M, Becker WM: Reinvestigation of the major peanut allergen Ara h 1 on molecular level. Monogr Allergy 1996;32:92-98.

[38] Wichers HJ, De Beijer T, Savelkoul HF, Van Amerongen A: The major peanut allergen Ara h 1 and its cleaved-off N-terminal peptide: possible implications for peanut allergen detection. J Agric Food Chem 2004;52:4903-4907.

[39] Becker WM, Petersen A, Jappe U: Peanut allergens: new consolidated findings on structure, characteristics and allergome. Allergologie 2011;34:398-411.

[40] Latendorf T: Proteom-Analyse von Allergenen unterschiedlicher Erdnussvarietäten: Diplomarbeit, Institut für Immunologie, Christian-Albrechts-Universität zu Kiel, 2007.

[41] Burks AW, Sampson HA, Bannon GA: Peanut allergens. Allergy 1998;53:725-730.

[42] Eigenmann PA, Burks AW, Bannon GA, Sampson HA: Identification of unique peanut and soy allergens in sera adsorbed with cross-reacting antibodies. J Allergy Clin Immunol 1996;98:969-978.

[43] Krause S, Latendorf T, Schmidt H, DarcanNicolaisen Y, Reese G, Petersen A, Janssen O, Becker WM: Peanut varieties with reduced Ara h 1 content indicating no reduced allergenicity. Mol Nutr Food Res 2010;54:381-387.

[44] Schmidt H, Gelhaus C, Latendorf T, Nebendahl M, Petersen A, Krause S, Leippe M, Becker WM, Janssen O: 2-D DIGE analysis of the proteome of extracts from peanut variants reveals striking differences in major allergen contents. Proteomics 2009;9:3507-3521.

[45] Dodo HW, Viquez OM, Maleki SJ, Konan KN: cDNA clone of a putative peanut (*Arachis hypogaea* L.) trypsin inhibitor has homology with peanut allergens Ara h 3 and Ara h 4. J Agric Food Chem 2004;52:1404-1409.

[46] Boldt A, Fortunato D, Conti A, Petersen A, Ballmer-Weber B, Lepp U, Reese G, Becker WM: Analysis of the composition of an IgE-reactive high molecular weight protein complex of peanut extract containing Ara h 1 and Ara h 3/4. Proteomics 2005;5:675-686.

[47] Restani P, Ballabio C, Corsini E, Fiocchi A, Isoardi P, Magni C, Poiesi C, Terracciano L, Duranti M: Identification of the basic subunit of Ara h 3 as the major allergen in a group of children allergic to peanuts. Ann Allergy Asthma Immunol 2005;94:262-266.

[48] Mills EN, Jenkins JA, Alcocer MJ, Shewry PR: Structural, biological, and evolutionary relationships of plant food allergens sensitizing via the gastrointestinal tract. Crit Rev Food Sci Nutr 2004;44:379-407.

[49] Chatel JM, Bernard H, Orson FM: Isolation and characterization of two complete Ara h 2 isoforms cDNA. Int Arch Allergy Immunol 2003;131:14-18.

[50] Li J, Shefcheck K, Callahan J, Fenselau C: Primary sequence and site-selective hydroxylation of prolines in isoforms of a major peanut allergen protein Ara h 2. Protein Sci 2010;19:174-182.

[51] Burks AW, Williams LW, Connaughton C, Cockrell G, O'Brien TJ, Helm RM: Identification and characterization of a second major peanut allergen, Ara h II, with use of the sera of patients with atopic dermatitis and positive peanut challenge. J Allergy Clin Immunol 1992;90:962-969.

[52] Maleki S, Viquez O, Jacks T, Dodo H, Champagne ET, Chung SY, Landry SJ: The major peanut allergen, Ara h 2, functions as a trypsin inhibitor, and roasting enhances this function. J Allergy Clin Immunol 2003;112:190-195.

[53] Gruber P, Becker WM, Hofmann T: Influence of the Maillard reaction on the allergenicity of rAra h 2, a recombinant major allergen from peanut (*Arachis hypogaea*), its major epitopes, and peanut agglutinin. J Agric Food Chem 2005;53:2289-2296.

[54] Lehmann K, Schweimer K, Reese G, Randow S, Suhr M, Becker WM, Vieths S, Rösch P: Structure and stability of 2S albumin type peanut allergens: implications for the severity of peanut allergic reactions. Biochem J 2006;395:463-472.

[55] Suhr M, Wicklein D, Lepp U, Becker WM: Isolation and characterization of natural Ara h 6: evidence for a further peanut allergen with putative clinical relevance based on resistance to pepsin digestion and heat. Mol Nutr Food Res 2004;48:390-399.

[56] Bernard H, Mondoulet L, Drumare MF, Paty E, Scheinmann P, Thaï R, Wal JM: Identification of a new natural Ara h 6 isoform and of its proteolytic product as major allergens in peanut. J Agric Food Chem 2007;55:9663-9669.

[57] Marsh J, Rigby N, Wellner K, Reese G, Knulst A, Akkerdaas J, van Ree R, Radauer C, Lovegrove A, Sancho A, Mills C, Vieths S, Hoffmann-Sommergruber K, Shewry PR, Marsh J, Rigby N, Wellner K, Reese G, Knulst A, Akkerdaas J, van Ree R, Radauer C, Lovegrove A, Sancho A, Mills C, Vieths S, Hoffmann-Sommergruber K, Shewry PR: Purification and characterisation of a panel of peanut allergens suitable for use in allergy diagnosis. Mol Nutr Food Res 2008;52(suppl 2):272-285.

[58] Koppelman SJ, Hefle SL, Taylor SL, de Jong GA: Digestion of peanut allergens Ara h 1, Ara h 2, Ara h 3, and Ara h 6: a comparative in vitro study and partial characterization of digestion-resistant peptides. Mol Nutr Food Res 2010;54:1711-1721.

[59] Chen X, Zhuang Y, Wang Q, Moutsoglou D, Ruiz G, Yen SE, Dreskin SC: Analysis of the effector activity of Ara h 2 and Ara h 6 by selective depletion from a crude peanut extract. J Immunol Methods 2011;372:65-70.

[60] Kleber-Janke T, Crameri R, Appenzeller U, Schlaak M, Becker WM: Selective cloning of peanut allergens, including profilin and 2S albumins, by phage display technology. Int Arch Allergy Immunol 1999;119:265-274.

[61] Schmidt H, Krause S, Gelhaus C, Petersen A, Janssen O, Becker WM: Detection and structural characterization of natural Ara h 7, the third peanut allergen of the 2S albumin family. J proteome Res 2010;9:3701-3709.

[62] Asero R, Mistrello G, Roncarolo D, Amato S, Caldironi G, Barocci F, van Ree R: Immunological cross-reactivity between lipid transfer proteins from botanically unrelated plant-derived foods: a clinical study. Allergy 2002;57:900-906.

[63] Kleber-Janke T, Crameri R, Scheurer S, Vieths S, Becker WM: Patient tailored cloning of allergens by phage display: peanut (*Arachis hypogaea*) profilin, a food allergen enriched from rare mRNA. J Chromatogr B 2001;756:295-305.

[64] Cabanos C, Tandang-Silvas MR, Odijk V, Brostedt P, Tanaka A, Utsumi S, Maruyama N: Expression, purification, cross-reactivity and homology modeling of peanut profilin. Protein Expr Purif 2010;73:36-45.

[65] Mittag D, Akkerdaas J, Ballmer-Weber BK, Vogel L, Wensing M, Becker WM, Koppelman SJ, Knulst AC, Helbling A, Hefle SL, van Ree R, Vieths S: Ara h 8, a Bet v 1-homologous allergen from peanut, is a major allergen in patients with combined birch pollen and peanut allergy. J Allergy Clin Immunol

2004;114:1410-1417.

[66] Asarnoj A, Movérare R, Ostblom E, Poorafshar M, Lilja G, Hedlin G, van Hage M, Ahlstedt S, Wickman M: IgE to peanut allergen components: relation to peanut symptoms and pollen sensitization in 8-year-olds. Allergy 2010;65:1189-1195.

[67] Riecken S, Lindner B, Petersen A, Jappe U, Becker WM: Purification and characterization of natural Ara h 8, the Bet v 1 homologous allergen from peanut, provides a novel isoform. Biol Chem 2008;389: 415-423.

[68] Petersen A, Rennert S, Kull S, Becker WM, Notbohm H, Goldmann T, Jappe U: Roasting and lipid binding provide allergenic and proteolytic stability to the peanut allergen Ara h 8. Biol Chem 2014; 395:239-250.

[69] Pons L, Chery C, Romano A, Namour F, Artesani MC, Gueant JL: The 18 kDa peanut oleosin is a candidate allergen for IgE-mediated reactions to peanuts. Allergy 2002;57:88-93.

[70] Kobayashi S, Katsuyama S, Wagatsuma T, Okada S, Tanabe S: Identification of a new IgE-binding epitope of peanut oleosin that cross-reacts with buckwheat. Biosci Biotechnol Biochem 2012;76:1182-1188.

[71] D'Andréa S, Jolivet P, Boulard C, Larré C, Froissard M, Chardot T: Selective one-step extraction of *Arabidopsis thaliana* seed oleosins using organic solvents. J Agric Food Chem 2007;55:10008-10015.

[72] Petersen A, Rennert S, Böttger M, Becker WM, Krause S, Gutsmann T, Lindner B, Jappe U: Defensin: a novel allergen in peanuts? European Academy of Allergy and Clinical Immunology Congress 16-20 June 2012 in Geneva. Allergy 2012;67(Suppl 96):374.

[73] Sagaram US, Pandurangi R, Kaur J, Smith TJ, Shah DM: Structure-activity determinants in antifungal plant defensins MsDefl and MtDef4 with different modes of action against *Fusarium graminearum*. PLoS One 2011;6:e18550.

[74] Burks AW, Cockrell G, Connaughton C, Guin J, Allen W, Helm RM: Identification of peanut agglutinin and soybean trypsin inhibitor as minor legume allergens. Int Arch Allergy Immunol 1994; 105:143-149.

[75] Vidal C, Vizcaino L, Díaz-Peromingo JA, Garrido M, Gomez-Rial J, Linneberg A, Gonzalez-Quintela A: Immunoglobulin-E reactivity to a glycosylated food allergen(peanuts) due to interference with crossreactive carbohydrate determinants in heavy drinkers. Alcohol Clin Exp Res 2009;33:1322-1328.

[76] Petersen A, Becker WM, Jappe U: What makes peanuts so allergenic? J Serb Chem Soc 2013;78:321-331.

环境污染和过敏：历史的视角

Heidrun Behrendt[a,c]

Francesca Alessandrini[a,c]

Jeroen Buters[a,c]

Ursula Krämer[d]

Hillel Koren[e]

Johannes Ring[b,c]

a. 过敏与环境中心(ZAUM)

b. 慕尼黑工业大学(TUM)Biederstein 皮肤病学和过敏科

c. 德国德斯塞尔多夫慕尼黑克里斯汀·克特恩赫恩过敏研究与教育中心(CK-CARE)

d. IUF-莱布尼兹环境医学研究所

e. 美国北卡罗来纳州杜伦市环境保护署(EPA)

摘要

这可能是个巧合，但枯草热第一次被详细描述的确出现在英国，而英国也是欧洲现代工业的起源地。直到 20 世纪末，人们才开始讨论过敏性疾病的增多与室外空气污染之间的关系。这一重要的研究起源于日本的宫本小组，他们从流行病学、动物实验、体外研究中发现，日本柳杉花粉症的增多与接触到柴油汽车及柴油机废气有关。在德国，第一次流行病学研究于 1987 年和 1988 年在北莱因-威斯特伐利亚及巴伐利亚州进行，研究结果显示学龄前儿童过敏性疾病流行率升至 10％～20％。德国统一后，最令人惊奇的发现是，东德的枯草热发病率比西德要低，尽管东德空气中 SO_2 污染更严重及大颗粒物更多。西德城市所发现的现代烟雾主要来源于汽车尾气、细颗粒、极细颗粒物，这些与过敏性疾病增多有关。德国统一 10 年后发现，东德儿童过敏性疾病发病率显著升高并且与西德几乎处于同一水平。显然，多样的生活方式因素导致了这种现象，而不仅仅是空气污染。奇怪的是，皮肤过敏表现，即湿疹，在东德儿童中比在西德更加普遍，这与气道过敏性疾病不同。现在，体外研究和动物实验表明，主要来自环境吸烟(室内)和汽车尾气(户外)的大量空气污染物，除了它们的刺激性效应外，还能激活免疫细胞诱导 Th2 主导的反应。虽然 50 多年前，过敏学课本中严格区分了"毒性"和"致敏性"，但新的致敏毒理学的概念极大地刺激了相关的研究，这一学科的内涵是"研究毒性物质对过敏反应的产生、诱发、维持等效应"。

环境中的有害物质可影响人类健康的观察可追溯至古代。在古代，绝大多数是感染性的致病原(比如害虫或者天花)通过大流行威胁人类，但是在中世纪人造"污染"比如空气中的杂质能导致疾病发生这一点已经很明显。比如，1272 年英国的 Edward 国王下令减少煤炭烟尘排放。

在室内空气方面，职业医药的根源始于发现了一些毒性物质与特定职业有关。工业化开始后，环境卫生学变得越来越重要。首次真实地描述枯草热的研究起源于英国，而英国也是欧洲现代工业的起源地，这可能并不是巧合。

直到 20 世纪，人们才采取了公共的健康措施，特别是在 20 世纪 50 年代伦敦"大雾"事件后，最终导致 1970 年美国《清洁空气法案》的产生，并多次修正。

虽然科学界逐渐发现环境污染在导致过敏性疾病增多中的作用，这一问题是由外界组织、新闻界及非传统医学把这个问题带入公众的事业。尤其在美国，临床生态学的理论源自于 20 世纪 20 年代美国的过敏学家，由此产生了这一概念，即任何"感觉不佳"都可能是对环境中某些毒性物质过敏，这些环境毒性物质绝大多数为化学污染物,临床表现为在摄入食物或接触化学物质后出现心理异常或精神性疾病。

20 世纪 70 年代,德国大面积的森林遭遇一种未知的疾病导致成千上万的树木死亡,这种现象被称为"垂死的森林",激起了广泛的关注。值得注意的是森林在德国文化、哲学和艺术中扮演着十分重要的角色,尤其是 19 世德国浪漫主义兴起,而森林徒步成为当时的流行运动。"垂死的森林"为调查环境污染物对健康的影响铺平了道路。它主要归因于源自旧发电站排放大量二氧化硫导致出现"酸雨"。

20 世纪 70—80 年代,科学研究才开始重视环境污染物影响与过敏性疾病的关系,认为这一关系值得研究。这些研究起初包括流行病学试验、细胞系统的体外研究、临床试验、动物实验,也有大气生物学研究。

在室内空气方面,首先研究的是接触烟草烟雾。在室外大气污染方面,必须要区分不同大小、种类、质量的污染物(表 1),也要区分污染物来源于工业区还是汽车尾气。

表 1　空气污染物颗粒的分类

区域
　-室内
　-室外
来源
　-工业来源
　-汽车尾气
　-自然灾害、非法活动或特殊情况排放
发展
　-主要,直接排放到大气中
　-次要,因空气中化学反应产生
状态
　-气体
　-颗粒物
大小
　-大/粗糙颗粒物 2.5~10 μm(PM 10)
　-细颗粒物 0.1~2.5 μm(PM 2.5)
　-极细颗粒物<0.1 μm
来源
　-生物来源(天然的,比如花粉、真菌)
　-人为的(人类活动产生)

在很多国家(比如德国),这项研究并没有被主流学者所重视。科学家尝试研究环境污染物对过敏的影响经常被看成是"政治的",所以得到官方的基金来研究理论很困难。

下文中,几位作者将回顾一些个人的经验,也体现于其他学者的工作。但是,我们想表达的是,本章并非是一项科学历史的分析,能描述世界上的所有发展,而是一项带有主观意图的总结。

作者之一(H.B)清楚地记得德国过敏学家 Karlheinz Schulz 在 1983 年汉堡 WHO 会议上的演讲,他清楚地指明毒性物质也可诱发过敏反应。他甚至假设为了诱发过敏,物质应该具备一定的"毒性"。这篇演讲推动了"过敏毒理学"的发展,后文会进一步叙述。

流行病学研究

日本的早期研究

在 1966 年,有报告称户外空气污染与过敏性疾病增加有关,但是直到 20 世纪 80 年代宫本小组才真正研究了空气污染与过敏性疾病流行之间的关系。

20世纪60年代,宫本昭正在日本发现,雪松花粉(日本柳杉)引起枯草热的流行增长很快。宫本昭正指出,日本雪松花粉过敏的增多不是由日本已经存在几个世纪的雪松树增加所致。

1974年,日本雪松花粉过敏发生率为3.8%,而在1981年为9.4%。这种现象开启了在著名的日光镇周围五个不同地区进行流行病学研究的想法。宫本小组比较了以下的人群:①居住在密集交通及雪松种植区域200 m以内;②居住在较密集交通及雪松种植区域附近;③居住在交通有限及雪松种植区域附近;④居住在山区且无雪松种植;⑤居住在繁忙交通但雪松稀少的区域(表2)。

表2　在日光地区各种环境中与日本雪松花粉有关的枯草热的流行

居住在密集交通及雪松种植区域200 m以内	13.2%
居住在较密集交通及雪松种植区域附近	8.8%
居住在交通有限及雪松种植区域附近	5.1%
居住在山区且无雪松种植	1.7%
居住在繁忙交通但雪松稀少的区域	9.6%

研究的结果引人注目。很显然,日本雪松枯草热病变发病最高的地点是在密集交通并大量种植日本雪松的附近(13.2%),而在没有雪松生长的地区枯草热几乎不存在(1.7%),其他地区的发病率为5.1%~9.6%。

在讨论这一结果时,宫本昭正提出在1951—1988年的几十年间,日本的机动车数量急剧上升,从20000辆增长至7600000辆。1988年,日本机动车数量为53000000辆。这使得该团队进一步在动物实验及体外研究中更广泛地研究汽车尾气颗粒(下文详述)。

德国的早期研究

在德国,过敏性疾病流行的研究起始于两处:1986年北莱因-威斯特伐利亚的Düsseldorf及1987年巴伐利亚州的Munich。这两个小组彼此一直不知道对方的存在,到在1989年柏林举办的欧洲过敏和临床免疫学会(EAACI)年会上才互相认识,他们得知对方发现相似的结果时感到吃惊。两个小组均发现学龄前儿童过敏性疾病发病率相当高(16%~20%)。这段历史的简介将在后文中叙述。

在20世纪50—60年代,北莱茵-威斯特法伦的鲁尔地区污染严重,其检出的SO_2及颗粒物浓度非常高,甚至影响到可见度。因此,在1960年末Chancellor Willy Brandt宣布鲁尔地区的天空应再次变蓝。由法律强制推行的清洁空气计划被推出。起初,人们主要采取测量,以控制气传污染物浓度低于限定标准。在20世纪70年代中期,州政府的领导人Heinz Kühn及Johannes Rau决定,清洁空气计划不能仅仅包括空气污染浓度登记,还应包括"效果登记",研究测量空气污染的同一区域内人口的健康指标。在最初的几年里,过敏性疾病完全被排除在污染登记效应之外,因为过敏性疾病被认为极为罕见,与污染的关系不相关。从1985年就开始对入学儿童的健康效应进行调查,但直到1987年,"效果登记"才包括了过敏性疾病,这得益于Heidrun Behrendt的推动。他当时是环境医疗研究所的成员(由Hans-Werner Schlipköter领导),以帮助当地政府的名义施行"效果登记"。

在巴伐利亚州,首相Franz-Josef Strauss想建立一个核循环发电站以解决在靠近捷克边境上巴拉丁地区Schwandorf镇的核废料问题。越来越多的人以游行示威行动反对政府。Franz-Josef Strauss决定采取简单做法:在建立核电站之前检查Schwandorf地区人群的健康,并且在核循环发电站运行后,在固定的时间段里反复检查,以这种方法提供证据以证明该项目是否对居民健康有危害。他成立了一个专家委员会,委员包括核物理学家、放射生物学家、流行病学家、微生物学家及一些临床专家。其中一位是本文作者,他被迫代替他的导师到场开会。他惊奇地发现几乎所有的专家都不感兴趣,他们总结这项研究完全是浪费钱,因为"基本不可能发生严重的问题"。这次会议在巴伐利亚州(它是德国第一个成立环境部的州)的环境部召开,会议的主持人是已成为政府高官的化学家Vogel博士,他尝试调动专家的积极性,让他们做点事情。最后,仅有两个小组承诺开始工作,它们是Ludwig Maximilian大学的皮肤学系(Otto Braun-Falco,Johannes Ring)和流行病学系(Karl Überla)。因此,第一项调查过敏参数的流行病学研究,包括速发型及迟发型(接触过敏），始于上巴拉丁地区的几个区域，以上法兰克尼亚和上巴伐利亚（Bad Reichenhall，Berchtesgaden，阿尔卑斯山地区）作为对照区域。

研究结果令人瞩目，在北莱因-威斯特伐利亚和巴伐利亚州，5～6 岁学龄前儿童过敏性疾病（哮喘、鼻炎、过敏性湿疹）发病率很高，发病率在 10%～20%。很多父母甚至根本不知道有这些疾病，所以很清楚，过敏性疾病的高发并非由于公众更多地意识到这种疾病，而是事实。对比不同的区域，巴伐利亚州内部各地区不存在显著的差异，上巴伐利亚地区旅游胜地贝希特斯加登的发病率也很高。临近捷克或东德边境的地区空气污染严重，过敏性湿疹发病率有上升的趋势。

北莱因-威斯特伐利亚的研究发现，不同地区存在显著差异，在农村地区发病的儿童更少。另外，在德国首次发现接触汽车尾气与过敏性疾病明显相关。在那些每天至少有 1 h 待在交通繁忙地方的儿童中，花粉过敏的流行率相对更高。这一相关性仅在科隆发现，而在博尔肯郊区没有发现。

德国和欧洲的东部西部比较研究

在 1989 年 EAACI 会议 6 周后，东德和西德重新统一。

这一政治改变，使得流行病学研究者能研究民族背景、气候条件、文化遗传均相同的地区，唯一不同的是，有些地区实施了共产主义制度。德国有 6 个小组迅速开始计划对东德及西德进行流行病学研究，这些包括：Dennis Nowak 和 Joachim Heinrich 小组，在欧洲社区呼吸健康调查（RCRHS）框架下比较了西德的汉堡与东德的爱尔福特；Heinz-Erich Wichmann 和 Joachim Heinrich 的小组，他们观察了东德地区萨克森-安哈尔特的 Bitterfeld、Hettstedt、Zerbst 村庄的健康趋势；慕尼黑的 Erika von Mutius 研究了莱比锡市（前东德）的儿童并同慕尼黑的情况进行了比较；Ulrich Keil 和 Stephan Weiland 小组在 ISAAC 项目的框架下比较了明斯特（西德）与格赖夫斯瓦尔德（东德）；Robert Koch 研究所实施的西德联邦健康调查延伸到东德的一些地方；Heidrun Behrendt、Ursula Krämer、Johannes Ring 领导的小组依据空气污染程度不同而挑选了一些东德和西德地区，如北莱茵-威斯特法伦（西德）、萨克森及萨克森-安哈尔特（东德）。这些研究包含了城市和农村。

杜塞尔多夫的海因里希海涅大学的环境卫生研究所（Hans-Werner Schlipköter 主任）、汉堡大学皮肤及过敏系（Johannes Ring 主任）曾与马格德堡哈雷"Bezirkshygieneinstitute"（地区卫生研究所）的几个小组合作研究，以下是几位作者的个人回忆：这些研究没有特别的基金来源，而申请官方资助将耗费很长时间，这项研究由海因里希海涅大学及汉堡大学资助。首次到访萨克森及萨克森-安哈尔特就像远征至外国。边界上还存在一些水泥墙和前线建筑，尽管围墙已经没有任何功能，曾架设机枪的瞭望塔最近也被清空了。当他们在哈雷下车时，其中一人由于空气中高浓度的二氧化硫而剧烈咳嗽，二氧化硫的味道明显可闻到。他们怀有热情，还在东德遇到了很多出色、友好的同事，这些人富有环境医学的经验。

在东德，区域卫生研究所级别的水、土壤、空气、卫生合为一个研究所，而在西德做同一测量时，我们需要接触四个不同的研究所。唯一的不同在于，东德的研究所不允许发表它们的观测值，或者要经历重重困难才能发表。

除了调查问卷，我们检查了每一个孩子，并且我们不仅仅研究气管，我们还通过汉堡大学受过皮肤科训练的医生研究了皮肤。有些时候，共有 16 位来自皮肤科的医生在西德和东德不同地点忙碌地调查。其余医生的工作强度还要高一倍。杜塞尔多夫的研究人员也是如此。由于所有年轻的同事抱着巨大热情进行工作，因此在 1990 年冬天我们能够开始研究。稍晚些时，Linköping 的 Bengt Björkstén 进行了一项研究来比较东欧国家爱沙尼亚与瑞典的儿童。

这些研究的结果已经出版了许多书和厚厚的报告，也发表了很多文章。主要的发现有三项：①与西德相比，东德二氧化硫及大颗粒物引起的污染更加严重，但是西德汽车尾气污染更重；②东德比西德的儿童气道过敏性疾病更少；③湿疹的发病率与气道过敏不相同。此外，在这项研究中，我们发现东德的儿童血清 IgE 水平明显更高，然而气道过敏却要少些。

污染更严重的东德地区枯草热发病更少，这一令人震惊的结论被全世界所知，并且引出一些可能不成熟或证据不足的"结论"，可总结为"环境与过敏增加无关"，从那时直到如今，仍有一些研究者这么说。

很显然，东欧出现的那种空气污染与过敏性疾病发病率增加并不相关。但是，在比较东德和西德不同区域不同程度的空气污染后,发现西德城市"现代"类型的空气污染,即可能主要来自汽车尾气的细颗粒物及臭氧。因此,对数量的测量固然重要,但描述空气污染的类型也同样重要。

当然,东德与西德之间除了空气污染还有很多其他生活方式的不同之处。其中一个就是,东德的儿童比西德的更早(通常在 1 岁时)进入托儿所。那些进入托儿所中心越早的儿童,似乎长大后更少患哮喘及过敏性疾病(但不包括湿疹)。因此,微生物接触后的免疫刺激可能起到保护作用。1989 年,David Strachan 发现,大家庭中小孩子过敏性疾病发生率比大孩子要少,他因此创造了"卫生假说"一词,这一现象可能是因为感染性刺激对于过敏性疾病的发展起了保护作用。

解释东德和西德过敏性疾病发病率不同的原因可以写一本书。直到现在,这些观点仍属于假说,我们并不知道确切的原因(例如,移动力低并变得更低,迁移自由更少,日常生活更慢,更老式的生活条件及家庭设备,不同类型的汽车及汽车尾气,不同的疫苗接种方法及遵守接种程度)。但是,经过 10 年仔细的随访及比较过敏发生的趋势,已经出现了一些可能的解释。在东德,对花粉产生枯草热及过敏是最常见的过敏性表现。在东德,独生子女的增加,给单个房间取暖的化石燃料更少,汽车尾气污染增加,部分解释了西德和东德发病在时间趋势上的不同。有趣的是,后来的研究表明东德(莱比锡城)比西德(慕尼黑)湿疹发生率更高可以完全由更早上托儿所来解释(这一现象在东德很常见,而在西德很少见),因为更早进入托儿所的儿童在 6 岁时更多地出现湿疹。可能这也可以解释 1991—2000 年之间湿疹发生率的差异。

1985 年,家庭医生 Gassner 博士发现在莱茵河流域的小村庄 Grabs,农民的孩子枯草热的发生率比同村生活、呼吸同样空气的教师及其他人群的孩子更低。从这些观察衍生出了巴伐利亚州、瑞士及奥地利等地研究阿尔卑斯山脉农民的著名研究,证明了农民的孩子比同一村庄其他孩子的确更少患过敏性疾病(呼吸道过敏)。为了解释这种现象,有人提出,早期在子宫中的免疫刺激,即母亲仍在马厩里工作,喝未经处理的牛奶,可能是非常重要的过敏保护因素。

需要注意的是"环境"这个词越来越限定为人为因素,然而环境烟雾的自然成分像花粉、真菌一直被人们遗忘,直到 20 世纪 90 年代。有趣的是这些老的流行病学调查中大多数没有试图量化儿童接触到的过敏原。直到后来,才开始测量室内空气的户尘螨抗原,再后来才开始测量户外空气的自由花粉过敏原。

另外,在包括德国北部汉堡市和南部奥格斯堡市在内的大型流行病学试验显示,德国过敏原的流行率不仅存在东西部之间的差距,还有南北之间的差距。顺便提一下,莱比锡城与其说是在慕尼黑东部,不如说是在慕尼黑北部。这有助于解释为什么 Erika von Mutius 研究东德和西德儿童时,最显著的区别是莱比锡城与慕尼黑的比较。

大气生物学研究

直到 20 世纪 70 年代末期,北美及欧洲才开始对大区域的花粉数量进行常规监测,20 世纪 90 年代后科学家才开始研究污染颗粒与花粉之间的相互作用。来自严重空气污染城市的花粉常凝集为细灰尘颗粒,这种相互作用导致花粉表面形态改变,也改变了花粉释放模式(图 1)。

1981 年,Burrows 发现接触过敏原、环境烟草烟雾的空气污染与过敏性致敏特征之间的联系。花粉颗粒激活及过敏原释放的过程被发现受环境污染物影响,包括大自然的气体(如臭氧)及颗粒物。二氧化硫这种有毒的污染物对花粉过敏原释放有明显的抑制作用,这个效应有助于解释枯草热在东德和西德流行率的差别。

对花粉释放过敏原及花粉激活机制的研究发现,花粉不仅仅是过敏原携带者,在潮湿条件下它们也可释放潜在的有生物活性的介质,如花粉相关脂质介质,这些介质有促炎及免疫调节作用。

体外研究

与流行病学研究的同时,几个小组应用巨噬细胞、淋巴细胞、肥大细胞、嗜酸性粒细胞组成的体外细胞系统中研究环境污染物的效应。结果发现一些空气污染物,尤其是柴油机废气能够诱导 Th2 免疫反应并在细

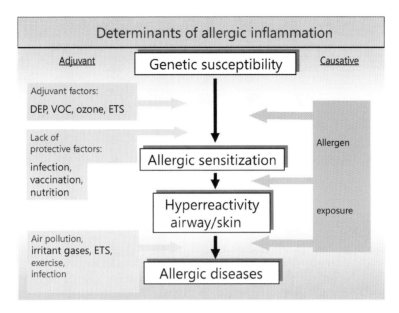

图1　生物性和人为环境因素对过敏性疾病发展的影响。**DEP**＝柴油机废气颗粒物；**VOC**＝可挥发的有机物；**ETS**＝环境烟草烟雾

胞培养中分泌 IL-4 及 IL-13。

动物实验

宫本小组曾收集了汽车尾气颗粒物并且将它们同白蛋白一起作为过敏原注入 Balb/c 小鼠体内，实验发现，当柴油颗粒与过敏原一起注射时，IgE 产生浓度增高。他们也发现，从周围环境中收集的大气能产生类似的效应。Saxon、Diaz Sanchez 及 Salvi 等人的小组也发现了类似的结果。

当 Balb/c 小鼠被白蛋白致敏时，Alessandrini 等人发现，炭极细颗粒物比过敏原更能激发严重的气道炎症。这种效应有剂量和时间依赖性，实验证明在接触过敏原前 4 天吸入颗粒物时仍可以出现效应。对这些效应的机制进一步研究发现，氧化应激在炭极细颗粒物诱导过敏原致气道炎症加重中起着重要的作用。

临床研究

Shields 用动物实验研究臭氧对肺的影响后，美国三角研究园环境保护所（EPA）实验室的 Hillel Koren 小组进行了臭氧对气道过敏的效应研究，他们应用临床接触室，显示接触臭氧能增强对过敏原的反应。其他的小组使用环境烟草烟雾以及汽车尾气进行了激发试验，发现类似的结果，以及在高浓度下明显的刺激毒性。

Jack Pepys 小组研究了用于汽车催化转换器的铂盐增强过敏的作用，发现从事制造这些催化剂的工人对铂盐存在 IgE 介导的反应。这本应属于职业医学范畴，但本节提及是为了说明金属盐对过敏性反应的效应。

几十年来，人们一直知道金属盐（如硫酸镍和酪酸钾等）属于最有效力的接触性致敏物。杜塞尔多夫和法国的小组研究了金属盐对 IgE 介导的反应作用，他们发现接触汞后，自身免疫性疾病（如肾小球肾炎或者系统性红斑狼疮）发病率增加。

"过敏毒理学"的概念

虽然在经典的过敏学书籍中，"毒性"和"过敏"之间有清晰的界限，区别在于对环境物质不相容的反应，但是研究污染物效应时，可以清晰地看到它们不仅可导致器官（如肝脏、肾脏或肺脏）的损害，也能引起过敏性反应。因此,Heidrun Behrendt 提出了"过敏毒理学"的概念,定义为"研究有毒物质对过敏反应的引发、诱导和维持"。

这一领域的研究包含了所有层次,如流行病学、体外培养系统、动物实验以及普通人群、志愿者及病人的临床研究。它是一个很好的研究领域。空气污染是否对过敏性疾病发展有作用的争论也变得没那么激烈。很显然,导致过敏性疾病增加的解释因素不是单一的,而是环境的保护性因素(如感染应激、卫生假说)及损害性因素(如环境吸烟烟雾、汽车尾气)之间复杂的相互作用,从而决定了过敏性疾病发展。

参 考 文 献

[1] Lioy PJ,Zhang J:Air pollution;in Swift DL,Foster WM(eds):Air Pollutants and the Respiratory Tract. New York,Dekker,1999,pp 1-38.

[2] Ramazzini B:De morbis artificum diatriba. Padova,1713.

[3] Swift DL,Foster WM(eds):Air Pollutants and the Respiratory Tract. New York,Dekker,1999.

[4] Feingold BF:Recognition of food additives as a cause of symptoms of allergy. Ann Allergy 1968;26:309-313.

[5] Rinkel HJ:Migraine. Some considerations of allergy as a factor in familial recurrent headaches. J Allergy 1933;4:1933.

[6] Rowe AH:Gastrointestinal food allergy. A study based on 100 cases. J Allergy 1930;1:172.

[7] Randolph TG:Blood studies in allergy;variations in eosinophiles following test feeding of foods. J Allergy 1947;18:199-211.

[8] World Health Organisation:Allergy and hypersensitivity to chemicals;interim document 12. Copenhagen,WHO,1983/1986.

[9] Yoshida K,Oshima H,Imai M:Air pollution and asthma in Yokkaichi. Arch Environ Health 1966;13:763-768.

[10] Osebold JW,Gershwin LJ,Zee YC:Studies on the enhancement of allergic lung sensitization by inhalation of ozone and sulfuric acid aerosol. J Environ Pathol Toxicol 1980;3:221-234.

[11] Kaneko Y,Motohashi Y,Nakamura H,et al:Increasing prevalence of Japanese cedar pollinosis:a meta-regression analysis. Int Arch Allergy Immunol 1995;107:236-238.

[12] Miyamoto T,Takafuji S:Environment and allergy;in Ring J,Przybilla B(eds):New Trends in Allergy Ⅲ. Berlin,Springer,1991,pp 459-468.

[13] Oberbarnscheidt J,Stiller-Winckler R,Krämer U,Dolgner R,Behrendt H:Untersuchungen zum Einfluss von Luftschadstoffen auf die Sensibilisierung und den Immunstatus 6 jähriger Kinder. Allergologie 1990;13:316-317.

[14] Kunz B,Ring J,Dirschedl P,Przybilla B,Vieluf D,Greif A,Gries A,Huber HC,Kapsner T,Letzel H,Römmelt H,Michel R,Schotten K,Stickl H,Vogl-Vosswinckel E,Überla K:Innenraumluftbelastung und atopische Erkrankungen bei Kindern;in Ring J(ed):Epidemiologie allergischer Erkrankungen. Munich,MMW Medizin,1991,pp 202-220.

[15] Ministerium für Umwelt,Raumordnung und Landwirtschaft des Landes Nordrhein-Westfalen:Wirkungskataster zu den Luftreinhalteplänen Rheinschiene Süd und Rheinschiene Mitte. Düsseldorf,1990.

[16] Behrendt H,Krämer U,Dolgner R,Hinrichs J,Wilier HJ,Hagenbeck H,Schlipköter HW:Elevated levels of total serum IgE in East German children:atopy,parasites,or pollutants? A comparative study among 2,054 preschool children in East and West Germany. Allergo J 1993;3:31-40.

［17］ Björkstén B：Genetic and environmental interaction in children. Prog Allergy Clin Immunol 1993；3：97-103.

［18］ Duhme H，Weiland SK，Rudolph P，Wienke A，Kramer A，Keil U：Asthma and allergies among children in West and East Germany：a comparison between Münster and Greifswald using the ISAAC phase Ⅰ protocol. Eur Respir J 1998；11：840-847.

［19］ Heinrich J，Hoelscher B，Frye C，et al：Trends in prevalence of atopic diseases and allergic sensitization in children in Eastern Germany. Eur Respir J 2002；19：1040-1046.

［20］ Hirsch T，Weiland SK，von Mutius E，et al：Inner city air pollution and respiratory health and atopy in children. Eur Respir J 1999；14：669-677.

［21］ Krämer U，Altus C，Behrendt H，Dolgner R，Gutsmuths FJ，Hille J，Hinrichs I，Mangold M，Paetz B，Ranft U，Röpke H，Teichmann S，Willer HJ，Schlipköter HW：Epidemiologische Untersuchungen zur Auswirkung der Luftverschmutzung auf die Gesundheit von Schulanfängern. Forum Städte Hyg 1992；43：82-87.

［22］ Krämer U，Behrendt H，Dolgner R，et al：Airway diseases and allergies in East and West German children during the first 5 years after reunification：time trends and the impact of sulphur dioxide and total suspended particles. Int J Epidemiol 1999；28：865-873.

［23］ Nicolai T，Bellach B，von Mutius E，Thefeld W，Hoffmeister H：Increased prevalence of sensitization against aeroallergens in adults in West compared with East Germany. Clin Exp Allergy 1997；27：886-892.

［24］ Nowak D，Heinrich J，Jörres R，Wassmer G，Berger J，Beck E，Boczor S，Claussen M，Wichmann HE，Magnussen H：Prevalence of respiratory symptoms，bronchial hyperresponsiveness and atopy among adults：West and East Germany. Eur Respir J 1996；9：2541-2552.

［25］ von Mutius E，Martinez F，Fritzsch C，Nicolai T，Roell G，et al：Prevalence of asthma and atopy in two areas of West and East Germany. Am J Respir Crit Care Med 1994；149：358-364.

［26］ von Mutius E，Weiland SK，Fritzsch C，et al：Increasing prevalence of hay fever and atopy among children in Leipzig，East Germany. Lancet 1998；351：862-866.

［27］ Schäfer T，Krämer U，Vieluf D，Abeck D，Behrendt H，Ring J：The excess of atopic eczema in East Germany is related to the intrinsic type. Br J Dermatol 2000；143：992-998.

［28］ Wichmann H：Environment，life-style and allergy：the German answer. Allergo J 1995；6：315-316.

［29］ Krämer U，Heinrich J，Wjst M，Wichmann HE：Age of entry to day nursery and allergy in later childhood. Lancet 1999；353：450-454.

［30］ Strachan DP：Hay fever，hygiene，and household size. BMJ 1989；299：1259-1260.

［31］ Krämer U，Oppermann H，Ranft U，Schäfer T，Ring J，Behrendt H：Differences in allergy trends between East and West Germany and possible explanations. Clin Exp Allergy 2010；40：289-298.

［32］ Cramer C，Link E，Bauer CP，Hoffmann U，von Berg A，Lehmann I，Herbarth O，Borte M，Schaaf B，Sausenthaler S，Wichmann H-E，Heinrich J，Krämer U：Association between attendance of day care centres and increased prevalence of eczema in the German birth cohort study LISAplus. Allergy 2011；66：68-75.

［33］ Gassner M：Immunologisch-allergologische Reaktionen unter veränderten Umweltbedingungen. Schweiz Rundsch Med Prax 1992；81：426-430.

［34］ Braun-Fahrländer C，Gassner M，Grize L，et al：Prevalence of hay fever and allergic sensitization in farmer's children and their peers living in the same rural community：Swiss Study on Childhood Allergy and Respiratory Symptoms with Respect to Air Pollution（SCARPOL）. Exp Allergy 1999；29：28-34.

［35］ Waser M,Michels KB,Bieli C,Floistrup H,Pershagen G,von Mutius E,Ege M,Riedler J,Schram-Bijkerk D,Brunekreef B,van Hage M,Lauener R,Braun-Fahrlander C:Inverse association of farm milk consumption with asthma and allergy in rural and suburban populations across Europe. Clin Exp Allergy 2007;37:661-670.

［36］ Krämer U,Lemmen C,Bartusel E,Link E,Ring J,Behrendt H:Current eczema in children is related to Der f 1 exposure but not to Der p 1 exposure. Br J Dermatol 2006;154:99-105.

［37］ Buters JT,Weichenmeier I,Ochs S,Pusch G,Kreyling W,Boere AJ,Schober W,Behrendt H:The allergen Bet v 1 in fractions of ambient air deviates from birch pollen counts. Allergy 2010;65:850-858.

［38］ Cramer C,Ranft U,Ring J,Möhrenschlager M,Behrendt H,Oppermann H,Wilhelm M,Krämer U:Allergic sensitisation and disease in mother-child pairs from Germany:role of early childhood environment. Int Arch Allergy Immunol 2007;143:282-289.

［39］ Behrendt H,Ewers HJ,Hüttl RF,Jänicke M,Plassmann E,Rehbinder E,Sukopp H:Sondergutachten des Rates der Sachverständigen für Umweltfragen:Umwelt und Gesundheit-Risiken richtig einschätzen. Stuttgart,Metzler Poeschel,1999.

［40］ Burrows B,Halonen M,Barbee A,Lebowitz MD:The relationship of serum immunoglobulin E to cigarette smoking. Am Rev Respir Dis 1981;124:523-525.

［41］ Risse U,Tomczok J,Huss-Marp J,Darsow U,Behrendt H:Health-relevant interaction between airborne particulate matter and aeroallergens(pollen). J Aerosol Sci 2000;31:27-28.

［42］ Behrendt H:Grundlagen der Allergie und mögliche Angriffspunkte für Umweltchemikalien. Allergologie 1989;12:95-99.

［43］ Traidl-Hoffmann C,Jakob T,Behrendt H:Determinants of allergenicity. J Allergy Clin Immunol 2009;123:558-566.

［44］ Traidl-Hoffmann C,Mariani V,Hochrein H,et al:Pollen-associated phytoprostanes inhibit dendritic cell interleukin-12 production and augment T helper type 2 cell polarization. J Exp Med 2005;201:627-636.

［45］ Seemayer NH,Hadnagy W,Behrendt H,Tomingas R:Indicators of petential health risks by airborne particulates:cytotoxic,mutagenic and carcinogenic effects on mammalian cells in vitro;in Seemayer NH,Hadnagy W(eds):Environmental Hygiene. Berlin,Springer,1988,pp 54-59.

［46］ Behrendt H,Friedrich KH,Kainka-Stänicke E,Darsow U,Becker WM,Tomingas R:Allergens and pollutants in the air-A complex interaction;in Ring J,Przybilla B(eds):New Trends in Allergy III. Berlin,Springer,1991,pp 467-478.

［47］ Diaz-Sanchez D,Rumold R,Gong H Jr:Challenge with environmental tobacco smoke exacerbates allergic airway disease in human beings. J Allergy Clin Immunol 2006;118:441-446.

［48］ Diaz-Sanchez D,Tsien A,Fleming J,Saxon A:Combined diesel exhaust particulate and ragweed allergen challenge markedly enhances human in vivo nasal ragweed-specific IgE and skews cytokine production to a T helper cell 2-type pattern. J Immunol 1997;158:2406-2413.

［49］ Muranaka M,Suzuki S,Koizumi K:Adjuvant activity of diesel-exhaust particulates for the production of IgE antibody in mice. J Allergy Clin Immunol 1986;77:616-623.

［50］ Maejima K,Tamura K,Taniguchi Y,Nagase S,Tanaka H:Comparison of the effects of various fine particles on IgE antibody production in mice inhaling Japanese cedar pollen allergens. J Toxicol Environ Health 1997;52:231-248.

［51］ Saxon A,Diaz-Sanchez D:Air pollution and allergy:you are what you breathe. Nat Immunol 2005;6:223-226.

[52] Salvi S,Blomberg A,Rudell B,Kelly F,Sandstrom T,Holgate ST,Frew AJ:Acute inflammatory responses in the airways and peripheral blood after short-term exposure to diesel exhaust in healthy human volunteers. Am J Respir Crit Care Med 1999;159:702-709.

[53] Alessandrini F,Schulz H,Takenaka S,Lentner B,Karg E,Behrendt H,Jakob T:Effects of ultrafine carbon particle inhalation on allergic inflammation of the lung. J Allergy Clin Immunol 2006;117:824-830.

[54] Alessandrini F,Beck-Speier I,Krappmann D,Weichenmeier I,Takenaka S,Karg E,Kloo B,Schulz H,Jakob T,Mempel M,Behrendt H:Role of oxidative stress in ultrafine particle-induced exacerbation of allergic lung inflammation. Am J Respir Crit Care Med 2009;179:984-991.

[55] Shields TG,Smith G,Ledingham IM:Proceedings:mechanisms of oxygen toxicity. Br J Anaesth 1975;47:904.

[56] Hazucha MJ,Ginsberg JF,McDonnell WF,Haak ED Jr,Pimmel RL,Salaam SA,House DE,Bromberg PA:Effects of 0.1 ppm nitrogen dioxide on airways of normal and asthmatic subjects. J Appl Physiol Respir Environ Exerc Physiol 1983;54:730-739.

[57] McDonnell WF, Horstman DH, Salaam SA, Raggio LJ, Green JA:The respiratory responses of subjects with allergic rhinitis to ozone exposure and their relationship to nonspecific airway reactivity. Toxicol Ind Health 1987;3:507-517.

[58] Koren HS,Bromberg PA:Respiratory responses of asthmatics to ozone. Int Arch Allergy Immunol 1995;107:236-238.

[59] Koren HS:Environmental risk factors in atopic asthma. Int Arch Allergy Immunol 1997;113:65-68.

[60] Pepys J,Pickering CAC,Hughes EG:Asthma due to inhaled chemical agents-complex salts of platinum. Clin Allergy 1972;2:391-396.

[61] Gleichmann E,Kimber I,Purchase IF:Immunotoxicology:suppressive and stimulatory effects of drugs and environmental chemicals on the immune system. A discussion. Arch Toxicol 1989;63:257-273.

[62] Prouvost-Danon A,Abadie A,Sapin C,Bazin H,Druet P:Induction of IgE synthesis and potentiation of anti-ovalbumin IgE antibody response by $HgCl_2$ in the rat. J Immunol 1981;126:699-702.

农民及其生活环境:农场环境在对抗过敏性疾病中的保护作用

Markus Gassner

瑞士苏黎世大学变态反应学和皮肤学研究所和家庭医学研究所

摘要

相对于其他人群而言,我们可以认为农民的生活方式与人类的祖先相似。在特定的地理和环境条件下,定居人群的世代延续需要特定的当地知识和经验,即当地网络。免疫系统为抵抗微生物及它们的毒素提供了保护作用。每一次强烈的反应阻碍了适应的发生。因此,过敏是有害的不适应反应,这是很多悖论之一。这一章节的目的是为了从历史的背景来展现耐受和适应的一些相互作用。

农民和环境

自然为每一个生命体提供了一段特定的时间。寿命的长短取决于基因与生命体生存时间和空间的时代及地理环境因素。如果我们想理解社会和卫生条件对历史医学的影响,那么这些非常细微之处,即当时所处的时间和地点很重要。这对于过去是正确的,对未来也是。由于未来是未知的,因此对目前不同社会和国家中的不同生活条件进行对比,以及将它们与我们祖先的情况作对比,是有价值的(图1)。

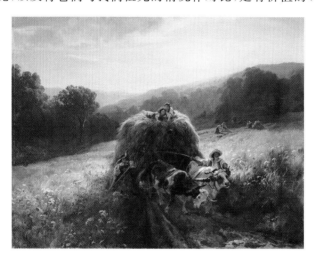

图 1　**Rudolf Koller(1826—1906 年)**的作品以多角度展示历史上瑞士农业中一些互相关联的场景:很多家庭成员共同劳动,理解当地气象条件并在暴风雨前快速收割,利用牛(马)作为食物(奶、肉等),用"古代生物柴油"运输并作为食物能源。对所有当地内陆运输来说,草和谷物是仅有的原始能量,并且所有食物生产都遭到人类和农场动物的争夺

农业是适应的艺术

在历史早期农业还是新兴事物时,它是一种艺术,目的是最佳地适应当地环境。农业通过生产更多食物、更多建设和能源所需要的木材、更多做衣服所需的纤维,从而减少迁移的需要。在不同的地方,农业促进了适应技术的发展。适应当地条件而不是迁移,是主动适应,以达到长期生存的第一步。人们只可能收获适

合气候和地理条件的农业作物。人类使用从草地里得到的种子,并经过筛选和孵育,形成多种多样的谷物种类,以得到更好的收成,获得不容易腐败的粮食。通过培育好植物和动物-主动适应-生存,更多人类和动物可以在此前无法生存的环境中生活。

在欧洲中部,特别是在山区,季节的变化对生存来说是主要的障碍。收获的时间仅限于夏季和早秋。如果不储备食物,度过冬天是不可能的。如果收成不能在合适的时候食用,那么再好的收成也是没用的。食物的储存,是同一区域更多人能存活的首要条件。更多更好的食物形成了财产,使得人类之间产生了嫉妒、贪婪,这是导致抢劫、社会矛盾和战争的原因,不管过去还是现在皆是如此。

在这篇医学-历史文章中,我们将不评论农产品对消费者的影响,或者对涉及货物分配的经济状态的影响,比如政治影响。但是,对于公众健康而言,生产食物时预防疾病十分重要,农民的职业病问题是问题之一。接下来的章节主要集中在农民与微生物之间的"战斗"效应,农民使用了免疫"武器"。在有效地使用改变温度的方法(煮沸和冷冻)之前,食品保存的技术(干燥和包装)对我们的祖先以及饲养的牲畜都极其重要。对于那些不仅要自己适应四季气候变化也要让牲畜适应的人类来说,这一点极为重要。

干燥

微生物的生命因水分减少而受到伤害,这可用来保存食物。这种方法可用来保存谷物和草类,将其作为基本食物,也可成为冬天的牲畜储存食物(干草(hay))。Ramazzini 是职业医学的鼻祖,他曾报告过谷物筛选病:

几乎所有通过筛选和测量谷物来获取面包的人,都气短、瘦弱及短寿者。

我们不清楚这种"感冒"疾病是否是现代医学上的哮喘,还是内毒素和葡聚糖介导的有机灰尘毒物综合征,或者慢性阻塞性肺疾病(COPD)。在那个年代,农民还没有香烟可抽。

干草的收割需要精确的气象知识。为了快速干燥利于保存,草和谷物要在合适的时间收割。当土壤太潮湿时,收割的草会腐烂。草可以通过悬挂在杆子或者长茎秆上进行干燥(图2),这是一项消耗时间和精力的事情。潮湿的干草在马厩里是灾难。发酵过程产生热量,有时会引起自燃和火灾,在很久之前很多马厩就因为这一原因被烧毁。喜温的真菌孢子通过发酵繁殖损坏了动物吃的干草,能给牲畜和农民带来严重的疾病,比如尘肺(农民肺)。在不见阳光的草地上,生产安全的干草难度更大。

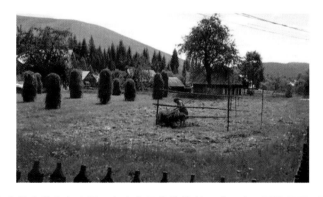

图2　晾干草需要长草,这也是为什么在山区一年内草只能被收割1或2次。图片显示,在2009年罗马尼亚的一个农场中,古老的技术仍在应用。20世纪的瑞士,同样的技术很常见,而现在被不同的青贮技术所替代,这使得在一些地方草可以收割达到6次,并且一些草在开花前、释放它们的过敏性花粉前,就被收割

包装

绝大多数微生物生存需要氧气。液体可以通过发酵保存在密封的容器里,比如酒或葡萄汁。有时这也适用于固体食物(例如泡菜)。牛奶以奶酪的形式保存,这是古代高度发达的农业技艺之一。奶酪的皮即是包装材料。

由 Virtanen 发明的青储技术是农业中里程碑式的发现。这项技术不仅能预防腐败，其产品相对干草来说营养质量更高，还允许更早、更频繁地收割长草。结果，绝大多数草可以在开花之前收割。因此，花粉释放以及播散可能减少。但目前还不确定，缺乏种子这一点对哪些草有更多影响。因此，不清楚不同地域条件下，这种技术对草花粉的过敏性分子释放带来什么样的影响。

机械技术

装有汽油发动机的拖拉机可看作是现代技术发展的标志，这种机械取代了生产（耕作）和食物运输的牲畜，如马和牛。拖拉机、货车、铁路机车取代了经典的马运输。为这个目的饲养的马逐渐被淘汰。乡村的全套运输业变成"非生物性"的。运输货物中，动物流行的传染病已经不再是问题。煤炭和石油使得人们能生产引擎和铁路，导致农业大量外包。同样的技术，通过调整来自山区和冲积平原、流向海洋的水源，得以开发出广袤而肥沃的农业用地。就能源供应而言，煤炭使得城市不再需要树木及森林。正因如此，农业种植使得森林消退，然而也有物种由于矿物燃料污染复苏了或者濒临灭绝。但是，城市却无限地扩张，因此导致地球人口呈指数级的增长。

有一个反讽的故事：人类能源的消耗设定了新的限制，包括地理学以及生物学上的限制。今天在世界范围内的农业已经为了生产"生物燃料"而不是食物而过分开发。在过去，谁拥有土地或领土在政治上非常重要。在上一个千年，人们发动战争，目的是为了维护或争夺农民生产力。今天，全球化、经济及商业世界的价值观念都发生了改变，其结果是健康也受到了影响。过敏流行的增加似乎是这种发展的指标之一。

变态反应学

我们的免疫系统可抵御微生物的侵害。在这样的努力下，妥协及适应过程很重要。对过敏产生反应的定义，意味着对自然环境因素产生自相矛盾的免疫反应。

1981 年，一位男孩出现枯草热症状后，我们在瑞士莱茵河谷的 Grabs 村庄开始了一项血清流行病学研究。这个男孩想成为一个面包师，而他的妈妈问我，他为什么患有面包师哮喘。在那时，还没有学龄儿童过敏性疾病的流行病学数据。因此，我们开始例行调查所有来进行义务体检的小学生。我们做这项工作获得了他们父母的知情同意（图 3）。从这些研究我们收获很多，尤其是对于一些看上去明显矛盾的现象，下文将会介绍。

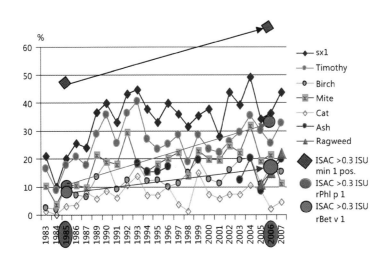

图 3　1983—2007 年，Grabs 村庄 15 岁以下学龄儿童的过敏比例的趋势。RAST/CAP 试验＞70 kU/mL。1986 年及 2006 年血清在 2008 年用分子抗原重新检测（ISAC 检测）

剂量效应的悖论

对这些儿童的第一次分析显示,80 位农民的孩子没有一位患枯草热。但是,很显然的是这些孩子经常接触花粉。物理化学剂量效应原则似乎并不适用于特异性过敏的发展。

这并不是一个新的现象。1873 年,Charles Blackley 发表了他的观察:农民的孩子更少患枯草热。Richard Rehsteiner 在 1926 年对瑞士学龄儿童检查发现了相同的结果。当时对这种现象的解释是,农民对于这种轻微的症状不重视,或者这是基因的原因,或者它能被"健康工人效应"来解释,即这些村庄的人们如果变得过敏将会离开村庄并且迁移至城市,而仅仅留下耐受的儿童并成为农民。

毒性物质相互作用的悖论

在城市里,花粉接触较少,但是致敏比例却较高,这可能是污染物所导致的辅剂效应。在德国,森林的消失与德国统一前东德的烟雾有关,人们都认为东德的枯草热发病率应该较高。但是,东德的孩子相比西德而言,枯草热及哮喘发病率却要低些。Erika von Mutius 的小组比较了慕尼黑和莱比锡城,Heidrun Behrendt 和 Ursula Krämer 的小组比较了西德和东德几个地区,两组的独立研究得到相同的结果。与农民的孩子研究结果相似,这种效应仅出现在呼吸道过敏性疾病,而两地异性湿疹发病率相同,或者在东德孩子中更高。德国或欧洲的东-西地区过敏性疾病发病率不同,不能仅仅用农场环境来解释。空气污染的不同形式似乎与这一现象有关,比如汽车尾气排放可能有一种过敏增强效应。

农民使用木材更加频繁,木材是他们传统的能源来源,用于准备食物和取暖。而在 Grabs 村庄的其他居民则更多地用燃油式中央取暖及电厨灶。

考虑到"夏季烟雾",农民的孩子吸入更多的臭氧,因为他们经常在中午帮忙收割干草,这正是太阳照射强、接触臭氧的时间,而且他们步行到学校的时间也很长。也可以考虑到,在这一时刻儿童们在勤奋地工作,意味着他们需要被迫吸入更多空气中的有毒物质。

耐受或适应的悖论

农民的孩子与不从事农业生产的孩子,在致敏模式上有显著的差异。那些父母兼职做农活,仅仅偶尔在农场帮忙的孩子,其过敏反应中等。在农民孩子之中,特异性 IgE 水平差异最显著的是梯牧草(猫尾草)花粉(图 4)。连续的定量和特异性过敏原的差异,更像是适应反应而不是耐受反应。适应意味着在连续的接触下通过习惯化接受外来物质,这类似皮肤慢性破溃产生瘢痕或者锻炼使肌肉发达。"耐受"这个词是 1945 年由 R. D. Owen 创造的,当时他发现异卵双生的小牛对彼此的血型耐受。"耐受"这一概念应用于描述定量的、对环境条件暂时性的反应,并且耐受应与明确的基因变化或者后天永久的反应模式相联系。

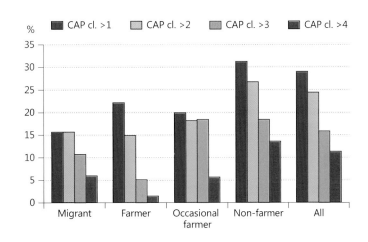

图 4　根据父母不同职业(农民)或国家(移民)划分,梯牧草花粉(CAP g 6)敏感性定量检测,1297 份血清样本,1983—2002 年。CAP:1 级,0.35～69 kU/L;2 级,0.7～3.49 kU/L;3 级,3.45～17.49 kU/L;4 级>5.3 kU/L

慢性阻塞性肺疾病的悖论

因农民孩子过敏及哮喘发生更少,我们本应期待他们慢性阻塞性肺疾病的发病率和死亡率也应当更少。

但是，1988—1992年瑞士牛奶场农民年死亡率数据统计显示，所有肺病、支气管炎、哮喘的年龄矫正死亡率都最高且非常显著，但不包括肺癌。这种现象在那些专门从事谷物、蔬菜或酒生产的农民中没有发现。

内毒素的悖论

Alfred Wolff-Eisner是位枯草热研究的先驱，1906年他的书中描述了很多内毒素相关的问题。内毒素在1904年由Richard Pfeiffer发现。当时，提出了内毒素与白喉毒素的相似之处。汉堡的Philipps Dunbar发明了一种使用"花粉免疫抗毒素"的血清疗法，这种抗毒素是马抗花粉血清。"热"这个词由Charles Blackley使用，这个词的历史比温度计的发明要早。内毒素是细菌细胞壁耐热的脂多糖，能使人类和哺乳动物的体温升高。它们是能导致发热的杂质，存在于各种生物学产品中。但是在几十年前，它们却很难检测，当时热原检测仅仅在兔子上应用，而现在，因为检验内毒素凝结在鲎血淋巴上，可使用石蕊测试更简单地检测内毒素。

奶农最典型的发热性疾病是有机尘土毒性综合征：当真菌污染的草垛被清空、清洁，或当在春天干草被重新堆积的时候发生。这些众所周知、发生在农民身上的反应绝大多数由内毒素和葡聚糖所导致。它们可能激活了TNF-α分泌，这也可解释对肺癌的抗肿瘤效应，从而解释了农民肺癌死亡率低的原因。这里烟草很显然并没有起作用。可惜的是，年轻的烟民不再有支气管刺激性不耐受的反应，抽第一根烟便失去了这一反应。没有证据表明农民COPD高死亡率是因为吸烟。流行病学研究发现，持续接触或母亲在临产期接触内毒素的农民孩子，IgE介导的过敏性疾病发生更少。

器官分布悖论

到底哪个器官是原发性过敏性疾病发生的部位仍是悬而未决的问题。儿童通常首先是对食物过敏，在皮肤和气道发生症状；最主要的致敏原是鸡蛋、牛奶或鱼，很多过敏性疾病在青春期逐渐好转。气传过敏原的致敏反应仅在孩子稍大些时才发生，这一点的原因还不清楚。仅在30年前才发现花粉与食物过敏原之间的交叉反应性；分子变态反应学可以解释这种临床现象的发生基础。在解释这些感染性疾病之间的关系时仍存在悖论。常见的气传感染性气道疾病，如流感、麻疹、流行性腮腺炎、风疹可影响肺部过敏性疾病（如哮喘）的发展。不过，Matricardi发现过敏性疾病的致病风险也受胃肠道感染的影响，比如甲肝病毒、弓形虫病毒、巨细胞病毒。

幽门螺杆菌很显然能导致肠道壁可见的穿孔甚至溃疡，但是这种感染也对气传过敏原引起的过敏性疾病有更好的保护作用。我们在Grabs村庄的研究发现，幽门螺杆菌的血清反应与母亲的籍贯有明显的关系，特别是当母亲来自于欧洲东南部时。这也能解释为什么移民的孩子尽管接触牲畜较少时，枯草热发病率也很低。

从这些发现，可以推测气道免疫可被肠道药理学所影响。孕期时接触奶牛，可部分预防孩子患上枯草热，但是在城市养牛并不实际。因此，可以尝试找出一些细菌，特别是乳酸杆菌或者其他细菌，这些细菌的"内毒素"含量较少。前期的临床试验结果令人失望，但是商业上却大获成功，特别是"健康"食物概念的炒作，比如酸奶的益生元和益生菌。在过敏原特异性免疫治疗上，何种途径最佳，至今仍然是没有答案的争论。

无菌学悖论

40年前，一种新的品系小鼠被发现，其纯合子动物没有毛发（裸鼠）、没有胸腺，因此没有T细胞反应。这些小鼠就算在无菌条件下寿命也很短。当它们生活在限菌条件下，即将肠道加入无害的细菌时，它们的生命周期却变得更长。在这样的条件下，它们可被用作移植人类肿瘤细胞的宿主，不会发生排斥反应，因为它们没有胸腺。

在人类肠道中，我们发现了相当多的功能十分重要的细菌群，其功能包括摧毁动物和植物的细胞壁、降解生化分子、分泌重要物质（如维生素）等。很多人对肠道细菌的改变十分敏感，比如用了抗生素后。

细菌定植的个体稳定性是令人惊奇的。普遍认为，新生儿从母亲的肠道环境受益，并在生产过程中将无害的、源自母亲的细菌定植在肠道中。某些乳杆菌可能对于变应性湿疹有预防作用，但作用时间较短，并且对学龄儿童的过敏没有作用。但是，这缺乏流行病学数据，并且病理生理机制也不清楚。另一个相关的问题是，剖宫产的孩子从哪里获得肠道寄生菌。

遗传学悖论

在人类社会,权利总是依赖于政治遗传。贵族群体总是在政治圈内联姻。同样的,农业社区也希望居民稳定。同族管理的遗传法使富裕阶层代代延续。

农民也依赖于它们产品的遗传:哪种谷类和奶牛在什么土地上收获最大? 古代的基因学技术就是对植物和动物进行选择性育种。现在,现代科技可以向动物和植物转入杂合子遗传 DNA。基因技术在微生物流行的诊断研究上帮助很大。病毒的遗传密码记录了起源的信息。单克隆抗体使得分子过敏诊断成为可能。农民的孩子不仅对过敏有数量上的差异,而且对各种重组过敏原有特殊的过敏模式。

通过分子研究,过敏原交叉反应可获得新的信息。Grabs 村庄学龄儿童的研究显示,2006 年 rAln g 1 的敏感性显著高于 1986 年(图 5)。通过回顾地区数据,我们发现 15 年前一条主要街道新种植了凯木。这些凯木(凯木属)很可能起源于 1984 年的裘园(伦敦),并在柏林种植。这种树首次在 1908 年由 Callier 描述,为山茶树(源自日本)和榛叶黄花稔(源自高加索)的杂交树种。没有自然生长环境,它们似乎是人造的,通过花粉杂交培育。很显然它是人类通过户外试验种植所得到的一种大型有机体。这种树木看起来很漂亮,但是它到 12 月就开始授粉了。它的 PR-10 蛋白与 rBet v 1 是不同的同源体,不然它在这次流行病学研究中将不会被检出。这种外来的树会在当地赤杨木中传递日本或高加索基因吗?

移民悖论

移民不改变自己的基因,但是却选择了新的环境。因此,他们代表了农民"稳定位点"的比较背景。移民不饲养动物,也不养宠物,因为宠物限制了他们的流动性。他们的过敏原谱系部分反映了他们的籍贯以及他们与新环境之间的实际反应。

在过敏方面,移民儿童与在阿尔卑斯北部农民的孩子反应数量相同(图 4)。他们发生气传过敏原过敏的比例较少。

贫民悖论

上述这些卫生学假说仅能解释部分过敏现象。污物是不健康的,即便欧洲传统的生活方式可以对过敏的发展起到保护作用。世界边缘国家的孩子,特别是贫民,他们的 IgE 系统反应模式相当不同,他们对各种花粉的敏感性不高,但是对动物来源的气传过敏原却更敏感,尤其是螨虫。

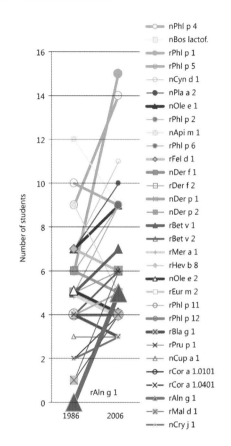

图 5　1986($n=54$)—2006($n=46$)年间 Grabs 村庄未经选择的学龄儿童对某些分子抗原的 IgE 血清学反应变化(>0.3 ISU)。特别引人注意的是 rAln g 1 敏感性上升,从 0 到 2006 年的 5(10.9%)

互联网改变了我们对于书本和图书馆的态度,但是个人的知识仍然十分有限。我们的免疫系统与神经系统不仅在重量上相似,而且与环境的相互作用上、特异性上以及相当的记忆功能方面也与神经系统相似。我们的大脑仅能识别一种特定的关系,要么将其视为图片(与昆虫的眼睛一样),要么像一面镜子,以碎片化的方式进行识别。我们希望通过对历史发展简短的回顾反映农业环境的影响,可能帮助我们的孩子制订预防策略、避免风险。

参 考 文 献

[1] Ackermann JC-G:Bernhard Ramazzinis (1633-1714) Abhandlungen von den Künstlern und

Handwerkern. Stendal，Franzen und Grosse，1780.

[2] Steiner W：Untersuchungen über die Konservierung von Grünfutter nach dem Verfahren von A. I. Virtanen；Dissertation. Zürich，Leemann & Co. ，1936.

[3] Gassner M：Häufigkeit allergologischer Erkrankungen bei Schulkindern einer Landbevölkerung im Hinblick auf die Berufsberatung. Zbl Haut Geschlechtskrankheiten 1985；150：649.

[4] Blackley C：Experimental Researches on the Causes and Nature of Catarrhus Aestivus（Hay Fever or Hay Asthma）. London，Ballière，Tindal and Cox，1873（facsimile：Abington，Oxford Historical Books，1988，pp 155-156）.

[5] Rehsteiner R：Beiträge zur Kenntnis der Verbreitung des Heufiebers；Dissertation. Zürich，Hans Gutzwiller，1926.

[6] von Mutius E，Weiland SK，Fritsch C，Duhme H，Keil U：Increasing prevalence of hay fever and atopy among children in Leipzig，East Germany. Lancet 1998；351：862-866.

[7] Krämer U，Behrendt H，Dolgner R，Ranft U，Ring J，Willer H，Schlipköter HN：Airway diseases and allergies in East and West German children during the first 5 years after reunification：time trends and the impact of sulphur dioxide and total suspended particles. Int J Epidermiol 1999；28：865-873.

[8] Behrendt H，Becker WM：Localization，release and bioavailability of pollen allergens：the influence of environmental factors. Curr Opin Immunol 2001；13：709-715.

[9] Braun-Fahrländer C，Gassner M，Grize L，Neu U，Sennhauser FH，Varonier HS，Vuille JC，Wüthrich B，SCARPOL Team：Prevalence of hay fever and allergic sensitization in farmer's children and their peers living in the same rural community. Clin Exp Allergy 1999；29：28-34.

[10] Owen RD：Immunogenic consequence of vascular anastomosis between bovine twins. Science 1945；102：400.

[11] Gassner M，Spuhler T：Warum sterben Bauern häufiger an Lungenkrankheiten? Schweiz Med Wochenschr 1995；125：667-675.

[12] Wolff-Eisner A：Das Heufieber，sein Wesen und seine Behandlung. München，Lehmanns，1906，pp 130-131.

[13] Rylander R，Peterson Y：Organic dusts and lung disease. Am J Int Med 1990；17：1-148.

[14] von Mutius E，Braun-Fahrländer C，Schierl R，Riedler J，Erlenmann S，Maisch S，Waser M，Nowak D：Exposure to endotoxin or other bacterial components might protect against the development of allergy. Clin Exp Allergy 2000；30：1230-1234.

[15] Matricardi PM，Rosmini F，Ferrigno L，Nisini R，Rapicetta M，Chionne P，Stroffolini T，Pasquini P，D'Amelio R：Cross sectional retrospective study of prevalence of atopy among Italian military students with antibodies against hepatitis A virus. BMJ 1977；314：999-1003.

[16] Heuberger F，Pantoflickova D，Gassner M，Oneta C，Grehn M，Blum A，Dorta G：*Helicobacter pylori* infection in Swiss adolescents：prevalence and risk factors. Eur J Gastroenterol Hepatol 2003；15：179-183.

[17] Bischoff S（ed）：Probiotica，Präbiotica und Symbiotica. Stuttgart，Georg Thieme，2009.

[18] Callier AS：Neue Gehölze：*Alnus spaethii*. Mitteil Deutsch Dendrol Ges 1908：215-216.

第五章　过敏性疾病治疗和管理的进展

儿茶酚胺研究史

Klaus Starke

德国弗莱堡大学实验与临床药理学和毒理学研究系

摘要

　　儿茶酚胺(catecholamine)及其同类物在过敏性疾病中作用突出,主要原因是它们在哮喘和急性超敏反应(如严重过敏反应)中的应用。它们通过激活 α-肾上腺素能受体和 β-肾上腺素能受体作用于这些适应证。肾上腺素是这类物质的原型,于 1893/1894 年在肾上腺中发现。1939 年,多巴脱羧酶是儿茶酚胺生物合成出现的第一种酶。后来,又描述了其他儿茶酚胺,如去甲肾上腺素和多巴胺。研究儿茶酚胺受体时,也同时鉴定了其中的活性化学物质。直到 1948 年,人们才接受至少存在两种受体,对应不同的作用。同时,已经克隆了所有哺乳动物儿茶酚胺受体的基因。

　　儿茶酚胺及其同类物在过敏性疾病中的突出主要在于它们在哮喘和急性超敏反应中的应用;比如,出现系统性严重过敏反应时,这类物质可以挽救生命。它们通过激活 α-肾上腺素能受体和 β-肾上腺素能受体,作用于这些适应证。1924 年,Paul Trendelenburg 对此前的所有研究精心编制。多位研究者编写了这一研究的历史:Hermann Blaschko 在 1972 年和 1987 年,Zenon Bacq 在 1983 年,Maxwell Richard Bennett 在 1999 年,Donnerer 和 Fred Lembeck 在 2006 年。这是首次从腺体中提取激素,而"激素"一词还未被创造出来;这次发现引起轰动,但其实之前也有过先驱者。

肾上腺髓质中的肾上腺素:前奏

　　19 世纪,最好的一本关于哮喘的书,是英国的内科医师和生理学家 Henry Hyde Salter 1860 年出版的著作,书中提及可用"兴奋剂"来进行治疗。浓咖啡非常有帮助,可能是因为咖啡可以提神,而睡眠有助于哮喘发作。更加神奇的是,"强烈的心理情绪"产生的反应。

　　通过激烈情绪治疗哮喘,比任何其他治疗措施都更加迅速、更加彻底;事实上,整个治疗史上,没有几件事情比它更加引人注目,更加让人好奇——治愈完全不需要时间,瞬间完成的剧烈的发作立刻就停止了。

　　我们在下文中将解释注射肾上腺素或特布他林的疗法,而在此之前,我们在这里提到并解释了 Salter 的观察结果,例如,隔壁火灾的影响。

　　在 Salter 不经意地使用肾上腺髓质的同时,法国医师 Alfred Vulpian(1826—1887 年)发现,肾上腺髓质有些独特之处:向从其中刮下来的物质添加氯化铁时,物质会变成绿色。这种反应与皮层或任何其他组织均不会发生。因此,肾上腺髓质含有"一种特殊物质,此前从未被发现,是这些器官的代表性特质"。Vulpian 甚至认识到有物质进入了"血液循环",因为肾上腺静脉血液显示出有这种氯化铁反应。

　　19 世纪 90 年代初,在斯特拉斯堡的 Oswald Schmiedeberg(1838—1921 年)的实验室,德国药理学家 Carl Jacobj(1857—1944 年)研究了肾上腺和肠道之间的关系。电刺激迷走神经或注射毒蕈碱,可诱发肠蠕动,而通过电刺激肾上腺可以迅速消除这一反应。这一实验被称为"第一次间接证明肾上腺髓质的内分泌器官作用""实际上是比奥立弗-舍费尔经典研究更复杂的肾上腺髓质功能的证明"。尽管可能确实如此,但是雅各布当时没有设想到,分泌到血液中的化学信号能影响距离很远的器官,即释放的是激素;他设想的是存在神经系统从肾上腺连接到消化道,他称之为"肠道抑制运动"。

肾上腺髓质中的肾上腺素:Oliver 和 Schäfer,1893/1894 年

George Oliver(1841—1915 年)是英国北约克郡哈罗盖特温泉镇的一名医生。Edward Albert Schäfer(1850—1935 年)是伦敦大学生理学教授。1918 年,他把他生理学教授 William Sharpey(1802—1880 年)的姓氏加入名字中,变成了 Edward Albert Sharpey Schäfer。Henry Hallett Dale(1875—1968 年)1902—1904年在伦敦大学学院工作,他讲的标准版故事如下:

Oliver 医生对于简单仪器发明有喜好、有"天赋",他用这些仪器对人体进行观察实验。Oliver 医生发明了一种小型仪器,他声称用它能透过没有破损的皮肤测量活跃动脉的直径,比如手腕上的桡动脉。他似乎在实验中用家人当实验者,比如,他的小儿子就经历了一系列实验,Oliver 医生测量了他的桡动脉直径,并观察皮下注射各种动物腺体的提取物后的影响。……我们可以想象,Schafer 教授在大学学院的旧生理实验室中……完成某些实验,他正在记录一条狗被麻醉后的动脉血压。这时,Oliver 医生出现在他面前,告诉教授给小儿子做实验的故事,并且说道,皮下注射小牛肾上腺甘油提取物之后,儿子的桡动脉明确变窄。据说,Schafer 教授非常怀疑这一点,他认为这是博士的自我妄想。我觉得这不能怪他,即使是现在,我们知道了这种提取物的作用,又有谁会相信将其注射到男孩的皮肤下会使桡动脉变得更窄? 然而,Oliver 医生始终坚持自己是对的;他表示,至少,通过静脉注射一些肾上腺提取物不会有害处。所以 Schafer 教授也进行了注射,认为什么也不会发生,这将证明自己的胜利,但他看到压力计上的汞柱以惊人的速度升高到骇人的高度,他觉得自己像天空的观察者,突然有一个新的星星闯入了他的视线。

不管这个故事被重复了多少遍,但它并非从未遭人怀疑。Dale 自己说,这个故事在大学学院里流传,并且惊讶地发现桡动脉的收缩居然可被测量。Oliver 的后裔中无人回想起他对儿子做过实验。Dale 关于皮下注射的报告与各方的回忆相矛盾。以下是 Oliver 医生的一段描述:

在 1893—1894 年的冬天,在研究改变动脉直径的药剂时,我发现,口服羊和小牛的肾上腺甘油提取物可以使动脉产生明显的收缩作用。

以下是 Schäfer 所述的事件版本:

在 1893 年秋天,我正在大学学院的实验室里工作,一个我不认识的人来找我。访问者是 George Oliver 医生,他希望与我讨论,他内服某些动物组织的提取物获得的结果,这些提取物对人类血管产生了影响。

口服肾上腺素产生系统效应是极不可能的。因此,标准版文本的一些细节可能只是传说。

无论如何,Oliver 和 Schafer 在 1884 年 3 月 10 日将研究结果提交给了伦敦的生理学会。一年后,出版了一份 47 页的记录。记录的文字和当时风格一样,没有数据统计,但精确描述许多次实验、含波动曲线记录仪的 25 次记录。实验结果显示,除了血压升高外,还出现了反射性心动过缓和脾脏收缩(图 1):

这些研究的结果,似乎确定了肾上腺囊肿应该被认为是专门的分泌腺体,尽管它是无管的。它们形成的物质仅在腺体的髓质中出现,至少在其完全活跃状态下如此。这一物质通常对肌肉组织产生明显的生理作用,特别是对心脏和动脉的生理作用。该物质的作用主要由(也可能完全由)直接行动产生。

Oliver 医生马上就在病人身上试验口服肾上腺提取物,而他未刻意挑选其病人;实验对象包括艾迪生病、"血管舒缩失调"、糖尿病、尿崩症、"突眼性甲状腺肿"病人。

我们可能会问,为什么他会肆意妄为地摆弄这些组织提取物,而且之后还在病人身上乱做试验? 也许,Oliver 医生对"组织疗法"感兴趣,认为组织中存在某种强有力的物质,应该被发现并用于药物治疗。

1903 年在纽约,肾上腺素首次应用于哮喘,但并不是基于其对支气管痉挛分解作用(该作用较晚才被发现),而是基于血管收缩作用。肾上腺素的血管收缩作用有望缓解"支气管黏膜的肿胀"——可能指的是血管充血和水肿。"皮下注射肾上腺素氯化物,能够在 2～20 分钟之间阻断哮喘发作。"使用的肾上腺素氯化物来

自 Parke,Davis&Co. 公司,见下文。

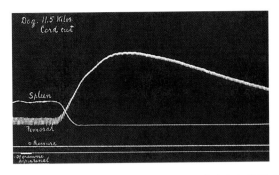

图1 肾上腺提取物对麻醉犬动脉压和脾脏容积的影响

肾上腺髓质中的肾上腺素:其他独立发现者

在 Oliver 医生和 Schäfer 研究之后的一年,波兰加格罗林大学 Wladysław Szymonowicz(1869—1939年)和 Napoleon Cybulski(1854—1919年)报告了大体相似的发现和结论。他们的研究在某方面超过了英国人的研究:将肾上腺静脉中抽取的血液注射到受体犬体内,会导致其血压升高,而其他静脉血液没有这一作用。这表明肾上腺加压物质实际上分泌到血液中,从而证实了 Vulpian 的想法。

两位波兰作者承认了 Oliver 医生和 Schäfer 是先发现者,而英国作者承认了 Wladysław Szymonowicz 和 Napoleon Cybulski 的独立性。两者的主要研究区别在于物质作用的位置:Oliver 医生和 Schäfer 认为作用于周边神经系统,而 Wladysław Szymonowicz 和 Napoleon Cybulski 认为作用于中枢神经系统。1896年,海德堡的 Rudolf Gottlieb(1864—1924年)证实,这一作用直接作用在心脏和血管上。

又一年以后,美国医生 William Bates(1860—1931年)也许受到 Oliver 医生的激励,将肾上腺提取物注射入眼中,他发现"几分钟之内,眼球的结膜和眼睑都变白了"。他正确地解释了这是由于血管收缩的作用,并将提取物注射到各种眼睛疾病中。后来的儿茶酚胺研究没能给他公正的地位:上面提到的所有历史都没提到他,不过,有一个哮喘病史学家提到了他。

化学过程

肾上腺髓质的"超级活跃原则"对当代化学提出了挑战。在巴尔的摩,John Jacob Abel(1857—1938年)部分地将其纯化为所谓的"肾上腺素(epinephrine)",而斯特拉斯堡的 Otto von Fürth(1867—1938年)将其纯化为所谓的"超肾素(suprarenin)"。日本化学家 Jokichi Takamine(1854—1922年)在纽约有自己的实验室,在1901年他从 Abel 的方法入手,获得了纯粹的该物质,并让 Parke,Davis&Co. 公司将其命名为"肾上腺素(adrenalin)"上市,名字末端没有"e"。1903年,天然肾上腺素被发现是光学活性的、左旋的;1905年,霍奇斯特(法兰克福附近)的赫希斯特公司的 Friedrich Stolz(1860—1936年)和利兹大学的 Henry Drysdale Dakin(1880—1952年)合成了外消旋。1906年,斯特拉斯堡的 Ernst Joseph Friedmann(1877—1956年)阐明了其化学结构;而在1908年,密西根大学的 Arthur Robertson Cushney(1866—1926年)证明,右旋对映异构体几乎不活跃,所以他明智地断定:"受肾上腺素影响的"受体物质能够区分光学异构体,因此,它本身也是光学活性的。总的来说,这种物质一共被起过32个名字,其中,英国将肾上腺素写作 adrenaline,美国将肾上腺素写作 epinephrine,这两个词在科学文献中仍然是通用名称。

儿茶酚胺神经递质:肾上腺素

1899年,在柏林工作的 Max Lewandowsky(1876—1918年)观察到,肾上腺提取物能作用于猫眼睛的平滑肌和眼眶,即虹膜扩张肌和瞬膜,方式与交感神经刺激相同,这又开启了一个新篇章。这份研究结果被剑桥大学的 John Newport Langley(1852—1925 年),以及受他指导的 Thomas Renton Elliott(1877—1961 年)延伸了。Thomas Renton Elliott 于 1904 年在《生理学杂志》第 31 卷发表了四篇论文,描述各器官反应的相似之处。例如,电交感神经刺激使猫的回肠括约肌收缩,同时放松邻近回肠和结肠的圆形肌肉,而"肾上腺素"(Parke,Davis&Co. 公司产品)的效果完全一样。Oliver 医生和 Schäfer 演讲的十几年后,1904 年 5 月 21日,在生理学会的一份演讲摘要中提到了 Thomas Renton Elliot 前瞻性的假设:

如尼古丁一样,应用肾上腺素时不会直接刺激交感神经节。其有效作用局限于周边。……我发现,即使在完全去神经支配之后,无论持续三天还是十个月,扩张瞳孔的平滑肌都会对肾上腺素做出反应,而且相比瞳孔神经系统未受损伤而言,速度更快、持续时间更长。接受化学激素的刺激并转化为可能导致肌纤维张力变化的触发点,可能是肌肉细胞产生的一种机制,以回应与突触交感神经纤维的结合,其功能是接受和转变神经冲动。当脉冲每次到达周围时,释放的化学兴奋剂可能就是肾上腺素。

这段摘要可被视为化学神经传递的"出生证明"。Thomas Renton Elliott 之后的看法再也没有这么明确。可能因为得不到资深人士的支持,尤其是 John Newport Langley 不支持他,他似乎感到很灰心,几年后,他放弃了生理研究。

化学神经传递的突破出现在 1921 年,在格拉茨工作的 Otto Loewi(1873—1961 年)证明了两栖动物有"心脏神经活动的体液转移性(Humorale Übertragbarkeit der Herznervenwirkung)"。迷走神经以"迷走神经物质"(Vagusstoff)传递抑制作用,"加速物质(Acceleransstoff)"将刺激从交感神经传递到心脏。Otto Loewi 花了好几年的时间来证明这一"物质(Stoffe)"的性质,但在 1926 年,他确信 Vagusstoff 是乙酰胆碱,1936 年他写道:"我不再犹豫,Sympathicusstoff 就是肾上腺素。"

在大多数两栖动物的器官(包括心脏)里,肾上腺素的浓度远远超过去甲肾上腺素,而肾上腺素的确是主要的传达者。然而,在哺乳动物中,则有一些困难。1910 年,Dale 和化学家 George Barger(1878—1939 年)在对肾上腺素类化合物的综合结构活动研究中指出,Thomas Renton Elliott 的假说假设交感神经冲动和肾上腺素的影响有平行类似性,而实际观察到的则没有那么类似。例如,在猫的膀胱三叉神经中,肾上腺素的收缩效应与交感神经冲动相同,但猫膀胱底的松弛效应则不同。在这方面,"氨基乙醇儿茶酚",即去甲肾上腺素,模拟交感神经的反应比肾上腺素更像。哈佛医学院生理学家 Walter Bradford Cannon(1871—1945年)曾普及了一套理论,指出交感肾上腺系统让身体做好准备,选择战斗或逃跑;他和同事 Arturo Rosenblueth(1900—1970 年)开发出一套精心设计但有些"奇怪"的理论,提出存在两个"交感神经素",交感神经素 E(兴奋)和交感神经素 I(抑制)。比利时药理学家 ZénonBacq(1903—1983 年),以及 1934 年至 1938年间的加拿大和美国药理学家提议,去甲肾上腺素可能是神经节后交感神经递质,或者至少是一种此类物质。然而,在第二次世界大战结束之前,都没有什么明确的答案。

1936 年,是 Otto Loewi 最终接受肾上腺素是(两栖动物)交感神经素传达者的一年,Dale 和 Otto Loewi 获得诺贝尔生理学或医学奖,他们发现了与神经冲动的化学传递相关的发现。

形成与破坏

德裔英籍生物化学家 Hermann Blaschko(1900—1993 年)是本章的首席见证。1987 年他在牛津大学回顾"半个世纪的儿茶酚胺生物合成研究"时写道:

我们对儿茶酚胺生物合成途径的现代认识始于 1939 年,Peter Holtz 和他的同事们发表了一篇文章:他们描述了在豚鼠肾脏中存在一种酶。他们将它命名为"多巴脱羧酶",因为它可以催化多巴胺氨基酸形成多巴胺和二氧化碳。

Peter Holtz(1902—1970 年)等人的论文起源于罗斯托克药理学研究所。在 1939 年,当时剑桥的 Blaschko 和罗斯托克的 Peter Holtz 预测了酪氨酸→l-DOPA→多巴胺=多巴胺→去甲肾上腺素→肾上腺素的整个序列。Edith Bülbring(1903—1990 年)于 1949 年在牛津大学证明,在肾上腺组织中,去甲肾上腺素可甲基化为肾上腺素,1962 年,在贝塞斯达,Julius Axelrod(1912—2004 年)检测到苯乙醇胺 N-甲基转移酶。剩下的两种酶,酪氨酸羟化酶和多巴胺 β-羟化酶,也是在 1960 年左右被发现的。

　　Blaschko 甚至在发现生成途径之前，就发现了一种破坏机制。1937 年，他与他的同事一起证明，1928 年描述的"酪胺氧化酶"也氧化了多巴胺、去甲肾上腺素、肾上腺素。这种酶后来被命名为单胺氧化酶。这似乎澄清了体内儿茶酚胺的命运，但在 1956 年，Blaschko 提出，由于氧化速度慢，"我们将发现其他灭活机制发挥重要作用"。这是我们知识中的一个缺口，还有待填补。在一年内，Axelrod 显示多巴胺、去甲肾上腺素、肾上腺素被儿茶酚 O-甲基转移酶 O-甲基化，缩小了这一缺口。然而，为了填补这一缺口，不得不理解膜的作用（见下文）。

儿茶酚胺神经递质：去甲肾上腺素

　　因 Peter Holtz 和 Blaschko 的研究，我们很清楚动物可以合成去甲肾上腺素。如需要证明去甲肾上腺素有传递介质的作用，当时还缺乏证据以证明它在组织中以有效浓度存在，而不仅只是寿命短的中间体。斯德哥尔摩卡罗林斯卡研究所的 Ulf von Euler（1905—1983 年）此前曾发现或共同发现物质 P 和前列腺素，他在 1945 年 4 月 16 日向《自然》提交了一系列论文，提供了这一证据。在对器官提取物进行了多种生物测定和化学测定之后，他得出结论，哺乳动物交感神经支配的组织含有去甲肾上腺素，脑中也含有少量，但不含神经系统的胎盘则没有。去甲肾上腺素就是 Cannon 和 Rosenblueth 所谓的"交感神经素"，"哺乳动物肾上腺素神经作用的生理传递介质"。2 年后，在猫的脾脏内，交感神经刺激使得去甲肾上腺素溢到静脉血中，证明了这个结论。此外，在两栖动物心脏中，肾上腺素的传递介质作用被证实。

　　因为第二次世界大战的缘故，Peter Holtz 和他在罗斯托克的团队，未能和 Von Euler 一起被认定为儿茶酚胺的递质去甲肾上腺素的第二个发现者。Peter Holtz 等人的做法不同。他们在人体尿液中寻找儿茶酚胺，他们发现了一种使血压升高的物质"尿交感素"，他们鉴定其为多巴胺、去甲肾上腺素、肾上腺素的混合物：

　　关于尿交感素的起源，我们想提出以下意见。尿中的多巴胺是未被合成交感神经素 E 和 I 消耗的部分。交感神经素 E 和 I，即去甲肾上腺素和肾上腺素，在交感神经末梢受刺激时释放；通过血液流动，它们也可以作用于身体的远端部分。肾上腺素的另一个来源是肾上腺髓质，是其主要形成和储存地点。问题是，肾上腺是否还是去甲肾上腺素的形成和储存地点。

　　该手稿于 1944 年 10 月 8 日被莱比锡的 Springer-Verlag 接收。10 月 15 日，布伦瑞克的印刷局被空袭摧毁。出版被推迟到 1947 年，被命名为《Naunyn-Schmiedeberg 的实验病理学和药理学档案》。Peter Holtz 后来引用该文章时，写作"Holtz 等人，1944/47"或"Holtz、Credner、Kroneberg，1944/47"。例如，当他和 Hans JoachimSchümann（1919—1998 年）报告，肾上腺髓质确实含有去甲肾上腺素作为第二激素时就引用了该手稿。

　　Dale 在 1953 年回忆他和 Barger 在 1910 年的结构活动分析。他写道：

　　毫无疑问，我应该看到，非肾上腺素可能是主要的传递介质——Elliott 的理论在原理上可能是正确的，只有在这个细节上才是错误的。……当然，根据最近发现的事实来说，得出正确的结论很容易；因为缺乏这些事实，我没能找到真相，而我曾经离真相那么近就停手了，因此无法享有发现的荣誉。

　　接下来的研究工作主要集中于中枢神经系统。这项研究是由 Marthe Vogt（1903—2003 年）开展的，他是继 Blaschko 和 Bulbring 之后，史上第三位来自德国的难民，当时他和 John Henry Gaddum（1900—1965 年）在爱丁堡大学药理学研究所工作：

　　von Euler（1946 年）和 Holtz（1950 年）证明了去甲肾上腺素和肾上腺素在大脑中的存在。这些物质无疑被认为存在于脑血管运动神经中。目前的工作是探究这些交感神经胺，除了作为血管舒缩神经末梢的传递素外，是否在中枢神经组织本身的功能中起作用。在本文中，这些胺被称为"交感神经素"（sympathin），因为我们发现它们总是同时出现，并伴随着主要成分——去甲肾上腺素，这是外周交感神经系统递质的特点。

　　Marthe Vogt 在狗脑中创建了去甲肾上腺素的详细分布图。由于其分布不均匀，不反映血管舒缩神经的分布，并且在去除上颈部神经节之后仍有持续性，使得"容易让人认为大脑交感神经素有传递介质功能，就像我们认为交感神经节和交感神经节后纤维中发现的交感神经素所具有的功能"。他认定的这一功能得到了证实，最终完成这一工作的是 Nils-ÅkeHillarp（1916—1965 年）和 Bengt Falck（出生于 1927 年）开发的组织荧光技术,这种技术可以显示去甲肾上腺素以及肾上腺素(见下文)和中枢神经系统中的多巴胺途径(图 2)。

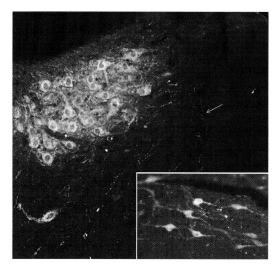

图 2　大鼠脑脊髓的去甲肾上腺素神经元,血清素神经元的中缝隐核(插图)。箭头表示静脉
曲张。由 Dahlström 和 Fuxe 拍摄

儿茶酚胺神经递质:多巴胺

发生在去甲肾上腺素身上的故事再次发生。去甲肾上腺素位于肾上腺素的形成途径中,而多巴胺位于去甲肾上腺素(因此是肾上腺素)的形成途径中。1958 年至 1959 年,Arvid Carlsson(1923 年出生)协同他在隆德大学药理学系的小组,包括医学生 ÅkeBertler 和 Evalod Rosengren,不仅在大脑中发现多巴胺,而且,和 Marthe Vogt's 的去甲肾上腺素示范性研究一样,发现多巴胺分布不均匀,与去甲肾上腺素分布非常不同。多巴胺分布集中,脑中的多巴胺中 80% 在纹状体中,而纹状体仅含有痕量去甲肾上腺素。Carlsson 的小组以前曾发现,已知会导致帕金森综合征的利血平能从大脑中耗尽多巴胺(以及去甲肾上腺素和 5-羟色胺)。他们得出结论:“多巴胺与纹状体的功能有关,因此能控制运动功能”。因此,这是首次将帕金森病和状体多巴胺的消耗联系起来,既包括动物实验中发现利血平诱导的帕金森综合征,也意味着人类的帕金森病同理如此。Oleh Hornykiewicz(1926 年出生)此前因 Blaschko 而接触到了多巴胺,一年后,他在维也纳大学药理学研究所对人体纹状体的提取物进行显色反应时发现,“自己肉眼观察到帕金森病中脑多巴胺缺乏:在对照组中多巴胺浓度较高,表现为粉红色;而含有帕金森病纹状体提取物的反应瓶几乎没有变色反应”。

1970 年,von Euler 和 Axelrod 是当年诺贝尔生理学或医学奖三名获奖者中的两名,他们的获奖原因是“发现了神经末梢中的体液传递介质及其储存、释放、失活的机制”,2000 年,Carlsson 是三位因发现“神经系统中信号转导”获该项诺贝尔奖者之一。

膜通道

在儿茶酚胺的生命中,膜是必需的,儿茶酚胺必须通过膜,并且必须在膜受体上传递其化学信息。

儿茶酚胺在细胞内合成并螯合在胞内囊泡中。牛津大学的 Blaschko 和 Arnold Welch(1908—2003 年)首先在肾上腺髓质中证明了这一点,而 Longarp 的 Hillarp 等人证明在交感神经和脑中也是如此。除了儿茶酚胺外,囊泡还含有 ATP,在牛脾交感神经囊泡中,去甲肾上腺素和 ATP 的物质的量之比为 5.2:1;这是 Schümann 和 Grobecker 在 1959 年在法兰克福所述。再往前走,Blaschko 和 Welch 问:“当神经刺激抵达细胞时,细胞内会发生什么?”胞吐不在他们考虑的可能之中。为了建立胞吐作用,需要 Bernard Katz(1911—2003)的研究;他是 1970 年诺贝尔生理学或医学奖获得者的第三名获得者,他类比证明在神经肌肉交界处存在乙酰胆碱定量释放;还需要证明释放儿茶酚胺时,会共同释放其他囊泡成分,如 ATP 和多巴胺

β-羟化酶，以及确信无疑地以电子显微镜图像证明与质膜融合的囊泡。

乙酰胆碱一旦释放，就会在细胞外空间中被面向该空间的乙酰胆碱酯酶降解。然而，儿茶酚胺的情况则不是如此，它的降解酶包括单胺氧化酶和邻苯二酚O甲基转移酶，跟合成酶一样存在于细胞内。因此，通过细胞膜摄取是从细胞外空间清除的主要手段，而不是代谢。从1959年开始，这一机制开始被解密。贝塞斯达的Axelrod小组希望阐明儿茶酚胺的体内命运，方法是通过使用刚开发出来、具有高比活度、放射性标记的儿茶酚胺。向猫静脉注射3H-肾上腺素和3H-去甲肾上腺素，其中一部分O-甲基化，但另一部分被吸收到组织中，并保持不变。曾在美因茨与爱丁堡工作过的Erich Muscholl（1926年出生）希望了解可卡因如何使组织对儿茶酚胺敏感。静脉注射去甲肾上腺素，会被摄取到大鼠的心脏和脾脏中，而可卡因会阻止摄取，从而增加可用于与肾上腺素能受体组合的去甲肾上腺素的数量。交感神经切除后，3H-去甲肾上腺素的吸收严重受损，表明这种吸收主要发生在交感神经末梢。支持这一点的证据还包括，Georg Hertting（1925年出生）和Axelrod证明，当刺激交感神经时，新吸收的3H-去甲肾上腺素会从猫脾脏中再次释放。几年后，剑桥的Leslie Iversen（生于1937年）发现其他细胞也能摄取儿茶酚胺。他将去甲肾上腺素能神经元的摄取称为"摄取1"，摄取1对可卡因敏感，而将其他细胞的摄入称为"摄取2"，摄取2对可卡因耐药。加上从细胞质摄取到储存囊泡、利血平敏感性的机制，总共有三种儿茶酚胺膜通过机制。Iversen 1967年的著作题为《去甲肾上腺素在交感神经中的摄取和储存》（*The Uptake and Storage of Noradrenaline in Sympathetic Nerves*）非常受欢迎，该书阐述了这一领域的神奇之处及其丰富的药理学知识。

随着分子遗传技术的出现，自1990年以来，三种运输机制已经被追溯到蛋白质。这些蛋白质现在包括：质膜去甲肾上腺素转运蛋白，NAT或NET；经典摄取1和类似的多巴胺转运蛋白DAT；质膜"外源单胺转运蛋白"EMT，也被称为"有机阳离子转运蛋白3"，Iversen的摄取2；具有两种同工型VMAT1和VMAT2"水囊单胺转运蛋白"VMAT。

受体

儿茶酚胺的研究与其受体的研究相互交织。1904年，Dale成为伦敦维康生理研究实验室的负责人，并开始研究麦角提取物。他1906年的研究《麦角的某些生理作用》对本章的重要性不在于提取物的单方面影响，而是与肾上腺素的相互作用产生的影响，它们扭转了肾上腺素对抑郁症的正常加压作用，肾上腺素对母猫怀孕早期的子宫本应有正常收缩效应，而提取物则将其转变为放松，这就是著名的"肾上腺素逆转"（图3）。相比之下，垂体提取物的加压和子宫收缩效果保持不变，而肾上腺素对心脏和副交感神经刺激作用的影响也不变。Dale清楚地意识到，麦角的"麻痹"效应有特异性，产生于"所谓真正的交感神经的结合处，

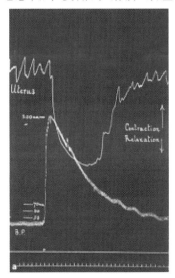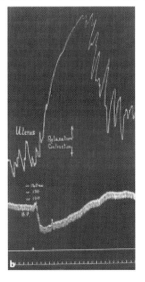

图3　一只猫肾上腺素的逆转。使用麦角前(a)肾上腺素导致(早孕)子宫的动脉压和收缩增加；注射麦角提取物后(b)肾上腺素降低血压并放松子宫

或自主神经系统的胸腰椎的分区"，即肾上腺素能受体。他也看到麦角对于介导平滑肌收缩的"肌神经连接"有特异性，而不是介导平滑肌松弛。但他的研究到此为止。他没有考虑平滑肌抑制和儿茶酚胺作用于的心脏部位之间的密切关系。

儿茶酚胺受体研究在这种不确定状态下持续了 40 多年。其他阻断剂不断出现，但是仅适用于平滑肌兴奋性受体。另外的兴奋剂也被合成，最突出的是异丙肾上腺素、N-异丙基-去甲肾上腺素，由研究药理学和肾上腺素的 Boehringer Ingelheim 开发；还有其他 N-去甲肾上腺素衍生物，由 Richard Rössler（1897—1945年）和 Heribert Konzett（1912—2004 年）在维也纳开发。这两位维也纳科学家使用了他们命名的"Konzett-Rössler 测试"检查支气管扩张。测试方法是，静脉注射毛果芸香碱诱导支气管痉挛，然后静脉注射激动剂。"所有胺按照它们的支气管溶解作用排列，这一系列从最有效的异丙肾上腺素，到大致等效的肾上腺素、丙基肾上腺素、丁基肾上腺素，到弱活性的异丁基肾上腺素"。异丙肾上腺素也发挥显著的正时性和变力作用。Boehringer 于 1940 年将其用于哮喘。战争结束后，曾与德国交战的国家也能用到它了，多年来，异丙肾上腺素在市场上曾有过 50 个名字。除了这种疗效之外，它也是 Ahlquist 解决"肌神经连接"难题使用的兴奋剂之一。"凭借这种特性，该物质的声誉遍布世界各地，它成为各类药理学和治疗学多方面的研究工具。然而，这个故事也有黑暗的一面：过量使用对心脏有副作用，造成了多例死亡，估计在英国就有三千人。

Raymond P. Ahlquist（1914—1983 年）是乔治亚理工大学（现为乔治亚健康科学大学）的药理学系主任。在 1948 年，他看到了 Dale 1906 年错过了什么：

已经认为肾上腺素能受体有两类：对效应细胞起激发作用的、起抑制作用的。本文中描述的实验表明，尽管有两种类型的肾上腺素能受体，但是它们不能简单地被归类为兴奋性或抑制性，因为每种受体根据其发现位置的不同，可能会有不同的作用。

Ahlquist 选择了六种兴奋剂，包括肾上腺素、去甲肾上腺素、α-甲基去甲肾上腺素、异丙肾上腺素，并检查这些兴奋剂对几种器官的影响。他发现这六种物质对这些器官的效力能且只能分为两种排序。例如，在促进血管收缩时，效力的排序是"肾上腺素＞去甲肾上腺素＞α-甲基去甲肾上腺素＞异丙肾上腺素"，但是在刺激心脏时，"异丙肾上腺素＞肾上腺素＞α-甲基去甲肾上腺素＞去甲肾上腺素"。具有第一类排序的受体（例如血管收缩时），他称为 α-肾上腺素能受体（α肾上腺素能受体），而具有第二类排序的受体（例如刺激心脏和气管扩张），他称为 β-肾上腺素能受体（β受体）。

两种基本类型受体的概念，与 Cannon 和 Rosenblueth 所提出的"两种介质物质（交感神经素 E 和交感神经素 I）"的概念完全相反。只有一种肾上腺素能神经激素或交感神经素，并且交感神经素与肾上腺素相同。

因此，受体这一概念的迷雾被吹散了。然而，也许是因为 Ahlquist 相当苛刻地驳斥了 Cannon 和 Rosenblueth，他的投稿被《药理学和实验治疗学杂志》拒绝，第二次投稿时才被《美国生理学杂志》接受。此外，虽然他的"一个传递介质，两个受体"的假设正确，但他以肾上腺素识别传递介质是错误的。最后，Ahlquist 未能举证这一现象以支持他的观点：已知拮抗剂对 α-肾上腺素能受体的选择性。

这些可能是为什么 α、β 受体术语传播缓慢的原因。1958 年随着两本书出版，改变随之到来。第一本来自 Lilly 研究实验室，二氯异丙肾上腺素选择性阻断了肾上腺素和异丙肾上腺素对一些平滑肌的抑制作用。在第二本中，它阻止了肾上腺素和异丙肾上腺素的心脏兴奋作用。第一本没有提及 Ahlquist，描述了二氯异丙肾上腺素阻断了某些"肾上腺素能抑制受体位点"。

但在第二本中，结果表明：支持 Ahlquist（1948 年）的假设，即肾上腺抑制受体与心脏变性和肌力肾上腺素能受体在功能上是相同的，即两者都是 β 型受体。建议将该术语扩展到肾上腺素能阻断药物的领域，例如，根据具有最大亲和力的受体，将阻断药物分为 α 或 β-肾上腺素阻断药物。

二氯异丙肾上腺素是第一个"β-阻滞剂"（具有某些内源性活性）。之后出现的是普罗纳赛洛和普萘洛尔，这两者都是由 James Black（1924—2010 年）和他在英国帝国化学工业制药公司的同事发明的。1967 年，β-肾上腺素能受体被细分为 $β_1$ 和 $β_2$，20 世纪 70 年代末开始怀疑存在第三类 β 型，尤其是在脂肪细胞中。

α-肾上腺素能受体的亚分类于 1971 年开始，当时发现，去甲肾上腺素的释放，可以通过去甲肾上腺素突触末端的 α-受体进行自我调节。最初人们反对它们的存在，但现在已经确立无疑，例如，证明去甲肾上腺素神经元中有它们的信使 RNA。它们与效应细胞上的 α 受体不同，1974 年成为 α_2 受体的原型，而早就知道的平滑肌收缩介导受体成为 α_1 受体。

即使在多巴胺被鉴定为三氯乙烯胺转运体之前，Blaschko 就怀疑它可能具有自己的受体。他写道，第一个迹象于 Peter Holtz 等在 1942 年发现，小剂量的多巴胺降低了兔子和豚鼠的血压，而肾上腺素总是增加血压。Holtz 的解释是错误的，但是 Blaschko"毫无疑问地认为他的观察具有很重要的历史意义，这是多巴胺作用的第一个迹象，表明其特征和特异性不同于另外两种儿茶酚胺"。1964 年对狗的降血压作用的重新研究，提出了"特异性多巴胺受体扩张"，同时也证明了与其他实验产生的 α-肾上腺素能受体和 β-肾上腺素能受体不同的多巴胺受体。

1986 年，第一个儿茶酚胺受体的基因编码来自仓鼠肺的 β_2-肾上腺素能受体，是由 16 名科学家组成的科学小组克隆的，其中包括 Robert Lefkowitz（1943 年出生）和美国杜克大学的 Brian Kobilka（1955 年出生）。已经克隆了部分哺乳动物儿茶酚胺受体的基因：九种肾上腺素能受体 α_{1A}、α_{1B}、α_{1D}、α_{2A}、α_{2B}、α_{2C}、β_1、β_2 和 β_3 以及五种多巴胺受体 D_1、D_2、D_3、D_4 和 D_5（图 4）。它们的精细结构，无论有没有或激动剂激活，开始以高分辨率被理解。

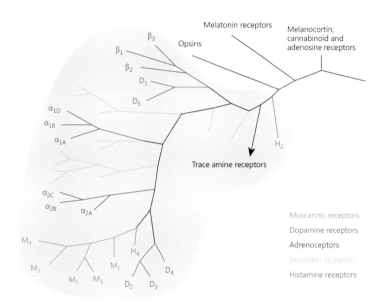

图 4　在人类 G 蛋白偶联受体的系统发生树中，具有九种肾上腺素能受体和五种多巴胺受体的胺受体簇。基于 Frederiksson 等

Earl Wilbur Sutherland（1915—1974 年）获得了 1971 年诺贝尔生理学或医学奖，原因是他发现了激素作用机制，特别是发现儿茶酚胺作用于 β-肾上腺素能受体、胰高血糖素作用于胰高血糖素受体时，环磷酸腺苷的第二信使作用，导致了 G 蛋白偶联受体的发现。1988 年，James Black 是诺贝尔生理学或医学奖获奖者之一，获奖原因是"他们发现了药物治疗的重要原则"。Black 的"重要原则"是对 β-肾上腺素能受体和组胺 H2 受体的阻滞。2012 年，Robert Lefkowitz 和 Brian Kobilka 因为"蛋白质偶联受体研究"共享诺贝尔化学奖（图 5）。

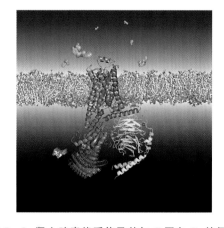

图 5　β_2-肾上腺素能受体及其与 G 蛋白 Gs 的偶联

参 考 文 献

［1］Trendelenburg P：Adrenalin und adrenalinverwandte Substanzen；in Hefter A（ed）：Handbuch der experimentellen Pharmakologie. Berlin，Springer，1924，vol 2，part 2，pp 1130-1293.

［2］Blaschko H：Catecholamines 1922-1971；in Blaschko H，Muscholl E（eds）：Catecholamines：Handbuch der experimentellen Pharmakologie ⅩⅩⅩⅢ. Berlin，Springer，1972，pp 1-15.

［3］Blaschko H：A half-century of research on catecholamine biosynthesis. J Appl Cardiol 1987；2：171-183.

［4］Bacq ZM：Chemical transmission of nerve impulses；in Parnham MJ，Bruinvels J（eds）：Discoveries in Pharmacology. Amsterdam，Elsevier，1983，vol 1，pp 49-103.

［5］Bennett MR：One hundred years of adrenaline：the discovery of autoreceptors. Clin Auton Res 1999；9：145-159.

［6］Donnerer J，Lembeck F：Adrenaline，noradrenaline and dopamine：the catecholamines；in Donnerer and Lembeck（eds）：The Chemical Languages of the Nervous System. Basel，Karger，2006，pp 150-160.

［7］Henderson J：Ernest Starling and Hormones：an historical commentary. J Endocrinol 2005；184：5-10.

［8］Salter HH：On Asthma：Its Pathology and Treatment. Philadelphia，Blanchard，1864.

［9］Vulpian A：Note sur quelques réactions propres à la substance des capsules surrénales. CR Acad Sci 1856；43：663-665.

［10］Jacobj C：Beiträge zur physiologischen und pharmakologischen Kenntnis der Darmbewegungen mit besonderer Berücksichtigung der Beziehung der Nebenniere zu denselben. Arch Exp Pathol Pharmakol 1892；29：173-211.

［11］Carmichael SW：The history of the adrenal medulla. Rev Neurosci 1989；2：83-99.

［12］Dale H：Natural chemical stimulators. Edinburgh Med J 1938；45：461-480.

［13］Barcroft H，Talbot JF：Oliver and Schäfer's discovery of the cardiovascular action of suprarenal extract. Postgrad Med J 1968；44：6-8.

［14］Oliver G：On the therapeutic employment of the suprarenal glands. Br Med J 1895；2：653-655.

［15］Schäfer EA：On the present condition of our knowledge of the functions of the suprarenal capsules. Br Med J 1908；1：1277-1281.

［16］Oliver G，Schäfer EA：On the physiological action of extract of the suprarenal capsules. J Physiol 1894；16：Ⅰ-Ⅳ.

［17］Oliver G，Schäfer EA：The physiological effects of extracts of the suprarenal capsules. J Physiol 1895；18：230-276.

［18］Borell M：Organotherapy，British physiology，and discovery of the internal secretions. J Hist Biol 1976；9：235-286.

［19］Kahn RH：Zur Physiologie der Trachea. Arch Anat Physiol Arch Physiol 1907：398-426.

［20］Januschke H，Pollak L：Zur Pharmakologie der Bronchialmuskulatur. Arch Exp Pathol Pharmakol 1911；66：205-220.

［21］Bullowa JGM，Kaplan DM：On the hypodermatic use of adrenalin chloride in the treatment of asthmatic attacks. NY Med J 1903；83：787-790.

［22］Szymonowicz L：Die Function der Nebenniere. Pflügers Arch Ges Physiol 1895；64：97-164.

［23］Gottlieb R：Ueber die Wirkung der Nebennierenextrakte auf Herz und Blutdruck. Arch Exp Pathol Pharmakol 1896；38：99-112.

［24］Bates WH：The use of extract of suprarenal capsule in the eye. NY Med J 1896：647-650.

[25] Persson CGA：Astute observers discover anti-asthma drugs. Pharmacol Toxicol 1995；77（suppl 3）：7-15.

[26] Abel JJ：Ueber den blutdruckerregenden Bestandtheil der Nebenniere，das Epinephrin. Z Physiol Chem 1899；28：318-361.

[27] von Fürth O：Zur Kenntniss der brenzcatechinähnlichen Substanz der Nebennieren. 3. Mittheilung. Z Physiol Chem 1900；29：105-123.

[28] Takamine J：Adrenalin，the active principle of the suprarenal glands and mode of preparation. Am J Pharmacy 1901；73：523-535.

[29] Friedmann E：Die Konstitution des Adrenalins. Beitr Z Chem Physiol Pathol 1906；8：95-120.

[30] Cushny AR：The action of optical isomers. 3. Adrenalin. J Physiol 1908；37：130-138.

[31] Tansey EM：What's in a name? Henry Dale and adrenaline，1906. Med Hist 1995；39：459-476.

[32] Lewandowsky M：Ueber die Wirkung des Nebennierenextractes auf die glatten Muskeln，im Besonderen des Auges. Arch Physiol 1899；360-366.

[33] Elliott TR：On the innervation of the ileocolic sphincter. J Physiol 1904；31：157-168.

[34] Elliott TR：On the action of adrenalin. J Physiol 1904；31：ⅩⅩ-ⅩⅪ.

[35] Stjärne L，Hedqvist P，Lagercrantz H，Wennmalm Å（eds）：Chemical Neurotransmission：75 years. London，Academic Press，1981，p ⅩⅢ.

[36] Loewi O：Über humorale Übertragbarkeit der Herznervenwirkung. 1. Mitteilung. Pflügers Arch Ges Physiol 1921；189：239-242.

[37] Loewi O：Über humorale Übertragbarkeit der Herznervenwirkung. 2. Mitteilung. Pflügers Arch Ges Physiol 1922；193：201-231.

[38] Loewi O：Quantitative und qualitative Untersuchungen über den Sympathicusstoff. Pflügers Arch Ges Physiol 1936；237：504-514.

[39] Barger B，Dale HH：Chemical structure and sympathomimetic action of amines. J Physiol 1910；41：19-59.

[40] Holtz P，Heise R，Lüdtke K：Fermentativer Abbau von l-Dioxyphenylalanin（Dopa）durch Niere. Naunyn Schmiedebergs Arch Exp Pathol Pharmakol 1939；191：87-118.

[41] Blaschko H：The specific action of L-dopa decarboxylase. J Physiol 1939；96：50-51.

[42] Holtz P：Dopadecarboxylase. Naturwissenschaften 1939；27：724-725.

[43] Bülbring E：The methylation of noradrenaline by minced suprarenal tissue. Br J Pharmacol 1949；4：234-244.

[44] Axelrod J：Purification and properties of phenylethanolamine-N-methyltransferase. J Biol Chem 1962；237：1657-1660.

[45] Hare MLC：Tyramine oxidase. 1. A new enzyme system in liver. Biochem J 1928；22：968-979.

[46] Blaschko H，Richter D，Schlossmann H：The oxidation of adrenaline and other amines. Biochem J 1937；31：2187-2196.

[47] Axelrod J：O-Methylation of epinephrine and other catechols in vitro and in vivo. Science 1957；126：400-401.

[48] von Euler US：A sympathomimetic pressor substance in animal organ extracts. Nature 1945；156：18-19.

[49] von Euler US：A specific sympathomimetic ergone in adrenergic nerve fibres（sympathin）and its relations to adrenaline and nor-adrenaline. Acta Physiol Scand 1946；12：73-97.

[50] Peart WS：The nature of splenic sympathin. J Physiol 1948；108：491-501.

[51] Holtz P，Credner K，Kroneberg G：Über das sympathicomimetische pressorische Prinzip des Harns

(Urosympathin). Naunyn Schmiedebergs Arch Exp Pathol Pharmakol 1947;204;228-243.

[52] Holtz P,Schümann HJ:Arterenol-ein neues Hormon des Nebennierenmarks. Naturwissenschaften 1948;35;159.

[53] Dale H:Adventures in Physiology. London,Pergamon Press,1953,p 98.

[54] Vogt M:The concentration of sympathin in different parts of the central nervous system under normal conditions and after the administration of drugs. J Physiol 1954;123;451-481.

[55] Dahlström A,Fuxe K:Evidence for the existence of monoamine neurons in the central nervous system. 1. Demonstration of monoamines in the cell bodies of brain stem neurons. Acta Physiol Scand 1964;62(suppl 247);1-55.

[56] Bertler Å,Rosengren E:Occurrence and distribution of dopamine in brain and other tissues. Experientia 1959;15;10-11.

[57] Carlsson A:The occurrence,distribution and physiological role of catcholamines in the nervous system. Pharmacol Rev 1959;11;490-493.

[58] Ehringer H,Hornykiewicz O:Verteilung von Noradrenalin und Dopamin(3-Hydroxytyramin)im Gehirn des Menschen und ihr Verhalten bei Erkrankungen des extrapyramidalen Systems. Klin Wochenschr 1960;38;1236-1239.

[59] Hornykiewicz O:From dopamine to Parkinson's disease:a personal research record;in Samson F, Adelman G(eds):The Neurosciences:Paths of Discovery Ⅱ. Basel,Birkhäuser,1992,pp 125-147.

[60] Blaschko H,Welch AD:Localization of adrenaline in cytoplasmic particles of the bovine adrenal medulla. Naunyn Schmiedebergs Arch Exp Pathol Pharmakol 1953;219;17-22.

[61] Hillarp NÅ,Lagerstedt S,Nilson B:The isolation of a granular fraction from the suprarenal medulla, containing the sympathomimetic catechol amines. Acta Physiol Scand 1953;29;251-263.

[62] von Euler US,Hillarp NÅ:Evidence for the presence of noradrenaline in submicroscopic structures of adrenergic axons. Nature 1956;177;44-45.

[63] de Robertis E,Pellegrino de Iraldi A,Rodríguez de Lores Arnaiz G,Zieher LM:Synaptic vesicles from the rat hypothalamus. Isolation and norepinephrine content. Life Sci 1965;4;193-201.

[64] Schümann HJ,Grobecker H:Über den Noradrenalin-und ATP-Gehalt sympathischer Nerven. Naunyn Schmiedebergs Arch Exp Pathol Pharmakol 1958;233;296-300.

[65] Thureson-Klein Å:Exocytosis from large and small dense cored vesicles in noradrenergic nerve terminals. Neuroscience 1983;10;245-252.

[66] Axelrod J,Weil-Malherbe H,Tomchick R:The physiological disposition of H^3-epinephrine and its metabolite metanephrine. J Pharmacol Exp Ther 1959;127;251-256.

[67] Whitby LG,Axelrod J,Weil-Malherbe H:The fate of H^3-norepinephrine in animals. J Pharmacol Exp Ther 1961;132;193-201.

[68] Muscholl E:Effect of cocaine and related drugs on the uptake of noradrenaline by heart and spleen. Br J Pharmacol 1961;16;352-359.

[69] Hertting G,Axelrod J:Fate of tritiated noradrenaline at the sympathetic nerve-endings. Nature 1961; 192;172-173.

[70] Iversen LL:The Uptake and Storage of Noradrenaline in Sympathetic Nerves. Cambridge,University Press,1967.

[71] Dale HH:On some physiological actions of ergot. J Physiol 1906;34;163-206.

[72] Konzett H,Rössler R:Versuchsanordnung zu Untersuchungen an der Bronchialmuskulatur. Naunyn Schmiedebergs Arch Exp Pathol Pharmakol 1940;195;71-74.

[73] Konzett H:Neue broncholytisch hochwirksame Körper der Adrenalinreihe. Naunyn Schmiedebergs

Arch Exp Pathol Pharmakol 1941;197:27-40.

[74] Konzett H:On the discovery of isoprenaline. Trends Pharmacol Sci 1981;2:47-49.

[75] Sneader W:Drug Discovery:The Evolution of Modern Medicines. Chichester,Wiley & Sons,1985,p 103.

[76] Ahlquist RP:A study of the adrenotropic receptors. Am J Physiol 1948;153:586-600.

[77] Powell CE,Slater IH:Blocking of inhibitory adrenergic receptors by a dichloro analog of isoproterenol. J Pharmacol Exp Ther 1958;122:480-488.

[78] Moran NC,Perkins ME:Adrenergic blockade of the mammalian heart by a dichloro analog of isoproterenol. J Pharmacol Exp Ther 1958;124:222-237.

[79] Black JW,Crowther AF,Shanks RG,Dornhorst AC:A new adrenergic beta-receptor antagonist. Lancet 1964;i:1080-1081.

[80] Lands AM,Arnold A,McAuliff JP,Luduena FP,Brown TG:Differentiation of receptor systems activated by sympathomimetic amines. Nature 1967;214:597-598.

[81] Zaagsma J,Nahorski SR:Is the adipocyte β-adrenoceptor a prototype for the recently cloned "β_3-adrenoceptor"? Trends Pharmacol Sci 1990;11:3-7.

[82] Nicholas AP,Pieribone V,Hökfelt T:Distribution of mRNAs for alpha-2 adrenergic receptor subtypes in rat brain:an in situ hybridization study. J Compar Neurol 1993;328:575-594.

[83] Starke K:Presynaptic autoreceptors in the third decade:focus on α_2-adrenoceptors. J Neurochem 2001;78:685-693.

[84] Langer SZ:Presynaptic regulation of catecholamine release. Biochem Pharmacol 1974;23:1793-1800.

[85] Holtz P,Credner K,Koepp W:Die enzymatische Entstehung von Oxytyramin im Organismus und die physiologische Bedeutung der Dopadecarboxylase. Naunyn Schmiedebergs Arch Exp Pathol Pharmakol 1942;200:356-388.

[86] Eble JN:A proposed mechanism for the depressor effect of dopamine in the anesthetized dog. J Pharmacol Exp Ther 1964;145:64-70.

[87] Dixon RAF,Kobilka BK,et al:Cloning of the gene and cDNA for mammalian β-adrenergic receptor and homology with rhodopsin. Nature 1986;321:75-79.

[88] Rosenbaum DM,Zhang C,et al:Structure and function of an irreversible agonist-β_2 adrenoceptor complex. Nature 2011;469:236-240.

[89] Frederiksson R,Lagerström MC,Lundin LG,Schiöth HB:The G-protein-coupled receptors in the human genome form five main families:phylogenetic analysis,paralogon groups,and fingerprints. Mol Pharmacol 2003;63:1256-1272.

抗组胺药物

Martin K. Church, Marcus Maurer

德国柏林大学附属 Charité 医院过敏症中心皮肤病与过敏部门

摘要

19 世纪 90 年代到 20 世纪初,我们发现了组胺以及其生理作用,认识到抗组胺药物(antihistamines)能使组胺的药理作用逆转,这开创了现代生理学的起点,使得我们对药理学的理解越来越深刻。Michael Emanuel 的精彩著作回顾了这一历程:历程的参与者包括了当时最伟大的科学家团队,其中有六位诺贝尔奖获得者——Bovet、Dale、Ehrlich、Richet、Windaus、Black。这些研究不仅为抗组胺药物建立了药物化学基础,还为大量药物的发现奠定了基础,这些药物直到今天仍在使用。

在 20 世纪初,科学家们对神经系统的解剖学有相当清晰的认识,也知道神经细胞是系统的基础。他们还知道,神经信息沿着神经元以微小电流的形式传递,从一个细胞的轴突传递到附近细胞的树突。有人认为这种传导涉及生物活性胺。事实上,当时已经发现了肾上腺素。然后,在 1910 年,Dale 发表了对组氨酸腐败产物 β-亚氨基三乙胺(β-iminazolylethylamine)的研究文章。这种胺后来被命名为组胺。Dale 认为它是自主神经系统的传导介质,Dale 将其与肾上腺素进行了详细的比较,他总结说:

β-亚氨基三乙胺的作用似乎有点复杂。和其他的胺不一样,它的作用不能根据自主系统的任何分类进行总结。

虽然 Dale 也在研究严重过敏反应,但直到 1919 年,他才在一篇组胺休克文章中,终于将组胺和严重过敏反应连在了一起,而将组胺从组织中提取出来又花了 8 年。在这篇文章中,Dale 得出结论,组胺在控制和调节小血液循环方面具有重要作用。

抗组胺的发现

在这种背景下,Daniel Bovet(图 1)开始寻找一种抗组胺药。1950 年,Bovet 在一篇关于发现抗组胺药物的综述中写到:

三种天然存在的胺,乙酰胆碱、肾上腺素、组胺可以被认为是同一类,因为它们具有相似的化学结构,都存在于体液中,并且具有特征性强的药理活性。存在干扰乙酰胆碱作用的生物碱。同样的,存在中和或逆转肾上腺素作用的交感神经阻滞毒素。因此,似乎有可能存在一些对组胺发生特异性拮抗作用的物质。考虑到这一假设,我于 1937 年开始研究,以确定各类已知对自主神经系统有活性的物质能如何影响组胺易感性。

Bovet 与 Anne-Marie Staub 一起,使用三类实验方法,来评估各种化合物的活性程度。在第一次测试中,他们确定了在豚鼠中,什么活性能对抗组胺的致死作用。他们认为这个测试"非常有针对性"。在第二次测试(图 2,重制版,保留原图注)时,他们确定了使用一种气溶胶式药剂,能抵御组胺的作用。这次实验中,他们认为产生了类似于哮喘的症状。他们认为第三次抗组胺活性测试最缺乏针对性,在这次测试中,他们确定了化合物对组胺引起的离体豚鼠回肠痉挛的影响。

胸腺氧乙基二乙胺(929 F)是第一种识别为抗组胺药物的物质。从化学观点来看,化合物 929F 属于具有酚醚功能的胺系列,这一系列中含有抗肾上腺素或抗组胺活性的物质。另一组化合物含有拟交感神经药、交感神经阻滞药、抗组胺的化合物,这些与苯胺化合物同时被发现。研究该组物质的一种,导致人们发现了二乙基氨基乙基-N-乙基苯胺(diethylaminoethyl-N-ethylaniline)(1571 F)。1571 F 的衍生物之一,N-二乙基氨基乙基-N-苄基苯胺(芬苯扎胺)为巴黎巴斯德研究所 Bernard Halpern 在 1942 年推出,这是临床上首个抗组胺药物。随后,1945 年出现了苯海拉明,十年后出现了氯苯那敏、溴苯那敏、异丙嗪(图 2)。

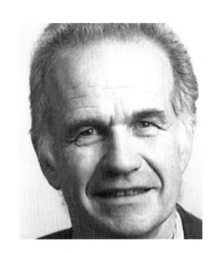

图 1　Daniel Bovet

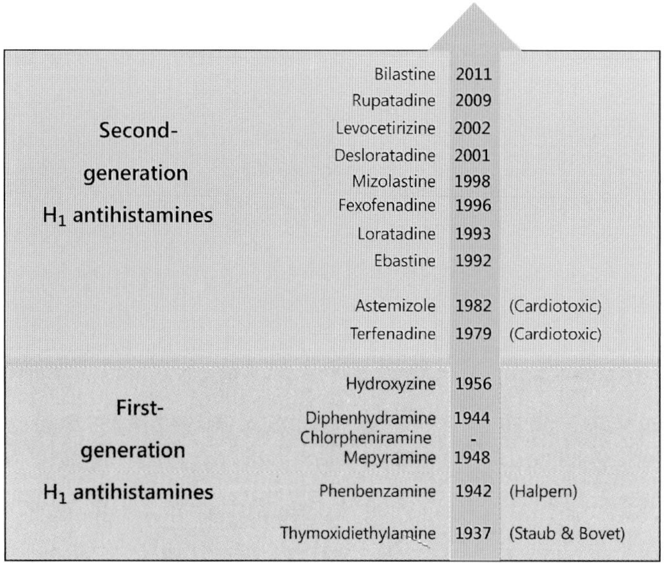

图 2　常见 H1 抗组胺药的推出日期

Second-generation H_1 antihistamines	Bilastine	2011	
	Rupatadine	2009	
	Levocetirizine	2002	
	Desloratadine	2001	
	Mizolastine	1998	
	Fexofenadine	1996	
	Loratadine	1993	
	Ebastine	1992	
	Astemizole	1982	(Cardiotoxic)
	Terfenadine	1979	(Cardiotoxic)
First-generation H_1 antihistamines	Hydroxyzine	1956	
	Diphenhydramine	1944	
	Chlorpheniramine	-	
	Mepyramine	1948	
	Phenbenzamine	1942	(Halpern)
	Thymoxidiethylamine	1937	(Staub & Bovet)

H_2、H_3、H_4 抗组胺药物的发现

在 20 世纪 40 年代和 20 世纪 50 年代发现的经典抗组胺药,如甲氨蝶呤等,抑制了在肠道和支气管等器官中组胺刺激平滑肌收缩的作用,但是胃酸分泌增加、心率增加、大鼠子宫收缩等现象有"美吡拉敏耐药性"。这一发现使得 Ash 和 Schild 假设,组胺能通过多个受体发挥其作用,他们将经典的"美吡拉敏敏感"受体定义为组胺 H_1 受体。

为了找到药物以拮抗组胺的"美吡拉敏耐药性",特别是拮抗组胺刺激胃酸分泌作用,1964 年,James Black 和同事们开始合成并测试了 700 多种与组胺结构密切相关的化合物。这项工作导致了对组胺 H_2 受体的定义,并发现了布立马胺和西咪替丁,这些是治疗胃溃疡 H_2 抗组胺药的先驱。

20 世纪 80 年代初,Jean-Charles Schwartz 等在巴黎的工作表明,组胺不仅是外围的传导介质,还是脑中的传导介质。此外,他们证明突触后效应主要由组胺介导。然而,他们也意识到,组胺与其他神经递质一样,可以通过突触前受体调节其自身的释放;他们认为这是由一种被称为 H_3 的受体介导,H_3 与以前表征的组胺 H_1 受体和 H_2 受体相比,在药理学上有很大不同。这一发现,以及认识到组胺 H_3 受体几乎完全存在于大脑中,导致人们开始研究将 H_3 抗组胺药物应用于治疗认知障碍和阿尔茨海默病。

几个研究小组使用组胺 H_3 受体的 DNA 序列,各自独立地鉴定了人类基因组中以前未开发的 G 蛋白偶联受体序列,认定其为新的组胺受体——组胺 H_4 受体。在造血细胞、嗜酸性粒细胞、肥大细胞、树突状细胞上识别出组胺 H_4 受体,认识到 H_4 受体对这些细胞的趋化性和活化作用,促使人们开始大量研究过敏性疾病中 H_4 抗组胺药的潜在应用。

第一代和第二代 H_1 抗组胺药

虽然最早的抗组胺药物的基本化学结构类似组胺,由乙胺基团连接芳香族和脂族取代基,但在许多其他化学系列的化合物中,已经发现它们的活性类似或更大。这些化合物包括乙醇胺、乙二胺、烷基胺、哌嗪、哌啶、吩噻嗪。

虽然所有这些化合物组都含有具有 H_1 抗组胺活性的药物,但它们也含有具有其他"抗组胺"作用的化合物,要么可作为拮抗剂,要么可干扰其再吸收机制。这不仅解释了第一代 H_1 抗组胺药物为何有多种不良反应，而且还为制药行业提供了平台，让他们寻找其他药物。举两个例子。首先，为了找到类似异丙嗪，但具有更明显的抗精神病作用的物质，人们系统地化学合成了吩噻嗪衍生物，这导致了氯丙嗪的发现；氯丙嗪在中枢神经系统中具有多种作用，其中包括抗代谢能、抗胆碱能、抗 α-肾上腺素活性。其次，在氯丙嗪被发现后，另一种抗组胺药物，丙咪嗪的潜在抗精神病活性得到研究。人们注意到，虽然丙咪嗪几乎没有抗精神病作用，但它可以使抑郁症病人的情绪明显升高。这一观察结果导致三环抗抑郁药的推出。因此，这些第一代抗组胺药的受体选择性差，副作用明显。

20 世纪 80 年代，抗组胺药物的研发有了重大进展，推出了第二代 H_1 抗组胺药，由于这类药对血脑屏障的渗透很有限，所以它们是弱镇静剂或非镇静剂。此外，这些药物对组胺 H_1 受体具有高选择性，并且没有抗胆碱能作用。

H_1 抗组胺药和中枢神经系统

也许第一代 H_1 抗组胺药的最大缺点是，它们能够穿过血脑屏障并干扰组胺能传递。组胺是人脑中重要的神经调节因子，人脑含有约 64000 个产生组胺的神经元，位于结节乳头核中。一旦被激活，这些神经元会刺激大脑、小脑、垂体后叶、脊髓的所有主要部分中的 H_1 受体，它们增加昼夜睡眠/唤醒周期的唤醒，增强学习能力和记忆能力，对多项人体功能起作用，包括体液流体平衡、抑制进食、控制体温、控制心血管系统，并调节脑垂体释放 ACTH 和 δ-内啡肽。因此，能穿过血脑屏障的抗组胺药会干扰所有这些过程，就毫不奇怪了。

在生理上，白天释放组胺会导致觉醒，而晚上组胺产生减少，导致觉醒反应被动减少。白天服用第一代 H_1 抗组胺药时，即使服用的剂量符合厂家推荐剂量，也经常会导致白天嗜睡、镇静、犯困、疲劳、记忆受损。晚上摄入时，第一代 H_1 抗组胺药会增加眼睛快速移动（REM）睡眠的延迟，并减少 REM 睡眠的持续时间。睡眠不足的残留影响，包括注意力、警惕、工作记忆、感觉运动效能受损，到第二天早晨仍存在。第一代 H_1 抗组胺药对中枢神经系统有害，对儿童的学习和考试表现，以及成年人的驾驶能力均有影响，在最近的一篇文章中有详细的综述。

与第一代 H_1 抗组胺药相反，第二代 H_1 抗组胺药的大脑渗透性低。其主要原因是，它们穿过血脑屏障的易位受到活性转运蛋白的控制，其中，ATP 依赖性外排泵 P 糖蛋白是最为人所知的一种。人们也明确知晓，不同抗组胺药对 P 糖蛋白的底物特异性也有所不同，而非索非那定是很好的底物。在大脑中，使用正电子发射断层扫描（PET）扫描评估，非索非那定的 H_1 受体占有率<0.1%，可忽略不计，而在精神运动测试中，非索非那定与安慰剂无显著差异。此外，即使在高达 360 mg 的超临界剂量下，非索非那定也不存在中枢神经系统作用。

虽然非索非那定没有中枢神经系统作用，但许多其他第二代 H_1 抗组胺药仍然会以很小的程度渗透到脑部，这会导致一定程度的嗜睡，特别是用较高剂量时。例如，人脑的 PET 扫描显示，单次口服剂量 10 mg 和 20 mg 西替利嗪，导致前额叶和扣带皮层中 H_1 受体结合率为 12.5% 和 25.2%。这些结果能解释，在临床中反复发现，西替利嗪导致的嗜睡或疲劳发生率高于安慰剂。最近发表的论文证明，使用厂商的推荐剂量，左西替利嗪的镇静作用比西替利嗪低，地氯雷他定引起的嗜睡可忽略不计。然而，应该指出，"平均结果"并不能揭示一切，因为有些病人可能会相当嗜睡，而其他人则不受影响。

H_1 抗组胺和心脏中毒

在 20 世纪 70 年代至 20 世纪 80 年代末期推出了首例非镇静剂 H1 抗组胺药物，带来了新的、意想不到的问题，越来越多的报告显示，服用阿司咪唑和特非那定，与心脏中毒之间有联系。这两者大体上是活化型的前药，由细胞色素 P450 酶 CYP3A4 代谢。然而，人们很快就意识到，这种代谢会被以下因素阻止：同时使用 CYP3A4 抑制剂，如酮康唑、伊曲康唑、大环内酯类抗生素；或饮用葡萄柚果汁，这能引起 CYP3A4 翻译后下调。这些可能会导致易感个体 QT 间期延长，导致多发性室性心律失常，晕厥甚至心脏骤停。这种获得性

QT 综合征,以及可能致命的心律失常的主要机制是 hERG(人类醚转运相关基因)编码的钾通道被抑制。

大多数国家的监管机构已经不再批准阿司咪唑和特非那定。但是,大剂量或过量服用一些第一代 H₁ 抗组胺药时,如异丙嗪、溴苯那敏、氯苯那敏,也可能造成 QTc 间期延长和心律失常。今天,可产生 hERG 钾电流半数最大阻滞(IC 50)的药物浓度,被用作化合物致心律失常性质的替代标记,并且是药物心脏安全性的主要测试。在临床意义上,没有报告称第二代 H₁ 抗组胺药对心脏有影响。这些第二代 H₁ 抗组胺药包括非索非那定、特非那定的代谢物、地氯雷他定、氯雷他定、西替利嗪、左西替利嗪、氮卓斯汀、依巴斯汀、咪唑斯汀、卢帕他定或二氢氯化胆碱。

H₁ 抗组胺的抗炎特性

自从 Arunlakshana 和 Schild 在 1953 年证明,H₁ 抗组胺能抑制组胺从肥大细胞中释放,对于 H₁ 抗组胺药能发挥潜在抗炎作用的争论已延续了半个世纪。随着对 H₁ 抗组胺药作用的分子机制的了解越来越多,重新评估这种可能性并评论其对临床的可能影响,是非常有意义的。为了将这些意见置于科学的基础上,我们假设 H₁ 抗组胺药的一些抗炎作用来自与 H₁ 受体相互作用,而另一些则与受体无关。

与受体无关的机制

1960 年,Mota 和 Dias de Silva 使用豚鼠和大鼠肥大细胞的早期研究,清楚地表明,抗组胺药物不仅能抑制组胺释放,而且在较高浓度时,它们也可以刺激药物诱导的组胺释放。许多研究以第一代和一些早期第二代 H₁ 抗组胺药为对象,因此,探讨这种双相作用的机制,可以得出以下结论。第一,抑制组胺释放的药物浓度与 H₁ 抗组胺药能力之间无相关性。最可能的机制是它们的亲脂性阳离子结构,使它们能够对钙离子通道发挥直接的抑制作用,通过减少细胞内 Ca^{2+} 储存,激活消耗内向 Ca^{2+} 电流。第二,体外阻止肥大细胞和嗜碱性粒细胞组胺释放,所需的药物浓度为 $1 \sim 10\ \mu M$;这比体内口服时,系统性触发的必需浓度要高很多。

为了测试这种效应的临床意义,两种 H₁ 抗组胺药,西替利嗪和氯雷他定,以 10 mg 口服给药,4 h 后通过皮内注射 3 mg/mL 和 10 mg/mL 可待因激发组胺释放。结果显示,对随后的耀斑反应有明显的抑制作用,表明药物被吸收并具有生物活性。然而,使用真皮微透析,从细胞外液中回收释放的组胺,显示两种药物都没有降低组胺的释放。因此,系统使用 H₁ 抗组胺药对过敏性和炎性反应的治疗效果,不太可能是因为它们能抑制肥大细胞释放组胺。在进行鼻腔过敏原激发试验后,使用芬太尼也得到类似的结果。然而,这些作用可能在临床上有意义,因为局部施用药物之后能够在局部得到更高的浓度。例子之一是施用奥洛他定滴眼液,会显著降低眼泪中释放的组胺。

依赖于受体的机制

1987 年,人们第一次发现 H₁ 抗组胺药可能具有受体依赖性抗炎作用;人们观察到西立替尼能减少汇集到过敏反应部位的嗜酸性粒细胞。最初,这被认为与组胺 H₁ 受体无关,是西替利嗪的"附加"效应,但是很快就证明,这些抗炎作用不仅仅局限于西替利嗪,其他 H₁ 抗组胺药也有。随后的研究已经显示,H₁ 抗组胺药有下调 NF-κB 活化能力的抗炎作用;NF-κB 是一种无处不在的转录因子,能与多种基因的基因启动子区或增强子区结合;这些子区调节域促炎细胞因子和黏附蛋白的产生,包括 IL-1β、IL-6、IL-8、TNF-α、GM-CSF。这种作用是由 H₁ 受体介导的,所以,临床使用的 H₁ 抗组胺药都能产生作用,其作用程度取决于其 H₁ 抗组胺能力和使用药物的剂量。

H₁ 抗组胺药物不是受体拮抗剂,而是反向激动剂(inverse agonists)

人组胺 H₁ 受体是 G 蛋白偶联受体的超家族的成员。该超家族代表至少 500 种单独的膜蛋白,其中七个跨膜 α-螺旋片段的结构基因序列相同。组胺 H₁ 受体基因能编码一个分子量为 55.8 kDa 的 487-氨基酸蛋白。与其他 G 蛋白偶联受体一样,组胺 H₁ 受体可以被看做是"细胞开关",这一开关在两种状态之间保持平衡:无效或"关"状态、活性或"开"状态。对于组胺 H₁ 受体,组胺交联定位在跨膜结构域Ⅲ和Ⅴ上,使受体稳定在其活性构象中,从而使平衡摆动到"开"位置。H_1 抗组胺药物和组胺的结构不相关,不拮抗组胺的结合,而是结合受体上不同的部位,以产生相反的作用。例如,西替利嗪在跨膜结构域Ⅳ和Ⅵ上的交联定位将受体稳定在无活性状态,并将平衡摆动到"关"位置。因此,H_1 抗组胺药不是受体拮抗剂,而是反向激动剂,因为它们对组胺的受体产生相反的作用。因此,这些药物定义的首选术语是"H_1 抗组胺药",而不是"组胺拮抗剂"。

结论

显然,过去70年来,抗组胺药的发展取得了很大的进步,但是未来会怎样? 用于治疗过敏性疾病的 H_1 抗组胺剂的进一步发展,似乎被局限于完全防止其渗透入脑中,以使在诸如严重荨麻疹的病症中,可以绝对安全地使用更高剂量。对 H_4 抗组胺药物的研究尚处于起步阶段,尚未确定其疗效。最后,现在显而易见,许多组胺诱导的不良反应,可能是由多种组胺受体亚型的激活引起的,因此,在多于一种受体亚型上开发具有活性的药物,可能会为抗组胺药疗法提供新思路。

参 考 文 献

[1] Abel JJ: Ueber den blutdruckerregenden Bestandtheil der Nebenniere, das Epinephrin. Z Physiol Chem 1899;28:318-324.

[2] Takamine J: The isolation of the active principle of the suprarenal gland. J Physiol 1902;27: XXIX - XXX.

[3] Dale HH, Laidlaw PP: The physiological action of β-iminazolylethylamine. J Physiol 1910;41:318-344.

[4] Dale HH: The anaphylactic reaction of plain muscle in the guinea-pig. J Pharmacol 1913;4:167-223.

[5] Dale HH, Laidlaw PP: Histamine shock. J Physiol 1919;52:355-390.

[6] Best CH, Dale HH, Dudley HW, Thorpe WV: The nature of vasodilator constituents of certain tissue extracts. J Physiol(Lond)1927;62:397-417.

[7] Bovet D: Introduction to antihistamine agents and antergan derivative. Ann NY Acad Sci 1950;50: 1089-1126.

[8] Bovet D, Staub A: Action protectrice des éthers phénoliques au cours del'intoxication histaminique. CR Seances Acad Sci 1937;124:527-549.

[9] Staub AM, Bovet D: Action de la thymoxyethyldiethylamine(929F)et des éthers phénoliques sur le choc anaphylactique. Compt Rend Soc Biol 1937;125:818-821.

[10] Staub AM: Recherches sur quelques bases synthétiques antagonistes de l'histamine. Ann Inst Pasteur 1939;63:400-436.

[11] Halpern BN: Les antihistaminiques de synthèse. Essais de chimiothérapie des états allergiques. Arch Int Pharmacodyn Ther 1942;681:339-408.

[12] Loew ER, Macmillan R, Kaiser M: The antihistamine properties of benadryl, B dimethylaminoethyl benzhydryl ether hydrochloride. J Pharmacol Exp Ther 1946;86:229-238.

[13] Halpern BN, Hamburger J: A new synthetic anti-histamine substance derived from phenothiazine (Phenergan,3,277 R.P.). Can Med Assoc J 1948;59:322-326.

[14] Ash AS, Schild HO: Receptors mediating some actions of histamine. Br J Pharmacol Chemother 1966; 27:427-439.

[15] Black JW, Duncan WA, Durant CJ, Ganellin CR, Parsons EM: Definition and antagonism of histamine H_2-receptors. Nature 1972;236:385-390.

[16] Brimblecombe RW, Duncan WA, Durant GJ, Ganellin CR, Parsons ME, Black JW: The pharmacology

of cimetidine,a new histamine H_2-receptor antagonist. Br J Pharmacol 1975;53:435P-436P.

[17] Schwartz JC,Pollard H,Quach TT:Histamine as a neurotransmitter in mammalian brain: neurochemical evidence. J Neurochem 1980;35:26-33.

[18] Arrang JM,Garbarg M,Schwartz JC:Autoinhibition of brain histamine release mediated by a novel class(H_3)of histamine receptor. Nature 1983;302:832-837.

[19] Brioni JD,Esbenshade TA,Garrison TR,Bitner SR,Cowart MD:Discovery of histamine H_3 antagonists for the treatment of cognitive disorders and Alzheimer's disease. J Pharmacol Exp Ther 2011;336:38-46.

[20] Leurs R,Chazot PL,Shenton FC,Lim HD,de Esch IJ:Molecular and biochemical pharmacology of the histamine H_4 receptor. Br J Pharmacol 2009;157:14-23.

[21] Smits RA,Leurs R,de Esch IJ:Major advances in the development of histamine H_4 receptor ligands. Drug Discov Today 2009;14:745-753.

[22] Dundee JW. A review of chlorpromazine hydrochloride. Br J Anaesth 1954;26:357-379.

[23] Klerman GL,Cole JO:Clinical pharmacology of imipramine and related antidepressant compounds. Pharmacol Rev 1965;17:101-141.

[24] Holgate ST,Canonica GW,Simons FE,Taglialatela M,Tharp M,Timmerman H,Yanai K:Consensus Group on New-Generation Antihistamines(CONGA):present status and recommendations. Clin Exp Allergy 2003;33:1305-1324.

[25] Haas H,Panula P:The role of histamine and the tuberomamillary nucleus in the nervous system. Nat Rev Neurosci 2003;4:121-130.

[26] Brown RE,Stevens DR,Haas HL:The physiology of brain histamine. Prog Neurobiol 2001;63:637-672.

[27] Simons FE:Advances in H_1-antihistamines. N Engl J Med 2004;351:2203-2217.

[28] Juniper EF,Stahl E,Doty RL,Simons FE,Allen DB,Howarth PH:Clinical outcomes and adverse effect monitoring in allergic rhinitis. J Allergy Clin Immunol 2005;115:S390-S413.

[29] Adam K,Oswald I:The hypnotic effects of an antihistamine:promethazine. Br J Clin Pharmacol 1986; 22:715-717.

[30] Boyle J,Eriksson M,Stanley N,Fujita T,Kumagi Y:Allergy medication in Japanese volunteers: treatment effect of single doses on nocturnal sleep architecture and next day residual effects. Curr Med Res Opin 2006;22:1343-1351.

[31] Rojas-Zamorano JA,Esqueda-Leon E,Jimenez-Anguiano A,Cintra-McGlone L,Mendoza Melendez MA,Velazquez MJ:The H_1 histamine receptor blocker,chlorpheniramine,completely prevents the increase in REM sleep induced by immobilization stress in rats. Pharmacol Biochem Behav 2009;91: 291-294.

[32] Kay GG,Berman B,Mockoviak SH,Morris CE,Reeves D,Starbuck V,Sukenik E,Harris AG:Initial and steady-state effects of diphenhydramine and loratadine on sedation,cognition,mood,and psychomotor performance. Arch Intern Med 1997;157:2350-2356.

[33] Church MK,Maurer M,Simons FE,Bindslev-Jensen C,van Cauwenberge P,Bousquet J,Holgate ST, Zuberbier T:Risk of firstgeneration H_1-antihistamines:a GA(2)LEN position paper. Allergy 2010; 65:459-466.

[34] Schinkel AH:P-Glycoprotein,a gatekeeper in the blood-brain barrier. Adv Drug Deliv Rev 1999;36: 179-194.

[35] Chen C,Hanson E,Watson JW,Lee JS:Pglycoprotein limits the brain penetration of nonsedating but not sedating H_1-antagonists. Drug Metab Dispos 2003;31:312-318.

［36］ Cvetkovic M，Leake B，Fromm MF，Wilkinson GR，Kim RB：OATP and P-glycoprotein transporters mediate the cellular uptake and excretion of fexofenadine. Drug Metab Dispos 1999；27：866-871.

［37］ Tashiro M，Sakurada Y，Iwabuchi K，Mochizuki H，Kato M，Aoki M，Funaki Y，Itoh M，Iwata R，Wong DF，Yanai K：Central effects of fexofenadine and cetirizine：measurement of psychomotor performance，subjective sleepiness，and brain histamine H_1-receptor occupancy using ^{11}C-doxepin positron emission tomography. J Clin Pharmacol 2004；44：890-900.

［38］ Hindmarch I，Shamsi Z，Kimber S：An evaluation of the effects of high-dose fexofenadine on the central nervous system：a double-blind，placebo-controlled study in healthy volunteers. Clin Exp Allergy 2002；32：133-139.

［39］ Tashiro M，Kato M，Miyake M，Watanuki S，Funaki Y，Ishikawa Y，Iwata R，Yanai K：Dose dependency of brain histamine H_1 receptor occupancy following oral administration of cetirizine hydrochloride measured using PET with[11]C]doxepin. Hum Psychopharmacol 2009；24：540-548.

［40］ Meltzer EO，Weiler JM，Widlitz MD：Comparative outdoor study of the efficacy，onset and duration of action，and safety of cetirizine，loratadine，and placebo for seasonal allergic rhinitis. J Allergy Clin Immunol 1996；97：617-626.

［41］ Howarth PH，Stern MA，Roi L，Reynolds R，Bousquet J：Double-blind，placebo-controlled study comparing the efficacy and safety of fexofenadine hydrochloride（120 and 180 mg once daily）and cetirizine in seasonal allergic rhinitis. J Allergy Clin Immunol 1999；104：927-933.

［42］ Salmun LM，Gates D，Scharf M，Greiding L，Ramon F，Heithoff K：Loratadine versus cetirizine：assessment of somnolence and motivation during the workday. Clin Ther 2000；22：573-582.

［43］ Mann RD，Pearce GL，Dunn N，Shakir S：Sedation with non-sedating antihistamines：four prescription-event monitoring studies in general practice. BMJ 2000；320：1184-1186.

［44］ De Vos C，Mitchev K，Pinelli ME，Derde MP，Boer R：Non-interventional study comparing treatment satisfaction in patients treated with antihistamines. Clin Drug Investig 2008；28：221-230.

［45］ Day JH，Briscoe MP，Rafeiro E，Ratz JD：Comparative clinical efficacy，onset and duration of action of levocetirizine and desloratadine for symptoms of seasonal allergic rhinitis in subjects evaluated in the Environmental Exposure Unit（EEU）. Int J Clin Pract 2004；58：109-118.

［46］ Devillier P，Roche N，Faisy C：Clinical pharmacokinetics and pharmacodynamics of desloratadine，fexofenadine and levocetirizine：a comparative review. Clin Pharmacokinet 2008；47：217-230.

［47］ Leurs R，Church MK，Taglialatela M：H_1-antihistamines：inverse agonism，anti-inflammatory actions and cardiac effects. Clin Exp Allergy 2002；32：489-498.

［48］ Jo SH，Hong HK，Chong SH，Lee HS，Choe H：H_1 antihistamine drug promethazine directly blocks hERG K^+ channel. Pharmacol Res 2009；60：429-437.

［49］ Park SJ，Kim KS，Kim EJ：Blockade of HERG K^+ channel by an antihistamine drug brompheniramine requires the channel binding within the S6 residue Y652 and F656. J Appl Toxicol 2008；28：104-111.

［50］ Hong HK，Jo SH：Block of HERG K^+ channel by classic histamine H_1 receptor antagonist chlorpheniramine. Korean J Physiol Pharmacol 2009；13：215-220.

［51］ Polak S，Wisniowska B，Brandys J：Collation，assessment and analysis of literature in vitro data on hERG receptor blocking potency for subsequent modeling of drugs' cardiotoxic properties. J Appl Toxicol 2009；29：183-206.

［52］ Ten Eick AP，Blumer JL，Reed MD：Safety of antihistamines in children. Drug Saf 2001；24：119-147.

［53］ Du Buske LM：Second-generation antihistamines：the risk of ventricular arrhythmias. Clin Ther 1999；21：281-295.

［54］ Simons FE，Prenner BM，Finn A Jr：Efficacy and safety of desloratadine in the treatment of perennial allergic rhinitis. J Allergy Clin Immunol 2003;111:617-622.

[55] Hulhoven R,Rosillon D,Letiexhe M,Meeus MA,Daoust A,Stockis A:Levocetirizine does not prolong the QT/QTc interval in healthy subjects:results from a thorough QT study. Eur J Clin Pharmacol 2007;63:1011-1017.

[56] Izquierdo I,Merlos M,Garcia-Rafanell J:Rupatadine:a new selective histamine H_1 receptor and platelet-activating factor (PAF) antagonist:a review of pharmacological profile and clinical management of allergic rhinitis. Drugs Today(Barc)2003;39:451-468.

[57] Arunlakshana O,Schild HO:Histamine release by antihistamines. J Physiol(Lond)1953;119:47P-48P.

[58] Mota I,Dias da Silva W:The antianaphylactic and histamine releasing properties of the anti-histamines:their effect on mast cells. Br J Pharmacol 1960;15:396-404.

[59] Perzanowska M,Malhotra D,Skinner SP,Rihoux JP,Bewley AP,Petersen LJ,Church MK:The effect of cetirizine and loratadine on codeine-induced histamine release in human skin in vivo assessed by cutaneous microdialysis. Inflamm Res 1996;45:486-490.

[60] Allocco FT,Votypka V,deTineo M,Naclerio RM,Baroody FM:Effects of fexofenadine on the early response to nasal allergen challenge. Ann Allergy Asthma Immunol 2002;89:578-584.

[61] Leonardi A,Abelson MB:Double-masked,randomized,placebo-controlled clinical study of the mast cell-stabilizing effects of treatment with olopatadine in the conjunctival allergen challenge model in humans. Clin Ther 2003;25:2539-2552.

[62] Fadel R,Herpin-Richard N,Rihoux JP,Henocq E:Inhibitory effect of cetirizine 2HCl on eosinophil migration in vivo. Clin Allergy 1987;17:373-379.

[63] Townley RG:Antiallergic properties of the second-generation H_1 antihistamines during the early and late reactions to antigen. J Allergy Clin Immunol 1992;90:720-725.

[64] Bakker RA,Schoonus SB,Smit MJ,Timmerman H,Leurs R:Histamine H_1-receptor activation of nuclear factor-kappa B:roles for $G\beta\gamma$-and $G\alpha_{q/11}$-subunits in constitutive and agonist-mediated signaling. Mol Pharmacol 2001;60:1133-1142.

[65] Fukui H,Fujimoto K,Mizuguchi H,Sakamoto K,Horio Y,Takai S,Yamada K,Ito S:Molecular cloning of the human histamine H_1 receptor gene. Biochem Biophys Res Commun 1994;201:894-901.

糖皮质激素

Peter J. Barnes

英国伦敦帝国理工学院国家心肺疾病研究所呼吸道疾病部门

摘要

糖皮质激素(glucocorticoids)是治疗过敏性疾病最有效的抗炎药物,吸入性糖皮质激素已成为哮喘的一线治疗药物。糖皮质激素于 20 世纪 40 年代在肾上腺皮质的提取物中发现,之后,又从垂体腺提取物中分离出了促肾上腺皮质激素(ACTH)。Kendall、Reichstein、Hench 发现可的松和 ACTH 对治疗类风湿关节炎非常有益,因此他们在 1950 年获得诺贝尔生理学或医学奖。Bordley 及其同事在 1949 年率先证明,ACTH 对过敏性疾病的治疗非常有益,但使用系统性糖皮质激素会有副作用。吸入性糖皮质激素发现于局部类固醇的研究(研究目的是为了治疗皮肤炎症)中,二丙酸倍氯米松于 1972 年推出,最初以低剂量使用,后来使用了更高的剂量,并成为持续性哮喘的标准治疗药物。随后,在联合吸入器中共同使用吸入性糖皮质激素与长效 β_2 受体激动剂,以获得更好的疗效。现在,对糖皮质激素在过敏性疾病中的抗炎作用的分子理论基础,有了很好的理解。目前,正在以分离消炎和副作用机制为基础,探索更安全的糖皮质激素。

糖皮质激素,也称为糖皮质类固醇或皮质类固醇,实践证明非常难找到接近其治疗效果的任何新治疗药物。糖皮质激素是天然存在的激素,最早是在 20 世纪 50 年代初期发现了它的显著抗炎作用,当时人们刚刚人工合成了皮质醇(肾上腺皮质分泌的主要糖皮质激素)。

糖皮质激素的早期研究

来自费城的医师 Solomon Solis-Cohen 在 1900 年首次报告,口服肾上腺提取物(肾上腺物质药片)对哮喘有益。当时的假设是,肾上腺提取物的临床益处是源于肾上腺髓质中的肾上腺素,1907 年 Kahn 首先通过体外使用预收缩气管条证实了肾上腺素有直接使支气管扩张的作用。然而,由于肾上腺素在口服给药后没有显著吸收,所以,Solis-Cohen 所描述的口服肾上腺提取物的临床益处,很可能是由于提取物含有糖皮质激素。当时并没有认识到这一点,直到皮质醇从肾上腺皮质中分离出来,将糖皮质激素用作哮喘治疗的想法才变得清晰。诺贝尔生理学或医学奖于 1950 年授予梅奥基金会的化学家 Edward Kendall、瑞士生物化学家 Tadeus Reichstein、梅奥诊所的临床医生 Philip Hench,他们的获奖理由是"发现了肾上腺皮质激素的结构和生物学效应"。Edward Kendall(图 1)在 20 世纪 40 年代从肾上腺皮质中分离出几种类固醇,包括可的松(最初称为化合物 E),之后从垂体腺提取物中分离出 ACTH。梅奥诊所的风湿病专家 Philip Hench(图 2)非常想在类风湿关节炎病人中测试这些药物,但由于难以准备足够的化合物 E 用于治疗,和他要服兵役,故不得不推迟了这项研究。化合物 E(可的松)在 1948 年首次通过静脉注射给类风湿关节炎病人,结果表明非常有效。之后又证明 ACTH 也同样有效。默克公司于 1949 年首先让可的松上市。Philip Hench 在类风湿病人中证明了可的松和 ACTH 的临床疗效,不久之后,耳鼻喉科专家 John Bordley(图 3)及其在约翰霍普金斯大学的同学证明,ACTH 对哮喘和过敏性鼻炎病人也有同样的效果。他们描述,5 名患有哮喘的病人(有趣的是所有这些病人都有嗜酸性痰液),在肌内注射 ACTH 的 3 周内症状迅速改善,痰液消失。他们随后在一组包含更多病人的实验组中确认了这些观察结果。口服可的松能作为注射剂的替代物,当时广泛用于治疗炎症性疾病,之后证明它对难以控制的哮喘也非常有效。

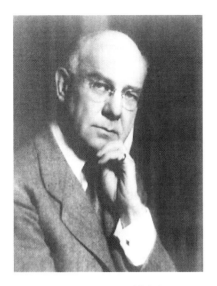

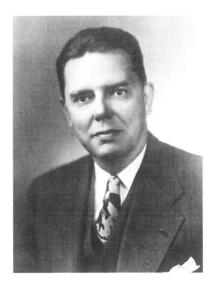

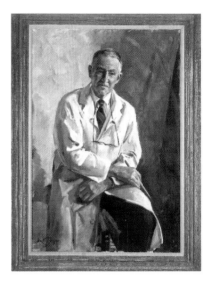

图 1　Edward Kendall 博士（1886—1972）　化学家，1950 年因发现糖皮质激素被授予诺贝尔生理学或医学奖

图 2　Philip Hench（1896—1965）梅奥诊所的风湿病专家，因发现糖皮质激素被授予诺贝尔生理学或医学奖

图 3　John Bordley 博士（1903—1993）　约翰霍普金斯大学耳鼻咽喉系主任，率先证明了 ACTH 治疗过敏性疾病的有益作用

哮喘中糖皮质激素的首例对照试验

英国对于皮质醇的疗效持怀疑态度，所以医学研究委员会在多个中心对哮喘病人进行了可的松试验，事实上这是哮喘治疗中首例安慰剂对照试验。令人惊讶的是，结果令人非常失望，出现的临床改善非常微小，在 2 个月的疗程中疗效不能持续。这可能是因为使用的可的松剂量低，缺乏客观的肺功能测量方法，最有可能的原因是许多实验病人同时患有慢性阻塞性肺疾病（COPD），致使高剂量的糖皮质激素也几乎没有取得临床改善。伦敦的 Brompton 医院是这次试验的参与中心之一，而 Jack Pepys 是该医院的过敏症教授，也是研究员之一，他精心挑选了没有 COPD 的哮喘病人，结果显示出明显的临床改善。

尽管这一实验结果很差，口服糖皮质激素仍然被越来越多地用于患有严重哮喘的病人，但副作用很明显，可导致儿童生长发育迟缓、骨质疏松症、代谢紊乱等问题。这表明，糖皮质激素应以吸入方式给予，以减少全身副作用。

吸入性糖皮质激素

口服糖皮质激素可产生严重副作用，如代谢和内分泌方面。当人们明确意识到这些副作用时，认为减少这个问题发生的方法之一是通过吸入来递送糖皮质激素。但是，吸入可的松和地塞米松却没有什么疗效。事实证明，原因是这些药物缺乏局部疗效，导致人们开始寻找局部活性类固醇。McKenzie 和 Stoughton 发现，局部功效与皮肤漂白（blanching）有关，尽管该测试的细胞基础仍然不确定。McKenzie 试验证明，氢化可的松的效果很弱，但是两种合成的糖皮质激素，即二丙酸倍氯米松（BDP）和 17-戊酸倍他米松，有良好的皮肤漂白反应。这两种类固醇对湿疹和牛皮癣的局部治疗都有效，因此，人们预测它们也可能通过吸入生效。

这两种新型类固醇都是为吸入而开发的。BDP 由 Allen&Hanburys/葛兰素公司 David Jack 的团队（图 4）作为吸入制剂开发，该药对哮喘的临床试验大约始于 1970 年。Harry Morrow Brown 等在 1972 年的一篇重要文章中指出，吸入性 BDP 非常有效地减少了病人对口服糖皮质激素的需求，许多病人的病情得到更好的控制。有趣的是，Brown 报告说，疗效最好的病人的痰液中此前含有大量的嗜酸性粒细胞，这一观察结果已经在许多后续（也包括最新）的研究中被证实。BDP 吸入器于 1972 年应用于哮喘治疗。最初，BDP

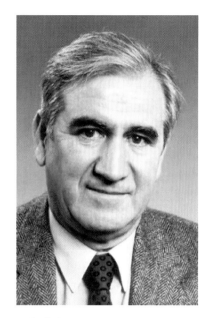

图 4　化学家 David Jack（1923—2011）　他发明了第一种用于治疗哮喘的吸入性糖皮质激素

的吸入剂量低（每天四次 100 μg），以减少病人对口服糖皮质激素的需求。随后，推出了高剂量的 BDP（250 μg/puff），以更有效地治疗患有更严重哮喘的病人。大约在这时，人们很清楚地观察到，每天吸入 BDP 两次与吸入四次效果一样，而这对病人来说更方便。除了 BDP 之外，还开发了其他用于治疗哮喘的局部糖皮质激素。布地奈德由 Ralph Brattsand 及其在瑞典阿斯特拉工作的同事共同开发，是第一个优化的吸入性糖皮质激素；该药的局部反应与全身反应比例高，原因在于它比任何口服糖皮质激素的肝代谢效果都好；该药于 20 世纪 80 年代初推出。由于布地奈德发生全身性副作用的可能性较低，所以它比 BDP 更具有治疗优势。接着，葛兰素公司的 Jack 科研组开发了丙酸氟替卡松，该药的首过代谢（first pass metabolism）更高效。随后，又推出了其他的糖皮质激素。尽管所有药物的效应都集中在活化糖皮质激素受体上，但不同药物的药效学作用仍存在差异。莫米松和环索奈德的全身效应也较低，并且可每日一次用于轻度哮喘病人。环索奈德是一种在下呼吸道中由酯酶活化的前药，因此也可能具有较低的上呼吸道副作用。

与用于哮喘的吸入性糖皮质激素的发展并行，同样的药物也被用于治疗鼻炎，以鼻喷雾剂或滴剂的形式。虽然吸入性糖皮质激素最初用于患有较严重哮喘的病人，但人们越来越认识到，即使轻度哮喘病人也有呼吸道慢性炎症，而吸入性糖皮质激素逐渐被用于大多数持续性哮喘病人，无论其病情程度轻重。随着人们认识到吸入性糖皮质激素不会引起重大的全身副作用后，该吸入剂也在儿童身上使用。事实上，吸入性糖皮质激素逐渐取代广泛使用的色甘酸盐盐酸盐；色甘酸盐盐酸盐在对照试验中效果较差。几乎可以肯定，在过去十年，哮喘发病率、入院率、死亡率逐渐下降的主要原因是吸入性糖皮质激素在哮喘中的广泛使用。现在，哮喘发病率如此之高（COPD 稍逊但也很高），吸入性糖皮质激素现在已经成为世界上使用最广泛的治疗药物之一。目前，人们正在寻找治疗效果更好、全身副作用更少的吸入性糖皮质激素，包括开发选择性糖皮质激素受体激活剂药物、离解的类固醇（甚至可能不含经典的类固醇结构）。

联合吸入器

重大的突破之一，是发现在吸入性糖皮质激素中加入长效 β_2 受体激动剂（LABA——沙美特罗或福莫特罗），比增加吸入性糖皮质激素剂量有更大的临床益处。1994 年，Glaxo Smith Kline 在对英国普通病人的一项研究中发现了这一点，当时该公司证明，病人每日吸入 400 μg BDP 时，哮喘控制效果不好，而加入沙美特罗时，控制效果变好，好于那些 BDP 剂量增加到每日 1000 μg 的病人，而且前者的肺功能也变得更好。起初，这些结果看似违反直觉，因为通常认为，如果低剂量的糖皮质激素无法控制哮喘，那么一定是因为剂量不足，所以要增加剂量。而且，人们知道 LABA 与糖皮质激素不同，没有任何抗炎作用。这项研究的论文成为呼吸和过敏医学中引用量较高的论文之一。随后，在数十项其他研究中证实了这些意想不到的发现：所有研究都证明，加入 LABA 比增加吸入性糖皮质激素的剂量更为有效。

例如，FACET 研究发表时，是当时使用哮喘病人数量最大的对照试验。该实验显示，加入福莫特罗，比将吸入性糖皮质激素剂量增加到 4 倍更有效，而且这种组合在病情严重恶化时非常有效。这些研究导致人们开发含有 LABA 的糖皮质激素的联合吸入器，而这些吸入器已成为控制哮喘最有效和最方便的手段。事实上，丙酸氟替卡松/沙美特罗（Seretide，Advair）已经成为全球第三大销售药物，其全球市场销量正在增长。联合吸入器与单独的吸入性糖皮质激素相比，具有更大功效的原因，在于它在哮喘中的互补作用，并且糖皮质激素和 β_2 受体激动剂效应之间也具有协同作用。另一个原因，是对吸入性糖皮质激素的浅剂量反应（shallow dose-response）。尽管自 20 世纪 70 年代初以来，吸入性糖皮质激素已被用于治疗哮喘，但是直到最近才在哮喘病人中进行剂量反应研究。发生这种情况是因为,20世纪90年代早期,当美国引进了吸入性糖皮质激素时,美国食品药品监督管理局(FDA)要求做剂量反应研究。进行吸入性糖皮质激素的剂量反应研究时,每种剂量需要约100名病人,(因为需要人数太多)在FDA提出要求之前,此类研究从未有人做过。平剂量反应研究用吸入性布地奈德进行,但随后,所有其他吸入性糖皮质激素都显示出相似的剂量反应。

作用机制

当皮质醇首次被发现时,它被认为主要是参与维持体内平衡、调节糖原代谢的应激激素。然而,当Hench研究其在类风湿关节炎病人中的作用时,其抗炎作用迅速显现。然后,有人证明它能减少炎症细胞浸润到组织中,但是该作用的分子机制难以阐明。实验显示,放射性标记的皮质醇和其他糖皮质激素与特定的大分子复合物结合,这些复合物随后被鉴定为糖皮质激素受体,并且这些糖皮质激素受体与细胞核中的DNA分子相互作用以影响基因表达。20世纪70年代,确定了不同的糖皮质激素有不同的结合DNA的位点,因为这些可以通过蛋白质水解区分。在此期间,还显示糖皮质激素受体可以激活几种基因,因此,人们认为糖皮质激素的抗炎作用,是由于具有抗炎作用的基因的活化引起的。虽然鉴定出几种抗炎基因,但这不足以说明糖皮质激素在抑制多种活化的炎症基因中有明显的抗炎作用。此外,糖皮质激素受体可以直接灭活炎症基因,但是还没有有力地证实这一点,例如没有发现它能直接抑制细胞因子基因。更有可能的解释是,糖皮质激素直接抑制转录因子,如激活蛋白-1或核因子-κB,这些因子负责激活多种炎症基因。然而,这些直接相互作用只是假象,来自于证明这些分子相互作用的过表达系统。最近已经发现,低浓度的糖皮质激素通过募集组蛋白脱乙酰酶2(HDAC2)来关闭炎症基因,而HDAC2是一种核酶,能脱乙酰化与激活炎症基因(如细胞因子)相关的超乙酰化组蛋白。此外,HDAC2脱乙酰化糖皮质激素受体,而这是它们抑制活化炎症基因所必需的。

未来方向

糖皮质激素仍然是用于治疗过敏性疾病的最有效的抗炎药物,并且很难找到任何其他疗效相近的药物。糖皮质激素的主要限制是高剂量导致的副作用。尽管可以在高剂量下观察到全身性副作用,但在很大程度上,这已经通过局部给药被克服了。已经尝试,通过将副作用机制和抗炎作用解离,来改善糖皮质激素的安全性,并且导致了几种"解离类固醇"的识别。这些药物正在开发中,希望口服糖皮质激素的副作用可以被大大降低。另一种方法是开发非甾体抗感染治疗物。到目前为止,这还是非常困难的,因为开发的大多数药物,如磷酸二酯酶-4和p38 MAP激酶抑制剂,都具有副作用,必须要限制剂量。

参 考 文 献

[1] Solis-Cohen S:The use of adrenal substances in the treatment of asthma. JAMA 1900;34:1164-1169.

[2] Brewis RAL:Classical Papers in Asthma. London,Science Press,1990.

[3] Barnes PJ:Drugs for asthma. Br J Pharmacol 2006;147(suppl 1):S297-S303.

[4] Bordley JE,Carey RA,Harvey AM:Preliminary observations on the effect of adrenocorticotropic hormone in allergic diseases. Bull Johns Hopkins Hosp 1949;85:396-410.

[5] Medical Research Council:Controlled trial of effects of cortisone acetate in status asthmaticus:report to the Medical Research Council by the subcommittee on clinical trials in asthma. Lancet 1956;271:803-806.

[6] McKenzie AW,Stoughton RB:Method for comparing percutaneous absorption of steroids. Arch Dermatol 1962;86:608-610.

[7] Barnes PJ,Breckenridge A:David Jack(1924-2011)who revolutionised the treatment of asthma. Thorax 2012;67:266-267.

[8] Brown HM,Storey G,George WH:Beclomethasone dipropionate:a new steroid aerosol for the treatment of allergic asthma. Br Med J 1972;1:585-590.

[9] Green RH,Brightling CE,McKenna S,Hargadon B,Parker D,Bradding P,Wardlaw AJ,Pavord ID:Asthma exacerbations and sputum eosinophil counts:a randomised controlled trial. Lancet 2002;360:1715-1721.

[10] Smith MJ,Hodson ME:High-dose beclomethasone inhaler in the treatment of asthma. Lancet 1983;i:265-269.

[11] Toogood JH,Baskerville JC,Jennings B,Lefcoe NM,Johansson SA:Influence of dosing frequency and schedule on the response of chronic asthmatics to the aerosol steroid budesonide. J Allergy Clin Immunol 1982;70:288-298.

[12] Thalen A,Brattsand R:Synthesis and antiinflammatory properties of budesonide,a new non-halogenated glucocorticoid with high local activity. Arzneimittelforschung 1979;29:1687-1690.

[13] Derendorf H:Pharmacokinetic and pharmacodynamic properties of inhaled ciclesonide. J Clin Pharmacol 2007;47:782-789.

[14] Barnes PJ:Inhaled glucocorticoids for asthma. N Engl J Med 1995;332:868-875.

[15] Clark AR,Belvisi MG:Maps and legends:the quest for dissociated ligands of the glucocorticoid receptor. Pharmacol Ther 2012;134:54-67.

[16] Greening AP,Ind PW,Northfield M,Shaw G:Added salmeterol versus higher-dose corticosteroid in asthma patients with symptoms on existing inhaled corticosteroid. Lancet 1994;344:219-224.

[17] Pauwels RA,Lofdahl C-G,Postma DS,Tattersfield AE,O'Byrne PM,Barnes PJ,Ullman A:Effect of inhaled formoterol and budesonide on exacerbations of asthma. N Engl J Med 1997;337:1412-1418.

[18] Barnes PJ:Scientific rationale for inhaled combination therapy with long-acting β2-agonists and corticosteroids. Eur Respir J 2002;19:182-191.

[19] Busse WW,Chervinsky P,Condemi J,Lumry WR,Petty TL,Rennard S,Townley RG:Budesonide delivered by Turbuhaler is effective in a dose-dependent fashion when used in the treatment of adult patients with chronic asthma. J Allergy Clin Immunol 1998;101:457-463.

[20] Adams NP,Jones PW:The dose-response characteristics of inhaled corticosteroids when used to treat asthma:an overview of Cochrane systematic reviews. Respir Med 2006;100:1297-1306.

[21] Hackney JF,Gross SR,Aronow L,Pratt WB:Specific glucocorticoid-binding macromolecules from mouse fibroblasts growing in vitro:a possible steroid receptor for growth inhibition. Mol Pharmacol 1970;6:500-512.

[22] Yang-Yen H-F,Chambard J-C,Sun Y-L,Smeal T,Schmidt TJ,Drovin J,Karin M:Transcriptional interference between c-Jun and the glucocorticoid receptor:mutual inhibition of DNA binding due to direct protein-protein interaction. Cell 1990;62:1205-1215.

[23] Barnes PJ,Karin M:Nuclear factor-κB:a pivotal transcription factor in chronic inflammatory diseases. N Engl J Med 1997;336:1066-1071.

[24] Barnes PJ:Glucocorticosteroids:current and future directions. Br J Pharmacol 2011;163:29-43.

[25] Ito K,Yamamura S,Essilfie-Quaye S,Cosio B,Ito M,Barnes PJ,Adcock IM:Histone deacetylase 2-mediated deacetylation of the glucocorticoid receptor enables NF-kB suppression. J Exp Med 2006;203:7-13.

色酮

Alan M. Edwards

英国纽波特市圣玛丽医院 David Hide 哮喘和过敏研究中心

摘要

色酮(chromones)是一类化合物,其化学成分中存在 5∶6 苯并-1,4-吡喃酮(5∶6 benz-1∶4-pyrone)的结构(图 1)。临床使用的第一种色酮是呋喃并色酮,它是从植物阿密茴种子中提取出来的,并已作为利尿剂和平滑肌松弛剂使用了几个世纪。1947 年,有人报告了其在支气管哮喘中的应用。在 20 世纪 50 年代,伯格实验室开始了一项研究计划,合成并改良呋喃并色酮以治疗哮喘。人们开始用动物模型筛选新化合物,以测试该化合物防止致敏豚鼠肺中释放组胺和 SRS-A(Ieukotrienes)的能力,并用人类模型来检查该化合物减少吸入性抗原支气管激发引起的支气管收缩的能力。在初步筛选中,人类模型工作由 R. E. C Altounyan 博士进行;他曾患有过敏性支气管哮喘,在伯格实验室工作。8 年后,他使用了 200 多种化合物进行了 600 多次激发试验,在 1965 年,Altounyan 得出结论,色甘酸二钠(DSCG),即色酮达到标准,可以提供超过 6 h 的保护。现今仍然使用 DSCG 作为肥大细胞稳定剂。

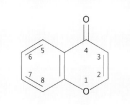

图 1 色酮的化学结构

背景

色酮在临床医学用药中被归类为肥大细胞稳定剂:其主要药理活性是防止炎症介质从肥大细胞中释放。尽管,1863 年 Friedrich von Recklinghausen 就曾描述过含有粒斑(granules)的细胞,但是,直到 1878 年莱比锡大学的 Paul Ehrlich 才在一篇论文中首次称这些细胞为肥大细胞(Mastzellen)。

1921 年,Prausnitz 和 Küstner 对致敏个体中抗原/抗体反应的细节进行了描述,这篇论文后被 Prausnitz 从德文译为英文,题为《超敏感研究》。1932 年,Bartosch 等人报告,在加入抗原后,致敏豚鼠肺中的灌注液中出现了一种可能与组胺相同的物质。1952 年,Riley 和 West 表明,组织中的组胺含量与肥大细胞数量有关。1940 年,Kellaway 和 Trethewie 报告,敏化动物发生过敏反应后,在动物的肺灌洗液中发现了另一种物质。该物质与组胺不同,能引起带有短暂延迟的收缩,并且收缩不太快。他们称这种物质为"缓慢反应物质"或 SRS,后来的研究者称之为严重过敏反应的慢性反应物质(SRS-A)。Brocklehurst 于 1960 年详细介绍了引入抗原后致敏豚鼠肺中释放组胺和 SRS-A 的时间过程。Brocklehurst 与他的同事 Austen 发现,组胺的释放可能被多种物质抑制。

色酮

在这一背景下,20 世纪 50 年代在英国柴郡霍姆斯教区的宾格制药实验室开始开发色酮作为新药。几个世纪以来,从植物阿密茴的种子中提取的呋喃并色酮(图 2)一直被作为利尿剂和平滑肌松弛剂使用,特别是用于缓解输尿管绞痛。伯格公司将其制成片剂,作为平滑肌松弛剂和冠状动脉扩张剂向市场推广。

1947 年,Anrep 等报告肌内注射呋喃并色酮,能够完全且持久地缓解支气管哮喘。随后,伯格开始了一

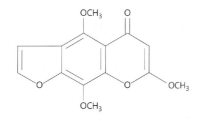

图 2 呋喃并色酮的结构

项研究计划,合成并改良呋喃并色酮,使其可以通过口服或吸入治疗哮喘。

他们合成的第一种色酮类似物之一被命名为可溶性呋喃并色酮,或 K18。为了从化合物中筛选潜在的支气管扩张剂,他们用这一新型化合物的气溶胶处理豚鼠,然后用组胺气溶胶对其进行激发试验。图 3 是资深药理学家 Philip Sheard 1954 年的实验记录,图中显示了豚鼠的呼吸运动痕迹。这表明用 K18 预处理,阻止了组胺增加支气管收缩。

在任命 W. E. Brocklehurst 为顾问之后,该公司开始将 Brocklehurst 的豚鼠模型作为实验室新合成色酮筛选程序的一部分。1957 年 10 月 22 日研究部的一份报告指出:

休克(shocked)豚鼠肺中的灌洗液含有(i)组胺——已知的支气管收缩剂,(ii)SRS-A——强效的支气管收缩药,即使存在高效抗组胺也效力强劲。K18 已被证明是 SRS-A 的特异拮抗剂,K 系列其他成员(包括 K18 本身)也有此特性。K18 不是一种抗组胺药物。

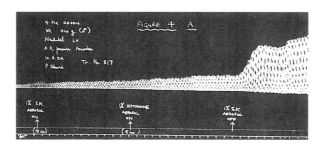

图 3 吸入 1%可溶性呋喃并色酮,对吸入 1%组胺的豚鼠的支气管收缩作用的影响 Philip Sheard 于 5 月 10 日在伯格实验室进行的实验

1956 年,R. E. C. Altounyan 博士(图 4,图 5)加入研究部。R. E. C. Altounyan 于 1952 年从剑桥伊曼纽尔学院、伦敦米德尔塞克斯医学院获得医师资格证。他患有遗传性过敏症,在孩童时期就患有严重的湿疹和轻微的气喘。在他是一名医学生的时候,第一次发生严重的夜间哮喘,并且发展成为严重的慢性哮喘。他知道他对花粉和豚鼠毛发过敏,并且很快意识到,正在合成和筛选的化合物有抑制过敏反应的潜力。他还认识到哮喘动物模型的局限性和问题,他曾经评论说:"豚鼠和人类唯一的共同点是我们都没有尾巴"。

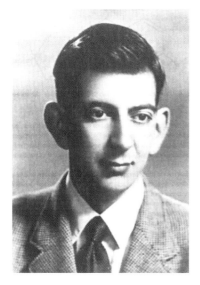

图 4 青年 R. E. C. Altounyan 博士

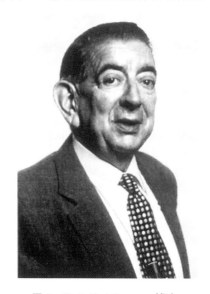

图 5 R. E. C. Altounyan 博士

他开始研究新型呋喃并色酮衍生色酮对人类模型的应用潜力,而这个模型就是他自己。他对自己进行了支气管抗原激发,并测试新化合物预防诱发性哮喘反应的能力。

现在,所有合成的新化合物都经过动物模型筛选,即筛选化合物防止致敏豚鼠肺过敏释放组胺和SRS-A,也用了人类模型(即 Altounyan 博士)筛选,即抗原支气管激发试验。在这些实验的基础上,1961 年6 月 R. E. C. Altounyan 博士写了一份报告(图 6),其中指出:

迄今为止,已经合成了 130 多种 BLA 化合物。以人类研究为基础,结构活性关系很明显。迄今为止,色酮-2-羧酸衍生物是所测试化合物中活性最高的,这些化合物中最活跃的是 BLA8、BLA13、BLA14、BLA80,其中 BLA8 可能是最佳的。

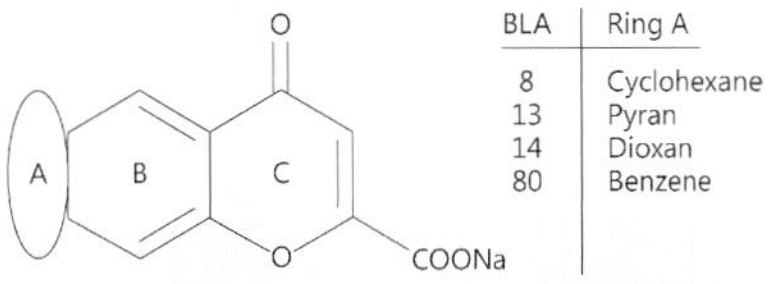

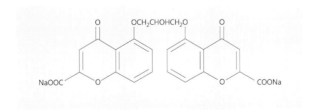

BLA	Ring A
8	Cyclohexane
13	Pyran
14	Dioxan
80	Benzene

图 6　R. E. C. Altounyan 博士发给伯格实验室研发总监的报告,内容是不同色酮的影响,日期为 1961 年 6 月

新化合物的名称现在已被加上了 BLA 前缀,BLAs 是"伯格实验室抗严重过敏反应项目"的缩写。报告显示,在动物模型中,当以 2660 μg/mL 的浓度使用时,BLA8 能抑制 83％ 的组胺释放和 78％ 的 SRS-A 释放。

在人类预防性实验中,激发前 1 h 给药 BLA8,可以起大于 70％ 的预防作用,提前 3 h 给药为 57％,提前6 h 给药为 30％。这也可能是布朗普顿医院临床免疫学系 Jackson Pepys 博士(后来是教授)研究的第一种色酮。他在 1961 年报告说,当注射到皮肤中时,10 mg/mL 剂量的 BLA8,就可以显著抑制敏化受试者的皮肤对花粉提取物的反应;但不是 1 mg/mL 的浓度则不行。布朗普顿医院也研究了 BLA13,(又名 GR4),在支气管抗原激发前 2 h、4 h、6 h,给予哮喘病人 200 mg 的 GR4。实验结果由时任胸部疾病研究所荣誉统计学家 Peter Armitage 博士分析,他报告说,该化合物在所有时间点对抗原激发都有显著的保护作用,没有证据表明该保护会随时间减弱。他们报告,提前 2 h 给药产生 44％ 的保护作用,提前 4 h 为 45％,提前 6 h63％,但是 95％ 的置信限度非常宽。R. E. C. Altounyan 博士对自己的实验表明,提前 1 h 给药,保护作用＞60％,3 h 为 56％,6 h 为 43％。顺便说一句,该物质的前缀 GR 代表 George Ramage,他是 1949 年合成呋喃并色酮的化学家之一,萨尔福德大学有机化学教授,曾合成多种色酮并将其交给了伯格实验室。

BLA8 和 BLA13 都没有进展,于是人们继续工作,以寻找能持续 6 h 提供＞50％ 的保护的色酮。在经历许多困难之后,1964 年年底合成了一种双色酮,即色甘酸二钠,DSCG(BL670,图 7)。R. E. C. Altounyan博士在 1965 年 2 月首次测试了它,它可以持续 2 h 提供 72％ 的保护,持续 6 h 提供大于 50％ 的保护。因此,它符合研究组确定的表征,故研究组开始实施项目,于 1968 年 1 月推出了用于治疗哮喘的色甘酸钠化合物(20 mg 色甘酸二钠、0.1 mg 异丙肾上腺素、20 mg 乳糖)。

图 7　色甘酸二钠的结构

药理学家继续用动物模型测试所有化合物,但也开始研究药物如何影响被动致敏人类肺组织被抗原诱导后释放组胺和 SRS-A。1970 年,Sheard 和 Blair 报告,DSCG 显著减少了受体致敏人类肺组织抗原诱导释放组胺和 SRS-A。之前,1967 年,Parish 已经证明,释放这些介质与人肺变异肥大细胞发生重大变化有联系。确认 DSCG 具有稳定肥大细胞的性质,最后由 Goose 和 Blair 完成,他们表明,使用 DSCG 显著降低了用巴西钩虫致敏和激活的大鼠肥大细胞的百分比。

从那以后,研究者发表了大量的文章,证实了色酮的主要作用模式,尤其是 DSCG 的:它们主要是动物和人类肥大细胞的稳定剂。自从 DSCG 发布以来,还合成了大量的其他色酮,并进行了动物和人类研究,所有这些都是 R. E. C. Altounyan 博士完成的。只有一种可用于临床:奈多罗米钠(nedocromil sodium)。虽然这种药物声称比 DSCG 更有效,但证据并不能令人信服。DSCG 仍然是现今使用的主要色酮。

吸入性 DSCG 在哮喘中的使用近年来有所下降,但它仍然广泛应用于过敏性结膜炎、过敏性鼻炎、食物过敏、全身肥大细胞增多症。如果病理状况可能与肥大细胞相关,可以用 DSCG 来证实情况是否如此。最近的例子是,豚鼠早期断奶引起的消化道功能障碍,以及动脉粥样硬化斑块的形成。其他重要的发现是鉴定肥大细胞上的色酮受体 GPR 35,以及 DSCG 和奈多罗米钠通过释放膜联蛋白 A1,抑制活化的人体肥大细胞中释放组胺和类二十烷酸。

色酮也会影响感觉神经,但它们的主要用途是稳定肥大细胞,其功效是剂量依赖性的,并且取决于它们施用于被治疗组织的效率。哮喘治疗研究首次发表的色甘酸钠化合物试验,很好地证实了这一点。在严重的类固醇依赖性哮喘病人中,进行限制性顺序分析试验,有 9 例病人显示出非常显著的效果——这不是今天所能认知的病人档案。R. E. C. Altounyan 博士此前在药物中添加少量异丙肾上腺素,因为 DSCG 是钠盐,而他希望抵消药物的刺激性影响。现在已知的是,添加短效支气管扩张物质,将导致药物在整个支气管树中分布得更好,从而影响中央和外周气道中的肥大细胞。不幸的是,制造商受到临床医师和许可证当局的批评,之后除去了异丙肾上腺素。这可能使得人们多年来一直认为 DSCG 不是非常有效的哮喘治疗药物,因为药物在支气管树中的分布较少。也许将来有人会恢复这种有效、有用的哮喘治疗方法。

参 考 文 献

[1] Prausnitz C, Küstner H: Studien über die Überempfindlichkeit. Zentralbl Bakteriol 1921;86:160-169.

[2] Bartosch R, Feldberg W, Nagel E: Das Freiwerden eines histaminähnlichen Stoffes bei der Anaphylaxie des Meerschweinchens. Pflügers Arch Eur J Physiol 1932;230:129-153.

[3] Riley JF, West GB: Histamine in tissue mast cells. J Physiol 1952;117:72-73.

[4] Kellaway CE, Trethewie ER: The liberation of a slow-reacting smooth muscle-stimulating substance in anaphylaxis. Quart J Exp Physiol 1940;30:121-145.

[5] Brocklehurst WE: The release of histamine and formation of a Slow-Reacting Substance(SRS-A)during anaphylactic shock. J Physiol 1960;151:416-435.

[6] Austen KF, Brocklehurst WE: Inhibition of the anaphylactic release of histamine from chopped guinea pig lung by chymotrypsin substrates and inhibitors. Nature 1960;186:866-868.

[7] Anrep GV, Barsoum GS, Kenawy MR, et al: Therapeutic uses of khellin. Lancet 1947;249:557-558.

[8] Sheard P, Blair AM: Disodium cromoglycate: activity in three in vitro models of the immediate hypersensitivity reaction in lung. Int Arch Allergy Appl Immunol 1970;38:217-224.

[9] Parish WE: Release of histamine and slow reacting substance with mast cell changes after challenge of human lung sensitized passively with reagin in vitro. Nature 1967;215:738-739.

[10] Goose J, Blair AMJN: Passive cutaneous anaphylaxis in the rat, induced with two homologous reagin-like antibodies and its specific inhibition with disodium cromoglycate. Immunology 1969;16:749-760.

[11] Moeser AJ, Ryan KA, Prashant KN, Blikslager AT: Gastrointestinal dysfunction induced by early weaning is attenuated by delayed weaning and mast cell blockade in pigs. Am J Physiol Gastrointest Liver Physiol 2007;293:G413-G421.

[12] Bot I, de Jager SCA, Zernecke A, Lindstedt KA, van Berkel TJC, Weber C, Biessen EAL: Perivascular mast cells promote atherogenesis and induce plaque destabilization in apolipoprotein E-deficient mice. Circulation 2007;115:2516-2525.

［13］ Yang Y，Lu JY，Wu X，Summer S，Whoriskey J，Sarls C，Reagan JD：G-protein-coupled receptor 35 is a target of the asthma drugs cromolyn disodium and nedocromil sodium. Pharmacology 2010；86；1-5.

［14］ Yazid S，Sinniah A，Solito E，Calder V，Flower RJ：Anti-allergic cromones inhibit histamine and eicosanoid release from activated human and murine mast cells by releasing annexin A1. PLoS One 2013；8；1-10.

［15］ Edwards AM，Stevens MT，Church MK：The effects of topical sodium cromoglicate on itch and flare in human skin induced by intradermal histamine：a randomised doubleblind vehicle controlled intra-subject design trial. BMC Res Notes 2011；4；47.

［16］ Howell JBL，Altounyan REC：A doubleblind trial of disodium cromoglycate in the treatment of allergic bronchial asthma. Lancet 1967；539-542.

过敏原提取物的表征和标准化

Henning Løwenstein

丹麦诺波

摘要

本文总结了 20 世纪初，能诱导免疫球蛋白 E(IgE)过敏症过敏原的提取和表征发展，也包括过敏原的命名。从大多数过敏原表征和过敏原提取物的论文看，学界没有对过敏原提取物进行标准化，这就是笔者撰写本文的原因，这种情况已经持续一百多年了。标准化过程的步骤之一可能是分离过敏原分子，而这项工作首先就要问："什么特征使过敏原成为过敏原？"完美的标准化是理想的目标，但仍未实现。到目前为止，这些问题都没有被最终解决。1967 年，在 IgE 被发现后不久我就开始研究过敏。从那时起，我所了解的历史是以文献为基础的，是个人的理解，所以可能会有偏差！而过去十几年的历史还没有成熟，得出结论可能尚早。但是，我追踪研究了这一领域 40 年，因此，在本节结尾，我将大胆提出一些结论。由于本文是历史，因此在技术和科学各方面不可能全部准确，只是依据我自己的想法，根据我所认为的重要发展，具体方法只提及其名字，并不做深入讨论。然而，这一工作使我开始反思，让我回想起最先接触过敏原化学领域的希望和猜测。令我惊讶的是，我们所实现的已远远超过我的预期。能成为这一发展的一部分，让我非常激动。

开端

100 年前，Noon 在 1911 年进行了"第一次"特异性免疫治疗，这提出了一个问题，即如何表征过敏原提取物，以便能够如实地重现治疗。这不可避免地需要尝试定义过敏原提取物参数，之后的提取都需要满足这些参数——这就是标准化。这些参数在某种方式上是剂量的量度，并且应和患者对治疗的反应联系起来。

从一开始，人们就清楚，只有深入了解过敏原提取物的组成，并对主要组分进行分离和表征，才能够进行标准化。当时，可用于表征生物提取物的生物化学技术相当有限，并且经常只能做到仔细测量生物材料的干重和用于提取的溶剂的体积，即重量/体积。比如，Dunbar 的蒸馏水提取方法，即多次冷冻、解冻 20 mg/mL 花粉悬浮液(Phleum pratense)。Noon 在进一步过滤并煮沸 10 min 后，使用此方法。该溶液的1 μg/mL稀释液，后来被命名为 1 Noon 单位/mL。通过在花粉症病人的眼睛上进行比较试验，以 Phleum pratense 提取物为参照物，对其他花粉提取物进行标准化。这可能是标准化过敏原提取物的第一次尝试。

Noon 的文章发表后不久，Kammann 报告了花粉中过敏原(活性物质)的蛋白质性质。后来，Cooke 用生理盐水替代了 Noon 的蒸馏水，并加入苯酚保存，从而保持了细菌生长与蛋白质变性之间的微妙平衡。最后，根据其氮含量-蛋白氮单位(PNU，见下文)对制剂进行标准化。当然，当时已经有可用的化学方法，可以确定提取物中蛋白质、碳水化合物、脂质等的含量，但是当时认为，对于复杂生物混合物的表征，这些方法效果有限。

Coca 在 1922 年完成了一本工作手册，指导如何"准备用于诊断、治疗过敏症的提取液和溶液，包含花粉收集的解释"，强调了缓冲液的重要性。其中，手册中提出的"Coca 溶液"后来被广泛使用。另一种经常用于提取过敏原的缓冲液是 Evans 缓冲液。Stull 等报告的一系列研究，再次使人们认识到，豚鼠草和草类植物的过敏原具有蛋白质性质，因此他们在表征和分离过敏原时用硫酸铵沉淀，用水、乙醚、乙醇萃取，还利用温度变化和蛋白质水解对过敏原进行降解。

Cooke 意识到蛋白质在过敏原提取过程中具有重要意义，用 PNU(1 PNU＝10 ng 蛋白质氮)来表示蛋白质含量,以此测量效能。Cooke 还将 PNU 与 Noon 单位进行比较,以实现标准化。他在免疫治疗研究中使用了 PNU,并研究使用乙醚从碱性盐水中提取花粉,并估计了 PNU 和 Noon 单位之间的比例。细心测量 PNU、体重/体积,并用优质原料对精心挑选的病人进行皮肤试验,可以用来进行批次间标准化,但某一批提取物的活性,可能与来自其他过敏原或者另一个厂商生产的相同过敏原提取物几乎没有关系。一直到第二次世界大战前,过敏原提取物表征的普遍结果是,这些是复杂的生物混合物,有很多特性:蛋白质的活性物质,具有含"白蛋白"的性质,可以发生不同程度的酶降解,易受热变化的影响。在花粉提取物中,各花粉的活性物质之间存在高度的交叉反应性。

第一批提纯过敏原分子

过敏原提取物和特异性免疫治疗的表征和标准化研究的新时代,始于第二次世界大战后 Augustin 和 Frankland 的合作。Augustin 曾证明绝大多数过敏原分子的分子量超过 10000 Da,他的研究还再次表明,过敏原提取物中的活性物质是蛋白质。Frankland 利用这一知识,用完全提取物及超滤获得的分子量超过 10000 Da 的提取物,进行临床实验,两者结果并没有明显差异。这和 Noon 进行的原始实验相比,不同之处在于:因为已知过敏原是蛋白质,所以,实验中从丙酮脱脂花粉中提取的提取物未煮沸。

在 20 世纪 60 年代,越来越多的蛋白质化学家开始研究过敏反应,这对于之后对过敏原提取物的表征和标准化非常重要。这些人包括:纽约的 T. P. King,他和巴尔的摩的约翰霍普金斯医院合作,还有 David Marsh(与 Johnson 合作),David 最初在英国剑桥工作,后来在美国(与 Campbelll 合作)工作。这些科学家用他们的技能,从粗提取物中分离过敏原活性分子。此外,在挪威,Elsayed 与 Aas 合作进行了深入研究。他们的研究明确显示,过敏原含有一种或多种明确定义的过敏原分子,皮肤试验所示的过敏原活性主要由这些分子导致。寻找活性过敏组分时,他们使用蛋白质化学分离方法和免疫测定法:比如 Mancini 和 Ouchterlony 技术,使用经培养后能产生对抗这些活性过敏原材料的动物抗体。在他们的研究结果中,最重要的是过敏原分子的分离和表征,这可以定量地用于临床研究中。

几年后,David Marsh 在题为《过敏原和过敏遗传学》的综述中得出结论,"过敏原主要是低相对分子质量的蛋白质,这种蛋白质大到能引起免疫原性反应,也小到可以很容易地穿过人体黏膜"。Holland Berrens 提出了更具推测性的、关于致敏性分子的假设,他假设过敏原性是由分子重排,即"阿马多里"重排引起的。但从没有人能够证明这一假设。

同时,"反应素"(reagins)这一概念得到了人们的多次讨论。1921 年,Prausnitz 和 Küstner 已经很好地证明,存在反应素,即存在能与过敏原产生过敏反应的因素。最后,1966 年,Ishizakas、Johansson 和 Bennich 分别独立发现了免疫球蛋白 E(IgE),从而可以测量病人的"过敏反应"分子或"反应素"。在发现 IgE 体外过敏试验后不久,研究者开发了放射性吸附剂吸附实验(RAST),它能测量病人过敏原特异性血清 IgE 的水平。为了标准化,"RAST 抑制"(用过敏原分子抑制 RAST)得以引入,并随后被提出作为过敏原标准化的效力测量。这一发展颇为重要。

当时,体外免疫电泳方法也越来越多地用于复杂蛋白质混合物的分析。该方法与蛋白质化学分离方法共同使用时,能分析出一些独特的因素。这些定量免疫电泳方法由 Laurell、Clarke、Freeman 开发,由哥本哈根大学蛋白实验室 Niels Harboe 进一步完善,该方法被广泛用于人血清蛋白的分析。

1972 年,Weeke 和 Løwenstein 将这些分析工具引入过敏研究,特别是过敏原提取物的表征中。他们发明了一种新颖的方法:横穿放射免疫电泳——CRIE。CRIE 能够识别个体血清 IgE 对粗提物中不同过敏原成分的反应。这些方法显示,过敏原提取物通常含有多种过敏原,通常是几种主要的过敏原。

表征过敏原提取物,主要取决于所用的提取方法,科学家们似乎有非官方的共识,只能接受"天然的"(即类似于提取人体黏膜)提取程序。因为表征的目的是鉴别和分离单个的过敏组分,所以还需要测定过敏效力。在发现 IgE 之前,人们直接或间接地使用各种形式的皮肤试验,例如 Prausnitz-Küstner 测试。因此,在过敏原提取物分级分离法中,RAST 有明显的优势,而 RAST 抑制试验更甚。这使得定义有高过敏活性的组分变得很容易。然而,最合理的方法是使用免疫电泳技术,因为它们不仅可以显示主要活性,还可以揭示单个过敏组分分子。

引入新的过敏活性测定和免疫测定,使得更多的过敏原分子得以分离并得到良好表征。19 世纪 60 年代末,King 分离了 AgE(Amb a 1)和 AgK(Amb a 2);此后,Marsh 分离了 Rye 组Ⅰ、Ⅱ、Ⅲ(Lol p1、Lol p2 和 Lol p3),Elsayed 分离了过敏原 M(Gad c 1)。然后,在 19 世纪 90 年代,从梯牧草(Timothy)中分离了 Ag25(Phi p 5)、P1、pp Ag42、Agl2(Der p 1)、Dp AgX(Der p 2)、Cat-1、Cat Ag4(Fel d 1),从桦树花粉 (Birch)中分离了 Ag23(Bet v 1)。后来证明,所有这些都是非常重要并"起决定作用"的主要过敏原(表 1)。

表 1　第一批分离的过敏原

生物源	旧称	依据术语的新命名
短豚草(*Ambrosia artemisiifolia*)	Ragweed AgE	Amb a 1[a]
	Ragweed AgK	Amb a 2
黑麦草(*Lolium perenne*)	Rye 组Ⅰ	Lol p 1[a]
	Rye 组Ⅱ	Lol p 2
	Rye 组Ⅲ	Lol p 3
鳕鱼(*Gadus callarius*)	Cod allergen M	Gad c 1
梯牧草(*Phleum pratense*)	Timothy Ag25	Phi p 5[a]
屋尘螨	Mite antigen P1,Pp Ag42,Agl2	Der p 1[a]
(*Dermatophagoides pteronyssinus*)	Dp AgX	Der p 2[a]
家猫	Cat-1,Cat Ag4	Fel d 1[a]
桦树	Birch Ag23	Bet v 1[a]

[a] 满足 Chapman 和 Aalberse 定义的"重要过敏原"的八项纳入标准。

当时,各种研究团体使用了完全不同的方法,独立工作,却能分离出相同的主要过敏原,这确实让人惊叹:1979 年在耶路撒冷举行的 IAACI 大会上,来自美国的 Chapman 和 Platt-Mills,来自丹麦的 Lind 和 Løwenstein,以及来自澳大利亚的 Stewart 和 Turner 研究小组都提出了来自螨类的一种主要过敏原,并且三组认为大家发现了相同的过敏原,后来被命名为 Der p1。另一个早期的例子,是 Marsh 与 Rye 组 1、Løwenstein 与 Timothy Ag25,两人对此有长期讨论。他们都坚持认为从各自的物种中获得了主要的花粉过敏原。然而,这些分子没有产生交叉反应,即便科学家们知道两种物种之间存在剧烈的交叉反应。他们一辈子也没有解决这个问题,幸运的是他们终身协作,并保持了友谊;这个问题后来被 Aalberse 解决了,他证明两种过敏原代表了(后来命名的)草组 1 和草组 5(Lol p 1 和 Phl p 5),所以他们都是对的,两人分别识别了一种主要的草花粉过敏原。由于这样的情况多次出现,因此,研究界需要一套国际过敏原命名系统。

由于过敏原提取物的表征,使得纯化过敏原分子出现。在定量检测中使用这些分子,不仅可以用于临床免疫研究和标准化,还可用于量化天然环境中的过敏原。在 20 世纪 70 年代,量化天然环境中过敏原的工作开始于丹麦,随后在巴尔的摩开展。当地研究人员认为,他们在巴尔的摩的家中几乎没有屋尘螨。然而,研究显示,当地的螨虫水平与欧洲许多地方一样高,甚至更高。

标准逐渐国际化

当时(1970—1980 年),每次发表过敏原表征和分离的相关论文时,都要讨论标准化,许多国家过敏研究会有本研究会的讨论组。在北欧国家,由 Kjell Aas 领导的过敏研究者提出,使用皮肤过敏试验(SPT)和 RAST 抑制的组合来进行过敏原标准化。这些方法,再加上通过定量免疫电泳方法测量个体过敏原分子的浓度,让人们开始设想为过敏原提取物标准化开发一套模型。该模型是以下几项的组合:主要过敏原分子的浓度、提取物的总效力、提取物的定性组成、对选定数量的病人进行的皮肤试验。

国际上,IAACI(国际过敏和临床免疫协会)和 IUIS(国际免疫协会联合会)都有标准化委员会,后者与世界卫生组织有联系。在1977年,欧洲最重要的"免疫政治家"Alain de Weck主动组建了联合过敏原标准化委员会,成员来自这两个协会。委员会的目的是切实解决标准化问题,让终端用户——病人受益。那时,不少过敏原制造商选择了自己的计量单位,以及控制过敏原提取物的质量和效力的方法,而且大多数国家监管机构没有足够的能力进行控制,有些根本就无力控制。在1980年,Alain de Weck重组了委员会,将其命名为"IUIS/WHO过敏原标准化委员会",Henning Løwenstein被任命为主席。新委员会由执法机构(监管机构)、经验丰富的过敏症专科医师(临床医生)、独立过敏研究人员(科学家)、许多过敏原生产企业的研究人员组成。资金部分来自过敏学相关的国际协会,但主要来自过敏原制造商。从1980年到1988年,该委员会每年在日内瓦的世界卫生组织举行1~2次会议,进行了多次卓有成效的讨论,内容包括各种检测方法或方法组合,候选标准提取物需符合的要求,当然还有如何进行皮肤试验。当时,大多数委员会成员更愿意结合使用效能测量(RAST抑制或类似方法)、定性组合(等电聚焦或类似方法)、体内皮肤试验(SPT或皮内测试)。但少数成员坚持认为主要过敏原分子的定量数据必不可少,应该包括在内。然而,当时也意识到,世界卫生组织存在生物来源的检测和应用候选标准的一般规则,规则要求尽可能多使用不同的测试。因此,该委员会确定了目标:根据世界上最重要的过敏原来源,制定过敏原提取物的最佳标准,并让世界卫生组织批准该标准。多家公司和实验室都积极参加:公司自愿准备候选过敏原提取物,实验室进行相关的体外测定以便比较。将候选提取物制剂用玻璃密封,并在全世界的10~20个实验室进行5~10次盲比测定。开展这项工作后,该委员会得以在5~6年的时间内,设法测试、选择、发布8种过敏原提取物标准,并获得世界卫生组织的批准;这些标准由英国NIBSC(英国国家生物制品检定所)或美国ATCC(美国典型培养物保藏中心)储存。大部分参与了分离和表征主要过敏原的科学家也成为委员会和检测组的成员。因此,玻璃密封的标准品中主要过敏原分子的含量也得到了阐述。国际标准(IS)的建立,使得任何本地过敏原提取物都有可比较的标准。当用一种方法测量时,主要过敏原的效能和含量能相对于标准(用作标尺)而描述出来,并且其数量可以用国际单位(IU)表示。同样明显的是,不应该使用一个统一的单位,因为这可能会存在风险,使得并不相同的提取物(两个不同公司生产的、国际单位一样的提取物)在同一张治疗方案里使用。

这一总体项目在许多方面是独一无二的。这是第一次让来自欧洲和北美的过敏原制造商、过敏症专科医师、过敏原化学家、监管机构就共同的目标进行合作并获得共识。这些结果在科学会议上宣讲,并吸引了人们相当多的热情关注(图1)。

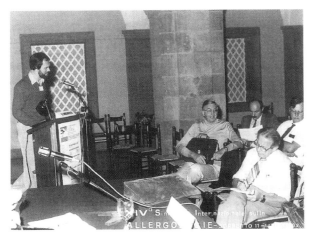

图1 一次科学会议上(国际过敏学协会,意大利索伦托,1982年),作者就标准化进行了演讲;演讲者设法让所有听众保持清醒。听众席上从左至右分别是:de Weck、Ring、Sehon、Schmutzler

不幸的是,由于美国不接受世界卫生组织的标准,并且当时美国坚持使用皮肤试验作为标准化的"主要"方法,世界卫生组织认可的这些国际标准从未被使用过。许多制造商也只有部分接受了主要过敏原分子标准化的意义,这也导致了这一结果。从那时起,Phillip S. Norman和Jean Bousquet相继担任IUIS/WHO过敏原标准化委员会的主席,延续了皮肤试验标准的长期讨论。下一代过敏原标准始于引入CREATE项目,后文中有详细说明。

过敏原的命名方法

分离和表征的过敏原数量大大增加,由于同一化合物被赋予了不同名称,David G. Marsh 提出了一套新颖的过敏原命名系统。实际上,1980 年在康斯坦茨举行国际过敏原学术会议(CIA)期间,David Marsh、Tom Platts-Mills、Henning Løwenstein 在康斯坦茨湖上划船喝啤酒时,提出了这一建议。随后,Marsh、Løwenstein、Platts-Mills T. P. King、Larry Goodfriend 成立了一个委员会——WHO/IUIS 命名小组委员会,该系统(表 1)从那时起就一直使用,改动很小,并在世界卫生组织公报上发表。此后,特别是首次引入分子生物学过敏原研究之后(由 Dietrich Kraft 在前、Rudi Valenta 随后领导的奥地利研究组),分离的过敏原数量呈指数级增长,现在已经超过 1000 种(www. allergen. org)。不过,有趣的是,在过敏学的分子生物学时代之前鉴定和纯化的过敏原分子,已经涵盖了大多数临床相关的过敏反应。Chapman 给出了过敏原命名法的全面综述。

过敏原标准化的新尝试

CREATE 项目(过敏原产品认证参考材料的开发及其量化方法的验证)得到了欧盟的大量资金支持,并由新一代过敏原研究人员领导,主要包括 Ronald van Ree、Martin Chapman、Stefan Vieths、Fatima Ferreira。项目的背景是,从 1985 年起天然和重组过敏原分子越来越容易制备,并可以从亚分子水平进行分析。这是由于遗传工程包括 DNA 技术的革命性发展,序列化分离蛋白质的能力也得到发展,而任何过敏原化学家的最终目标是通过 X 射线晶体学和 NMR 技术揭示蛋白质的三维结构(图 2)。人们逐渐理解并接受了为什么要标准化主要过敏原分子,这一点在 1998 年出版的《世界卫生组织立场文件(过敏原免疫治疗:过敏性疾病治疗疫苗)》中得到承认。历史上,过敏原标准化的讨论主要涉及皮肤反应性,而不是临床疗效。但理想情况是,过敏原提取物的效力应以临床疗效的单位来描述,而不是用其他替代指标,比如皮肤试验的效能。在 1980—1996 年期间,人们进行了一些过敏原提取物的临床实验,提取物的主要过敏原分子含量已知(表 2)。实验表明,有效的治疗结果与主要过敏原分子的含量相关。在所有临床有效的治疗结果中,每年的主要过敏原的维持剂量范围为 50～200 mL。这一突破终于在世界卫生组织立场文件的建议中得到认可。

CREATE 项目选择了 8 种主要的过敏原分子,其中代表 4 种主要过敏原来源(桦树、草花粉、橄榄花粉、屋尘螨)的,项目开发了认证参考物质,目的在于将其作为免疫测定的主要标准。此外,项目开发、评估、验证了基于单克隆抗体的酶联免疫实验(ELISA),以测量过敏原。最终的目标是提供材料和方法,建立一套通用体系,以主要过敏原分子的绝对质量单位表述。该项目表征自然的和相应的重组过敏原分子时非常成功,但是在定义材料方面时遇到了问题,而材料正是该项目的最终目的。主要问题来自某些过敏原。人们试图发现能代表天然过敏原分子的重组过敏原分子,以及在使用必要、经认证的 ELISA 时,出现了问题。

在同一种过敏原提取物中,以一套通用单位系统表达,这仍是悬而未决的问题,因为非控制性过敏原能让提取物发挥效力,使得我们总是需要评估其他种类的生物效力。所以,在过敏学世界里仍然存在许多不同的、相互之间无法转换的单位系统。

表 2　建议的维持剂量

过敏原来源	参考值	主要过敏原	剂量/μg
猫	42～45		
Feis catus		Fel d 1	14.6
屋尘螨	46,47		
Dermatophagoides pteronyssinus		Der p 1	9.8
Dermatophagoides		Der f 1	13.8

续表

过敏原来源	参考值	主要过敏原	剂量/μg
farinae			
短豚草	48		
Ambrosia		Amb a 1	10.0
artimisiifolia			
草	49，50		
Dactylis glomerata		Dac g 5	12.0
Festuca pratense		Fes p 5	18.6
Lolium perenne		Lol p 5	12.5
Phleum pratense		Phl p 5	20.5
树	51		
Betula verrucosa		Bet v 1	13.0

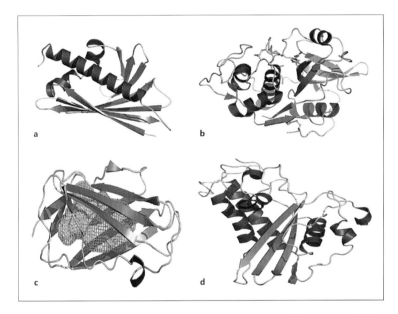

图2　4种主要过敏原的三维结构。红线圈表示 α 螺旋线；橙色箭头 β 片，其他部分无规则卷曲；Der f 2 中的蓝色部分表明了其不寻常的"开放空间"。图 a：Bet v 1。图 b：Der p 1。图 c：Der f 2。图 d：Ves v 5

结语

与此同时，过敏原制造商的行业领导者已经开始开发过敏原疫苗，这些将成为符合监管机构（包括 EMA、FDA、SFDA 等）注册要求的药物产品，和任何其他医疗药物产品一样，符合这些程序。在未来几十年内，这种发展可能会使得终端用户，即过敏症专科医师和病人，对标准化的兴趣降低；他们的兴趣将转向疫苗管理、疫苗设计、制药经济等程序，而这几项程序都与合规有关。

然而，人们在过敏原提取物和分子的表征中所做的所有努力，将继续使整个过敏研究领域受益，而这一过程得到了现代分子生物学和纯重组分子领域的大力促进。在过敏研究的整个发展过程中，标准化已经成为不可或缺的一部分，成为大量体内实验和体外实验的定量基础，如果没有标准化，许多过敏学的知识将永远得不到发展。

在过敏原提取物表征和标准化的历史中，我参与了其中一部分，许多同事对我有很大的影响。我想特别感谢 Paul Kallos、Alain de Weck、David G. Marsh，以及我在丹麦和国外的所有科研同事和朋友。

参 考 文 献

[1] Noon L：Prophylactic inoculation against hay fever. Lancet 1911；i；1572-1573.

[2] Dunbar WP：Zur Ursache und spezifischen Heilung des Heufiebers. Dtsch Med Wochenschr 1903；9：24-28.

[3] Kammann O：Zur Kenntnis des Roggen-Pollens und des darin enthaltenen Heufiebergiftes. Beitr Chem Physiol Path 1904；5；346-354.

[4] Kammann O：Weitere Studien über das Pollentoxin. Biochem Zeitschr 1912；46；151.

[5] Cooke RA：The treatment of hay fever by active immunization. Laryngoscope 1915；25；108-112.

[6] Coca AF：Studies in specific hypersensitiveness. 5. The preparation of fluid extracts and solutions for use in the diagnosis and treatment of the allergies with notes on the collection of pollens. J Immunol 1922；7；163-178.

[7] Evans AC：A buffered physiologic salt solution. J Infect Dis 1922；30；95-98.

[8] Stull A，Cooke RA，Chobot R：The allergically active substance in pollen：a chemical and biologic study of *Phleum pratense*（Timothy）pollen. J Allergy 1932；3；341-351.

[9] Cooke RA，Stull A：The preparation and standardization of pollen extracts for the treatment of hay fever. J Allergy 1933；4；87-91.

[10] Augustin FR：Chemical and immunological properties of timothy grass pollen extracts and problems of standardization. Quart Rev Allergy 1952；6；290-314.

[11] Frankland AW，Augustin FR：Prophylaxis of summer hay-fever and asthma：a controlled trial comparing crude grass-pollen extracts with the isolated main protein component. Lancet 1954；i；1055-1057.

[12] King TP：Chemical and biological properties of some atopic allergens. Adv Immunol 1976；23；77-105.

[13] Marsh DG：Allergens and the genetics of allergy；in Sela M（ed）：The Antigens. New York，Academic Press，1975，pp 271-359.

[14] Elsayed SK，Aas K：Characterization of a major allergen（cod.）chemical composition and immunological properties. Int Arch Allergy Appl Immunol 1970；38；536-548.

[15] Mancini G，Carbonara AO，Heremans JF：Immunochemical quantitation of antigens by single radial immunodiffusion. Immunochemistry 1964；2；235-254.

[16] Ouchterlony Ö：Antigen-antibody reactions in gels. Acta Pathol Microbiol Scand 1949；26；507-515.

[17] Berrens L：The Chemistry of Atopic Allergens. Basel，Karger，1971.

[18] Prausnitz C，Küstner H：Studien über die Überempfindlichkeit. Zentralbl Bakt（Orig）1921；86；160-169.

[19] Ishizaka K，Ishizaka T，Hornbrook MM：Physicochemical properties of reagenic antibody. 5. Correlation of reagenic activity with γE-globulin antibody. J Immunol 1966；97；840-853.

[20] Johansson SGO，Bennich H：Immunological studies of an atypical（myeloma）immunoglobulin. Immunology 1967；13；381-394.

[21] Wide L，Bennich H，Johansson SGO：Diagnosis of allergy by an in vitro test for allergen antibodies. Lancet 1967；ji；1105-1107.

[22] Ceska M，Eriksson R，Varga JM：Radioimmunosorbent assay of allergens. J Allergy Clin Immunol 1972；49；1-9.

[23] Clarke HGM，Freeman T：A quantitative immunoelectrophoresis method（Laurell electrophoresis）；in

Peeters H(ed)：Protides of the Biological Fluids. Amsterdam，Elsevier Biochemical Press，1967，p 503.

［24］ Løwenstein H：Quantitative immunoelectrophoretic methods as a tool for the analysis and isolation of allergens. Prog Allergy 1978；25：1-62.

［25］ Lind P，Korsgaard J，Løwenstein H：Detection and quantitation of Dermatophagoides antigens in house dust by immunochemical techniques. Allergy 1979；34：319-326.

［26］ Lind P，Norman PS，Newton M，Løwenstein H，Schwartz B：The prevalence of indoor allergens in the Baltimore area：house dustmite and animal-dander antigens measured by immunochemical techniques. J Allergy Clin Immunol 1987；80：541-547.

［27］ Løwenstein H：Physico-chemical and immunochemical methods for the control of potency and quality of allergenic extracts；in Brede HO，Göing H（eds）：Regulatory Control and Standardization of Allergenic Extracts. Stuttgart，Gustav Fischer，1980，pp 122-132.

［28］ WHO Expert Committee on Biological Standardization：Guidelines for the preparation and establishment of reference materials and reference reagents for biological substances. WHO Tech Rep Ser 1978；626：101.

［29］ Helm RM，Gauerke MB，Baer H，Løwenstein H，Ford A，Levy DA，Norman PS，Yunginger JW：Production and testing of an international reference standard of short ragweed pollen extract. J Allergy Clin Immunol 1984；73：790-800.

［30］ Gjesing B，Jäger L，Marsh DG，Løwenstein H：The international collaborative study establishing the first international standard for timothy（Phleum pratense）grass pollen allergenic extract. J Allergy Clin Immunol 1985；75：258-267.

［31］ Ford A，Seagroatt V，Platts-Mills TAE，Løwenstein H：A collaborative study on the first international standard of Dermatophagoides pteronyssinus（house dust mite）extract. J Allergy Clin Immunol 1985；75：676-686.

［32］ Arntzen FC，Wilhelmsen TW，Løwenstein H，Gjesing B，Maasch HJ，Stromberg R，Einarsson R，Backman A，Makinen-Kiljunen S，Ford A：The international collaborative study on the first international standard of birch（Betula verrucosa）pollen extract. J Allergy Clin Immunol 1989；83：66-82.

［33］ Larsen JN，Ford A，Gjesing B，Levy D，Petrunov B，Silvestri L，Løwenstein H：The collaborative study of the international standard of dog，Canis domesticus，hair/dander extract. J Allergy Clin Immunol 1988；82：318-330.

［34］ Helm RM，Squillace DL，Yunginger JW，et al：Production of a proposed international reference standard Alternaria extract Ⅱ：results of a collaborative trial. J Allergy Clin Immunol 1988；81：651-663.

［35］ Baer H，Anderson MC，Helm RM，Yunginger JW，Løwenstein H，Gjesing B，White W，Douglass G，Phillips PR，Schumacher M，Hewitt B，Guerin BG，Charpin J，Carreira J，Lombardero M，Ekramoddoullah AKM，Kisil F，Einarsson R：The preparation and testing of the proposed international reference（IRP）Bermuda grass（Cynodon dactylon）pollen extract. J Allergy Clin Immunol 1986；78：624-631.

［36］ Stewart GA，Turner KJ，Baldo BA，Cripps AW，Ford A，Seagroatt V，Løwenstein H，Ekramoddoullah AKM：Standardization of rye-grass pollen（Lolium perenne）extract：an immunochemical and physicochemical assessment of six candidate international reference preparations. Int Arch Allergy Appl Immunol 1988；86：9-18.

［37］ Marsh DG，Goodfriend L，King TP，Løwenstein H，Platts-Mills TAE：Allergen nomenclature. Bull WHO 1986；64：767-774.

［38］Chapman MD：Allergen nomenclature；in Kaliner MA，Lockey RF（eds）：Allergens and Allergen Immunotherapy. New York，Informa Healthcare，2008，pp 47-58.

［39］van Ree R：A new start for allergen references and standardization based on purified（natural or recombinant）allergens and monoclonal and monospecific polyclonal antibodies. Arb Paul Ehrlich Inst Bundesamt Sera Impfstoffe Frankfurt AM 1999；93：87-90.

［40］Bousquet J，Lockey R，Malling HJ：WHO position paper：allergen immunotherapy：therapeutic vaccines for allergic diseases. Allergy 1998；53（suppl 4）：1-42.

［41］van Ree R，Chapman MD，et al：The CREATE project：development of certified reference materials for allergenic products and validation of methods for their quantification. Allergy 2008；63：310-326.

［42］Sundin B，Lilja G，Graff-Lonnevig V，Hedlin G，Heilborn H，Norrlind K，Pegelow K-O，Løwenstein H：Immunotherapy with partly purified and standardized animal dander extracts. 1. Clinical results from a doubleblind study on patients with animal dander asthma. J Allergy Clin Immunol 1986；77：478-487.

［43］van Metre TE，Marsh DG，Adkinson NF，Kagey-Sobotka A，Khattignavong A，Norman PS，Rosenberg GL：Immunotherapy for cat asthma. J Allergy Clin Immunol 1988；82：1055-1068.

［44］Hedlin G，Graff-Lonnevig V，Heilborn H，Lilja G，Norrlind K，Pegelow K，Sundin B Løwenstein H：Immunotherapy with catand dog-dander extracts. 5. Effects of 3 years of treatment. J Allergy Clin Immunol 1991；87：955-964.

［45］Hedlin G，Heilborn H，Lilja G，Norrlind K，Pegelow K-O，Schou C，Løwenstein H：Long-term follow-up of patients treated with a three-year course of cat or dog immunotherapy. J Allergy Clin Immunol 1995；96：879-885.

［46］Wahn U，Schweter C，Lind P，Løwenstein H：Prospective study on immunologic changes induced by two different *Dermatophagoides pteronyssinus* extracts prepared from whole mite culture and mite bodies. J Allergy Clin Immunol 1988；82：360-370.

［47］Haugaard L，Dahl R，Jacobsen L：A controlled dose-response study of immunotherapy with standardized，partially purified extract of house dust mite：clinical efficacy and side effects. J Allergy Clin Immunol 1993；91：709-722.

［48］Creticos P，Reed CE，Norman PS，Khoury J，Adkinson NF，Buncher CR，Busse WW，Bush RK，Gadde J，Li JT：Ragweed immunotherapy in adult asthma. N Engl J Med 1996；334：501-506.

［49］Østerballe O：Immunotherapy in hay fever with two major allergens 19，25 and partially purified extract of timothy grass pollen. Allergy 1980；35：473-489.

［50］Varney GA，Gaga M，Frew AJ，Aber VR，Kay AB，Durham SR：Usefulness of immunotherapy in patients with severe summer hay fever uncontrolled by antiallergic drugs. Br Med J 1991；302：265-269.

［51］Petersen BN，Janniche H，Munch EP，Wihl JA，Böwadt H，Ipsen H，Løwenstein H：Immunotherapy with partially purified and standardized tree pollen extracts. 1. Clinical results from a three-year double-blind study of patients treated with pollen extracts either of birch or combinations of alder，birch and hazel. Allergy 1988；43：353-362.

［52］Gajhede M，Osmark P，Poulsen FM，Ipsen H，Larsen JN，van Neerven RJ，Schou C，Løwenstein H，Spangfort MD：X-ray and NMR structure of Bet v 1，the origin of birch pollen allergy. Nat Struct Biol 1996；12：1040-1045.

［53］Meno K，Thorsted PB，Ipsen H，Kristensen O，Larsen JN，Spangfort MD，Gajhede M，Lund K：The crystal structure of recombinant pro Der p 1，a major house dust mite proteolytic allergen. J Immunol 2005；175：3835-3845.

［54］Johannessen BR,Skov LK,Kastrup JS,Kristensen O,Bolwig C,Larsen JN,Spangfort MD,Lund K, Gajhede M:Structure of the house dust mite allergen Der f 2:implications for function and molecular basis of IgE cross-reactivity. FEBS Lett 2005;579:1208-1212.

［55］Henriksen A,King TP,Mirza O,Monsalve RI,Meno K,Ipsen H,Larsen JN,Gajhede M,Spangfort MD:Major venom allergen of yellow jackets,Ves v 5:structural characterization of a pathogenesis- related protein superfamily. Proteins 2001;45:438-448.

过敏原特异性免疫治疗

Harold S. Nelson[a]

Philip S. Norman[b]

[a] 美国科罗拉多州丹佛市国家犹太医学研究所和科罗拉多大学医学院

[b] 美国马里兰州巴尔的摩市约翰霍普金斯大学医学院约翰霍普金斯哮喘和过敏中心

摘要

1911 年,人们引入了特异性免疫治疗(specific immunotherapy)方法,用于治疗草花粉引起的花粉热。治疗很快扩展到其他花粉以及多年生过敏原纤维,以治疗支气管哮喘。几十年后,才有研究确认了该疗法对鼻炎和哮喘的疗效。对该疗法基础免疫机制的理解逐渐形成:产生调节性 T 淋巴细胞,从过敏原特异性 Th2 至 Th1 反应产生免疫偏差,特异性抗体从免疫球蛋白 E(IgE)转化到 IgG4。随着人们理解了免疫基础,人们也逐渐意识到免疫接种能改变过敏性疾病的表达,产生保护作用,能防止疾病进展、改善症状,在停药多年后也能保持治疗效果。最近关于免疫疗法的新方向包括对病人舌下给予或吸入过敏原、通过口服途径来治疗食物过敏。

免疫疗法的传播

John Bostock 发现,每年六月,自己和其他几个人都会定期发生鼻炎,伴发腹膜炎和哮喘症状,他称之为花粉热。Charles Blackley 发现了导致这些症状出现的原因是草花粉。这些为 Leonard Noon 引入免疫治疗提供了必要依据。在 Noon 的时代,花粉症的出现已经变得相当普遍,而 Noon 认为花粉症由病人易感的毒素引起。为了诱导病人产生一种抗毒素,他开始给病人皮下注射低剂量的梯牧草花粉提取物,最初每隔3～4天增加剂量,后来将间隔时间增加到 10～14 天,利用增加提取物的连续耐受性以引导给药。Noon 由于患结核病无法继续研究,因此他的同事 John Freeman 继续研究,并观察了随后草花粉季节病人的表现。Freeman 报告了 20 例治疗病人的结果,其中大多数病人的症状比前几年减轻,如果治疗开始时病人已有症状,则症状迅速减轻。

皮肤注射过敏原提取物,并逐渐增加剂量这一方法在北美迅速应用于常见于八、九月的呼吸系统症状(又名"秋季结膜炎"),人们早在数十年前便认定这一症状由豚草花粉引起。到 20 世纪 20 年代,注射过敏原这一方法已经延伸到注射其他花粉提取物和动物皮肤提取物,也用于治疗哮喘、鼻结膜炎。然而直到 1968 年,这些方案才被称为"免疫疗法"。免疫治疗的重要延伸之一,是 20 世纪 20 年代初,人们认识到家居尘埃中的一种物质是吸入性过敏原。

功效证明

基于病人和医生的经验,人们接受皮下免疫治疗已有数十年。在 Noon 和 Freeman 发表文章约四十年后,几个项目开始研究房屋粉尘或草花粉提取物。Frankland 和 Augustin 在发病季节前,对 200 例病人注射四种提取物之一:未改造的混合草花粉,草花粉提取物的超滤,超滤后残留的浓缩花粉蛋白,苯酚盐水。在草花季节结束时,要求病人报告他们的整体反应。接受未经改造的提取物或浓缩蛋白质的患者中,77%报告了治疗效果良好或优异,而接受超滤液或苯酚盐水的病人仅有 24%报告了治疗效果良好。这一实验以及其他早期免疫治疗实验的方法存在问题。Lowell 和 Franklin 试图解决这些问题，他们精心挑选被试对象，制定一份日记以评估受试者症状，他们还特别使用一种安慰剂，这种安慰剂和有效治疗一样能诱导类似的局部反应。他们认为，如果没有这种安慰剂，这项研究将无法使用"盲法"。在他们的定性研究中，Lowell 和 Franklin 跟踪了经皮下免疫治疗的病人，病人接受的注射是豚草和其他提取物，跟踪时间为一个豚草季。他们确定，24 例病人即便接受了免疫治疗但还有症状，并根据病人的症状和用药评分配对成 12 对。第二年的三月份，他们制备了新鲜的提取物混合物：每对病人中，有一位的混合物去除豚草，并由相等体积的焦糖葡萄糖代替。接下来的豚草花粉季节期间，对病人的症状和用药进行测评；研究发现，在接下来的 6 周内，接受了豚草混合物治疗的病人的分数更低。在这个小而精细的研究中，研究员证实，在花粉季节期间使用花粉进行免疫治疗，减少了使用者的过敏症状；与多种其他花粉混合施用时，治疗有效；治疗效果是过敏原特异性的，并且在研究条件下，治疗停止后 5 个月内，免疫治疗的效果消失。

20 世纪 50 年代中期，Douglas Johnstone 在美国罗彻斯特大学的儿科耐药诊所进行了一项伟大的研究。诊所接收的患多年支气管哮喘的儿童参与了一项实验，儿童要么接受缓冲盐水注射，要么注射吸入性过敏原的混合物，混合物包括该儿童皮肤起反应的所有过敏原，再比较接受两种注射的儿童的反应。接受积极治疗的儿童按接受剂量分类：每种提取物最大剂量为 1：10000000（重量/体积）、1：5000，或最高的耐受剂量（每种提取物通常不超过 1：250）。人们对这项研究的批评是盲性不够。在这项研究中，父母和孩子不知道他们正在进行一项研究，而评估者没有意识到儿童的小组分类。一共有 210 名儿童，随机分到四组。173 人在 4 年后仍然处于治疗状态，130 人直到 16 岁仍然在治疗。最主要的实验疗效是在此后一年里不再有哮喘。4 年后，出现该疗效的包括：18％的盐水组、1：10000000 组，58％的 1：5000 组，耐受剂量组最高，有 81％出现疗效。治疗持续到 16 岁的组别，报告了类似的结果。这项研究再次确立了免疫治疗的几项原则：免疫治疗对支气管哮喘治疗有效，结果是剂量依赖性的，多种过敏原混合物的免疫治疗有效。

Lowell 和 Franklin 的研究提出，对过敏原免疫治疗的反应是过敏原特异性的，因为所有受试者都继续接受多种其他过敏原提取物的注射，但一旦去除豚草提取物，就会导致豚草季免疫保护效果的消失。免疫治疗具有特异性的明确证明来自 Norman 和 Lichtenstein 的研究。他们识别出一些病人对草花粉和豚草花粉过敏并有症状。一半病人接受豚草提取物注射、一半病人接受匹配的安慰剂，但没有人接受草花粉过敏的治疗。在后续三季豚草季，那些接受豚草花粉的人症状明显改善，但在后续的三个草花粉季，接受治疗的病人和对照组之间没有差异。

改良过敏原提取物

在研究开始的最早 50 年中，人们使用粗制或稍微纯化的提取物。1962 年，King 和 Norman 分离了豚草的主要过敏原，他们称之为抗原 E，能代表整个提取物 80％～99％的致敏性。约翰霍普金斯大学进行了研究，以检验使用抗原 E 进行免疫治疗的安全性和有效性。从 1963 年到 1966 年，一组有豚草过敏性鼻炎症状的病人在花粉季节前接受免疫注射治疗，每年增加抗原 E 和粗制豚草提取物的剂量。在第三季和第四季，接受两种积极治疗的病人的疗效均明显优于安慰剂。

免疫治疗的另一个进步是发展标准化提取物。标准化提取物的优势在于，在批次之间、不同制造商之间，质量的一致性更强，使得其更加安全可靠。而且，在对照试验中确定的有效剂量首次可用于临床实践。各地的标准化方法不同，一些提取物制造商有"企业内部"标准，而在美国，标准化方法由食品药物管理局（FDA）设定。人们达成一致的协议，即最实际的标准化单位是一个或多个主要过敏原的含量。对主要的过敏原，应建立国际公认的标准化提取物和体外试验参考，而这项工作正在进行中。在约翰霍普金斯对抗原 E 的研究之外，许多免疫治疗双盲测试、安慰剂对照研究，已经以主要过敏原提取物的含量来表述剂量。结果表明使用 7～20 μg、研究过的过敏原，足以提供临床上有意义的治疗效果，而将这些有效药物的剂量降到 1/10 或 1/20，效果就变得很少甚至没有。

免疫治疗的疾病修改

尽管有效的症状治疗法已被用于治疗结核性结膜炎和支气管哮喘,但这些疗法共同的缺点是,在几天甚至几个月内它们的有益效果就不复存在。另一方面,免疫疗法改变了免疫应答过敏原的潜在机制,它使得即使治疗停止,其效果仍能持续多年。有三类证据可证明免疫治疗改变了过敏性疾病的进程。长期以来,人们一直认为临床效果在免疫疗法停止后能延续很久,而双盲中断研究证实了这一点。受试者已经使用Timothy 提取物接受免疫疗法 3 或 4 年,他们被随机分配,一些继续每月使用提取物,一些接受安慰剂,实验持续 3 年。在之后的三个草花粉季期间,继续用药的受试者和那些中断用药的受试者在症状或使用急救药物方面没有区别。在一项研究中,5~8 岁、轻度哮喘、单一屋尘螨过敏的儿童接受尘螨免疫治疗,进一步证明了疗效持续存在。一些儿童接受免疫治疗 3 年,而其他人只接受症状药物治疗。在免疫治疗中断三年后,新皮肤试验的敏感性发展出现了显著差异:对照组为 67%,而接受屋尘螨免疫疗法组为 25%。PAT 研究也证明了疾病改变的持续性。对梯牧草或桦木花粉过敏、在一年观察期内只患有过敏性鼻炎的儿童随机接受3 年免疫治疗,或作为观察对照组,让人们感兴趣的实验结果是哮喘的发展。观察组中的人有 2.52 倍的可能在治疗 3 年内发展出哮喘,而在治疗后 7 年的观察期间,这种高风险持续存在,没有变化。

免疫机制

Prausnitz 和 Küstner 通过皮肤被动移植,奠定了研究基础,展现了导致速发型超敏反应的抗体。Cooke等人使用这一方法,比较免疫前期和后期血浆 Py 血清,以比较它们降低被动皮肤移植部位豚草花粉提取物活性的能力。该阻断抗体后来显示主要是免疫球蛋白 G4(IgG4),其体外的水平测试并未表现出与临床反应有强相关性。功能测定 IgG4 活性的相关性更好,但也不足以使 IgG4 成为临床评估的有用替代物。

在描述速发型超敏反应抗体多年后,其发挥的作用取决于被动移植的供体皮肤:即 Prausnitz-Küstner测试。美国的 Ishizakas 和瑞典的 Johansson、Benich 发现了 IgE,使得人们能在体外更好地定量评估该抗体对免疫治疗的反应。研究已确定,在未治疗的病人中,过敏原特异性 IgE 水平随着季节刺激而上升,然后下降,直至下一季。随着免疫治疗的开始,特异性 IgE 含量迅速增加,但随后的季节性上升变缓,导致在随后几年里特异性 IgE 逐渐下降。

然后,人们的注意力转到 T 淋巴细胞在免疫治疗反应中的作用。过敏性病人的 T 淋巴细胞接触到相关的过敏原时,会发生增殖。当病人接受免疫治疗时,这种增殖反应存在过敏原特异性抑制,已证明这种抑制是由外周单核细胞的亚组介导的。在接受 70 天免疫治疗、使用屋尘螨提取物的病人中,这种抑制活动随后被证实由调节 CD4$^+$ T 淋巴细胞介导,这种细胞能分泌白介素(IL-10)和转化生长因子(TGF-β)。IL-10 负责将 IgE 生产转换到 IgG4,而 TGF-β 将 IgE 转变为 IgA。整体效果是为了模仿非敏感个体对过敏原的免疫反应。在时间更长的免疫疗法中,描述了病人的其他免疫学变化。将梯牧草花粉提取物注射到对草花粉过敏的病人皮肤中,其中有些病人已接受梯牧草提取物免疫治疗 3 年或 4 年,而其他病人没有接受。24 h 后,对注射梯牧草提取物的部位进行活检,并评估组织中各种细胞因子的信使核糖核酸(mRNA)的存在。在接受免疫治疗的病人组织中,研究者发现 IL-12 和 IFN-γ 的 mRNA 呈阳性的细胞数量增加,但 IL-4 mRNA 的阳性细胞数量减少;而在对照组中未发现这一点。这些研究结果表明机体对过敏原的反应使得 Th2 转变为Th1。其他研究已经证实,调控 T 淋巴细胞的反应在早期发生,但随着时间的推移而变得衰弱,而免疫偏离在后期占主导地位。

由于皮下注射免疫治疗会产生不良反应,且就医的过程很长,人们已开始研究替代方法。我们已经研究了口服和鼻内免疫治疗,但获得最大成功的方法是舌下试验免疫疗法。虽然还有一些问题需要解决,包括剂量、使用多种过敏原混合物、治疗过敏性哮喘和鼻炎以外的过敏性疾病,但舌下免疫治疗已被证明在临床上有效,与皮下免疫治疗有同样的疗效。

免疫治疗可处理的其他过敏症状

免疫治疗被引入时是用于治疗因吸入过敏原而引起的过敏性鼻炎和哮喘的。它很快被用来治疗膜翅目毒液过敏，用法是使用昆虫全身的提取物进行免疫治疗。20 世纪 70 年代的研究确切表明，全身提取物提供的保护作用不比安慰剂更多，但注射特定毒液能提供对后续刺痛的保护作用。

有研究者定期报告使用免疫疗法治疗特应性皮炎病人的情况。最近，使用皮下和舌下免疫治疗的对照试验表明，使用家用尘螨提取物进行免疫治疗可能对选定的特应性皮炎病人有益。

皮下免疫治疗有时也被用于治疗对食物过敏的病人，但是，对花生过敏者而言，这可能会导致其出现全身反应，这使得临床使用不可接受。目前，已经对几种食物过敏的病人进行口服和舌下免疫治疗，这些对照研究很有潜力。

参 考 文 献

[1] Noon L：Prophylactic inoculation against hay fever. Lancet 1911；i：1572-1573.

[2] Freeman J：Further observations on the treatment of hay fever by hypodermic inoculations of pollen vaccine. Lancet 1911；ⅱ：814-817.

[3] Walker IC：Studies on the sensitization of patients with bronchial asthma. Study series Ⅲ-ⅩⅩⅩⅥ. J Med Res 1917；35-37.

[4] Lichtenstein LM，Norman PS，Winkenwerder WL：Clinical and in vitro studies on the role of immunotherapy in ragweed hay fever. Am J Med 1968；44：514-524.

[5] Cooke RA：Studies in specific hypersensitiveness. 4. New etiologic factors in bronchial asthma. J Immunol 1922；7：147-162.

[6] Frankland AW，Augustin R：Prophylaxis of summer hay-fever and asthma：a controlled trial comparing crude grass-pollen extracts with the isolated main protein component. Lancet 1954；i：1055-1057.

[7] Lowell FC，Franklin W：A double-blind study of the effectiveness and specificity of injection therapy in ragweed hay fever. N Engl J Med 1965；273：675-679.

[8] Johnstone DE，Dutton A：The value of hyposensitization therapy for bronchial asthma in children：a 14-year study. Pediatrics 1968；42：793-802.

[9] Norman PS，Lichtenstein LM：The clinical and immunologic specificity of immunotherapy. J Allergy Clin Immunol 1978；61：370-377.

[10] King TP，Norman PS：Isolation studies of allergens from ragweed pollen. Biochemistry 1962；1：709-720.

[11] Norman PS，Winkenwerder WL，Lichtenstein LM：Immunotherapy of hay fever with ragweed antigen E：comparisons with whole pollen extract and placebos. J Allergy Clin Immunol 1968；42：93-108.

[12] van Ree R，Chapman MD，Ferreira F，et al：The CREATE project：development of certified reference materials for allergenic products and validation of methods for their quantification. Allergy 2008；63：310-326.

[13] Nelson HS：Subcutaneous injection immunotherapy for optimal effectiveness. Immunol Allergy Clin North Am 2011；31：211-226.

[14] Durham SR，Walker SM，Varga E-M，Jacobson MR，O'Brien F，Noble W，Till SJ，Hamid QA，Nouri-Aria K：Long-term clinical efficacy of grass-pollen immunotherapy. N Engl J Med 1999；341：468-475.

[15] Pajno GB，Barberio G，De Luca F，Morabito L，Parmiani S：Prevention of new sensitizations in asthma

children monosensitized to house dust mite by specific immunotherapy:a six-year follow-up study. Clin Exp Allergy 2001;31;1392-1397.

[16] Jacobsen L,Niggemann B,Dreborg S,Ferdousi HA,Halken S,Høst A,Koivikko A,Norberg LA, Valovirta E,Wahn U,Möller C:Specific immunotherapy has long-term preventive effect of seasonal and perennial asthma:10-year follow-up on the PAT study. Allergy 2007;62;943-948.

[17] Cooke RA,Bernard JH,Hebald S,Stull A:Serological evidence of immunity with coexisting sensitization in a type of human allergy(hay fever). J Exp Med 1935;62;733-750.

[18] Shamji MH,Ljørring C,Francis JN,Calderon MA,Larché M,Kimber I,Frew AJ,Ipsen H,Lund K, Würtzen PA,Durham SR:Functional rather than immunoreactive levels of IgG4 correlate closely with clinical response to grass pollen immunotherapy. Allergy 2012;67;217-226.

[19] Lichtenstein LM,Ishizaka K,Norman PS,Sobotka AK,Hill BM:IgE antibody measurements in ragweed hay fever:relationship to clinical severity and the results of immunotherapy. J Clin Invest 1973;52;472-482.

[20] Rocklin RE,Sheffer AL,Greineder DK,Melmon KL:Generation of antigen-specific suppressor cells during allergy desensitization. N Engl J Med 1980;302;1213-1219.

[21] Jutel M,Akdis M,Budak F,Aebischer-Casaulta C,Wrzyszcz M,Blaser K,Adkis CA:IL-10 and TRGF-β cooperate in the regulatory E cell response to mucosal allergens in normal immunity and specific immunotherapy. Eur J Immunol 2003;33;1205-1214.

[22] Hamid QA,Schotman E,Jacobson MR,Walker SM,Surham SR:Increases in IL-12 messenger RNA[+] cells accompany inhibition of allergen-induced late skin responses after successful grass pollen immunotherapy. J Allergy Clin Immunol 1997;99;254-260.

[23] Canonica GW,Bousquet J,Casale T,et al:Sublingual immunotherapy:World Allergy Organization Position Paper 2009. Allergy 2009;64(suppl 91);1-59.

[24] Hunt KJ,Valentine MD,Sobotka AK,Benton AW,Amodio FJ,Lichtenstein LM:A controlled trial of immunotherapy in insect hypersensitivity. N Engl J Med 1978;299;157-161.

[25] Werfel T,Breuer K,Ruéff F,Przybilla B,Worm M,Grewe M,Ruzicka T,Brehler R,Wolf H, Schnitker J,Kapp A:Usefulness of specific immunotherapy in patients with atopic dermatitis and allergic sensitization to house dust mites:a multi-centre,randomized,dose-response study. Allergy 2006;61;202-205.

[26] Pajno GB,Caminiti L,Vita D,Barberio G,Salzano G,Lombardo F,Canonica GW,Passalacqua G: Sublingual immunotherapy in mite-sensitized children with atopic dermatitis:a randomized,double-blind,placebo-controlled study. J Allergy Clin Immunol 2007;120;164-170.

[27] Nelson HS,Lahr J,Rule R,Bock A,Leung D:Treatment of anaphylactic sensitivity to peanuts by immunotherapy with injections of aqueous peanut extract. J Allergy Clin Immunol 1997;99;744-751.

[28] Land MH,Kim EH,Burks AW:Oral desensitization for food hypersensitivity. Immunol Allergy Clin North Am 2011;31;367-376.

第六章　来自过敏界先锋的个人反思

K. Frank Austen

美国马萨诸塞州波士顿
1928 年出生

大学教育院校

阿默斯特学院,阿默斯特,马萨诸塞州,美国

哈佛医学院,波士顿,马萨诸塞州,美国

在变态反应学中,你最重要的老师是谁?

Elmer L. Becker 博士

Albert L. Sheffer 博士

请列出你最重要的 5 篇发表文章。

Orange RP,Murphy RC,Karnovsky ML,AustenKF:The physicochemical characteristics and purification of slow-reacting substance of anaphylaxis. J Immunol 1973;110;760-770.

Fearon DT,Austen KF:Activation of the alternative complement pathway with rabbit erythrocytes by circumvention of the regulatory action of endogenous control proteins. J Exp Med 1977;146;22-33.

Lam BK,Penrose JF,Freeman GJ,Austen KF:Expression cloning of a cDNA for human leukotriene C_4 synthase,a novel integral membrane protein conjugating reduced glutathione to leukotriene A_4. ProcNatl Acad Sci USA 1994;91;7663-7667.

Gurish MF,Tao H,Abonia JP,Arya A,Friend DS,Parker CM,Austen KF:Intestinal mast cell progenitors require CD49dβ7(α4β7 integrin)for tissue-specific homing. J Exp Med 2001;194;1243-1252.

Barrett NA,Rahman OM,Fernandez JM,ParsonsMW,Xing W,Austen KF,Kanaoka Y:Dectin-2 mediates Th2 immunity through the generation of cysteinyl leukotrienes. J Exp Med 2011;208;593-604.

你曾经担任过某个变态反应学会的主席和(或)秘书长吗?

美国过敏、哮喘和免疫学会(AAAAI)的主席;美国免疫学家协会会长。

哪个职位对你的职业生涯影响最大?

哈佛医学院和 Robert B. Brigham 医院风湿病学和免疫学部部长。

关于职业生涯的问题

是什么引领你进入过敏领域的?

当我意识到激活免疫的生化反应、严重过敏反应慢反应物质的产生(sra-a/cysteinyl)、过敏性炎症的体内生物学研究,可以用肥大细胞来研究,而肥大细胞是 50 年前我的实验室项目的基础。与 Albert L. Sheffer 的一次偶然相遇促使我获得这一专业的职业认证,我们建立了持久的合作关系,研究肥大细胞对物理过敏的临床应用、cysLTs 对哮喘的作用、补体系统对遗传性血管性水肿的作用。

你从哪位(学者、老师)那里学习到了最多的知识?

我在马萨诸塞州综合医院的 4 年临床训练中曾有三段博士后的经历。在每个实验室,我都遇到了一位富有激情的导师,他能在技术允许的范围内进行深入的研究,并愿意研发下一阶段所需的技术。这些导师分别是沃尔特里德陆军研究所的 Elmer L. Becker、英国国家健康研究所的 Walter Brocklehurst 和约翰霍普金斯大学的 ManfredMayer。

在过敏领域中你最大的成就是什么?

我有一系列里程碑式的成就,其中最重要的成就包括克隆人类 LTC 4 合酶——这是产生半胱氨酰白三烯的反应酶;和 Doug Fearon 一起揭示参与综合性扩增循环补体替代(备解素)功能的蛋白质;和 Larry Schwartz 一起研究人类肥大细胞类胰蛋白酶四聚物的纯化。

你最大的遗憾是什么?

我想不出我有什么很大的遗憾,但当我拒绝担任一个著名医学会的主席时,却感到有些惊讶。

你最有趣的经历是什么?

在我们的一次年度聚会中,年轻的教授 David Sloane 模仿了保守、谨慎、心急的 Albert L. Sheffer。

请列出你认为在过敏领域最伟大的十位过敏学家(请只提及已故学家)。

Roy Paterson,Frank Lowell(在我曾任 MGH 住院医师时为我提供了实验场所),KenMathews,John Sheldon,Francis Rackerman,BillFranklin,Bill Sherman,Richard Farr,Frank Dixon,Walter Brocklehurst.

请列出你认为在过敏领域最伟大的在世的十位过敏学家。

Joshua Boyce,Albert L. Sheffer,Mariana Castells,Alain de Weck(Alain de Weck 已于 2013 年在这本书的准备过程中逝世),Steve Wasserman,Allan Kaplan,Dean Metcalfe,Phil Norman,Larry Lichtenstein,Barry Kay.

你认为在未来十年中过敏领域最大的问题会是什么?

能否继续资助医生研究人员,让他们深入研究这些过敏性疾病的分子基础,并深入了解其综合生物学机制。

未来十年在过敏领域最大的突破会是什么?

生物技术的发展,可以阻断过敏原导致哮喘产生的通路。

John Bienenstock

加拿大安大略省哈密尔顿
1936 年出生

大学教育院校

伦敦大学国王学院
西敏斯特大学医学院

在变态反应学中,你最重要的老师是谁?

Kurt Bloch,Frank Austen,Tom Tomasi。

请列出你最重要的 5 篇发表文章。

Bravo JA,Forsythe P,Chew MV,et al:Ingestion of Lactobacillus strain regulates emotional behavior and central GABA receptor expression in a mouse via the vagus nerve. Proc Natl Acad Sci USA 2011;108:16050-16055.

Stead RH,Tomioka M,Quinonez G,et al:Intestinal mucosal mast cells in normal and nematodeinfected rat intestines are in intimate contact with peptidergic nerves. Proc Natl Acad Sci USA 1987;84:2975-2979.

MacQueen G,Marshall J,Perdue M,et al:Pavlovian conditioning of rat mucosal mast cells to secreter rat mast cell protease Ⅱ. Science 1989;243:83-85.

Befus AD,Pearce FL,Gauldie J,et al:Mucosalmast cells. I. Isolation and functional characteristics of rat intestinal mast cells. J Immunol 1982;128:2475-2480.

McDermott MR,Bienenstock J:Evidence for a common mucosal immunologic system. I. Migration of B immunoblasts into intestinal,respiratory,and genital tissues. J Immunol 1979;122:1892-1898.

Bienenstock J,Johnston N,Perey DY:Bronchial lymphoid tissue. I. Morphologic characteristics. Lab Invest 1973;28:686-692.

你曾经担任过某个变态反应学会的主席和(或)秘书长吗?

加拿大免疫学会(1985—1987);黏膜免疫学会(1990—1992);国际过敏学院(1998—2002)。

哪个职位对你的职业生涯影响最大?

与我一直参与麦克马斯特大学的研究和出版相比,职位本身的影响较小。

关于职业生涯的问题

是什么引领你进入过敏领域的?

1964 年,我开始了我的免疫学生涯,当时我在 MGH 和哈佛大学为 Kurt Bloch 做博士后。他和 Frank Austen 一起工作,试图分离和了解严重过敏反应的慢反应物质(SRS-A),这一物质后来被描述为半胱氨酰白三烯(cysteinyl leukotrienea)。我花了很多时间和他们一起尝试学习免疫学。

你从哪位(学术专家、老师)中学习到了最多的知识?

很多人,学生、博士后、教员,但也许最有成效的学习是 1966 年至 1968 年在布法罗大学做 Tom Tomasi 的博士后,在那里我有机会了解到黏膜免疫学的新兴领域并开始为之做出贡献。

在过敏领域中你最大的成就是什么?

我们(Dean Befus、Fred Pierce、Jack Gauldie)首次描述、分离、界定黏膜肥大细胞,并表明它们在结构和功能上与结缔组织的肥大细胞不同。后来我们描述了黏膜肥大细胞与肠神经(Ron Stead)的亲密物理联系,并开始研究肥大细胞和神经之间的交叉效应(Mike Blennerhassett 和其他许多人)。

你最大的遗憾是什么?

当我不知道该如何描绘我们所描述的"常见黏膜免疫系统"的基础时;在这一系统中,黏膜淋巴细胞被证明能保持对黏膜组织的归巢能力,因此与其他组织中的淋巴细胞不同。

请列出你认为的在过敏领域最伟大的十位过敏学家(请只提及已故学家)。

Carl Prausnitz、Zoltan Ovary、Merrill Chase、ElmerBecker、James Riley、Geoffrey West、CharlesRichet、Clemens von Pirquet、Bengt Samuelsson、Jerry Dolovich、Freddy Hargreave。

请列出你认为的在过敏领域最伟大的在世的十位过敏学家。

Frank Austen、Kimi and Teri Ishizaka、Alain de Weck(Alain de Weck 已于 2013 年在这本书的准备过程中逝世)、Stephen Holgate、Gunnar Johansson、HansBennich、Larry Lichtenstein、Steve Galli、HughSampson、Pat Holt。

你认为在未来十年中过敏领域最大的问题会是什么?

建立更好的治疗方法,以及可持续性的过敏预防战略。

未来十年在过敏领域最大的突破会是什么?

有证据表明,在儿童早期就有可能对过敏原进行免疫接种,并确定微生物失衡在过敏发展中所起的作用。

Kurt Blaser

瑞士达沃斯
1940 年出生

大学教育院校

伯尔尼大学,瑞士

你在变态反应学中最重要的老师是谁?

Alain de Weck,H. N. Eisen,C. H. Heusser。

请列出你最重要的 5 篇出版文章。

Walker C,Virchow JC Jr,Bruijnzeel PL,Blaser K:T cell subsets and their soluble products regulate eosinophilia in allergic and nonallergic asthma. J Immunol 1991;146:1829-1835.

Müller U,Akdis CA,Fricker M,Akdis M,BleskenT,Bettens F,Blaser K:Successful immunotherapy with T cell epitope peptides of bee venom phospholipase A2 induces specific T cell anergy in patients allergic to bee venom. J Allergy Clin Immunol 1998;101:747-754.

Akdis CA,Akdis M,Blesken T,Wymann D,AlkanSS,Müller U,Blaser K:Epitope-specific T cell tolerance to phospholipase A2 in bee venom immunotherapy and recovery by IL-2 and IL-15 in vitro. J Clin Invest 1996;98:1676-1683.

Carballido JM,Faith A,Carballido-Perrig N,BlaserK:The intensity of T cell receptor engagement determines the cytokine pattern of human allergenspecific T helper cells. Eur J Immunol 1997;27:515-521.

Mantel PY,Kuipers H,Boyman O,Rhyner C,Ouaked N,Rückert B,Karagiannidis C,Lambrecht BN,Hendriks RW,Crameri R,Akdis CA,Blaser K,Schmidt-Weber CB:GATA3-driven Th2 responses inhibit TGF-β1-induced FOXP3 expression and the formation of regulatory T cells. PLoS Biol 2007;5:e329.

你曾经担任过某个变态反应学会的主席和(或)秘书长吗?

没有。

哪个职位对你的职业生涯影响最大?

瑞士过敏反应和哮喘研究的研究院主任。

关于职业生涯的问题

是什么引领你进入过敏领域的?

我原本是一位化学家,后来有一次我需要合成定义的过敏原模型,来研究分子先决条件和依赖于 IgE 的中介释放机制,这样我被意外地引入了过敏领域。做这件事时,我开始着迷于免疫生物学的开放程度。当时,免疫生物学比化学更开放,更自由,充满了新鲜有趣的生物概念。因此,在我的老师的帮助下,我决定留在分子化学和生物学领域,特别是免疫学领域。

你从哪位(学术专家、老师)学习到了最多的知识?

我以前在伯尔尼大学认识的有机化学教授(H. Schaltegger 博士)是让我进入生物学领域的决定性人物。Alain de Weck 教授鼓励我进行免疫学和过敏方面的科研,并为我提供了科研空间,并在伯尔尼大学帮助我晋升学术职位。后来,当我在麻省理工学院做博士后研究员时,Herman Eisen 博士教我如何设计和执行免疫生物学的科学研究项目。他向我展示了如何批判性地回顾生物学研究中的数据、结果等,只有当结果被完全证实且可靠、清晰的时候才会发表。

在过敏领域中你最大的成就是什么?

在 T 细胞驱动过敏症产生的过程中有一些重要发现,我们已经发现并证明免疫治疗的结果取决于特定的耐受性,即由 IL-10 和(或)TGF-β 引起。在人类中,我们证明了一种最小长度的肽混合物,它代表了过敏原的主要 T 细胞抗原表位,足以诱导 T 细胞的特异性耐受和成功的过敏原特异性免疫治疗。这些发现为成功的免疫治疗和诱导对过敏原的耐受性的基本机制提供了最初的知识。此外,这些还证明了成功的过敏原特异性免疫治疗是由已确认的免疫机制引起的。

在关于支气管哮喘的研究中,我们有一些非常早期的结果,不同类型的哮喘炎症是由激活的 T 辅助细胞驱动的,由不同的细胞因子支配。我们还证明了 IL-5 和 GM-CSF(主要来自活化 T 细胞),能保护短寿命的炎症效应细胞,使其在血液和组织中延长寿命。

你最大的遗憾是什么?

令人非常失望的是,尽管新的科学发现证明了一些事实,但临床上强硬的反对观点和人们对临床问题的错误看法会阻碍或拖慢临床知识的更新。

请列出你认为的在过敏领域最伟大的十位过敏学家(请只提及已故学家)。

Clemens von Pirquet,C. Prausnitz and C. Küstner,Ilja Iljitsch Metschnikow,Paul Ehrlich,LeonardNoon and John Freeman,Alain de Weck.

请列出你认为的在过敏领域最伟大的在世的十位过敏学家。

John Bienenstock,Stephen Galli,Stephen T. Holgate,Barry A. Kay.

你认为在未来十年中过敏领域最大的问题会是什么?

过敏的一个大问题是,学科的发展离专业的过敏科医生越来越远,且人们对过敏是一门专业学科的接受程度越来越低,同时,过敏科医生预期得到的收入也很低。

未来十年在过敏领域最大的突破会是什么?

决定性的突破将是对过敏反应的发展和早期预防的分子机制的理解。表观遗传机制对疾病发展的影响需要在分子层面精确地定位和最大限度地定义。

Alain de Weck(1928—2013 年)[①]

瑞士弗里堡
1928 年出生

大学教育院校

1947—1953 年,在弗里堡大学(瑞士)、洛桑大学(瑞士)、巴黎大学(法国)、日内瓦大学(瑞士)学习医学

瑞士联邦医师证书,日内瓦,1953 年

你在变态反应学中最重要的老师是谁?

Werner Jadassohn(皮肤科/过敏,日内瓦),Herman Eisen(免疫化学/免疫治疗,圣路易斯)。

请列出你最重要的出版文章。

de Weck AL,Eisen HN:Some immunochemical properties of penicillenic acid:an antigenic determinant derived from penicillin. J Exp Med 1960;112:1227-1247.

de Weck AL,Girard JP:Specific inhibition of allergic reactions to penicillin in man by a monovalent hapten. Ⅱ. Clinical studies. Int Arch Allergy ApplImmunol 1972;42:798-815.

Frey JR,de Weck AL,Geleick H,Polak L:The induction of immunological tolerance during the primary response. Int Arch Allergy Appl Immunol 1972;42:278-299.

Geczy CL,Geczy AF,de Weck AL:Antibodies to guinea pig lymphokines. Ⅱ. Suppression of delayed hypersensitivity reactions by a "second generation" goat antibody against guinea pig lymphokines. J Immunol1976;117:66-72.

Geczy AF,de Weck AL,Geczy CL,Toffler O:Suppression of reaginic antibody formation in guinea pigs by anti-idiotypic antibodies. J Allergy ClinImmunol 1978;62:261-270.

Nakagawa T,Stadler BM,de Weck AL:Flow-cytometric analysis of human basophil degranulation. I. Quantification of human basophils and their degranulationby flow-cytometry. Allergy 1981;36:39-47.

Blaser K,de Weck AL:Regulation of the IgE antibody response by idiotype-anti-idiotype network. Prog Allergy 1982;32:203-264.

de Weck AL,Kristensen F,Joncourt F,Bettens F,Walker C,Wang Y:Lymphocyte proliferation, lymphokine production,and lymphocyte receptors inageing and various clinical conditions. Springer Semin Immunopathol 1984;7:273-289.

Kurimoto Y,de Weck AL,Dahinden CA:Interleukin 3-dependent mediator release in basophils triggered by C5a. J Exp Med 1989;170:467-479.

Bischoff SC,Baggiolini M,de Weck AL,DahindenCA:Interleukin 8-inhibitor and inducer of histamine and leukotriene release in human basophils. Biochem Biophys Res Commun 1991;179:628-633.

de Weck AL:The Carl Prausnitz Memorial Lecture:what can we learn from the allergic zoo? Int Arch Allergy Immunol 1995;107:13-18.

Sanz ML,Maselli JP,Gamboa PM,Oehling A,Diéguez I,de Weck AL:Flow cytometric basophil activation test:a review. J Investig Allergol Clin Immunol 2002;12:143-154.

de Weck AL,Sanz ML:Cellular allergen stimulation test(CAST)2003,a review. J Investig Allergol

---

① Alain de Weck 已于 2013 年在这本书的准备过程中逝世。

Clin Immunol 2004；14：253-273.

Sanz ML，Gamboa PM，de Weck AL：Cellular tests in the diagnosis of drug hypersensitivity. CurrPharm Des 2008；14：2803-2808.

你曾经担任过某个变态反应学会的主席和(或)秘书长吗？

瑞士过敏与免疫学会：主席；

国际过敏和临床免疫学协会(IAACI)：财务主管、副主席、主席(1985—1988)；

国际免疫学会联盟(IUIS)：秘书长(1970—1982)，主席(1983—1986)；

国际过敏反应委员会：秘书长，主席。

美国过敏和免疫学会(美国过敏学会，美国过敏学院，美国医师学会，德国 Deutsche Gesellschaft für Allergologie，法国 Gesellschaft of Immunologie，Société Française d'Immunologie，Österreichische Gesellschaft für Allergologie and Immunologie 等)荣誉研究员。

哪个职位对你的职业生涯影响最大？

毫无疑问，由于在近 20 年的时间里，我在主要的国际过敏学会和免疫学会担任双重职务，在许多科学家的帮助下，我对这两个领域的影响与其他人不同，我有能力在这两个学科之间建立桥梁。在此期间(1970—1995 年)，我的主要目标，特别是在 IAACI 内部，是促进对过敏的基础研究，以及研究过敏在临床实践中的应用，例如对过敏原进行标准化和做过敏诊断实践。

在我的继任者们的领导下，尤其是在 Gunnar Johansson 的推动下，国际过敏学会的重点已经转向了教育变态反应学家和过敏病人，进行专业工作，以及与制药行业在过敏方面进行合作。在这个处于变化中的世界，这些事业对过敏学的发展也很重要。

关于职业生涯的问题

是什么引领你进入过敏领域的？

事实上引领我进入过敏领域的是一偶然事件。大约在 1952 年，在获得了日内瓦大学的内科医学学位后，我开始在皮肤科实习，但为了获得医学博士学位，我不得不交出一篇论文。皮肤科主任 Werner Jadassohn 在当时相当出名，他建议我应该重复 Merrill Chase 的开创性实验：该实验首次使用淋巴细胞传输豚鼠特定的接触性皮炎半抗原，从而证明了迟发型超敏反应是由致敏淋巴细胞引起的。然而，他并没有通过组织学证实转移得到的皮肤过敏反应是真正的接触性皮炎。

在最初的 6 个月里，我在空闲时间使用了许多豚鼠，但无法重现 Chase 的实验。这伤害了我的自尊心，迫使我坚持下去。经过一些技术上的改进，我终于成功地在组织学上证实了接触性皮炎的实验转移，这是我第一份发表的报告主题。

在完成了皮肤科(过敏学)的实习和临床训练后，我继续在日内瓦的病理学部门研究实验过敏学和实验免疫学，然后在 1958 年来到美国圣路易斯华盛顿大学的皮肤病学分部，在 Herman Eisen 的领导下，开始了博士后研究。

你从哪位(学术专家、老师)学习到了最多的知识？

我的基础老师 Werner Jadassohn(皮肤病学)和 Erwin Rutishauser(病理学)教会了我学术研究的基本工具(观察的感觉，求知欲，要求结果精确，写作清晰)。对我的科学发展有最深远影响的人无疑是 Herman Eisen。Herman 天生就有丰富的想象力，他严格而耐心地寻求真相，行事谦卑，与当时急于出版的风气形成鲜明对比，他让我对基础研究和应用研究产生热情，这能让我在学术生涯里持续饱含激情地工作。

后来，当我从美国回来的时候，我在伯尔尼自行设立一个小规模的过敏科，当时对我影响最大的人可能是布朗普顿医院的过敏科主任 Jack Pepys，以及 Weizman 研究所的免疫化学主任 Michael Sela。

在过敏领域中你最大的成就是什么？

我多年来在几个机构(瑞士伯尔尼的临床免疫学研究所；西班牙纳瓦拉大学的过敏科；奥地利维也纳的山度士/诺华研究所；瑞士巴塞尔的罗氏研究，以及几家制药公司的研究部门)都曾工作过，我研究了几个方面，但不能随意选择出哪个是最伟大的成就。回答这个问题前我也深思过。我一直认为，对这门学科的几个方面所做出的有意义的或开立门户式的贡献,以及为未来年轻领导者建立一个"学校",对于一个科学家来说,是更重要的成就,而不应终身依赖某个单一的发现或主题。

因此,我和我的团队认为我们的贡献包括以下方面。

(1)青霉素和其他药物导致过敏反应的免疫化学和免疫生化机制。在确定了青霉素导致过敏反应的主要原因后,就有可能系统地研究引起人体过敏反应的分子机制,并证实所谓的桥接理论,即在过敏性炎症效应细胞表面特定抗体间的必要联系。这也为首次将单价半抗原抑制应用于临床治疗过敏反应铺平了道路。

(2)在早期识别出淋巴细胞是速发型反应和迟发型反应的基本细胞信使。自 1970 年以来,我们可以研究由细胞产生的分子在 IgE 介导的反应和迟发反应中的发展和监管作用,特别是首次报告针对一些细胞因子的特定抗体,以及使用流式细胞仪研究细胞周期和各种临床条件下一些细胞因子的作用(如 IL-2),还有识别几个细胞因子(如 IL-3、IL-5、IL-8)的功能。这一早期阶段最终促成了 1979 年在瑞士举办了第二届国际淋巴细胞研讨会,会上首次创造了"白介素"一词。这确实为接下来的 30 年免疫学打开了一片非常广阔的领域。

(3)比较人类和兽类所产生的过敏反应。通过对啮齿动物、狗、猫、马、猴子等各种物种产生的过敏反应的研究,我们已经取得进展,进展结果能帮助人们理解过敏性疾病的发育学、遗传学和免疫生物学机制。

(4)发展出关于过敏反应的诊断性细胞测试。研究体外过敏性淋巴细胞反应,使人们能更好地理解和诊断药物过敏。类似地,在几种过敏条件下,白三烯检测的发展和对嗜碱性粒细胞活性的流式细胞仪测定提供了新的诊断工具。

你最大的遗憾是什么?

在我的职业生涯中,最大的失望是之前所描述的各项荣誉的另一面:我开始研究了太多的东西,打开了许多有趣的门,但这些我却无法深挖或完成。此外,特别是在过敏学细胞测试诊断领域,未能说服过敏学者群体(特别是美国人),让他们对临床常规实践感兴趣。我经常看到一种新的,但要求很高的技术被大多数人拒绝,他们甚至都不准备尝试。

你最有趣的经历是什么?

如果你是一个在有趣领域工作的科学家,你一定会有一些竞争对手。在 20 世纪 60 年代早期,我在青霉素过敏领域的主要竞争对手是来自纽约的 Bernard B. Levine,他为这个课题做出了许多非常有价值的贡献。有一天,我看到他的最新论文,描述了一种检测抗青霉素抗体的新技术,看上去比我的技术的效率显然高得多。我的第一反应当然是马上尝试这项技术。我给我的首席技术员打了电话,给了她配方。几个小时后,她回来了,脸色苍白,路都走不稳。她告诉我:"教授,它爆炸了!"这让我意识到,很明显,这是一项完美的科学犯罪。如果你描述并发表了一种可以让人致死的技术,可以确定你的竞争对手会尝试并顺利地"消除"他们。

请列出你认为的在过敏领域最伟大的过敏学家(请只提及已故学家)。

我将不提及过去的历史人物,而是提及我自 1950 年以来就认识并欣赏的现代先驱者。在这些研究中,考虑到我自己的研究,我选择了更多的在过敏研究和免疫学方面活跃的科学家,而临床过敏科医生更少:MerrillChase、Zoltan Ovary、Jack Pepys、Bernard Halpern、Jacques Charpin、Otto Westphal、Roy Patterson、Mario Ricci。

请列出你认为的在过敏领域最伟大的在世的十位过敏学家。

我的首要任务是列出那些通过各种各样的贡献为这个领域做出贡献的人,他们建立了一个年轻领导者的"学校",而不是那些被一个发现所知的人:Frank Austen、Allen Kaplan、Barry Kay、Jean Bousquet、Johannes Ring、Terumasa Miyamoto、Dietrich Kraft、Gianni Marone、Alberto Oehling、Mike Kaliner。

你认为在未来十年中过敏领域最大的问题会是什么?

过敏领域给人们的最大挑战是了解特异反应性发展的遗传基础和环境基础,并达到预防和(或)逆转过敏反应的效果,即使过敏反应已经发生。目前仍然存在几种可能有效的方法:表观遗传干预、初次或二次耐受性诱导、IgE 调节。

未来十年在过敏领域最大的突破会是什么?

如上所述,最大的突破将是人们有可能在临床上通过进行有针对性的免疫干预来预防或逆转过敏反应的发展。30 多年来,我们一直怀着这个梦想,但是随着对过敏性疾病病人免疫系统的了解越来越多,这一梦想可能会在未来 10～20 年内成为可能。

参 考 文 献

De Weck A:Memories:Failures and Dreams. Berlin,Pro Business,2008,vol 1:One life,many dreams.

Alfred William Frankland

英国伦敦

1912 年出生

大学教育院校

牛津大学

你在变态反应学中最重要的老师是谁？

John Freeman 博士，Tom Platts-Mills 教授。

请列出你最重要的 5 篇出版文章。

Frankland AW，Augustin R：Prophylaxis of summerhay-fever and asthma；controlled trial comparing crude grass pollen extracts with isolated main protein component. Lancet 1954；i：1055-1057.

Frankland AW，Hughes WH，Gorrill RH：Autogenous bacterial vaccines in treatment of asthma. Br Med J 1955；2：941-944.

Frankland AW：High and low dosage pollen extract treatment in summer hay fever and asthma. Acta Allergol 1955；9：183-187.

Frankland AW，Parish WE：Anaphylactic sensitivity to human seminal fluid. Clin Allergy 1974；4：249-253.

Frankland AW：Latex-allergic children(review). Pediatr Allergy Immunol 1999；10：152-159.

你曾经担任过某个变态反应学会的主席和(或)秘书长吗？

EAACI 秘书长；

EAACI 主席；

英国变态反应与临床免疫学会会长；

英国皇家医学会变态反应与免疫学分会主席。

哪个职位对你的职业生涯影响最大？

圣玛丽医院过敏反应科的顾问，伦敦帕丁顿诊所(欧洲最大的过敏诊所)。

关于职业生涯的问题

是什么引领你进入过敏领域的？

偶然。当我还是一名医科学生时，我曾与 John Freeman 博士有过交往，因为他和我都有兴趣参加圣玛丽医院一个非常活跃的射击俱乐部。对射击感兴趣是 Freeman 在 1906 年邀请 Leonard Noon 和他一起去圣玛丽医院的原因之一，也是为什么 Freeman 要求 Almroth Wright 爵士雇佣 Alexander Fleming(青霉素发明者)来圣玛丽医院工作的原因。

你从哪位(学术专家、老师)学习到了最多的知识？

刚开始时我从 John Freeman 那里学到了很多，但是不久后我发现他的许多观点我并不赞同。在过去的 60 年里，我从许多人身上学到了很多，包括 Henry Dale 爵士，Rosa Augustin(他也传授了我基础免疫化学知识)，D. A. Williams 博士(卡迪夫)，Egon Bruun 博士(哥本哈根)，Steve Durham 教授(伦敦)，Steve Holgate 教授(南安普顿)和 Tom Platt-Mills 教授(美国)。

在过敏领域中你最大的成就是什么？

（1）1954年，我发表第一项对过敏性疾病进行免疫治疗的双盲对照试验；在这篇论文之后，出现了许多其他的对照试验，他们对季节性的花粉热进行免疫治疗，其中有些病症带有哮喘，有些没有。同时，在1955年，我已证明在所谓的传染性哮喘中，自体细菌疫苗没有任何具体的帮助。

（2）1951年，我开始进行花粉计数，并从1961年开始向新闻媒体提供每日记录。

（3）在1955年，我发现了一种昆虫（长红猎蝽）能自我诱发引起严重过敏反应。

（4）当过敏反应是一种免疫缺陷时——在1974年调查人类精液引起的过敏反应。

你最大的遗憾是什么？

圣玛丽医院听从我的建议设立了过敏科，但它却没有成为免疫学部门的一部分。

你最有趣的经历是什么？

调查一个对本来要结婚对象的精液过敏的女人。她承认在离开丈夫和孩子后的3年到4年里，她有过很多性伙伴。她告诉我："我吃了药，我对他们中的任何一个都没有任何反应。我相信这件事会让你高兴，因为你在调查罕见的过敏问题时总是喜欢有试验对照组，但是这些对照组不是为了你的利益而做的，而是为了我的。"我们都笑了。

请列出你认为的在过敏领域最伟大的十位过敏学家（请只提及已故学家）。

首先是Francis Rackemann，1958年我第一次在巴黎见他，后来我在他波士顿的家中住过。他之所以被人记住，也许是因为他将哮喘描述为外源性（过敏的）或内源性两类。他提到过敏时称，我们应该了解"子弹上膛的枪和扳机"。Rackemann是一个令人愉快的人，也是一个了不起的主人。

其次，是Jack Pepys。当他从南非来到圣玛丽医院时，我给了他第一份兼职工作。他用豚鼠做研究，但他对这些生物非常过敏！他总是充满了新的免疫学思想。他在50年前提出了如下建议，不论当时还是现在都应该遵循："如果你要用'特异性（atopy）'这个词，你必定定义它，这个定义必须是关于免疫方面的，而不是临床方面的。"

再次，是Carl Prausnitz Giles。在他的开创性报告于1921年发表之前，人们对过敏反应的不适抱怨被认为是由毒药产生的。Freeman在他的一生中都把过敏原称为"个体毒素"。Prausnitz在欧洲闻名，最终于1935年来到英国，并将他的名字改成了Giles。在他生命的最后5年里，他是一位深受爱戴的全科医生。他是一个非常谦逊但又非常博学的人。

请列出你认为的在过敏领域最伟大的在世的过敏学家。

Steve Durham教授，Steve Holgate教授和Frank Austen教授。

你认为在未来十年中过敏领域最大的问题会是什么？

在我们了解器官过敏的机制之前，还有许多问题需要克服。

未来十年在过敏领域最大的突破会是什么？

2003年人类基因组测序使我们能够看到人类的基因变异。这些信息是否允许对许多疾病进行个性化治疗包括对过敏性疾病中具有代表性的系统性疾病具体治疗？

我们在50多年前参与了关于过敏原的净化和标准化工作，与今天相比，我们的方法并不十分先进。当时是由细菌学家而不是生物学家来处理感染。干细胞疗法已经在上百种不同的疾病中进行了尝试，现在纳米医学正在试着用人体的相关知识来诊断、治疗和预防疾病损伤的过程。

我们将会更多地了解为什么一些治疗会帮助或伤害不同的病人。我们将对基因和细胞有更多了解。在婴儿出生之前就能建议人们具体应采取哪些生活方式，从而改变饮食、进行预防性的治疗，但是我怀疑会有新的发现，并且每个好的临床医生都应该知道，所有人看上去可能是相似的，但实际上都是不同的，这使得治疗必须个性化。

Oscar L. Frick

美国加州旧金山
1923 年出生

大学教育院校

康奈尔大学(BA,1944 年;医学,1944 年)
斯坦福大学(博士,1964 年)
宾夕法尼亚大学(MMed Sci,1960 年)

你在变态反应学中最重要的老师是谁?

Carl Arbesman,布法罗市,纽约州,美国;BernardHalpern,巴黎,法国;Sidney Raffel,斯坦福,加利福尼亚,美国。

请列出你最重要的 5 篇出版文章。

Frick OL,German DF,Mills J:Developemnt of allergy in children:association with virus infections. J Allergy Clin Immunol 1979;63:228-41.

Frick OL,Brooks DL:Immunoglobulin E antibodiesto pollens augmented in dogs by virus vaccines. Am J Vet Res 1983;44:940-945.

Mapp C,Hartiala,Frick OL,Shields RL,GoldWM:Immunologic and physiologic responsiveness in ragweed-sensitized dogs. J Appl Physiology 1986;61:1467-1474.

Chung KF,Becker AB,Lazarus SC,Frick OL,Nadel JA,Gold WM:Antigen-induced airway hyperresponsiveness and pulmonary inflammation in allergic dogs. J Appl Physiol 1985;58:1347-1353.

Buchanan BB,Yee BC,Ermel R,Frick OL:Thioredoxin-linked mitigation of allergic responses to wheat. Proc Natl Acad Sci USA 1997;94:5372-5377。

你曾经担任过某个变态反应学会的主席和(或)秘书长吗?

美国变态反应与免疫学会:主席(1977—1978 年);
国际变态反应与临床免疫学协会(现为 WAO):秘书长(1985—1991 年)。

哪个职位对你的职业生涯影响最大?

美国过敏与免疫学会:主席(1977—1978 年)。

关于职业生涯的问题

是什么引领你进入过敏领域的?

我父亲因牛奶而引发严重的血管性水肿,还有一个妹妹患湿疹。

你从哪位(学术专家、老师)学习到了最多的知识?

Carl Arbesman,Bernard Halpern.

在过敏领域中你最大的成就是什么?

发现婴儿感染病毒后和引发的过敏反应间存在联系。

你最大的遗憾是什么?

等待 Ishizakas 和 Johansson 因发现 IgE 而获得诺贝尔生理学或医学奖。

你最有趣的经历是什么？

在一次国际过敏反应委员会(CIA)的研讨会中，人们乘坐的游船在那不勒斯湾遇到暴风雨，许多人晕船了。

请列出你认为的在过敏领域最伟大的十位过敏学家(请只提及已故学家)。

Clemens von Pirquet，Karl Prausnitz and HeinzKüstner，Robert Cooke，Zoltan Ovary，BernardHalpern，Dan Campbell，Frank Dixon，HenryDale 爵士，Tomio Tada，Roy Patterson，Mary Loveless。

请列出你认为的在过敏领域最伟大的在世的十位过敏学家。

Kimishige 和 Terry Ishizaka，Gunnar Johansson，Frank Austen，Alain de Weck，Rudi Valenta，Johannes Ring，Gianni Marone，Donata Vercelli，Dean Metcalfe，William Frankland。

你认为在未来十年中过敏领域最大的问题会是什么？

在全世界范围内，为哮喘、湿疹和 IBD 等慢性疾病研究提供长期资金，并提供更昂贵的疾病治疗技术。

未来十年在过敏领域最大的突破会是什么？

用于器官和细胞移植的干细胞的 3D 打印，以及制造出各种疾病中缺失的酶。

反思我在过敏免疫学的职业生涯

是什么让我决定从事过敏免疫学职业？我妹妹有严重的湿疹和花粉热。在 20 世纪 30 年代，我父亲患上了严重的血管性水肿，水肿部位包括嘴唇、眼睛和四肢，他发现病因是摄入牛奶。这是在发现组胺和皮质类固醇之前。他发现，他可以通过在舌头上滴牛奶，逐渐增加剂量，从而使自己"脱敏"，直到他能忍受两汤匙的牛奶。当他超过这一门槛时，过敏症状突发，而他必须从头开始，休息 1 个月，重新启动滴液方案，就像"射击和梯子"游戏一样。类似的口服免疫疗法今天正在研究中。

1950 年，我的儿科住院医师主席劝阻我不要去从事过敏学职业，他说这是"无证游医行巫术"。然而，我想确定过敏是否有免疫基础。我最幸运的是遇到了一些热情的导师：Carl Arbesman(布法罗)博士、Bram Rose 博士、Alec Sehon 博士(蒙特利尔)、Sidney Raffel 博士(斯坦福)、Bernard Halpern 博士(巴黎)。我在旧金山的加利福尼亚大学建立了过敏研究，同时也是一个博士后的关于过敏免疫训练项目的联合主任。

我的职业生涯巅峰是在 1966 年，当时 Kimi Ishizaka 从我的治疗研究中向我要了几份草花粉过敏病人的血清样本。在之前的过敏会议上，我和 Kimi 和 Terry 建立了友谊。那年夏天，我和他们在丹佛的儿童哮喘研究所和医院(CARIH)待了两个月。他们发现，对豚草和卵形蛋白产生过敏反应的抗体位于一个列分数中，紧密相邻分数 IgA 但不是 IgA，说明这可能是一种新的免疫球蛋白。使用我的病人血清之后，我们证实黑麦草花粉抗体存在于同一免疫球蛋白列分数中。与之同时，在瑞典，Johansson 和 Bennich 描述了一种新的骨髓瘤免疫球蛋白，IgND。在交换了血清后，Ishizaka 和 Johansson 证实，新的免疫球蛋白 IgE 引起了过敏反应。随后，Johansson 发明了用于检测临床应用的 IgE 抗体的 RAST 分析。

另一个职业亮点发生在 20 世纪 70 年代初，当时几个国家的过敏组织正在考虑建立一个新的过敏和免疫学委员会，由美国过敏和免疫学会、美国医学协会、美国医师学会、美国儿科学会、临床生态学小组的代表组成的联合赞助委员会组成。作为美国儿科学会过敏科的主席，我是该委员会的代表。委员会曾花费 2 年时间讨论(有时讨论激烈)，培养过敏专业人士是应该在实习后直接进行过敏科工作，还是要求先获得内科或儿科的医师会认证，讨论的结果是在 1972 年成立 ABIM 和 ABP 的一个新分会。Charles Reed 博士和我(他首先)当选为美国过敏和免疫学委员会的联合主席。

后来的职业亮点，包括我曾服务于美国过敏和动物学会(AAAI)的执行委员会、国际过敏和临床免疫学协会(IAACl)、国际变态反应协会(CIA)，以及在 1978 年担任 AAAI 的主席，1980 年到 1986 年担任国际过敏和临床免疫学协会秘书长。我们在加州旧金山大学的过敏和免疫学博士后培训项目在 1964 年到 1996 年期间培训了 96 名研究过敏反应和在临床上治疗过敏反应的免疫学家，而我于 1996 年从加州大学的儿科教授的位置上退下来。这对我来说是一份最令人感到兴奋和愉快的职业，我在工作中与世界各地的同事建立了长久的友谊。

石坂公成

日本东京
1925 年出生

大学教育院校

东京大学医学院(医学博士 MD 和博士 PhD)

你在变态反应学中最重要的老师是谁?

Keizo Nakamura 教授,东京大学;

Dan. H. Campbell 教授,加州理工学院。

请列出你最重要的 5 篇出版文章。

Ishizaka K,Ishizaka T,Hornbrook MM:Physicochemical properties of human reaginic antibody. Ⅳ. Presence of a unique immunoglobulin as a carrier of reaginic activity. J Immunol 1966;97:75-85.

Ishizaka K, Ishizaka T, Hornbrook MM: Physicochemical properties of reaginic antibody. Ⅴ. Correlation of reaginic activity with γE globulin antibody. J Immunol 1966;98;840-853.

Ishizaka K,Ishizaka T:Identification of γE antibodies as a carrier of reaginic activity. J Immunol 1967;99:1187-1198.

Tomioka H,Ishizaka K:Mechanisms of passive sensitization. Ⅱ. Presence of receptors for IgE onmonkey mast cells. J Immunol 1971;107;971-978.

Ishizaka T,Ishizaka K:Biology of immunoglobulin E. Prog Allergy 1975;19:60-121.

你曾经担任过某个变态反应学会的主席和(或)秘书长吗?

国际过敏科学执委会(CIA)主席(1982—1986 年)。

哪个职位对你的职业生涯影响最大?

约翰霍普金斯大学医学院医学教授(1970—1989 年)。

关于职业生涯的问题

是什么引领你进入过敏领域的?

当我在 1944 年被东京大学医学院录取时,我希望将来能成为一名医生。然而,我在 1946 年的暑假期间接受了传染病研究所的中村教授的细菌学培训后,开始对基础科学产生兴趣。他是一名细菌学家,但他对免疫学很感兴趣,他的主要研究项目是严重过敏反应的机制。暑假结束后,他让我翻译一本书,书名是《抗原和抗体的化学》,这本书是 1938 年 J. R. Marrack 教授的著作。由于这本书的内容给我留下了深刻的印象,我开始对免疫化学产生兴趣,并决定在医学院毕业后专注于免疫学研究。

1950 年,日本变态反应协会成立,中村教授当选为协会主席。我帮助他组织了第一次协会的科学会议,从而结识了许多日本的过敏症专科医生,并且有机会了解过敏性疾病的问题。

你从哪位(学术专家、老师)学习到了最多的知识?

从 1957 年到 1959 年,我在加州理工学院做了 Dan H. Campbell 教授的博士后研究员,这给我带来了值得研究一生的项目。他的想法是抗原-抗体复合物可能有生物活性,而抗原或抗体都没有这种活性,而在体内形成的这种具有生物活性的复合物可能会引起过敏反应。他解释了他的想法,并请我验证他的假设。当我问他要使用什么实验系统时,他说:"这是你的事。我给了你一个研究项目。你应该决定适当的实验系统来检验我的假设。"

幸运的是,我们的研究证明,预先形成的可溶性抗原-抗体复合物增加了豚鼠皮肤毛细血管的通透性。分析抗原-抗体复合物的结果表明,具有生物活性的复合物含有两个或更多的抗体分子,而由两个抗原分子和一个抗体分子组成的复合物则不活跃。研究结果向我们提出了一种可能性,即抗原在具有生物活性的复合物的形成过程中所起的作用是将两种抗体分子紧密地结合在一起。

我想知道抗原的性质或抗体分子的性质对于具有生物活性的抗原-抗体复合物的形成有多重要。Campbell 博士同意我继续进行实验来回答这个问题;然而,在开始真正的实验之前,他让我先写一份论文的草稿,并补充道:"我不是在跟你开玩笑。"Carl Landsteiner 在开始他的实验之前,总是把他的草稿写出来,并在一得到实际数据的时候就把手稿送出去。"你能做到!"这对一名科学家而言,是个很好的建议。我听从了他的建议,写了一份没有任何数据的草稿。

实验的结果表明,抗原-抗体复合物的形成依赖于抗体分子的性质,而不是抗原的性质。进一步的研究表明,使用化学耦联剂制备的普通的兔子 γ 球蛋白,在正常豚鼠中可引起皮肤反应。

Terry(Teruko Ishizaka)和我在回到日本后继续进行这项研究,并证实了兔子抗体分子的 Fc 部分包含了构成具有生物活性的抗原-抗体复合物必不可少的结构。事实上,在正常的豚鼠中,兔子球蛋白(IgG)的聚合 Fc 片段引起了皮肤反应,而聚合体片段和单体碎片则没有引起皮肤反应。

我想知道,普通的分子机制是否可能与豚鼠的实验性严重过敏反应和人类的过敏反应有关。然而,在那个时候,日本没有病人报告自己患上花粉热。因此,我在去纽约的途中拜访了帕萨迪纳市的 Campbell 教授。1961 年在帕萨迪纳市举行了国际过敏反应大会。根据他的建议,我接受了 Sam Bukantz 博士的提议,并回到美国,在科罗拉多州丹佛市的儿童哮喘研究所和医院(CARIH)研究人类过敏。我的计划是通过使用"反应原"来研究导致人类过敏反应的免疫化学机制,"反应原"是由 Prausnitz 和 Küstner 在 1921 年描述的。回想当年,如果我没有机会和 Campbell 教授合作,我就不会去研究导致人类过敏反应的免疫化学机制。

你最大的遗憾是什么?

在 1962 年初,来自比利时的 Heremans 和 Vaerman 报告说,从特应性病人的血清中分离出来的 IgA 具有皮肤敏化活性,而 Prausnitz-Küstner(P-K)反应能确定这一点。由于这一结果得到了其他几位研究人员的证实,大多数免疫学家和过敏症专科医生都认为"反应原"是对抗过敏原的 IgA 抗体。因此,我计划通过使用人类 IgA 抗体来研究反应原产生超敏反应的机制。我反复给正常的血型为 O 型的病人注射"血型 A 物质",并在他们的血清中分离了 IgA、IgG 和 IgM。用放射免疫测定法测定,每一种纯化的免疫球蛋白都有大量的抗体,我给病人注射了每一种经过纯化的免疫球蛋白,其中含有 1~2 g 的抗抗体。将球蛋白皮下注射到非过敏性体质的人群中,并在 24 h 后用"血型 A 物质"对皮肤部位进行激发试验。然而,在任何一个皮肤部位都没有发现红斑性反应。

因此,我们重复了 Heremans 和 Vaerman 的实验。事实上,从对豚草敏感的花粉热病人血清中分离出来的 IgA,包含了一种由 P-K 反应可验证的、滴定度高的反应原。考虑到抗 IgA 抗体没有反应原活性,我增加了特异于人类 IgA 抗体的兔抗体,将其加入对豚草敏感病人的血清中进行纯化 IgA 馏分,并在准备过程中去除所有 IgA。令我惊讶的是,基本上所有在纯化的 IgA 馏分上的反应原的活动都保持在上清液,这表明在所谓的纯 IgA 制剂中,反应原的活动与 IgA 没有关联,而是与通常的免疫方法无法检测到的另一种蛋白质有关。因此,我不得不放弃我们最初的计划,不再使用 IgA 抗体来阐明反应原产生超敏反应的机制。

实验的结果造成了更困难的问题。在对花粉热病人的血清进行纯化馏分去除 IgA 后,其体内总的免疫球蛋白的浓度为 1 g/mL 或更少。然而,上清液的 P-K 反应滴定量与原血清的滴定量相当,而我们是从原血清中获得 IgA 制剂的。结果表明,原血清中反应原蛋白的活性载体蛋白浓度为 1 g/mL 或更低。在 20 世纪 60 年代,对纯化蛋白进行分离和物理化学描述是证明这种独特蛋白存在的最低要求。然而,我们的研究结果表明,需要从花粉病病人中获得几升血清,才能分离出足够数量的用于检测反应原活动的载体蛋白。这时,我不得不放弃这个策略。

在过敏领域中你最大的成就是什么?

我们在过敏史上最伟大的成就是"在体外鉴定反应原,发现一种独特的免疫球蛋白 IgE,它是反应原活动的载体蛋白"。由于我们的实验表明,反应原活动的载体蛋白是人类血清蛋白很小的组成部分,所以我将策略转变为制备专门针对载体蛋白的兔抗体。如果有这种抗体,就有可能在不提纯的情况下在体外识别"反应原"。因此,我们反复给兔子注射了大量的病人血清,其中包括富含反应原的已知的人类免疫球蛋白,如IgG、IgA 和 IgD。在吸收之后,抗血清与任何已知的人类免疫球蛋白反应时均没有沉淀素光谱,与正常的人类血清反应时也没有。然而,将从其中一只兔子获得的抗血清样本加入花粉热病人的血清样本,导致了在病人血清中反应原的活性被完全去除,这表明兔子的抗血清素针对"反应原"的抗体被控制住了。通过使用兔子的抗血清和放射性标记过敏原,我们在 1965 年在体外确定了反应原。我们暂时把反应原的活性载体蛋白称为 γE,因为我相信我们的方法检测到的抗体是导致红斑性(erythemawheal)反应的罪魁祸首。

利用抗 γE 抗体和放射性标记过敏原,在花粉热病人血清中检测到 γE 抗体,促进了 γE 的物理化学表征。重复类似的过程,表明 γE 具有明显的抗原决定因素,而已知的免疫球蛋白中没有这些因素;而且 γE 在 κ 链和 λ 链中均有抗原决定因素,表明 γE 是一种独特的免疫球蛋白异位体。基于 γE 的物理化学性质,我们花了 6 个月的时间从大量的豚草过敏病人的血清中分离出这一蛋白质。按体重计算,提纯 γE 的反应原活性比原血清活跃了 1000 倍,并在 1∶8 的稀释度下出现 P-K 反应阳性。

一个月后,我收到了瑞典的 Gunnar Johansson 博士和 Hans Bennich 博士的一封信,了解到他们已经获得了一种非典型的骨髓瘤蛋白,这种蛋白质的物理化学性质几乎与 γE 相同。随后与他们的合作表明,我们的抗 γE 与非典型的骨髓瘤蛋白反应,而针对骨髓瘤蛋白的抗体与豚草过敏病人血清中的 γE 反应,表明骨髓瘤蛋白具有 γE 的抗原决定因素。因此,γE 在 1968 年被世界卫生组织正式命名为 IgE。

你最有趣的经历是什么?

我由于机缘巧合而患上"特应性皮炎",这是我在前臂上注射髓鞘蛋白和抗 IgE 抗体的结果。Terry 和我于 1969 年 2 月参观了新罕布什尔州汉诺威市的达特茅斯大学医院,对骨髓瘤病人进行了一些测试(第二例已知病例)。病人无法接受 P-K 反应的反应原式抗体的被动敏化,并且只对高浓度的抗 IgE 产生反应。研究还发现,在我试图用豚草过敏病人的血清在我皮肤上注射,引发 P-K 反应时,他的骨髓瘤蛋白抑制了这一反应。我在这些实验中将自己作为正常的对照组,并在右前臂皮肤几处部位注射了骨髓瘤蛋白和抗 IgE 抗体。

在回丹佛的路上,我感觉自己的右前臂发痒,并意识到那些注射了抗 IgE 抗体的皮肤部位已经发炎。当我们到达丹佛机场的时候,红色的丘疹已经在我的右前臂上蔓延,产生强烈的瘙痒。第二天早上,我去了CARIH,把我的前臂展示给了 Elliot Middleton 博士,他是该研究所的所长。他说:"哦,我的上帝! 这是过敏性皮肤炎! 你怎么了?"

强烈的瘙痒、红斑、丘疹持续了大约 1 周,然后逐渐消退。由于我以前从未患过过敏性疾病,而且我经常用我的前臂进行 P-K 反应而没有任何问题,因此产生过敏性皮肤炎的原因一定是我皮肤上形成的 IgE-抗IgE 抗体复合体。

请列出你认为的在过敏领域最伟大的十位过敏学家(请只提及已故学家)。

Bram Rose 博士和 Carl Arbesman 博士。

Rose 博士是加拿大蒙特利尔麦吉尔大学的医学教授,Arbesman 博士是美国水牛石纽约州立大学医学教授。当我在科罗拉多州丹佛市的 CARIH 时,Rose 博士和 Arbesman 博士都有大型的研究小组和临床研究小组来研究过敏症。反应原的物理化学特征是这两组研究项目的主要项目之一。从某种意义上说,我们是他们的竞争对手,但为了共同的目的,他们帮助我们研究了好几年。Rose 博士和 Arbesman 博士都为我们的实验提供了对豚草过敏病人的血清样本。

Rose 博士是 1967 年 10 月在蒙特利尔举行的国际过敏反应大会的主席。我非常感谢他邀请我参加大会举办的关于反应原的抗体研讨会,并让我担任主要发言人之一。我相信,在那个研讨会上,"γE"在国际上被认可接受。

由于 Arbesman 博士对使用猴子检测"反应原"感兴趣,因此我们与他的团队合作,证明了在猴子体内进行被动皮肤严重过敏反应后,可以检测到豚草过敏病人血清中的 γE(IgE)抗体。他还试图在 γE 上重现我们的发现。由于他的小组不能制备抗 γE 抗体,根据他的要求,我给他寄了少量兔抗血清。因此,他证实我

们的抗 γE 抗体可以在他的病人的血清样本中去除反应原,他可以通过使用我们的抗 γE 抗体和放射性标识的豚草抗原来检测血清中的抗体。当我在蒙特利尔召开的国际会议上发表演讲后,他发表了自己的评论,并向听众展示了他们的数据。我相信他的评论让观众相信我们的结论,即反应原就是针对过敏原的 γE 抗体。

Arbesman 博士被选为在伦敦举行的国际变态学大会主席。然而,就在会议召开之前,他打电话给我,告诉我他患了癌症。他说,即使他可能在途中死去,他也想去伦敦。我还记得那个时候和他进行了长时间的电话交谈。

你认为在未来十年中过敏领域最大的问题会是什么?

在过去的 40 年里,人们对过敏反应和过敏性疾病的免疫、生化、分子机制有了非常多的了解。我非常感谢这一进步。然而,仍有待解决的最大问题是过敏性疾病病人的增加,尤其是在发达国家。在儿童的免疫系统成熟过程中,环境中接触到的微生物可能起着至关重要的作用,而儿童接触微生物的模式的改变,可能是导致过敏性疾病流行的重要因素。因此,所谓的"卫生假说"可能在一定程度上解释了过敏性疾病病人的增加。然而,生活方式的改变也可能是病人人数增加的一个重要原因。在第二次世界大战结束前,人们没有供暖或空调。生活方式的改变可能导致了表皮屏障功能障碍。我相信,在未来 10 年里,过敏学的最大问题,将是找到一种有效的方法来防止西方国家的过敏性疾病病人人数的增加。

Lothar Jäger

德国耶拿
1934 年出生

大学教育院校

耶拿大学

你在变态反应学中最重要的老师是谁？

H. Kleinsorge(下面还提到了其他人)。

请列出你最重要的 5 篇出版文章。

Jäger L:Untersuchungen zur Atemregulation beim Asthma bronchiale. Respiration 1968;25;216-231.

Jäger L,et al:Monoclonal antibodies in the standardization of allergens. Allergy Clin Immunol 1989;6;180-193.

Jäger L,et al:Epitopes on allergens;in Ring J,Przybilla B,et al(eds):New Trends in Allergy Ⅲ. Berlin,Springer,1991,pp 33-47.

Müller WD,Jäger L,et al:Analysis of human Tcell clones reactive with group Ⅴ grass pollen allergens. Int Arch Allergy Immunol 1994;105;391-396.

Jutel M,Jäger L,et al:Allergen-specific immunotherapy with recombinant grass pollen allergens. J Allergy Clin Immunol 2005;116;608-613.

Jäger L (ed): Klinische Immunologie und Allergie. Jena, Fischer, 1978-1989 (3 German and 1 Russianedition).

Jäger L,Merk H-F:Arzneimittelallergie. Stuttgart,Fischer,1996. Jäger L,Wüthrich B (eds): Nahrungsmittelallergien und-intoleranzen. Ulm,Fischer,1998-2008(3 German editions)。

你曾经担任过某个变态反应学会的主席和(或)秘书长吗？

临床和实验免疫学会(GDR):主席和秘书长(1965 年至 1991 年期间担任多届);

INTERASMA:主席(1978—1981 年);

欧洲哮喘研究联合会(FARE):主席(1992—1995 年)。

哪个职位对你的职业生涯影响最大？

德国耶拿大学临床免疫学的部门负责人。

关于职业生涯的问题

是什么引领你进入过敏领域的？

一开始纯粹是偶然。我在耶拿大学的医学诊所接受了内科医学培训,德国首次在那里设立过敏和哮喘研究所。在完成了我的内科医学培训后,我成为了这个部门的负责人,后来我发展成立了一个独立的临床免疫学部门——包括常规和研究实验室,以及一个病房和一个门诊部。

你从哪位(学术专家、老师)那里学习到了最多的知识？

我在耶拿的首位学术老师是 H. Kleinsorge 和 G. Klumbies。后来我从 A. D. Ado(莫斯科)、H. Ambrosius(莱比锡城)、A. de Weck(瑞士)、J. Kalden(埃朗根)、F. Melchers(瑞士)和 I. Roitt(伦敦)那里学到了重要的免疫学知识,从 K. Hansen 和 E. Fuchs 那里学到了很多临床知识。

在过敏领域中你最大的成就是什么？

我确信，只有通过免疫方法才能解决过敏性疾病中最重要的问题，我将过敏和哮喘研究所发展成为一个临床免疫学部门，包括研究实验室、病房、门诊部。有了这个背景，我们改进了对过敏原的分析，包括对过敏原（特别是草花粉，食物和部分职业过敏原）质量的控制，基于 IgE 的诊断，IgE 与 T 细胞抗原表位之间的关系，以及首次在草花粉病中使用重组过敏原进行免疫治疗。

你最大的遗憾是什么？

事实上，在我退休后，我的部门变成了免疫学部门，不再与门诊有任何联系。

公共卫生的财政问题导致了过敏性疾病治疗遇到了巨大限制，其阻碍了将研究进展转化为临床实践。

请列出你认为的在过敏领域最伟大的十位过敏学家（请只提及已故学家）。

L. Noon 和 J. Freeman，P. Ehrlich，K. 和 T. Ishizaka，J. Pepys，K. Hansen，M. Samter。

请列出你认为的在过敏领域最伟大的在世的十位过敏学家。

G. Johansson，H. Löwenstein，H. Sampson，A. deWeck（Alain de Weck 已于 2013 年在这本书的准备过程中逝世），J. Ring。

你认为在未来十年中过敏领域最大的问题会是什么？

从过敏反应到临床表现这一过程由什么主导，以及如何预防这一过程。

未来十年在过敏领域最大的突破会是什么？

识别 IgE 介导致敏的决定性机制，以及改进特定的免疫疗法。

宫本昭正

日本东京
1930 年出生

大学教育院校

东京大学医学院,日本;
西北大学,芝加哥,伊利诺伊,美国。

你在变态反应学中最重要的老师是谁?

Mary Loveless,美国;
Roy Patterson,美国;
Yoshio Oshima,日本。

请列出你最重要的 5 篇出版文章。

Miyamoto T,et al:Respiratory changes in passively sensitized dogs and monkeys as models of allergic asthma. Am Rev Resp Dis 1968;96:76-88.

Miyamoto T,et al:Allergenic identity between the common floor mite(Dermatophagoides farinae, Hughes 1961)and house dust as a causative allergen in bronchial asthma. J Allergy 1968;42:14-28.

Miyamoto T,et al:Physiologic and pathologic respiratory changes in delayed type hypersensitivity reaction in guinea pigs. Am Rev Resp Dis 1971;103:509-515.

Muranaka M,et al:Adjuvant activity of dieselexhaust particulates for the production of IgE antibody in mice. J Allergy Clin Immunol 1986;77:616-623.

Okudaira H,Terada E,Yokoyama M,MiyamotoT:IgE-isotype-specific suppressor cells in the mouse: characterization using tetraparental chimera mice of high(DBA/2)and low(SJL)IgE responder embryos. Int Arch Allergy Appl Immunol 1988;85:462-466.

你曾经担任过某个变态反应学会的主席和(或)秘书长吗?

日本变态反应协会:主席(1987 年)。
国际过敏反应与临床免疫学协会(目前为 WAO):主席(1991—1994 年)。
日本变态反应协会:主席,董事会成员(1994—2000 年)。

哪个职位对你的职业生涯影响最大?

日本变态反应学会会长,董事会主席(1994—2000 年)。

关于职业生涯的问题

是什么引领你进入过敏领域的?

从 1956 年到 1960 年,在我从东京大学毕业后不久,我在美国丹佛的国立犹太医院(NJH)工作了 4 年。NJH 以研究肺结核和非肺结核病而闻名于世。大约有 50 例严重的哮喘病人住院治疗,我有很好的机会来照顾这些病人。

在此期间,Mary Loveless 教授从纽约康奈尔大学加入 NJH,并在大约 1 年的时间里成为哮喘和过敏部门的主席。我和她一起工作,直接学到了研究技术的基本知识和经验。

我在 NJH 的心肺实验室担任研究员,与 Solbert Permutt 博士一起工作。他后来成为了约翰霍普金斯大学的教授。我们对哮喘病人做了各种心肺生理研究。其中,我们对哮喘病人进行了心导管检查,在吸入性过敏原激发试验之前和期间测量肺部压力、氧气压力等。

我 1960 年回到日本。由于我在东京大学的部门的主要临床和研究课题之一是过敏反应和哮喘,所以我很自然地进入了这个领域。

你从哪位(学术专家、老师)身上学习到了最多的知识?

Mary Loveless,Irving Kass 和 Yoshio Oshima。

在过敏领域中你最大的成就是什么?

两年后,在 R. Voorhorst 的发现之外,我们独立发现了屋尘螨是室内尘埃过敏反应的主要诱发者。我们在室内尘埃中发现了 36 种屋尘螨。其中,噬皮菌(*Dermatophagoides*)携带主要的过敏原,而屋尘螨(*D. pteronyssinus*)对大或小的粉尘螨(*D. farinae*)有免疫性交叉反应,而粉尘螨表现出了几乎相同的致敏性。尘螨粪便与尘螨躯体的致敏性相同。在我们的研究中,粉尘螨是最初使用的螨虫,因为我们可以纯粹地培养它。

我们发现柴油废气(DEP)在小鼠实验中可辅助产生 IgE 抗体。在人类身上也发现了类似的效应。这可能是全世界第一次发现空气污染能促进过敏性疾病的流行。

你最大的遗憾是什么?

(1) 1961 年,我有一个病人患有由食物、运动诱发的严重过敏反应。病人吃了面包,跑去赶公共汽车时昏倒了。我让她在我们面前吃同样牌子的面包,然而,这次她没有表现出任何反应,所以我放弃了这项研究。随后,有人报告了由食物、运动诱发的严重过敏反应。我很遗憾错过了机会,没能成为世界上第一个报告这个病例的人。

(2) 在 1960 年左右,当我研究吸入激发实验时,我注意到在速发反应后会产生迟发反应(4~6 h 后)。在吸入霉菌(尤其是念珠菌)过敏原后,迟发反应经常发生。然而,我并没有太在意这个现象。我本应该在那个时候更详细地研究它来以此成名。

请列出你认为的在过敏领域最伟大的十位过敏学家(请只提及已故学家)。

Mary Loveless,Samuel Feinberg,Max Samter,Jack Pepys,Roy Patterson,Richard Farr,Jaques Charpin,Carl Arbesman,Tomio Tada,Yoshio Oshima。

请列出你认为的在过敏领域最伟大的在世的十位过敏学家。

Frank Austen,Oscar Frick,Alain L. de Weck(Alain de Weck 已于 2013 年在这本书的准备过程中逝世),S. G. O. Johansson,Johannes Ring,Stephen Holgate,Charles Reed,Albert Sheffer Kimishige,Teruko Ishizaka。

你认为在未来十年中过敏领域最大的问题会是什么?

在接下来的 10 年里,过敏性疾病的发病率仍将上升,这将是最大的问题。新的有效药物将被用来治疗过敏性疾病病人,因此,医疗费用也将会上升。

未来十年在过敏领域最大的突破会是什么?

新的有效药物,特别是生物制剂,将会被开发出来,过敏性疾病病人将更容易得到治疗。为个人定制的药物将会得到进一步研究,病人的生活质量将比以前大大提高。此外,基因方面的研究将会有很大的改进,从而能让我们比以前更好地了解关于过敏反应的基本问题。

Harry Morrow Brown(1917—2013 年)[①]

英国德比

最后的独立研究人员之一

回顾

Harry Morrow Brown 博士于 1917 年出生在苏格兰的奥切特尔德。1939 年,他从爱丁堡大学获得了 MBChB 学位,1939 年至 1946 年,他在皇家陆军医疗队服役,主要服役地点在印度。他在爱丁堡攻读研究生学位时,对食用低纳米治疗高血压的课题产生兴趣,最终写出了一篇关于"适应和适应功能障碍"的论文,这篇论文在 1950 年被接受为医学博士论文。文章的主要结论是过敏反应是机体在适应环境时最常见的出错表现,但是在 1950 年时没有可能进一步研究这个概念。1949 年,他成为爱丁堡皇家医学院的一员,并于 1965 年当选为院士。2004 年,他获得了德比大学的荣誉博士学位。1999 年,他是 BSACI William Frankland 奖的第一个获奖者,该奖项表彰他在临床过敏反应方面所做出的杰出贡献。他于 2006 年当选为美国过敏反应学会的国际研究员。

他在敦提的医学教授单位注册后,专攻呼吸医学,并于 1953 年被任命为德比的顾问胸科医师。他接手了一家贫民地区的诊所,那里的主要问题是肺结核病,但几乎所有的病人都在 1956 年被治愈,这使得治疗其他呼吸系统疾病成为可能。

1956 年,英国医学研究委员会在多地试验通过口服皮质类固醇来治疗慢性哮喘,结论是类固醇并不比支气管扩张剂好。Morrow Brown 无法相信这一点,因为他曾用口服皮质类固醇方法治疗哮喘病人,并取得了显著的疗效,而他的论文与皮质类固醇的早期发展密切相关。1956 年,英国国家卫生服务中心的咨询医师有进行临床试验的自由,因此他决定自己进行试验,并开始招募慢性哮喘病人。

90 名病人接受了口服皮质类固醇的治疗。3 个月后,60 人的症状得到了极大的缓解,但 30 人没有缓解。他怀疑自己在治疗两种不同的疾病,于是开始向当地的实验室送检痰液,并要求他们在其中寻找嗜酸性粒细胞。虽然他确信应该找到很多结果,但无人报告。

没有发现嗜酸性粒细胞也是不可接受的,因此他决定使用在学生时代用过的古董 Leitz 显微镜来寻找它们。他发明了一种快速湿润的方法来寻找嗜酸性粒细胞。他发现 60 名服用皮质类固醇有反应者有许多嗜酸性粒细胞,而 30 名无反应者则没有。这些惊人的发现发表在 1958 年的《柳叶刀》杂志上,但没有引起任何注意,尽管这实际上是第一次证明嗜酸性粒细胞存在的研究,表明皮质类固醇治疗有效。多年之后,检测痰液的方法才变得精密,从而能证实他的发现。

选择对皮质类固醇有反应的病人,对临床管理非常有帮助,但 Brown 对长期口服皮质类固醇的治疗方法并不满意,因为它们有副作用,因此,他深入参与了临床过敏反应的研究。结果从 1958 年开始,他建立了一个过敏研究中心,由他创立的当地慈善机构支持。他在 1973 年至 1984 年期间在诺丁汉大学组织了 5 次"Charles Blackley 国际研讨会",讨论过敏性疾病的临床方面的问题。

他的研究致力于寻找致病的过敏原,并引入避免疗法或免疫疗法,这样可以减少或停止使用口服皮质类固醇。他的主要兴趣转为研究空气生物学和季节性过敏反应,他使用自己制造的孢子捕获装置,日常计数空气中的花粉和孢子数。他能治疗的过敏性疾病的范围包括了全身多个系统,特别是食物过敏和湿疹。

1968 年,David Jack 爵士和他在葛兰素的团队开发出了第一种含二丙酸酯(BDP)的皮质类固醇气溶胶,但爱丁堡的试验得出结论,认为它们是无效的,应该被丢弃。幸运的是,葛兰素的医学总监 Wilfrid Simpson 博士在葛兰素史克组织的一次研讨会上,听到了 Morrow Brown 博士谈论嗜酸性粒细胞。他意识到爱丁堡

---

① Harry Morrow Brown 已于 2013 年在这本书的准备过程中逝世。

的研究人员可能一直碰到的都是对慢性阻塞性肺病的治疗方案不起反应的病例,所以他让 Brown 博士进行另一项试验。在这个试验中,所有的病人都必须在痰液中含有嗜酸性粒细胞,而所有的试验对象都由高峰流量测量仪来获取硬数据。

结果是戏剧性的,在几个月内人们就重新从垃圾箱里翻出了 BDP 气溶胶。该研究结果于 1971 年 10 月首次在欧洲过敏大会上公布,并于 1972 年在《新英格兰医学杂志》上发表,随后又进行了多项验证性研究。第一项关于 BDP 对儿童疗效的研究在第二年发表,而一项关于 BDP 对儿童疗效的长期调查于 1980 年出版。

他最近发表的一篇有关 BDP 的文章,是在 2003 年写给《柳叶刀》杂志编辑的一封信。他在信中提请人们注意,HFA 推进剂的成分改变,产生了一种超细的气溶胶,这种气溶胶可以首次到达整个支气管。他对吸入性皮质类固醇给世界各地的病人带来的好处表示赞赏,但令他感到遗憾的是,这种发展使任何医生都能有效地治疗哮喘或鼻炎,甚至完全不必考虑可能的过敏原因或对过敏反应有任何了解!

几年前,他制作了一个非常大的网站(www. allergiesexplained. com),由 Bill Frankland 担任编辑,在网站中描述了他从 1958 年开始所做的研究和其临床经验,这样公众就可以获得这些信息。好运和意外发现在他的职业生涯中扮演了重要的角色,对显微技术和个人研究的热情支持了他继续进行研究,并且当结果不符合他的判断时,他拒绝接受负面的结果。

1982 年,他从国家卫生服务部门退休后,继续从事医疗咨询工作。在 1986 年至 1989 年期间,他成功地进行了一项关于枯草热的对照试验,并在他的网站上发表了一篇非常成功的关于螨虫过敏的公开试验。他开发了皮肤试验的方法,让病人可利用自己的室内灰尘进行测试,以评估病人家里灰尘中过敏原的数量,并在他装备精良的车间里生产了几种便携式空气取样装置,用于调查职业性和环境性哮喘。他发明了一种标准化的皮肤试验针、一种再吸支气管激发试验,以及一个"微勺"(用来装适量的草花粉进行鼻腔刺激)。

Charles Blackley 在 1873 年观察到草花粉接触到水后会释放颗粒。Morrow Brown 制作了一段关于这一现象的视频,以及另一段关于雨水中能动细菌的视频,而这是由 Leeuwenhoek 在 1670 年首次发现的。在 2011 年他去世之前,他还持续研究无机晶体,主要是在某些天气条件下在空气中大量存在的多形性硫酸钙。

参 考 文 献

[1] Brown HM：Treatment of chronic asthma with prednisolone：significance of eosinophils in the sputum. Lancet 1958；ii：1245.

[2] Brown HM：The relationship of aerobiological data to seasonal allergic symptoms：areview of 27 years' experience. Immunol AllergyPract 1992；14：318-329.

[3] Brown HM，Storey G，George WH：Beclomethasone dipropionate：a new steroidaerosol for the treatment of allergic asthma. Br Med J 1972；1：585-590.

[4] Brown HM，Storey G：Beclomethasone dipropionate steroid aerosol in treatment of perennial allergic asthma in children. BrMed J 1973；3：161-164.

[5] Brown HM，Bhowmik M，Jackson FA，Thantrey N：Beclomethasone dipropionate aerosols in the treatment of asthma in childhood. Practitioner 1980；224：847-851.

[6] Brown HM：A neglected breakthrough in asthma therapy. Lancet 2003；361：433-434.

Albert K. Oehling

西班牙纳瓦雷诺
1928 年出生

大学教育院校

西班牙格拉纳达大学

你在变态反应学中最重要的老师是谁？

Karl Hansen 教授，Wilhelm Gronemeyer 教授，Erich Fuchs 教授，E Letterer 教授。

请列出你最重要的 5 篇出版文章。

Gestal J，Oehling A：The nervous system in theregulation of the immune response. I. Experimental contribution to the role of the anterior hypothalamus(in Spanish). Allergol Immunopathol(Madr)1974;2：169-188.

Gestal J，Oehling A：The nervous system in the regulation of the immune response. Ⅲ. The posterior hypothalamus and its vital importance in the immune response(in Spanish). Allergol Immunopathol(Madr)1974;2:307-320.

Gamboa PM，Oehling A，Sanz ML，Castillo JG：Decrease of beta-receptors in asthmatic and rhinitic patient. Allergol Immunopathol(Madr)1987;15:65-68.

Garcia BE，Sanz ML，Fernandez M，Diéguez I，Oehling A：Value of IgG4 antibodies against foods in atopic-dermatitis. Allergol Immunopathol(Madr)1990;18:187-190.

Oehling A，Sanz ML，Resano A：Importance of IgG4 determination in in vitro immunotherapy follow-up of inhalant allergens. J Investig Allergol Clin Immunol 1998;8:333-339.

Oehling A：Bacterial infection as an important triggering factor in bronchial asthma. J Investig Allergol Clin Immunol 1999;9:6-13. 。

你曾经担任过某个变态反应学会的主席和/或秘书长吗？

国际哮喘研究协会：秘书长(14 年)；

国际哮喘研究协会(哮喘)：主席(1984—1987 年)；

欧洲过敏研究基金会(FARE)：主席(1980—1983 年)；

国际变态反应与临床免疫学协会：主席(1990—1991 年)；

国际变态反应与临床免疫学协会：主席(1994—1998 年)。

哪个职位对你的职业生涯影响最大？

西班牙潘普洛纳纳瓦拉大学医学院的过敏学和临床免疫学教授；

1961 年至 1999 年，纳瓦拉临床大学附属医院的过敏学和临床免疫学部门主任。

关于职业生涯的问题

是什么引领你进入过敏领域的？

我的内科老师建议我将变态反应学作为自己的专科。他的建议受到了西班牙变态反应学先驱 Jimenez Diaz 教授的影响。我在格拉纳达大学医院(1955—1957 年)和一个小组一起开始了对过敏性疾病的研究。

你从哪位(学术专家、老师)身上学习到了最多的知识?

我在德国 Lübeck 医院临床研究先驱 Karl Hansen 的诊所里待了 1 年(1957 年),这是我职业生涯中非常重要的时刻。在那之后,我加入了他的学生 Gronemeyer 教授的机构,在德国的 BadLippspringe 的 Allergie-Forschungs-Institut und Asthma-Klinik 的研究所中做研究(从 1958 年 1 月到 1961 年 10 月)。正是在那里,同 Erich Fuchs 教授一起,我在那里学到了更多,两人对我多有关爱。同样的,我也受到了 Letterer 教授(德国 Tübingen)的教导。

在过敏领域中你最大的成就是什么?

我最大的成就是在纳瓦拉大学的医学院引入了过敏学,以及在医学课程中将变态反应学和临床免疫学作为独立的学科来教授,把这两门学科抬到与心脏病学或神经学同等重要的地位。这门课在一年中教授 3 个月,28 年来我一直在大学里自豪地做这项工作。因此,我的许多学生将变态反应学选作他们的专业。在教育方面获得认可,以及在变态反应学和临床免疫学方面的专业资格,是我另一项重大的成就,这是通过西班牙变态反应学会创建的委员会实现的。

你最大的遗憾是什么?

在我的职业生涯中,我最大的失望是在我担任变态反应学教育委员会的成员并担任主席的那几年里,我多次到各国变态反应学协会,请求他们的合作,希望他们协助创建该专业,并在医学院校开始教授这门课。直至现在,结果还是灾难性的,以至于在一些国家,这个专业名称仍然不存在。另一件令人失望的事情,是由于对词源学不理解,国际变态反应学协会将其名称改为世界过敏组织(WAO)。改名的人将变态反应学专业(allergology)与过敏现象(allergy)弄混淆了。

你最有趣的经历是什么?

这是一个很难回答的问题。在职业生涯中,我们享受到了许多令人满意的东西。对我来说,最重要的是我们纳瓦拉大学医院所获得的广泛认可,我们在四大洲收了许多学生。我们的出版物《变态反应学和临床免疫学研究》所获得的认可,也是让人愉快的经历。最后,我近 50 年来参加了许多不同的会议,我有机会与杰出的专业人士会面并与他们相处,这是宝贵的经验。因此,我通过会议结识了许多同事并与他们结下友谊。

请列出你认为的在过敏领域最伟大的十位过敏学家(请只提及已故学家)。

在我的记忆中,我认为最影响我的十大过敏学家是以下教授:Hansen,Jimenez Diaz,Halpern,Serafini,Fuchs,Volfrom,Voorhorst,Sangiorgi,Pepys,Lahoz,Wilken-Jensen。

请列出你认为的在过敏领域最伟大的在世的十位过敏学家。

同样,我发现这个问题很难回答。很难仅仅列出十位伟大的过敏学家。因此,由于数量有限,下面的列表中许多人可能被忽略了。这个列表包括如下教授:Bousquet,Canonica,Vervloet,Bergmann,Ring,Wahn,Kay,Kaplan,Kaliner,Lockey。

你认为在未来十年中过敏领域最大的问题会是什么?

我认为这个领域的基础研究标准过低,仍然是变态反应学研究的主要问题之一。大量重复的工作得以发表反映了这一点,实际上,我们已经从之前发表的文章中了解到这些内容。医学院对变态反应学学科的教授缺乏兴趣,也非常令人担忧。

未来十年在过敏领域最大的突破会是什么?

这是一个很难回答的问题,因为这一方面取决于各国学会的斗争是否成功,使变态反应学成为一种专业而非专科。另一方面,它也依赖于现有的过敏反应研究中心,它们必须更重视对过敏反应的基础和机制的研究。这两种结果的实现对于变态反应学的未来是非常重要而迫切的。

Heimo Reulecke

德国埃菲多尔

1939 年出生

大学教育院校

德国美因茨大学，美国斯坦福大学

你在变态反应学中最重要的老师是谁？

Roger Altounyan，Wolfgang Schmutzler，Karl-Christian Bergmann 和 Ernst Fuchs。

哪个职位对你的职业生涯影响最大？

德国 Fisons 董事总经理(1978—1992 年)，美国 Fisons Corp 的总裁(1992—1995 年)

关于职业生涯的问题

是什么引领你进入过敏领域的？

1978 年，在葡萄牙、印度尼西亚、泰国、菲律宾开展了 12 年的工作后，我接管了英国集团费森斯(Fisons)德国分公司的管理工作，分公司总部在科隆。在企业重新定位之后，我发现了一种色甘酸钠和支气管稀释剂的混合药剂具有治疗潜力。我还发现可以向色甘酸盐中加入茶丙瑞宁，这来源于我为制造商 Asta Medica 工作了很多年。

经过长时间的开发，这种药于 1983 年拿到许可证并进入市场。这一混合药剂几乎没有副作用，被命名为 Aarane 和 Allergospasmin，很快就成为了德国最畅销的抗哮喘药物，后来也在瑞士成为了最畅销的药物。

新的治疗概念需要在高级医学训练中逐步明确，并采用新的方法。费森斯德国分公司多年以来一直和许多意见领袖合作，其名字已被认同为等同于"成功的高级医生培训"。这最终导致了德国统一之后的"两德哮喘对话"，而这是 Christian Bergmann 教授和我共同的想法。大约 20 名最有经验的德国肺病专家见证了这次成功。这种"联合继续教育"只是医生与制药业成功合作的一个例子，并在东西方之间形成了技术和人力的桥梁。

"德国肺病日"源于我的要求，即哮喘病人必须对自己的病情高度负责。Bergmann 教授是技术专家。今天，"德国肺病日"已经发展到有 3 万到 5 万人参与，是德国肺病学中规模最大的公共活动。1983 年，由费森斯德国分公司与德国气象局和过敏性疾病专科医师 Ruppert 博士合作发起资助，设立了德国花粉信息服务基金会。

你从哪位(学术专家、老师)身上学习到了最多的知识？

我在制药行业的职业生涯中，难忘时刻之一就是我结识了 Roger Altounyan(1922—1987 年)。他是不寻常的医生、药理学家、研究人员。他发现了具有开创意义的药品色甘酸钠以及粉末吸入法。他患有严重的哮喘，但他把费森斯当作"自己的"企业，从不厌倦地参加企业活动和各地学术会议，以提出他治疗哮喘的想法。

他非常有魅力，他的外表朴实无华，且他对哮喘和免疫学之间关系的了解非常出色。所有这些特质都必须得到赞赏。认识他让我对哮喘和过敏反应的治疗充满热情。

在过敏领域中你最大的成就是什么？最大的遗憾又是什么？

1990 年，当我成功管理公司 12 年后，德国的统一让我得以负责新的联邦州和中欧地区。1992 年，当我成为美国费森斯公司的总裁时，我的职业生涯迈上了更高的台阶。但是，企业经过几年重组最后还是被出售了。我没能阻止这一点，这可能是我职业生涯中最大的失望。

回到德国后，我的独立梦想实现了。1997 年，我在慕尼黑成立了 Pulmopharm 公司，这是一个巨大的挑战。此外，治疗囊性纤维化病人的吸入溶液 TOBI 获得官方批准并进入市场也是亮点。

Václav Špičák

捷克共和国布拉格

1929 年出生

大学教育院校

布拉格查尔斯大学儿科专业(1948—1953 年)

你在变态反应学中最重要的老师是谁?

Josef Liška(捷克斯洛伐克的"变态反应学之父"),Marie Bělská,Vladimír Zavázal,JacquesCharpin,Bernard Halpern。

请列出你最重要的 5 篇出版文章。

Špičák V,Vondra V:Asthma bronchiale-oddětství do dospělosti(Asthma from Childhood to Adulthood). Prague,Avicenum,1988.

Špičák V,Panzner P:Allergology. Prague,Galén,2004.

Špičák V:Bydlení pro alergiky(Living for AllergicPeople). Brno,ERA Group,2003.

Samšiňák K,Dusbabek F,Vobrázková E:Note on the house dust mites in Czechoslovakia. Folia Parasitol 1972;19:383-384.

Barnes P,Godfrey S,Špičák V,Dunitz M:Asthma. London,Dunitz,1997.

Špičák V,Dab I,Hulhoven R,et al:Pharmacokinetics and pharmacodynamics of cetirizine in infants and toddlers. Clin Pharmacol Ther 1997;61:325-330.

Špičák V:Place des auto-vaccins bactériens dansle traitement des enfants asthmatiques. Med Hyg1970;28。

你曾经担任过某个变态反应学会的主席和(或)秘书长吗?

EAACI:副主席(1977—1981 年);

捷克变态反应与临床免疫学会:主席(1990—2005 年);

捷克过敏和临床免疫学会:秘书(1964—1968 年);

捷克 Jan EvangelistaPurkyne 医学协会:秘书长(1989—1993 年)。

哪个职位对你的职业生涯影响最大?

布拉格(1981—1996 年),布拉夫卡医院儿科主任;

捷克变态反应学和临床免疫学协会主席;

世界卫生组织-GINA 专家小组成员(1992—1995 年)。

关于职业生涯的问题

是什么引领你进入过敏领域的?

我成为过敏反应专科医生实属偶然。我一直想当一名儿科医生,我曾在查尔斯大学的儿科学院学习(1948—1953 年)。在我进行研究的最后一年,我被教授们邀请去准备关于一个有过敏反应的儿童的病例报告的研讨会。在准备研讨会的过程中,我必须了解所有关于过敏反应的知识,我发现这个话题是一个迷人的"侦探故事"。那是在 1953 年。毫无疑问,2 年后,儿童过敏反应和儿童哮喘成为了我的博士论文的主题,然后开始我的职业生涯。

你从哪位(学术专家、老师)身上学习到了最多的知识?

Josef Švejcar(儿科),Helena Rašková(药理学),Jaroslav Šterzl(免疫学),Bernard Halpern(过敏反应与临床免疫学;他于1961年在巴黎布鲁萨斯医院的研究所工作了一年)以及Josef Liška(变态反应学的应用,特定的免疫疗法)。

在过敏领域中你最大的成就是什么?

最大的成就也许是1972年我与捷克科学家Karel Samšiňák合作的结果(区域研究:"House dust mites in flats of asthmatic children and in summer houses'[Folia Parasitol 1979,vol.26]")然而,我认为我在过敏史上最大的成就是连续42年为患有过敏反应和哮喘的儿童举办夏令营(自1970年以来),我每年都出席并承担责任,没有任何中断(最近一次是在2013年7月的时候)。这些儿童不能参与普通的此类活动,如他们被迫取消参加夏令营、学校旅行、体育活动,则我们的夏令营是解决方法之一。他们的发病率很高,经常缺席学校课程,哮喘会频繁发作,他们的身体健康情况差、社会地位很低(New trends in therapy and prevention of bronchial asthma,with M. Revenda et al.[Allergol Immunopathol 1977,suppl. IV];Physical fitness and performance of asthmatic children,with M. Revenda,B. Mrzena[Allergol Immunopathol 1977;5;4])。今天,营地的营员不再有任何由运动诱发的哮喘症状,他们的身体状况与健康的孩子没有区别。这是我们在临床实践中成功实施哮喘治疗全球战略的证据。因此,我们的42年的夏令营是一个独特的实验,它为我国关注儿童哮喘病史提供了一种视角。

你最大的遗憾是什么?

在吸入性皮质类固醇被发明之前,哮喘患儿会因发病而死亡。

你最有趣的经历是什么?

捷克的变态反应学和临床免疫学协会有超过55年的历史。我这一代的变态反应学家大部分时间在一个政治上不民主的旧体制下工作,这意味着,他们在许多问题上与国际社会的接触有限。当我们认为这种接触是必要的时,我们总是非常努力地克服这些限制,并参与国际上的变态反应学活动。1968年后的情况更糟。在此背景下,我特别记得1985年在华沙召开的INTERASMA会议。那时候,我的一个病人的父亲在交通运输部有很高的职位,他设法为30名变态反应学家——我们学会的成员——租了一个特殊的火车车厢。这真是太棒了——火车卧铺不仅提供住宿,还为我们提供早餐和晚餐。唯一有趣的问题是,参会的每一天,车厢都会停在华沙火车站的另一个站台上,有时甚至是停在另一个城市的车站。有时,车厢的位置在白天发生了变化。想象一下,你的某个火车车厢离开了你,而在晚上会在另一个地方找到它。这个故事符合Pierre de Coubertin的名言:"最重要的不是取胜,而是参与。"这对我们来说是最重要的——我们都参与了!

请列出你认为的在过敏领域最伟大的十位过敏学家(请只提及已故学家)。

Pasteur Valery Radot,Carlos Jimenez Diaz,BernardHalpern,Jacques Charpin,Lino Businco,Jacques Pepys,W. J. Quarles van Ufford,AndrzejSzczeklik,Z. Eriksson-Lihr,A. D. Ado。

请列出你认为的在过敏领域最伟大的在世的十位过敏学家。

A. William Frankland,Gunnar Johansson,Alainde Weck(Alain de Weck已于2013年在这本书的准备过程中逝世),Kimishige Ishizaka,Stephen Holgate,Barry Kay,Estelle Simons,Ulrich Wahn,Jean Bousquet,Zdeněk Pelikán。

你认为在未来十年中过敏领域最大的问题会是什么?

三件事:食物过敏;黏膜免疫(它的作用和免疫调节);过敏原免疫疗法和生活方式的管理。

未来十年在过敏领域最大的突破会是什么?

表观遗传学和分子过敏学的研究结果,这会导致出现有效的诊断和过敏原免疫治疗方法。

第七章　变态反应学相关学会与组织机构

AAAAI

学会的全称(和缩写)是什么？

美国过敏、哮喘和免疫学会(缩写 AAAAI)。

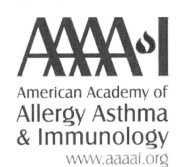

学会什么时候成立？在哪里成立？成立的背景是什么样的？

AAAAI学会于 1943 年 12 月 4 日在纽约成立,当时的名称叫"美国变态反应学会"。然而,这一专业组织的根基要追溯到 1920 年两个组织的成立:哮喘、枯草热、过敏性疾病研究西部学会(美国西海岸),哮喘及相关疾病研究学会(美国东海岸)。

最后,两个学会的成员、科学成果及教学目标等多方面重合,使得两个学会多年以来一直商谈如何合并。商谈最终达成一致,两个组织合并为美国变态反应学会,一个更强、更完整的机构。有人说学会合并的最终动力是世界大战,当时协调参加两个学会会议的行程出现了困难,但这也许仅仅是巧合。两个学会在最终合并之前,实则经历了深思熟虑和长久的协商。

1982 年,学会更名为美国过敏的免疫学会。1995 年,更名为美国过敏、哮喘和免疫学会。学会名字的逐步变化反映了该学科的成长。

学会的创始人有哪些？他们来自哪些医学学科(如皮肤病学、免疫学、肺病学)？

促使东西海岸两家学会合并的学会主席分别是 Samuel Feinberg 博士(西海岸)和 Robert Chobot 博士(东海岸)。Feinberg 博士尽管已经是西海岸学会的主席,但他同意退出,让 Chobot 博士成为了美国变态反应学会主席。其他执行委员会的初始成员包括:Oscar Swineford Jr.(副主席),Karl D. Figley(财务主管),Will Cook Spain(秘书),Matthew Walzer、Milton Cohen。

这两个学会合并后,初始会员有 272 名医生。尽管学会的初始成员来自内科医学和免疫学,但是大多数成员积极研究与过敏反应相关的问题。随着过敏反应机制的基础认知和临床转化信息的发展,学会涉及的范围也得以扩展。

这个学会如今有多少成员？

AAAAI 成员包括 6800 余名变态反应学或免疫学学家,健康社区联盟成员,来自美国、加拿大及全球其他 72 个国家的研究者及相关卫生保健专家。AAAAI 是一个民主的组织,学会的领导者由全体学会成员选举。

AAAAI 由其董事会领导,相关工作由 7 个研究分部、6 个分会、70 个委员会及特别工作组执行。AAAAI学会也相当重视其同其他机构的联盟,这些机构包括相关专业性学会,病人利益主张组织、认证委员会及其他组织。

学会的主要重点:免疫学还是变态反应学？

AAAAI 致力于研究过敏反应、哮喘及免疫学治疗,发展相关知识和临床实践,目的是更好地治疗病人。因此,重点包括该学科的各个分支。

AAAAI 也设立了"变态反应学、哮喘及免疫学教育研究机构股份有限公司"。(ARTrust 商标)。ARTust 的任务是支持教学和研究,治疗数百万患有过敏性疾病、哮喘及其他免疫疾病的病人。

学会设立的重要奖项和荣誉有哪些？

除了讲师的职位和 ARTrust 奖外，最著名的年度奖是 AAAAI 授予的荣誉奖。这些包括：联合健康专业人员荣誉奖；杰出临床工作者奖；杰出非专业人士奖；优秀服务奖；杰出科学家奖；临床志愿者突出贡献奖；RSLAAIS 领导奖；特别荣誉奖和主席人道主义奖。

这些奖项在 AAAAI 的年会期间颁发。1944 年，学会的第一次年会持续两天，分为 4 个部分，23 次宣讲。如今，每年有 7000 余人参加年会，来自世界各地数百个领域的代表花五天时间共同学习并建立联系。

学会有哪些杂志？哪本是学会的官方杂志？

《变态反应和临床免疫杂志》(*The Journal of Allergy and Clinical Immunology*)(JACI)是 AAAAI 的官方出版物，创刊于 1929 年，当时名为《变态反应学杂志》(*The Journal of Allergy*)。JACI 是过敏反应和免疫学领域被引用最多的杂志，得到了全世界的赞誉。

2013 年，AAAAI 发行了《变态反应和临床免疫学杂志：实践操作》(*The Journal of Allergy and Clinical Immunology：In Practice*)，该杂志致力于展示过敏反应和免疫学领域最好的临床研究及实践管理建议。

学会网址

http://www.aaaai.org

感谢

大部分历史回顾由 Sheldon G. Cohen 博士，FAAAAI 授权。Cohen 博士在《美国变态反应学会：历史回顾》的文献中记录了该组织的历史。

APAAACI

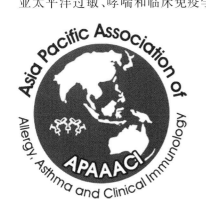

亚太平洋过敏、哮喘和临床免疫学会（APAAACI）是一家亚太平洋地区变态反应学和临床免疫学的国家级学会联盟。该地区的有些地方没有正式的学会，在这一背景下，APAAACI 批准在变态反应学、哮喘和临床免疫学领域有突出贡献的个体医疗从业者的成员资格。APAAACI 是该地区变态反应学和临床免疫学领域的重要专业学会，在世界人口最稠密、种族最多样化的地区，提供了特别的进修学习及理解过敏性疾病、免疫性疾病理论和实践的机会。

该学会包含的学会成员为：

泰国过敏、哮喘和免疫学会（Allergy, Asthma and Immunology Society of Thailand）；

新加坡过敏和临床免疫学会（Allergy and Clinical Immunology Society Singapore）；

斯里兰卡过敏和免疫学会（Allergy and Immunology Society Sri Lanka）；

澳大利亚过敏和临床免疫学会（The Australasian Society of Allergy and Clinical Immunology）；

孟加拉国免疫和过敏学会（The Bangladesh Society of Immunology and Allergy）；

中国变态反应学会（The Chinese Society of Allergology）；

中国香港过敏科医学会（The Hong Kong Institute of Allergy）；

印度哮喘、过敏和应用免疫学会（Indian College of Asthma, Allergy and Applied Immunology）；

印度尼西亚过敏和免疫学会（The Indonesian Society of Allergy and Immunology）；

日本过敏学会（The Japanese Society of Allergology）；

韩国哮喘、过敏和临床免疫学会（The Korean Academy of Asthma, Allergy and Clinical Immunology）；

马来西亚过敏和免疫学会（The Malaysian Society of Allergy and Immunology）；

蒙古过敏学会（The Mongolian Society of Allergology）；

菲律宾过敏、哮喘和免疫学会（The Philippine Society of Asthma, Allergy and Immunology）；

中国台湾哮喘、过敏和临床免疫学会（The Taiwan Society of Asthma, Allergy and Clinical Immunology）；

来自巴基斯坦和缅甸的个人也是学会的成员。

早期

20 世纪 80 年代早期，人们普遍意识到过敏反应相关性疾病在亚太平洋地区发病率上升。然而，当时少有过敏反应或免疫学专家治疗疾病，也没有什么数据让人研究。1982 年前，亚洲地区不曾组织变态反应学会议。1982 年，韩国或日本变态反应学会议由 Seok Young Kang 教授（韩国）和 Tatsushi Ishizaka 教授（日本）组织。该会议每两年在韩国和日本轮流举办。1986 年，会议组委会决定扩大会议范围，邀请亚洲其他国家的学界领袖，至此，该会议更名为西太平洋变态反应学学术报告会。各地同事间分享过敏性疾病的相关知识和经验管理是该会议的头等大事。

1986 年，Karnen Baratawidjaja 教授（印度尼西亚）会见了 Montri Tuchinda 教授、Phabillya Phanichyakarn 教授（泰国），共同商讨是否有可能组织地区性变态反应学学术报告会和成立一家涵盖亚洲和太平洋的机构。巴厘岛被选为 1989 年首次会议的场地。来自亚太平洋地区 17 个不同学会的代表出席了巴厘岛会议。名单如下：

Karnen G Baratawidjaja 教授；

Montri Tuchinda 教授；

Phailboolya Phanichyakarn 教授；

Minoru Okuda 教授；

宫本昭正教授；

Kue-Hsiung Hsieh 教授；

Manuel F. Ferreria 教授；

Lee Sang Yong 教授；

Keven J. Turner 教授；

Ronald S. Walls 教授；

Feng Pao Hsii 教授；

Nasamuddin Bin Abdullah 教授；

Siti Boedina Kresno 教授；

Jcanc Latu 教授；

Suharyono 教授；

Sjamsuridjal 教授；

Santoso Cornain 教授。

参加巴厘岛会议的人员决定,将这个新组织命名为亚太平洋过敏反应和临床免疫学会联盟(APFAIS)。来自印度尼西亚的 Baratawidjaja 教授成为了 APFAIS 的第一任主席。代表院由来自该地区国家的 15 名代表和 3 名观察员组成。第一次会议上,规章制度被采纳,并决定了每三年召开一次代表大会。

1992 年,新成立的 APFAIS 和来自韩国、日本的代表参加了日本京都举办的第 14 届国际过敏反应和临床免疫学代表大会,并举行联合代表会议。同样在 1992 年,曼谷代表大会期间,APFAIS 更名为亚太平洋过敏反应和临床免疫学会,曼谷会议成为了 APAACI 第一次代表大会。曼谷代表大会标志着 APAACI 正式成立,标志着三年前在巴厘岛提出成立地区性过敏反应和免疫学专家联盟的建议成功落实。1999 年,第七届会议在曼谷召开,这个地区性组织更名为亚太平洋过敏反应、哮喘、临床免疫学会(APAAACI),这个名字沿用至今。

自第一届曼谷会议以来,APAAACI 至今每 2～3 年举办一次会议,如台北(1995 年)、马尼拉(1998 年)、悉尼(2000 年)、首尔(2002 年)、东京(2004 年)、曼谷(2007 年)和新加坡(2010 年)。中国台湾将于 2013 年举办下一次会议。APAAACI 和世界过敏组织(即曾经的世界过敏和临床免疫学代表大会,ICACI)共同举办了两次著名的会议。2000 年,澳大利亚协同 APAAACI 和澳大利亚临床免疫和变态反应学会共同举办了世界代表大会。大会非常成功,预示着以 2000 年为始,过敏反应和临床免疫学领域将会迎来好时期。Antony Basten 时任大会主席,Constance Katelaris 教授时任大会秘书长。

APAAACI 同第二次世界过敏组织的联合代表大会于 2007 年在曼谷举办。Pakit Vichyanond 教授时任大会秘书长。2010 年,APAAACI 协同另一个地区性组织,即亚太平洋儿童过敏反应、呼吸病、免疫学会(APAPARI)在新加坡举办了一次非常成功的会议。

近来,APAAACI 的委员发现他们需要扩大该组织的工作范围。在 Sang Il Lee 教授的任期内,APAAACI 创办了地区性杂志《亚洲太平洋变态反应学》。杂志已被 PubMed 收录。Sang Il Lee 教授是主编,副主编为 Constance Katelaris 教授、Hee Bom Moon 教授、Akihiro Morikawa 教授(日本)。总编辑是 Yoon-Seok Chang 博士(韩国)和 Kang Mo Ahn 博士(韩国)。

在 Constance Katelaris 教授(主席)和 Frank Thien 副教授(秘书长)的领导下,APAAACI 进入了新的时代。该组织的工作范围扩大,如今出版了一本季刊通讯、有了新的网站、创立了若干工作小组来满足过敏反应和免疫学实践中的特殊需求。

APAAACIA 的目标是：

(1) 促进该地区过敏反应、哮喘、临床免疫学知识的转化和发展；

(2) 促进过敏反应、哮喘、免疫相关疾病的研究、预防治疗,特别侧重该地区的特殊问题；

(3) 促进该地区成员国家间培训项目的交流；

（4）促进该地区过敏反应、哮喘临床免疫学的临床合作和基础研究；

（5）鼓励、支持并协助过敏反应、哮喘、临床免疫学公共信息和教育项目的发展；

（6）同其他世界组织在过敏反应、哮喘、临床免疫学研究上合作；

（7）支持通过国际会议和其他方式传播过敏反应、哮喘、临床免疫学相关知识。

APAAACI 杂志《亚太平洋变态反应学》（*Asia Pacific Allergy*）：http://www.apallergy.org。

APAAACI 网址：http://APAAACI.org。

秘书处联系人：secretariat@apaaaci.org。

CIA

国际变态反应学会简介

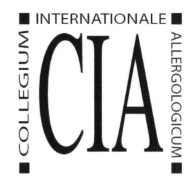

只要提到变态反应学历史,回顾对该领域发展有贡献的科学和人际交往、该领域的重要发现和先锋者,必须介绍国际变态反应学会(CIA)的起源、目标、传统。

CIA 和很多科学会在几个方面有所不同。从成立以来,CIA 明显限制了它的会员数。初始会员是 200 人,到 1986 年增加至 250 人,而这反映了变态反应学界科学家人数的增加。CIA 的目标是让学者长时间地成为学会的一部分,可能会终其职业生涯的一生,而学会将成为优秀变态反应学学者的联盟,无论他们的工作范围是临床工作还是实验室的实验研究。因此,成员从世界各地多产研究者中选出;这些研究者在学术界或者生物制药行业工作,他们能在过敏反应、临床免疫学和相关领域以科学方法独立研究,并一直有领导力。新成员必须由声誉良好的两名 CIA 成员推荐,并且至少在一次 CIA 研讨会中做科学宣讲。只有 CIA 成员能邀请候选人和其他非成员人员在 CIA 研讨会上宣讲研究。

成立

1954 年 10 月 15 日,来自 6 大洲 18 个国家的 48 名著名医师和科学家,代表药学和生物学研究的不同领域(表 1),齐聚伦敦签署国际变态反应学会(不久后以首字母缩写“CIA”闻名于世)的创始文件。图 1 展出了部分创始人员的签名。那时,在世界上很多国家,变态反应学和免疫学还未被视为独立的科学和学术学科,不过有些国家已成立变态反应学会。国际过敏和临床免疫学会(IAACI,2000 年更名为世界过敏组织,WAO)在 1951 年成立。欧洲过敏和临床免疫学会(EAACI)于 1956 年在佛罗伦萨成立,比 CIA 晚两年。虽然这些大型的国家和国际的学会为过敏反应和免疫学团体提供了巨大价值,但 CIA 的早期成员很快就明白,CIA 提供了额外、独特而且重要的专业机会——提供了机会,让著名的科学家聚集组成一个小型学院式团体,以有效地交流该领域的最新进展。

表 1　CIA 的创始成员

	O. G. Bier(São Paulo)
(C)	P. Blamoutier(París)
	D. Bovet(Rome)
	C. J. C. Britton(London)
	H. Christensen(Roskilde)
(C)	R. R. A. Coombs(Cambridge)
	Sir H. H. Dale(London)
(C)	H. A. E. van Dishoeck(Leiden)
	R. H. O. Donald(Melbourne)
(VP)	J. Duchaine(Bruxelles)
	J. Freeman(London)
	C. Frugoni(Rome)
	C. P. Giles(Ventnor)

(C)	F. Gross(Basel)
(C)	M. T. Gutman(Jerusalem)
(C)	K. Hansen(Lübeck)
	D. Harley(London)
(T)(P)	C. Jimenez-Diaz(Madrid)
	E. A. Kabat(New York)
(S)	P. Kallós(Helsingborg)
	L. Kallós-Deffner(Helsingborg)
	W. Kaufman(Bridgeport)
	A. Lunedei(Florence)
	W. Löffler(Zurich)
	M. Maekawa(Kyoto)
	J. R. Marrack(Cambridge)
	R. L. Mayer(Summit)
	R. Meier(Basel)
	G. Melli(Milan)
	G. Miescher(Zurich)
	H. R. Olivier(Paris)
	D. Ordman(Johannesburg)
	Z. Ovary(Rome)
	W. Pagel(London)
	G. W. Pickering(London)
	S. Raffel(Stanford)
	Bret Ratner(New York)
	B. M. B. Riley(Sidney)
	C. Rimington(London)
	E. Rothlin(Basel)
	H. Selye(Montreal)
(C)	U. Serafini(Rome)
	M. A. Solari(Buenos Aires)
	R. S. Steel(Sydney)
	A. Stoll(Basel)
	G. L. Waldbott(Detroit)
	J. Waldenström(Malmö)
	F. F. Yonkman(Summit)

P＝主席;CP＝副主席;T＝财务主管;S＝秘书长;C＝委员会成员。

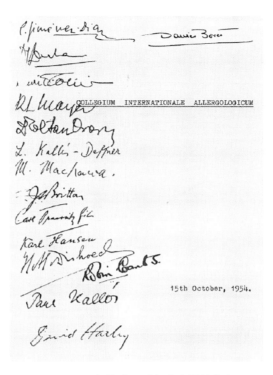

图 1　CIA 初始成立时部分会员的签名

初始的成员来自英国(10),美国(7),意大利(6),瑞士(6),澳大利亚(3),瑞典(3),法国(2),还有其他一些国家。创始会员包括了药学和新兴的过敏反应和免疫学领域著名人士:Daniel Bovet,Robin R. A. Coombs,Henry Dale,Carl Prausnitz-Giles,Karl Hansen,Elvin Kabat,Paul 与 Lisel otte Kallós-Deffner,W. Kaufman,W. Loffler,Guido Miescher,Zoltan Ovary,B. M. B. Riley,Hans Selye,Umberto Serafini 和 Jan G. Waldenstr,这些成员仅仅只是一部分。这些人均为世界上著名的、对过敏反应和临床免疫学有突出贡献的人物。

在 CIA 初始的 20 年里,Paul Kallós,无隶属大学的临床免疫学家和变态反应学家,是运营该组织的"精神支柱";见过他的人都不会忘记他充满魅力的人格,他尽自己最大努力从世界各地为 CIA 招募了最优秀的年轻变态反应学家。

随后数十年中,该组织主要由 Alain de Weck 和 Peter Dukor 运营。尽管有多次主席换届,看上去还算民主,但事实上谁是领导还是很明确。CIA 的传统决定,除了挑选会议场地和承担组织的官僚责任,组织的主席其实主要只起礼仪作用。然后,有些主席因为他们与众不同或令人喜爱的个性被人铭记。Geoffrey B. West 因其幽默的会议记录被人铭记。石坂公成因其在发现 IgE 中所起的作用和对 CIA 的贡献,将在变态反应学历史中拥有特殊地位。Larry Lichtenstein 是一位有献身精神和随和的主席,他的雪茄也让人难以忘记。John Bienenstock 和 Lichtenstein 一样以"随和模式"运营 CIA。Gianni Marone 两次遭遇灾难,一次在 1982 年从索伦托到卡普里岛的船上"半路"出了可怕事故,然后 2010 年在他任期内组织的伊斯基亚岛会议由于冰岛的火山爆发几乎被取消! Johannes Ring 也是"随和主席"中的著名人士,也是很有天赋的 CIA 荣誉历史学家。Stephen Galli 延续 Geoffrey West 的风格,也报告"幽默会议记录",他和近期的几名主席在增加成员的多样性上有特别的贡献。

CIA 的秘书长承担了 CIA 的很多主要工作,同时,有"行政""荣誉"或者"总"秘书长头衔,在幕后也有很大的影响。比如,Paul Kallós(荣誉秘书长,1954 年至 1974 年)以极具外交手腕的方式处理 CIA 的事务。随后,Alain de Weck(荣誉秘书长,1974 年至 1986 年)和 Peter Dukor(行政秘书长,1974 年至 1988 年)是 CIA 的运营支柱。他们把 CIA 从由欧洲主导、英国人占多数的俱乐部,顺利转型成一个真正的国际科学会,对此做出了重大贡献。Alain de Weck 绝对是 CIA 过往 40 年历史中的最重要的一员。为了纪念他多年对 CIA 的突出贡献,会员在 2010 年第二十七届伊斯基亚岛会议中决定,开设 Alain de Weck 旅行补助计划,来为参加 CIA 学会的年轻科学家提供旅行补助。表 2 列举了学会从创始以来的 CIA 干事。CIA 的历史在一本书中有更详尽的介绍，也因在世者鲜活的口述而更生动。

表 2　CIA 的干事

主席	
D. Harley	1954—1974
G. B. West	1974—1978
F. Milgrom	1978—1982
K. Ishizaka	1982—1986
A. Sehon	1986—1990
A. de Weck	1990—1994
L. Líchtenstein	1994—1998
J. Bienenstock	1998—2002
J. Ring	2002—2006
G. Marone	2006—2010
S. J. Galli	2010—2014
副主席（候任主席）	
J. Duchaine	1954—1970
F. Milgrom	1970—1978
K. Ishizaka	1978—1982
A. Sehon	1982—1986
A. de Weck	1986—1990
L. Líchtenstein	1990—1994
J. Bienenstock	1994—1998
J. Ring	1998—2002
G. Marone	2002—2006
S. J. Gallí	2006—2010
S. Holgate	2010—2014
荣誉秘书长	
P. Kallos	1954—1974
A. de Weck	1974—1986
A. Capron	1986—1990
J. Ring	1990—1998
执行秘书长	
A. Cerletti	1954—1974
P. Dukor	1974—1988
J. Bienenstock	1988—1994
秘书长	
G. Marone	1998—2002
S. J. Gallí	2002—2006
S. Holgate	2006—2010
B. Bochner	2010—2014

表 2　CIA 的干事

概念

CIA 章程的第一条本质上是 CIA 的"大宪章",描述了它存在的基本原理:

学会是研究变态反应学、相关医学分支和免疫学的科学、临床问题的国际团体。学会的目的是促进变态反应学领域科学探究的谦逊精神、友好合作、优秀研究、专业关系。

CIA 组织应与政治和非科学无关,处理事物时应最少手续化和官僚化。

研讨会

CIA 的主要活动是新成员的选拔和举办每两年一届的科学研讨会。CIA 的会议由 CIA 的优秀成员组织,特别选出地点,会议组织形式为小型会议,无"分组会"(表3),包含大量不经计划的非正式沟通时间。由此,CIA 研讨会有着独一无二的特点,其氛围友好,类似学院,让人能建立亲密关系,不同于由国际学会举办的有数千人参加、同时举办 10～20 个分组会的拥挤会议。实现这种随和的科学氛围,就必须将与会科学家限制在 250 人以内。

这个传统在 1954 年第一次伦敦会议中形成,会议由 Paul Kallós 和 David Harley(表3)组织。由此,CIA 研讨会在后继 60 年里每两年就组织一次。CIA 研讨会不仅有传统的高水平科学宣讲,也是科学家敢展示未发表数据的少数活动之一。在它的历史中,CIA 举办了一系列值得一提的特别讲座。其中一些由诺贝尔奖得主(在他们得奖前或者得奖后演讲,这些人是:Luc Montagnier,Erwin Neher,Stanley B. Prusiner 和 Bengt Samuelesson)演讲,同时,过敏反应和临床免疫学领域的很多新发现和重大突破首次发表也是在 CIA 的年会上。

实际上,CIA 在半个多世纪里的项目和进展,可被视为相当于过敏反应和临床免疫学重要发现的重点列表,包括组胺受体,肥大细胞的起源、生理机制和病理生理学机制,T 细胞亚群的发现,Th1、Th2、Th17 细胞的概念,IgE 和 IgE 受体,IgE 合成调节,白三烯和血小板激活因子的发现,获得性和先天性免疫缺陷的机制,过敏反应和免疫障碍的全新治疗等。

CIA 年会除了有一流的学术交流,还有某些重要特征:

两场荣誉讲座(Carl-Prausnitz 讲座和 Paul Kallós 讲座);

一次"从免疫学中放松"讲座(与会者和陪同人员均享受这一刻);

一次船上游览;

朗读之前会议的"幽默记录";

会议最后一夜晚宴上新成员的半正式入会介绍。

表3 CIA 研讨会的历史

日期	举办地点	组织者(们)
1954	London	P. Kallòs,D. Harley
1955	Basel	A. Stoll,E. Rothlin
1957	London	P. Kallós,R. R. A. Coombs
1959	Rome	L. Businco
1962	Freiburg im Breisgau	F. Hahn,H. Gierz,W. Schmutzler
1964	London	G. B. West
1968	Tel Aviv	I. Glazer,M. Feldmann
1970	Montreux	A. de Weck
1972	London	F. Feinberg,J. Pepys,J. L. Turk,G. B. West
1974	Copenhagen	B. Diamant,N. Hjorth,P. Kallós,H. Rorsmann
1976	Heidelberg	K. Rother,H. Gierz,E. Schöpf,G. Till
1978	New Orleans	J. Salvaggio

日期	举办地点	组织者(们)
1980	Constance	P. Dukor,A. de Weck
1982	Sorrento	G. Marone,M. Condorelli,G. Rossi,M. Ricci
1984	Puerto Vallarta(Mexico)	P. Norman,L. Lichtenstein,T. ,K. Ishizaka
1986	Gothenburg	L. A. Hanson,N. Lindholm
1988	Martinique	M. and A. Capron
1990	Madeira	S. Holgate,J. Bienenstock
1992	Capri	G. Marone
1994	Nantucket	S. J. Galli,A. L. Sheffer
1996	Fuschl/Salzburg	D. Kraft,J. Ring
1998	Corfu	A. Togias,L. Lichtenstein
2000	Hakone	T. Ishikawa,T. Miyamoto,H. Tomioka
2002	Bermuda	A. Togias,J. Bienenstock
2004	Bornholm	H. Loewenstein,J. Ring
2006	Malta	S. Holgate,B. Kay
2008	Curacao	R. Van Ree,J. Ring
2010	Ischia	G. Marone,M. Triggiani,A. Genovese
2012	Jeja	Y. Y. Kim,S. Galli
2014	Petersberg/Bonn	M. Maurer,H. Behrendt,T. Bieber

　　CIA 研讨会学术一流,有学院氛围,环境随和,从创始以来一直保持这些特质,不断吸引着过敏反应和临床免疫学领域最好的科学家成为该组织的成员。

　　前主席(G. M.)、荣誉历史学家(J. R.)和现任主席(S. J. G)代表 CIA 希望本书取得巨大成功。它也许会帮助来自世界各地的读者对过敏反应和临床免疫学世界有更深的了解。

　　CIA 网址:http://www.ciaweb.org/。

EAACI

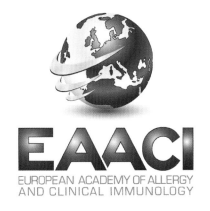

学会的全称(和缩写)是什么?

官方名称是欧洲过敏和临床免疫学会(EAACI)。之前的名称是欧洲过敏学会(始于 1957 年),在 1971 年变更为欧洲过敏和临床免疫学会。

学会什么时候成立? 在哪里成立? 成立的背景是什么样的?

1950 年 5 月 31 日至 6 月 1 日,在巴黎举办的欧洲第一届变态反应学会议上,第一次提到欧洲应在变态反应学领域建立更紧密的合作。当时的会议由 Valery Radot 教授、B. N. Halpern 教授、P. Blamoutier 教授组织。当时,欧洲委员会的代表有义务组织下一次欧洲会议。第二次欧洲会议委托丹麦变态反应学研究学会、E. B. Salen 教授和 E. Bruun 教授组织,于 1953 年 5 月 20 日至 23 日在哥本哈根举办。尽管两次会议都非常成功,不过很明显,无论是为了组织重要会议,还是为了确保持续交流观点和信息,更紧密的合作是有必要的。这些只能通过创建一个专业的欧洲学会才能实现。经过艰难的前期工作,这个目标终于在第三届欧洲变态反应学会议(于 1956 年 9 月在佛罗伦萨、由 A. Lunedei 教授和 U. Serafini 教授组织)上实现。

学会的创始人员有谁? 他们来自哪些医学学科(皮肤病学、免疫学或肺病学)?

如此前所述,A. Lunedei 教授和 U. Serafini 教授是第三届欧洲变态反应学会议的组织者。学会的名字是欧洲变态反应学会。

目的

变态反应学领域的欧洲合作(培训,会议和研究)。

干事提名

主席:U. Serafini 教授。

副主席:E. Bruun 教授,F. J. Farrerons-Co 教授,D. A. Williams 教授。

秘书长:W. Quarles van Ufford 教授。

主要咨询委员会:Z. Eriksson・Lihr 教授,B. N. Halpern 教授,K. Hansen 教授,C. Jimenez Diaz 教授,A. Lunedei 教授,Pasteur Valery Radot 教授,V. Spoujitch 教授。

官方杂志:《变态反应学学报》(*Acta Allergologica*)。

官方语言:英语、法语、德语。

第四次欧洲会议的时间和地点:1959 年,伦敦。

荣誉成员提名:Henry Dale 爵士和 Cesare Frugoni 教授。

学会接受一些个人会员,但其基本目标是聚集已存在的、致力于变态反应学研究的欧洲学会,这些学会中共计有 1500 名成员。另外,如果一名杰出工作者来自一个未设立专业变态反应学会的国家,他也会被邀请加入学会。

学会的章程制度于 1957 年起草于乌特勒支。之后的年份里逐渐加入了一些修正案。学会与《变态反应学学报》达成了一项特殊协议,而该学报和北方变态反应学会一起成为学会的官方组织。学会最重要的一些工作在该杂志中报道,比如布鲁塞尔会议和伦敦、哥本哈根代表大会。

各届执行委员会特别关注组织代表大会和其他会议,以尽最大努力协调好欧洲变态反应学领域的活动。

佛罗伦萨会议举办之后,又举办了第四届欧洲会议(1959 年,伦敦),由 R. S. McDowall 和 D. A. Williams 组织;第五届欧洲会议在巴塞尔举办(1962 年),由 R. Schuppli 组织;第六届欧洲会议由 S. Hellerstrom 和 S. Krapelien 组织,在斯德哥尔摩举办(1965 年);第七届欧洲会议在柏林举办(1968 年),由

H. Herxheimer 和 E. Stresemann 组织;第八届欧洲会议在马赛举办(1971 年),由 J. Charpin 组织;第九届欧洲会议在伦敦举办(1974 年),由 K. M. Citron 和 R. S. Bruce Pearson 组织;第十届欧洲会议在布拉格举办(1977 年),由 V. Zavazal 博士(主席)和 V. Spicak 博士(科学秘书)组织;第十届欧洲会议在维也纳举办(1980 年),由 C. Steffen 教授(主席)和 H. Ludwig 博士(秘书)组织。

由于欧洲代表大会具有国际性,两次大会的举办之间有相当长的间隔。因此,在代表大会之间,以发展和更新过敏反应和临床免疫学相关领域知识为目标的年度(小型)会议应运而生。这里是至今为止的年度会议列表:布鲁塞尔(1957 年);海牙(1958 年);贝尔格莱德(1959 年);巴塞罗那(1960 年);柏林(1961 年);布拉格(1962 年);博洛尼亚(1963 年);布鲁塞尔(1966 年);布拉格(1967 年);日内瓦(1969 年);奥斯陆(1972 年);潘普洛纳(1973 年);罗马(1975 年);亚琛(1976 年);雅典(1978 年);赫尔辛基(1979 年);克莱蒙费朗(1981 年);丰沙尔(1982 年)。

学会以"鼓励并支持变态反应学领域欧洲工作者间的国际性合作"为根本目的,特别关注以发展专业领域科学和实践知识为目标而成立的各种委员会。

1956 年至 1959 年期间,举办了 10 个科学委员会来讨论如下主题:职业过敏,食物过敏,变态反应学教育,气候和过敏,空气中的过敏原,药物过敏,标准化,过敏反应和保险,药理学和药物,测试程序。1959 年至 1962 年期间增加了一些其他的委员会,比如:历史和过敏反应,自身免疫,过敏反应和神经系统,过敏反应和风湿病,儿童过敏反应,肺功能测试。1962 年组织了三个研讨会:过敏性疾病的物理疗法,过敏性疾病的康复,过敏性疾病的社会测量法。这些委员会和研讨会的一些论文已被发表。几年后,很多委员会的活动已停办。变态反应学词典(*Johann Ambrosium Barth*,莱比锡,1964)在学会支持下出版。词典由 J. K. Wilken-Jensen 博士编辑,J. Duchaine 博士、W. Gronemeyer 博士、R. S. Bruce Pearson 博士、A. W. Frankland 博士、U. Serafini 博士、A. Ado 博士提供了很大帮助,内容包括使用六种语言(英、法、德、西班牙、意大利、俄)对主要技术和变态反应学科学术语进行的翻译。表 1 列出了历届 EAACI 主席。

表 1　EAACI 主席

1956—1959	U. Serafini(Italy)
1959—1962	D. A. Williams(UK)
1962—1965	E. Bruun(Denmark)
1965—1968	H. Herxheimer(Germany)
1968—1971	J. Duchaine(Belgium)
1971—1974	S. Kraepelien(Sweden)
1974—1977	J. Charpin(France)
1977—1980	A. W. Frankland(UK)
1980—1983	J. P. Girard(Switzerland)
1983—1986	C. Molina(France)
1986—1989	M. Debelic(Germany)
1989—1992	A. B. Kay(UK)
1992—1995	F. B. Michel(France)
1995—1998	S. G. O. Johansson(Sweden)
1998—2001	Sergio Bonini(Italy)
2001—2003	Paul van Cauwenberge(Belgium)
2003—2005	Ulrich Wahn(Germany)
2005—2007	Anthony Frew(UK)
2007—2009	Roy Gerth van Wijk(the Netherlands)
2009—2011	Jan Lötvall(Sweden)
2011—2013	Cezmi Akdis(Turkey/Switzerland)

学会如今有多少成员？

学会有来自 121 个国家和 42 个国家学会的 7400 名成员。

学会的主要重点是什么，变态反应学还是免疫学？

两者都是重点。学会名称由欧洲过敏学会(1957—1971 年)更名为欧洲过敏和临床免疫学会，就是考虑到两个研究领域的密切关系和建立合作的可能性。

学会最重要的奖项和荣誉有哪些？

EAACI 奖。从 2005 年起，EAACI 执行委员会从 4 个分类里挑选 EAACI 奖得主，以表彰过敏反应和临床免疫学领域的科学家和临床工作者：

预防过敏性疾病和改善治疗，授 Daniel Bovet 奖；

临床研究的杰出贡献，授 Clemens von Pirquet 奖；

改善过敏反应或临床免疫学试验研究，授 Paul Ehrlich 奖；

在欧洲提议将过敏反应学设为独立学科，授 Charles Blackley 奖。

颁奖典礼在每届 EAACI 代表大会的开幕式中进行。表 2 列出了迄今为止各奖项的得主。

表 2　EAACI 的奖项及其获得者

	Clemens von Pirquet 临床研究奖	Daniel Bovet 治疗与预防奖	Paul Ehrlich 实验研究奖	Charles Blackley 欧洲学科推广奖
2005	Dietrich Kraft	Bengt Bjorksten	Barry Kay	Alain de Weck
2006	William Frankland	Jean Bousquet	Kurt Blaser	S. G. O. Johansson
2007	Ulrich Müller	Tari Haahtela	Henning Löwenstein	Paul van Cauwenberge
2008	Andrzej Szczeklik	Ulrich Wahn	Stephen Holgate	Sergio Delgiacco
2009	Steve Durham	Bengt Bjorksten	Rudi Valenta	Brunello Wüthrich
2010	Johannes Ring	Hans-Jörgen Mailing	Rob Aalberse	Sergio Bonini
2011	Gabrielle Pauli	Erika von Mutius	Gianne Marone	Anthony J. Frew
2012	Glenis Scadding	Arne Höst	Werner Pichler	Roy Gerth van Wijk
2013	Martin K. Church	Claude Molina	Monique Capron	François-Bernard Michel

学会的杂志名字是什么？哪个杂志是学会的官方刊物？

《过敏——欧洲过敏和临床免疫学杂志》(*Allergy——the European Journal of Allergy and Clinical Immunology*)是 EAACI 的官方出版物，并且通过 Blackwell Synergy/Wiley InterScience 提供网络版本。它拥有 6.297 个影响因子(在 2010 年 21 份变态反应学杂志中排第二位)。可通过登录 Blackwell Synergy/Wiley InterScience 免费浏览摘要和目录表(如果有订阅可阅读全文)。

《儿童过敏和免疫学》(*Pediatric Allergy and Immunology*)是 EAACI 儿科部分的官方出版物，也通过 Blackwell Synergy/Wiley InterScience 提供网络版本。它的影响因子是 2.874(在 2010 年 21 份变态反应学杂志中排第八位，107 份儿科学杂志中排第十位)。可通过登录 Blackwell Synergy/Wiley InterScience 免费浏览摘要和目录表(如果有订阅可阅读全文)。

《临床和转化变态反应学》(*Clinical and Translational Allergy*)是同行评议开放获取的杂志，旨在为变态反应学领域的原创研究和评论提供平台。这些文章以临床、转化或者基础研究为基础。杂志以 CTA 这个名字广为人知，它是 EAACI 杂志中的一本，也是该领域的第一份开放获取杂志。开放获取出版使免费获取所有内容成为可能，由此保证了文章的广泛传播；电子版本和优化的手稿处理过程保证了论文能十分快速地发表。

CTA 是一份国际杂志，它的影响范围远远不止欧洲，它邀请世界各地的临床工作者和研究者共同谱写。CTA 发表原创研究和评论、EAACI 观点论文、EAACI 特别小组报道、EAACI 指南。

学会网址

http://www.eaaci.org corporate website

JSA

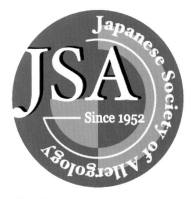

学会的全称(和缩写)是什么?

日本变态反应学会(JSA)。

什么时候成立? 在哪里成立? 成立的背景如何?

在 1951 年举办的世界过敏学会(目前被称为世界过敏组织)第一次会议上,开始了组织日本变态反应学会的准备工作。1952 年 5 月,创始人员齐聚东京,就学会规章取得一致意见。1952 年 10 月 17 日至 18 日,JSA 的第一次正式会议在东京召开。这是日本变态反应学会(当时有 600 名会员)的诞生。

学会的创始人员有谁? 他们来自哪些医学学科(皮肤病学、免疫学或肺病学)?

JSA 的第一任主席是日本东京日本医学院的中村敬三教授,他的专业是细菌学。

学会如今有多少成员?

截至 2011 年 10 月 31 日,学会有 10175 名成员。

学会的主要重点是什么,变态反应学还是免疫学?

变态反应学和临床免疫学。

学会最重要的奖项和荣誉有哪些?

JSA 最佳宣讲奖,每年在春季和秋季两个 JSA 会议的所有宣讲中选出最佳宣讲。

学会的杂志名字是什么? 哪个杂志是学会的官方刊物?

①《日本变态反应学杂志》(*Japanese Journal of Allergology*)

②《国际变态反应学》(*Allergology International*)

学会网址

http://www.jsaweb.jp/ (日语)

http://www.jsaweb.jp/modules/en (英语)

秋山一雄,相模原市

SLAAI

学会的全称(和缩写)是什么?

拉美过敏、哮喘和免疫学学会(Sociedad Latinoamericana de Alergia,Asma e Inmunología,SLAAI)

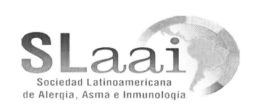

什么时候成立? 在哪里成立? 成立的背景如何?

1945 年,一些变态反应学家意识到,他们需要在科学基础上建立伙伴关系,统一使用共同的语言,并获得相应的国际代表地位。David M. Gordillo 博士和 Mario Sanchez 博士当时分别是墨西哥和哥伦比亚变态反应学会的主席,他们受此鼓舞,组织了"第一届变态反应学研讨会",召集了来自拉丁美洲不同国家的医生。稍后,1961 年 10 月 18 日,一组有远见的医学博士以增进友谊、加强科学合作、建立科学协会为坚定目标,在纽约进行会面。他们中有 Carlos Canseco González 博士,Ernesto Méndez 博士,Mario Sánchez Medina 博士,José Luis Cortez 博士,Armando Pérez Lozano 博士,Forunchman 博士,分别来自墨西哥、哥伦比亚、阿根廷、巴西、委内瑞拉厄瓜多尔。他们签署了一份陈述拉丁美洲学会法律规章的文件。这个事件是拉丁美洲变态反应学历史的转折点。

学会的创始人员有谁? 他们来自哪些医学学科(皮肤病学、免疫学或肺病学)?

拉丁美洲变态反应学会的创始人是来自墨西哥、哥伦比亚、阿根廷、巴西、委内瑞拉、厄瓜多尔的变态反应学家。来自墨西哥的有 Carlos Canseco 博士,David Gordillo 博士,Julio Cueva 博士,Pérez Martín 博士、Romero 博士;来自委内瑞拉的有 Ortega Tamayo 博士,Pérez Lozano 博士;来自哥伦比亚的有 Mario Sánchez 博士,Zubiria 博士,Medina 博士,Baquero 博士;来自巴西的有 Croce Negreiros 博士和 Méndez 博士;来自阿根廷的有 Mathov 博士和 Raimondo 博士;来自厄瓜多尔的有 Naranjo 博士和 Moreno 博士。

学会如今有多少成员?

SLAAI 由来自拉丁美洲 16 个不同国家的 18 个成员学会组成联盟。SLAAI 的活跃成员有 2418 名。

阿根廷

阿根廷过敏反应和免疫学会
主席:Betina Dwek 博士
http://www.saaei-med.org/

巴西

巴西过敏反应和免疫学会
主席:Joao Negreiros Tebyria 博士
http://www.asbai.org.br

哥伦比亚

哥伦比亚过敏反应和免疫学会
主席:Gustavo Cuadros Trillos 博士
http://www.asocaai.com/

智利

智利过敏反应和免疫学会
主席:Paola Toche 博士
http://www.scai.cl/

多米尼加共和国

多米尼加过敏反应和免疫学会

主席：Antonio J. Castillo 博士

萨尔瓦多

萨尔瓦多过敏反应和免疫学会

主席：María Emilia Castro Mendoza 博士

厄瓜多尔

厄瓜多尔过敏反应和免疫学会

主席：Manuel Viteri Acayturri 博士

厄瓜多尔过敏反应和免疫学科学相关学会

主席：Sergio Barta Albán

西班牙

西班牙过敏反应和临床免疫学会

主席：José María Olaguibel Rivera 博士

http://www.seaic.org

墨西哥

墨西哥儿科过敏反应和临床免疫学专家学院（COMPEDIA）

主席：Fernando Idunate Palacio 博士

http://www.compedia.ogr.mx/

墨西哥过敏反应和临床免疫学学院. A.C(CMICA)

主席：Paúl Humberto Barnica Alvarado 博士

http://www.cmica.org.mx

巴拿马

巴拿马过敏反应和免疫学会

主席：Paulo Barrera 博士

巴拉圭

巴拉圭过敏反应、哮喘、免疫学会

主席：Jaime A. Guggiari(荣誉)博士

http://www.spaai.org.py/

秘鲁

秘鲁过敏反应和免疫学会

主席：José Mori San Román 博士

葡萄牙

葡萄牙过敏反应和临床免疫学会

主席：Mário Morais de Almeida 博士

http://www.spaic.pt

乌拉圭

乌拉圭过敏反应和免疫学会

主席：Juan F. Schuhl

美国

西班牙裔美国过敏反应和免疫学会

主席：Jorge Quel 博士

http://www.haama.org/

委内瑞拉

委内瑞拉过敏反应和免疫学会

主席：Eliana Rísquez Cupello 博士

http://www.svaai.org.ve/

学会的主要重点是什么，变态反应学还是免疫学？

作为一个学会，我们坚定承诺我们成员应保持具备最高水平。因此，我们应鼓励成员持续参加国家级和国际性会议，在这些会议中，拉丁美洲变态反应学会成员展示变态反应学和临床免疫学的研究项目、方案、出版物、调查及书籍。

学会最重要的奖项和荣誉有哪些？

习惯上，在拉丁美洲变态反应学会举办的每一次会议上，会举行纪念演讲，也会因拉丁美洲变态反应学会的创始人和塑造者在医学和科学上所做出的贡献，授予其奖章。

学会的杂志名字是什么？ 哪个杂志是学会的官方刊物？

《墨西哥过敏反应学杂志》(*Revista Alergia México*)

学会网址

http://www.slaai.org

Sandra Nora González Díaz，蒙特雷

WAO

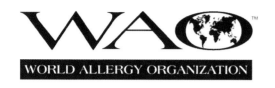

62 年前,来自世界各地变态反应学领域的领袖认为,有必要创立涵盖全世界的变态反应学专业性学会。因此,世界过敏联盟(IAA)[后更名为世界过敏和临床免疫学联盟(IAACI),如今称为世界过敏组织(WAO)]于 1951 年在苏黎世正式成立。IAA 的第一任主席是 Fred Wittich(从 1951 年到 1955 年),来自美国。

前 IAACI 主席 Alain de Weck 在他详细阐述的变态反应学历史中描述(在 WAO 期刊中发表;http://www.waojournal.org/),第二次世界大战后,由于各国医生(如 Robert Cooke 和 Mary Loveless 等)和科学家(如 Merrill Chase(美国)、William Frankland(英国)、Pasteur Valéry-Radot(法国)、Bernard Halpern(法国)、Mauricio Rocha e Silva(巴西))的大力推动,人们开始认为不同的过敏性疾病有相似的病理生理学机制。这些疾病侵袭不同的器官,如鼻子(鼻炎)、肺部(哮喘)、皮肤(荨麻疹、特应性湿疹、接触性皮炎)、眼睛(结膜炎)或者心血管系统(严重过敏反应),需不同的医学专家(皮肤科医生、内科医生、耳鼻喉科医生、眼科医生)进行诊断和治疗。在 1950 年左右时,没有医生接受过主要或专门的过敏专科的培训。得益于反应抗体(Prausnitz 和 Küstner)、抗原和抗体(Landsteiner 和 Heidelberger)、过敏原(Blackley 和 Haurowitz)、致敏淋巴细胞(Chase)的发现,人们揭示了各种临床现象的潜在原因,统一了思想,使变态反应学成为独立的医学和科学学科。

在 IAA 创立后的前 20 年,其主要工作重点是组织每三年一次的会议,在不举办会议时没有其他的活动。然而,在 1950 年至 1980 年期间,变态反应学和免疫学领域的研究者们持续进行交流。在第一次 IAA 会议中,会议议程包含了很多话题,不仅包含临床变态反应学方面的话题,也包括基础和临床免疫学方面的话题(图 1)。这最终导致 IAA 更名为 IAACI,其在 1979 年耶路撒冷第十届国际变态反应和临床免疫学代表大会上正式宣布更名。让这两个专业结合的领袖人物之一是 Alain de Weck。他对其他科学会,如 IUIS(国际免疫学会联盟)和 CIA(国际变态反应学会)的成立也有贡献。在 20 世纪 70 年代和 80 年代,IAACI 和 IUIS 间的紧密合作促成了一批共同项目的产生,如过敏原标准化(世界卫生组织也参与了该项目)。

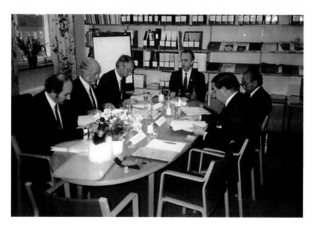

图 1　WAO 的领导者于 1987 年 12 月在阿根廷会面。从左到右:Johannes Ring,John Bienenstock,Denis Stanworth,Gunnar Johansson,Andre Capron,宫本昭正

在 1980 年到 1995 年期间,IAACI 除了每三年举办一次会议外,还会根据实际需要,为促成变态反应学实践的进步实施其他措施。这包括为研究室内尘螨导致的过敏反应成立特别工作组,进行国际研究,并设立专业培训委员会。20 世纪 90 年代后期,WAO 成为 IAACI 的继任者,在不举办会议的时间里扮演了更活跃的角色,由此发展了一些项目、措施、委员会。WAO 所展望的新前景包括在全世界改进对过敏性疾病病人的护理,使机构成为全球性变态反应学和免疫学会联盟,肩负提升临床护理、研究、教育、培训品质等任务。从 1998 年起,WAO 确立了 5 个重点领域:教育、交流、全球建议、研究和培训领域。为了支持这一新前景,学会还出台了两份重要文件:"过敏性疾病和过敏性哮喘的预防(PAAA)",由 Gunnar Johansson 和 Tari Haahtela 于 2004 年完成;"全球性变态反应学修正版命名法:WAO 命名法审查委员会报告",其为一项阐明变态反应学命名法的倡议,于 2003 年由 Gunnar Johansson 牵头。从 2003 年始,WAO 决定每两年举办一次会议。

如今,WAO 有 92 个成员学会和来自世界各地 35000 多名医生。WAO 通过全球性的调查来收集用于各种目的的资料:需求评估,共识文件,指南,变态反应学建议和现状。大部分此类调查最终被制作成在全球发行的出版物。随着时间的推移,WAO 发布了几篇影响变态反应学领域的论文。这些论文包括:"生物多样性假说和过敏性疾病","变态反应学和临床免疫学技巧、能力、效果的维护:应为普遍方法建立基础","遗传性血管性水肿管理指南","牛奶过敏的诊断和基本原理(DRACMA),WAO 指南","统一皮下免疫治疗系统性反应分级语言:WAO 皮下免疫治疗系统性反应分级系统","舌下免疫系统治疗:WAO 2009 年观点论文","合适的关于舌下免疫系统治疗的临床试验的推荐","EAACI/GA2LEN/EDF/WAO 指南:荨麻疹的定义、分类、诊断","EAACI/GA2LEN/EDF/WAO 指南:荨麻疹的管理","对本科生为获得临床过敏专科从业资格的培训建议","变态反应学 2008 年现状报告:过敏反应和慢性呼吸道疾病","变态反应学专科医师是什么?","变态反应学专科医师能力要求:治疗过敏性疾病和免疫性疾病病人需要的重要临床能力","呼吸道过敏的特异性免疫疗法的临床试验标准化建议","世界范围内的过敏性疾病实践"(WAO 论文和声明的完整列表见于网址:http://www.worldallergy.org/definingthespecialty/position_papers_and_statements.php)。更多的论文、声明和共识文件将于近期完成。这些国际性论文被分发给 WAO 成员学会,以寻求他们的反馈,用以在国际上达成共识,理解世界各地的不同实践。WAO 一直在调研环境,考虑是否需要出台此类文件。另外,国际性共识文件(ICON)也是 ICAALL(哮喘和变态反应学的国际合作)合作计划的一部分,由 EAACI、AAAAI、ACAAI 共同完成。

此外,WAO 教育计划,如 GLORIA(变态反应学的全球资源)、研讨会和讲座、世界过敏论坛(WAF)等,也带给我们成员特别专题的最前沿知识(http://www.worldallergy.org/educational_programs)。同时,为了扩展变态反应学领域的新兴区域,同 ACAAI 合作的新兴学会计划(ESP)也在进行中。作为一个重要的国际性外展计划,它与没有变态反应学会的地区展开交流,并支持该领域的发展。最近,WAO 变态反应学培训学校(WATS)于 2009 年在迪拜首次开办,成为 ESP 的重要且有名的教学项目。一些成功的 WATS 计划,同当地学会和国家卫生局合作,相继在河内(2010 年)、莫斯科(2011 年)、坎昆(2011 年)、内罗比(2012年)、海得拉巴(2012 年)开展,并将于 2013 年在津巴布韦和印度尼西亚开展。

2008 年,WAO 进一步成长,为了吸引更多的变态反应学专科医师参与 WAO 工作,开展新的项目,成立了一些"特别委员会"。自 2008 年起,委员会进一步扩张,我们现在共有 30 个委员会,这包括关注不同疾病领域或地区利益的特殊委员会(http://www.worldallergy.org/wao_societies/committe-esandcouncils.php)。WAO 也制定了变态反应学本科生培训的建议,且正在制定适用于国家学会和医学院校的课程材料。

WAO 的旗舰倡议之一是 2008 年 WAO 期刊的成立,Gunnar Johansson 担任首任总主编、Lanny Rosenwasser 为继任总主编。WAO 期刊是一份只在互联网上发布、对所有变态反应学专科医师免费的国际性期刊(www.waojournal.org)。WAO 每月发表原创研究和评论文章的帖子,并维护官网线上服务。该期刊如今是一份开放性期刊,并在 PubMed Central 上有索引。

WAO 的一个重要尝试是创立了 WAO 变态反应学白皮书(http://www.worldallergy.org/defingingthespecialty/white_book.php),该书强调了变态反应学的重要性,加强过敏性疾病医学教育的必要性,为世界上数千万过敏性疾病病人提供特殊治疗的必要性。它包含世界变态反应学领域最前沿的信息,也影响了政府决策者在各个医学专科领域之间的资源分配。

WAO 世界科学大会(WISC)是另一个重要的项目,在 2008 年左右开始计划,于 2010 年启动。WISC 是基于主题的科学会议,与 WAO 举办的两年一次的世界过敏大会(WAC)相互交替和补充。WISC 为最新研究、现行理论的评论及实践、基于问题的学习提供了论坛。参与者能了解过敏反应和免疫学诊断和管理的最新进展。WISC 2010 在迪拜举办,主题为"哮喘及其伴随疾病",WISC 2012 在海德拉巴举办,主题是"严重过敏反应、严重哮喘:最佳治疗和管理的新策略"。WISC2014 在里约热内卢举办,由将成为 2014—2015 届该组织主席的 Lanny Rosenwasser 领导。

WAC 依然是 WAO 的重点之一。最近一届 WAC 与欧洲过敏和临床免疫学会(EAACI)合办,于 2013 年 6 月在米兰举办,下一届 WAC 将与韩国过敏和临床免疫学会于 2015 年在首尔合作举办,再下一届将于 2018 年在美国举办,与美国过敏、哮喘、临床免疫学会(AAAAI)合办。在两年一次的大会上,WAO 将授予重要奖项,包括金牌奖、突出服务奖、科学贡献奖、杰出临床医生奖、特别认可奖。今年 WAO 将授予 Alain de Weck 教授终身贡献奖。

WAO 的网页为 www.worldallergy.org,是世界领先的变态反应学和免疫学资源。网站支持、补充并加强所有的 WAO 教学活动,为医生和病人提供国际变态反应学和免疫学活动的重要信息,便于人们浏览信息;网站还提供重要的变态反应学和免疫学资源的资源链接。WAO 网站也是网络和远程学习的门户网站,包含特殊疾病和服务于病人等目标观众的网页。网站设计一直在改进,以包含更多的内容,如在线讲座,网络研讨会,CME 模块,不同形式的教学资源,变态反应学测验,WAO 新闻和记录,主席报告,书籍评论,"专业定义"的资源,初级会员计划,专家咨询,WAO 电视等。

WAO 同世界过敏大会合作,举办了"世界过敏日",首次活动为 2005 年 7 月。WAO 意识到需要扩大项目,唤醒世界各地更多人的意识,于是同其成员学会一起,于 2011 年创办了"世界过敏周"(WAW),视其为学会使命,唤醒大众对过敏性疾病和相关性疾病的关注,并呼吁提供培训和资源,以诊断、管理、预防这些疾病。WAO 设立这一项目的愿景,是为了联合医生、医学教育工作者、病人利益代表、政策制定者、大众和医疗保健机构等多个利益相关组织,综合满足过敏性疾病病人、哮喘病人和照料他们的医务工作者的需求。

WAO 同包括联合国和世界卫生组织在内的国际重要组织相互交流,呼吁将过敏性疾病视为世界卫生问题,并同欧洲药品管理局(EMA)和美国食品药品管理局(FDA)在内的管理机构交流,在全世界协调某些领域的治疗。WAO 正在全球确认并命名一些卓越的 WAO 中心,并与成员学会之外的相关组织积极合作。

我们和我们的前辈荣幸地在上至 WAO 主席(表 1)的各个职位为组织服务,而组织的成功计划、组织的远景和方向的实施,则得益于那些在董事会、各种委员会和理事会工作过或者在职的,世界各地参与各种项目的人士和我们 92 个学会的会员。最后,WAO 组织的生命和支柱力量是我们的工作人员,我们要深深感谢他们的奉献、专业精神和礼貌的"微笑服务"。

表 1　WAO 主席列表

2012—2013	Ruby Pawankar(Japan)
2010—2011	Richard F. Lockey(USA)
2008—2009	G. Walter Canonica(Italy)
2006—2007	Michael A. Kaliner(USA)
2003—2005	Carlos E. Baena-Cagnani(Argentina)
2000—2003	Allen P. Kaplan(USA)
1997—2000	S. G. O. Johansson(Sweden)
1994—1997	Albert K. Oehling(Spain)
1991—1994	Terumasa Miyamoto(Japan)
1990—1991	Albert K. Oehling(Spain)
1988—1990	Jacques P. Charpin(France)
1985—1988	Alain L. de Weck(Switzerland)

1982—1985	lack Pepys(UK)
1979—1982	Carl E. Arbesman(USA)
1976—1979	Enrique Mathov(Argentina)
1973—1976	Tiuzi Sindo(Japan)
1970—1973	Max Samter(USA)
1967—1970	Umberto Serafini(Italy)
1964—1967	Bram Rose(Canada)
1961—1964	Carlos Jimenez Diaz(Spain)
1958—1961	Bernard M. Halpern(France)
1955—1958	Samuel M. Feinberg(USA)
1951—1955	Fred Wittich(USA)

Ruby Pawankar,东京(WAO 主席)

Giorgio W. Canonica,热那亚(WAO 历史学家)

通信地址:Ruby Pawankar 教授 儿科 日本医学院

1-1-5 Sendagi,Bunkyo-ku,Tokyo

113-8603(日本)

电子邮件:pawankar. ruby@gmail. com

电话/传真:+81 3 5802 8177

AAAAI 档案

自 1943 年以来,美国过敏、哮喘和免疫学会(AAAAI)致力于过敏反应、哮喘和免疫学知识的进步,为病人提供最佳治疗方案。在这几十年中,AAAAI 通过每年举办的教育会议,同行评议期刊,奖学金和研究资助,公共教育活动,实践和政策方面的努力,协同工作组报告,立场声明和实践参数来达到这个目标(图 1)。

一路上,AAAAI 积累了大量的历史文物和材料,描述了这一学科的过去,也展现了 AAAAI 的成长和发展。在 20 世纪 90 年代末,AAAAI 董事会指示学会创立一个档案来保存记录。如今,来自世界各地的研究者利用这个收集了丰富资料的档案,来研究该组织的历史、过敏反应和免疫性疾病治疗的进步。

AAAAI 档案储存在威斯康星大学密尔沃斯基图书馆的档案部中,该馆位于美国威斯康星州。这份伟大的档案包括 506 箱、40 个活页夹、115 个音频文件,内含口头史料、1186 个电子文档、电影胶片及历史文物。这些资料跨度 15 个种类,包括 70 年年度会议的文件,80 多年的同行评审期刊,公共教育资料和 AAAAI 业务相关的记录。

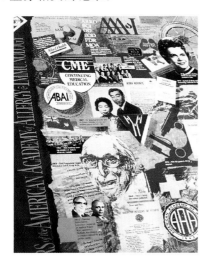

图 1　美国过敏反应和免疫学会 50 年纪念日计划的封面

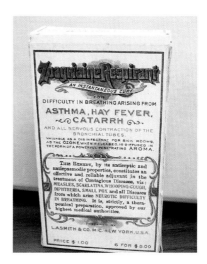

图 2　纽约 Lasmith 有限公司治疗哮喘、枯草热和黏膜炎的广告

其中,20 世纪早期治疗哮喘和过敏反应的铁罐头和纸箱(图 2,图 3)令人瞩目。这些收藏包括日期为 20 世纪初期的"Kinaman 医生的哮喘治疗"罐子。罐子上没有列出"哮喘治疗"的成分,但使用说明上写明应将一茶勺的量置于一个盘子中,点燃并吸入烟雾。这些收藏也包括 20 世纪 40 年代"Guild 医生的青山哮喘烟"纸箱和 20 世纪 50 年代的"Abbott 牌豚草混合花粉过敏特效药"。

参观档案的游客也能看到始于 1929 年的 AAAAI 同行评议期刊,在当时,《过敏反应和临床免疫学杂志》被简称为《变态反应学杂志》(图 4)。1929 年十一月(卷 1,第一期)的那期能让我们深入了解 19 世纪 20 年代的医生感兴趣的变态反应学问题。比如,目录中列出的文章包括"细菌过敏和猩红热的关系"和"雪松花粉热"。

在 AAAAI 的历代主席和该领域的其他领导的口头录音史料中,可以找到更多的历史信息。这些录音文件包括该组织历史的里程碑式的报告,AAAAI 对过敏反应和免疫学领域的影响,过敏反应和免疫学疾病管理和治疗的进展。尽管参观者听到的这些口述史料受到一定限制,如有人对阅读史料感兴趣,可以通过联系档案保管员而获得特殊权限。

威斯康星大学密尔沃斯基图书馆档案部在工作日对公众开放。邮寄地址是:

Archives Department,UWM Libraries,

2311 East Hartford Avenue,PO Box 604,Milwaukee,

WI 53201,USA.

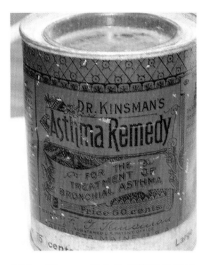

图 3 Kinaman 医生治疗哮喘的罐子

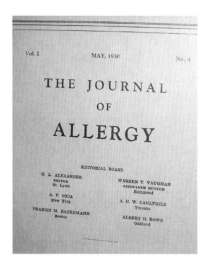

图 4 1930 年五月变态反应学期刊卷一第四期首页

位于里加的 Ilya Mechnikov 的收藏品

在里加 Pauls Stradins 医学历史博物馆最有趣和珍贵的收藏之一是 Mechnikov（1845—1916 年）的藏馆。他建立了吞噬作用的相关理论并研究免疫学。这些藏品的历史不同寻常，因为它曾被几个机构监管。1916 年 Mechnikov 过世后，他的第二任妻子，Olga Mechnikova 试图保护她丈夫的科学遗产，并保证学者和相关方有权使用它们。Pauls Stradins 博物馆于 1975 年获得收藏，1982 年第一次对公众展出。

Mechnikov 的遗孀精心展示了他的文章、演讲、研究协议及同著名学者和其他人的广泛通信。这些有远见的工作保存了这位著名科学家及其工作的成果，在一定程度上，也反映了 19 世纪末和 20 世纪初自然科学的进步。

Olga 首先把资料交给了巴黎巴斯德研究所，她的亡夫在他生命的最后 29 年在这里工作并且被葬在了这里。遗憾的是，研究所的建筑历史太过久远，不适合保存这些资料，Emile Roux 所长建议将其保存到一座新楼中，但当时这幢楼还未建成。因此，Olga Mechnikova 联系了她亡夫的学生及挚友——Lev Tarasevich（1986—1929 年），他建议将收藏转移到莫斯科的血清及疫苗实验疗法和控制研究所，那里可以为此目的建立一个博物馆。

一部分收藏在 1926 年八月从巴黎转运到了莫斯科，然而，直至 1935 年，剩余的收藏一直由 Olga 保管，其中有一些收藏被捐赠到了莫斯科的博物馆。Olga 本人是第一次展览会的策划人。1926 年 9 月 22 日，国家人民福祉研究所科学委员听取了 Mechnikova 夫人特别的捐献声明，在声明中，她写道："我认为这些收藏资料可以为生物学和医学历史学的文化部门服务半个世纪，可以帮助人们研究 Ilya Mechnikov 的工作进程，并且纪念这个为科学奉献一生的人。"她也希望，她亡夫的资料将收藏在一处，暂时不公布他的通信，应开始汇编 Mechnikov 论文。

博物馆在次日开放，卫生专员 Nikolai Semashko（1874—1949 年）邀请 Olga Mechnikov 成为研究所的荣誉女资助人。她与该博物馆的伙伴关系被第二次世界大战中断，Olga 于 1944 年逝世。

最初，收藏分为四大类。第一类包括 Mechnikov 用不同语言发表的印刷材料，也包括他的相关书籍、其他科学家的工作、小说和笔记。第二类包括手写原稿和文件，内有从 1861 年起 Mechnikov 的笔记，从 1884 年开始所作的研究协议、手稿、演讲和发表的论文，Kalmykia 大草原探险记录，他自己疾病的观察，通信，文凭和问候等。第三类是图像材料，包括绘画、肖像、照片和出版物插画。最后第四类包括 Mechnikov 的私人物品（图 1，图 2）：银餐具，一个墨水瓶，一支钢笔，工作的工具，一个印章，26 个装有他头发样本的培养皿，以及他在一生中获得的勋章和奖章。

这个博物馆在 1950 年被分为两个部分。手稿和文件被转移到苏联医学会档案馆，而他的私有物、出版物、绘画、照片成为了莫斯科近郊 Mechnikov 血清和疫苗科学研究所的基础。这些珍贵的收藏一直保留到 1965 年，然后被转运到苏联科学院加马列亚微生物与流行病学研究所的历史部门。该部门的年度报告表明，他的物品收藏在那里不安全，也没有保管员。1975 年学会主席团投票决定，将除手稿和文件外的收藏转移到 Pauls Stradins 医学历史博物馆，以保护收藏并确保人们可以访问这些藏品（图 3）。

博物馆收到的藏品包括 Mechnikov 出版的书籍，其中大部分出版时附有作者的笔记。藏品还有 1865 年到 1916 年间发表的五卷学术论文，其中的大部分由作者为他的妻子所作。其中的几卷封面华丽，上有 Olga Nikolayevna 或 Ilya Ilyich Mechnikov 的首字母。藏品还有小说、那个时代的流行杂志、笔记和艺术历史书籍。

图像部分包括 Olga Mechnikova（她是艺术家）的珍贵绘画，她丈夫的肖像，一张自画像和风景画共 12 幅（图 4）。博物馆还有另外一张出色的 Ilya Mechnikov 肖像，由他妻子的老师 Eugene Carrière（1849—1906）绘制，以及艺术家 M. Vishnevecki（1801—1871 年）为这位科学家的父母绘制的两幅微型水彩画像。

特别有价值的是 Vishnevecki 的勋章和奖章，包括 1908 年他和 Paul Ehrlich 因免疫学研究共同获得的诺贝尔生理学或医学奖。藏品中还有英国皇家学会授予的 Godfrey Copley（1653—1709）奖章，几个法国军团勋章（骑士、军官、指挥官勋章），俄国 St. Vladimir 四世第四等勋章，日本日出勋章等。Pauls Stradins 医学历史博物馆加工并复原所有的展出物，它们也是国家收藏的一部分。起初，它们只在新展品的展览会上展出，然而，从 1982 年起，博物馆有了单独的 Mechnikov 纪念馆。2014 年 1 月，梅奇尼科夫的收藏得到扩充，展现了一些诺贝尔生理学或医学奖得奖者。

Pauls Stradins 医学历史博物馆白天（除周日和周一外）开放，地址是 Antonijas Street 1，LV-1360 Riga，Latvia.。博物馆的网站是 www.mvm.lv。电话＋37167222914，邮箱 E-Mail info@mvm.lv。

Juris Salaks，里加

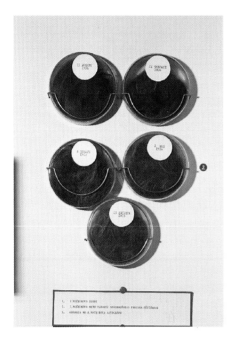

图 1　Ilya Mechnikov 本人用于老化研究的头发样本

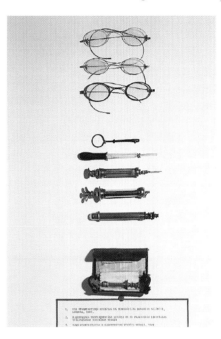

图 2　Ilya Mechnikov 的私有物（上）：Mechnikov 的眼镜，玻璃管夹，滴管，带针头的注射器，注射器，注射器金属携带盒，注射器皮包

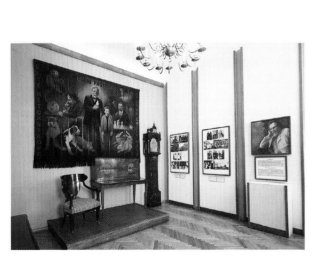

图 3　Pauls Stradins 医学历史博物馆 Ilya Mechnikov 展览馆内部

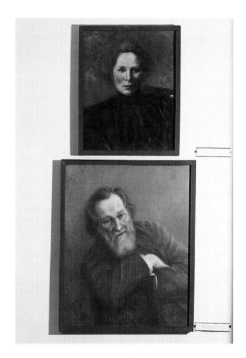

图 4　O. Mechnikova，自画像（上），油画，无日期；Ilya Mechnikov 画像，由 O. Mechnikova 绘制（下），油画，1912 年

第八章 网上辅助学习资源

电影 1 严重过敏反应与过敏(**Anaphylaxie et Allergie**)

1901 年,在亚述尔群岛和佛得角海域的近海,摩纳哥王子在他的科学实验船上组织了一次科学航行。Charles Richet 教授(1850—1935)和 Paul Portier 教授(1866—1962)负责在船上进行科学实验工作。

他们认为(后来被证实)海葵的提取物具有极强的毒性,即便他们在实验室中对小型动物所用的剂量很小。当他们回到巴黎的巴斯德实验室后,他们打算用狗做一次实验,以便更好地理解这些反应。Portier 建议 Richet 做让动物对毒素产生免疫反应的实验。

主要的实验在一只名叫南普顿的狗身上进行,在第一次接受毒素注射 27 天之后,它接受了一次低剂量的毒素的注射。在控制组中,第一次接受毒素注射的狗对这种剂量的毒素没有任何不良反应,但南普顿却死了。

Portier 和 Richet 发现了一个全新的而且完全没有预料到的现象,他们将其命名为"严重过敏反应"(anaphylaxis)。电影"严重过敏反应与过敏"清楚地描述了这个实验如何引领人们发现了严重过敏反应。93 岁的 Portier 教授在影片中讲解了"严重过敏反应"(anaphylaxis)这个术语是如何形成的。

这部彩色电影拍摄于 1956 年,影片时长大概有 46 分钟。在 Portier 进行简短讲解之后,影片展现了狗如何发生过敏性休克。除此之外,过敏反应的原则、诊断、治疗,以及超敏反应等都在影片中被提到。

电影 2　世界范围的过敏性疾病：文明病

1994 年在斯德哥尔摩举办的国际过敏和临床免疫学大会（ICACI：现在被称为世界过敏大会）上，下一届主席 Alain de Weck 教授呼吁拍一部电影，以展现变态反应学历史中的关键节点。这部电影（www. karger. com/chial100_movie2）首先推测世界上第一个过敏反应病人是古埃及的美尼斯法老，据说他因为被黄蜂蜇伤而死。然而，认真严谨的分析带来了另外的答案，美尼斯法老是被河马所杀。电影带着我们来到摩纳哥的动物园，让我们更深刻地了解到严重过敏反应的含义。

回顾历史，医生们惯用希波克拉底式的问诊，询问病人的具体感受及家庭历史情况。而在 1700 年，Ramazzini 首次在问诊中加入了关于过敏性疾病的问题，同时还问到病人的职业，因此他得以描述面包师哮喘。

Alain de Weck 在电影中充当着向导和解释者的角色，同时不时地表达他个人的简明意见。在随后的随机采访中，观众将有机会听到和看到顶尖的学者们。他们中的任何一个都堪称是本领域的先驱者。Jack Pepys 将小多孢菌属的发现描述为诱导农民肺病的"扳机"，视其为"干草堆里的针"。诺贝尔生理学或医学奖获得者 Bengt Samuelsson 介绍了他发现淋巴细胞是严重过敏反应的慢反应物质载体的过程。变态反应学史上的其他诺贝尔生理学或医学奖获得者还包括 Charles Richet，他发现了严重过敏反应；Paul Ehrlich，他发明了第一种化学治疗剂，提出了侧链学说以理解 T 细胞受体；Daniel Bovet，他发明了第一个抗组胺药物。

其他的先驱者也在电影中被提及，比如 Larry Lichtenstein，主题是嗜碱性粒细胞及其释放；S. G. O. Johansson，他回顾了 1965 年夏天，当时他识别出一个病人的非正常电泳图谱，由此发现了第一例 IgE 多发性骨髓瘤。宫本昭正是第一个为污染物导致过敏性疾病的发病率增加提供证据的人，这些污染物主要是日本的柴油机废气和雪松花粉。Patrick Holt 认为，人的新生儿时期是人的免疫与耐受形成的时候。François Michel 强调过敏反应在哮喘中的重要地位。Bengt Bjksten 和 M. Riikjarf 比较了瑞士和爱沙尼亚两地儿童的过敏性疾病的发病率，以及两地之间生活方式的差异。Heidrun Behrendt 比较了德国统一后德国西部和东部儿童的过敏反应发生率，"经验独裁"对变态反应学历史的影响，以及大气中的花粉颗粒空气污染物的影响。

最后，Alain de Weck 提出这样一个问题：过敏性疾病是否是我们通向文明社会的代价？

Johannes Ring，慕尼黑